新药研究与评价概论

第2版

U0284208

主　　编　李晓辉　杜冠华

副主编　陈建国　张海港

编　　者（以姓氏笔画为序）

王月华（中国医学科学院药物研究所）　　　余伯阳（中国药科大学）

方莲花（中国医学科学院药物研究所）　　　张丹参（河北科技大学）

孔令东（南京大学生命科学学院）　　　　　张海港（中国人民解放军陆军军医大学）

石京山（遵义医科大学）　　　　　　　　　陈　霞（吉林大学医学部基础医学院）

任惠文（天津医科大学）　　　　　　　　　陈文松（中国人民解放军东部战区总医院）

刘　雅（中国人民解放军陆军军医大学）　　陈建国（华中科技大学）

刘玉秀（中国人民解放军东部战区总医院）　周　丹（四川科伦博泰生物医药股份有

刘克辛（大连医科大学）　　　　　　　　　　　　　限公司）

汤立达（天津药物研究院有限公司）　　　　胡长平（中南大学药学院）

杜冠华（中国医学科学院药物研究所）　　　胡壮丽（华中科技大学同济基础医学院）

李　欣（天津医科大学）　　　　　　　　　黄　园（四川大学华西药学院）

李晓辉（中国人民解放军陆军军医大学）　　董　志（重庆医科大学）

杨丹莉（遵义医科大学）　　　　　　　　　景永帅（河北科技大学）

吴敬敬（大连医科大学）　　　　　　　　　廖泽敏（润生药业有限公司）

学术秘书　邓有才（中国人民解放军陆军军医大学）　王晨平（中国人民解放军陆军军医大学）

人民卫生出版社

·北京·

图书在版编目（CIP）数据

新药研究与评价概论 / 李晓辉，杜冠华主编 . —2
版 . —北京 : 人民卫生出版社，2022.11
　ISBN 978-7-117-33051-0

　Ⅰ.①新… Ⅱ.①李… ②杜… Ⅲ.①新药 - 研究 ②
新药 - 评价 Ⅳ.①R97

中国版本图书馆 CIP 数据核字（2022）第 059869 号

人卫智网	www.ipmph.com	医学教育、学术、考试、健康， 购书智慧智能综合服务平台
人卫官网	www.pmph.com	人卫官方资讯发布平台

新药研究与评价概论
Xinyao Yanjiu yu Pingjia Gailun
第 2 版

主　　编：李晓辉　杜冠华
出版发行：人民卫生出版社（中继线 010-59780011）
地　　址：北京市朝阳区潘家园南里 19 号
邮　　编：100021
E - mail：pmph @ pmph.com
购书热线：010-59787592　010-59787584　010-65264830
印　　刷：河北新华第一印刷有限责任公司
经　　销：新华书店
开　　本：787 × 1092　1/16　印张：25
字　　数：624 千字
版　　次：2019 年 2 月第 1 版　　2022 年 11 月第 2 版
印　　次：2022 年 11 月第 1 次印刷
标准书号：ISBN 978-7-117-33051-0
定　　价：128.00 元
打击盗版举报电话：010-59787491　E-mail：WQ @ pmph.com
质量问题联系电话：010-59787234　E-mail：zhiliang @ pmph.com
数字融合服务电话：4001118166　E-mail：zengzhi @ pmph.com

随着社会的发展和人类生存环境的改变,致病因素和疾病谱也在不断发生重大变化,导致人们对新药的需求不断地增加。药品的特殊性决定了新药研究的过程是一项复杂的系统工程,需要研究者具有多学科、多方面的复合知识。随着我国新药研发由仿制走向仿创结合、重心逐渐向创新转移的快速发展时期的到来,对于新药研究、评价、生产、监督等各方面人才的需求更加迫切。"新药研究与评价"正是一门探讨新药筛选、新药研究的技术要求与规范,服务于新药开发与评价,保证新药"安全、有效、可控"的一门药学综合性专业课程,涉及新药筛选、临床前研究和临床研究等多方面的内容,不仅对药学专业学员在新药研究实验设计、指标选择、动物选择、结果处理等方面具有指导意义,而且对他们毕业后的就业有重要的帮助作用,在药学类专业人才培养中具有不可替代的作用。

新药研究不仅需要遵从普遍的科学规律,还需要遵守国家有关政策法规,因而内容体系繁杂,更新迅速。本书自2013年出版以来,国内外的药事法规尤其是我国的药事法规经历了较大调整,颁布了调整后的《中华人民共和国药品管理法》《药品注册管理办法》等一系列相关政策法规,新药的定义、分类及理念等均有明显变化,监管水平有了进一步的提高;此外,基因编辑、人工智能、器官芯片等前沿技术的发展突飞猛进,在新药研发中具有广阔的应用前景。为此,李晓辉教授组织了17所高校、研究院所和制药企业的27位编者,根据新药研究的特点和基本程序,结合国内外最新进展和法规要求,修订编写了《新药研究与评价概论》(第2版),内容丰富、条理清楚、系统性强,既注重原理介绍、又紧紧围绕实际需求,不仅为本科生新药研究与评价相关课程教学提供了一本实用的教材,而且对相关专业研究生、科研院所和企业从事新药研发和评价的人员富有参考价值。是为序!

丁健

2021.11.9.

第 2 版 前 言

新药研究与创制不仅极具创新和挑战,而且是一项周期长(10~20 年)、投资大(一个创新药平均投资约 25 亿美元)、风险高的复杂系统工程。医药领域的创新已成为衡量国家科技创新水平的重要标志,新药研究与创制能力和水平的不断进步则是保障人民健康的重要支撑,系国内外竞相发展的热点领域。随着我国新药研发由仿制走向仿创结合、重心逐渐向创新转移的快速发展时期的到来,对于新药研究、评价、生产、监督等各方面人才的需求更加迫切。本书自 2013 年出版以来得到了诸多高等医药院校、研究院所及制药企业的较广泛关注,各使用单位间交流了应用心得;加之近年来国内外的药事法规尤其是我国的药事法规经历了较大调整,新药的定义、分类及理念等均发生了明显变化,新药研发的技术手段更加先进、多样,基因编辑、人工智能、器官芯片等前沿技术已在新药研发中得到应用;与此相对应,新药评价与审批的要求更高、更加严谨;新颁布的《中华人民共和国药品管理法》《药品注册管理办法》等一系列相关政策法规,监管水平有了进一步的提高;以上这些进展,理应在新一版中有所体现,这正是此版修订的重要内容和初衷。

我国既往新药是指未曾在中国境内上市销售的药品,目前的新药是指中国境内外均未上市的药品。虽只有一字之差(境内、境内外),但内涵、要求却发生了颠覆性变化和提升,直接与国际发达国家接轨;与此相关的原料药、药物制剂、临床前药理学研究与评价、临床前药物代谢动力学、安全性评价、临床试验等新药研发的多个环节的要求及标准随之而提高。又如,我国既往中药新复方制剂为新药 6.1 类,而目前则为新药 1.1 类,同样是颠覆性的调整。如此等等,均在本次修订的第一章总论及相应章节更新补充了相关内容。随着近年各种技术的快速进步,本次修订新增了第二章第五节"基于计算机和信息学技术的药物发现"及第六节"展望",把第一版第二章第三节"虚拟筛选技术"仅作为一部分内容整合到了第二章第五节;还新增了第三节"基于离体器官、组织功能的药物发现与药物筛选"及第四节"基于分子和细胞的药物发现与高通量、高内涵筛选"。在新药申报与注册方面,以化学药品为例既往我国要求按照药学研究资料 9 项、药理毒理研究资料 12 项、综述资料 6 项、临床试验资料 6 项共 33 项整理提交,目前则要求按照模块 1(M1,地区性行政管理信息)、模块 2(M2,总结与综述)、模块 3(M3,质量部分)、模块 4(M4,非临床试验报告)及模块 5(M5,临床试验报告)提交,这与国际 ICH 的要求完全一致。此外,为了使本书的内容更加美观、生动,让读者更容易理解并留下深刻印象,部分三线表格改为了插图等。相信上述修订不仅能更好地满足当前新药研究的教学和实践需要,而且有利于提高读者的学习效果。

本次修订历时约 2 年,为了提高学术水平和覆盖面,新增 3 家参编单位、12 位编者,参编单位达到 17 家、编者 27 位,使得本书内容的深度、广度及学术影响力更强。来自全国著名高校、研究院所、制药企业的编委们在新药研究、评价、注册等方面具有十分丰富的经验,同时大多数是国家药品监督管理局的新药审评专家,而且又是药学、医学或注册培训教育方面的专家,在本科生、研究生教育和新药研究人才培养方面具有深厚的造诣。本书在第 1 版的基础上继续坚持既注重原理介绍,又紧紧围绕实际需求,并力求体现最新进展的原则取舍内容,保证系统性、科学性、先进性和实用性;并且在表达形式上更加流畅、明了。不仅适用于药学专业、生物技术专业及医学专业本科生和药学类研究生的教学,也可以作为从事新药研究、开发、生产及监督管理工作者有价值的参考书。

本书此版的修订和出版得到了各参编单位的大力支持,各位编委及团队克服新冠疫情的影响尽心尽力,使本书终得顺利完稿;也得到了全国众多同行专家的关心和帮助,得到了人民卫生出版社的大力支持和帮助,在此一并表示衷心的感谢!

限于编者的学识和经验,编写中不足和错误在所难免,期盼同仁和读者提出宝贵建议和意见,以便再版时进一步修改完善。

李晓辉

2022 年 8 月

第1版 前 言

新药研究与创制是一项复杂的系统工程,涉及生物学、化学、药理学、药剂学、毒理学、药物分析、药物代谢动力学及临床医学等诸多学科,已成为国内外竞相发展的热点领域。开发新药投资大、周期长、风险高,需要研究者具有多学科、多方面的复合知识。随着我国新药研究、评价、生产监督的快速发展,对人才的需求日趋迫切。为此,近年来国内二十余所高等医药院校相继开设了"新药研究与评价"相关课程。这是一门探讨新药筛选、研究与评价的综合性专业课程,它的内容涵盖了新药研发的几乎所有关键环节,诸如主要研发内容、流程、技术要求与规范、国内外的历史与进展,以及新药申报资料形式审查要点等,在医药学类专业人才培养中具有十分重要的作用。

本书正是顺应该领域的发展和教学用书的迫切需求,组织国内著名高校、研究院所、制药企业的15位专家完成。编委们在新药研究、评价、注册等方面具有十分丰富的经验,开发注册成功新药项目30余项;同时大多数是国家食品药品监督管理总局的新药审评专家,而且又是药学、医学或注册培训教育方面的专家,在本科生、研究生教育和新药研究人才培养方面具有深厚的造诣。本书既注重原理介绍,又紧紧围绕实际需求,特别是针对目前新药研究与评价的现状和趋势,单独设立了伦理学、新药申报注册等章节。不仅适用于药学专业、生物技术专业及医学专业本科生和药学类研究生的教学,也可以作为从事新药研究、开发、生产及监督管理工作者有价值的参考书。

本书的编写和出版得到了全国众多同行专家的关心和帮助,得到了人民卫生出版社的支持和帮助,在此一并表示衷心的感谢!

由于时间紧迫,个人经验有限,编写中不足和错误在所难免,企盼同仁和读者提出宝贵建议和意见,以便再版时进一步修改完善。

李晓辉

2013 年 5 月

目　　录

第一章

总　论

药品是一类特殊的商品,指用于预防、治疗、诊断疾病,有目的地调节机体的生理功能并规定有适应证或者功能主治、用法和用量的物质。药品与人民群众的健康密切相关,以安全、有效、质量可控为根本特征。新药是指未曾在中国境内、外上市销售的药品,对境内已上市药品改良剂型、改变给药途径、增加新适应证的或境外已上市需要申请国内上市的药品注册均需要按照新药申请的程序进行申报。另外,上市后药品的管理监督被看作是新药评价和研究开发过程的延续。新药研究具有很强的理论性及实践性,包括药物从发现到被批准生产上市销售后的时限内,是一个多领域、多学科共同实施完成的复杂系统工程,涉及药理学、毒理学、病理学、生理学、药物化学、药剂学、药物分析学、制药工艺学、临床药理学、临床医学、临床检验学、遗传学、生物化学、分子生物学、基因工程学、生物统计学、生物信息学、药物信息学、医学伦理学、法律等多学科。故近代的药物研究与新药创制具有高投入、高风险、高回报及研发周期长的特点。

人类积累新药评价知识的实践可以追溯到神农尝百草时代。但严格地讲,新药评价的概念源于 20 世纪 50 年代以后用现代科学的理论和方法来评价新药的一整套知识和经验。1938 年,美国率先要求上市销售的药物必须提供药物的毒性实验报告,而之前各制药公司生产的药物是可以自由销售的。20 世纪 60 年代初的“反应停事件”震惊欧美,1963 年英国设立了药物安全委员会,并要求新药进入临床研究及生产上市之前都分别需要得到官方批准。美国自 1962 年要求提交包括对照研究的材料,1969 年要求提交给美国食品药品管理局(Food and Drug Administration, FDA)的资料必须附对应的随机对照试验的研究结果。我国在学习借鉴国外经验和技术要求基本原则的基础上,于 1985 年 7 月颁布了《新药审批办法》,之后经过历次修订完善。2007 年颁布了《药品注册管理办法》,实施了 13 年。最新的《药品注册管理办法》于 2020 年 1 月 22 日发布,并于 7 月 1 日开始实施。

第一节　新药研究与评价工作简史

新药研究与评价的发展与人类医药科学的进步史密切相关,既是人类同各种疾病的斗争史,也是在挫折和错误中不断前进的发展史。为了健康和生存,人类不仅要与自然环境进行斗争,还要和各类疾病作斗争,药品即是人类和疾病作斗争的最有力的武器。新药研究与评价既是具有悠久历史的社会实践,又是当代最具有挑战性的创新性工作之一。历史悠久在于,人类自远古时期就开始了新药研究与评价的不断实践和探索,并不断增长知识和积累经验;创新性体现在随着科学技术的不断进步和发展,新药研究与评价将不断被注入新的内容和更高的要求,并在实践中不断完善,以对抗层出不穷、复杂多变的疾病。

回顾药物研究与评价的发展历程,人类在取得辉煌成就的同时,也经历了大量的挫折,其中既有因科学认识不完善导致的失误,也有因法规不健全导致的悲剧事件。诸如1937年美国"磺胺酏事件",由于没有法规制约,肇事者不需承担任何法律责任(但主任药师瓦特金斯因内疚和绝望而自杀);而20世纪60年代造成德国、英国、加拿大、澳大利亚及日本等17个国家12 000余名"海豹儿"出生的"反应停事件"则是因为对新药评价认识不全面、实验覆盖范围不足。此外,还有1959—1962年因制药公司瞒报试验结果发生的美国三苯乙醇导致的白内障、1964—1970年日本氯碘喹啉治疗肠道感染引起11 000余人患亚急性视神经脊髓炎导致失明及瘫痪,以及1966—1972年美国利用己烯雌酚保胎导致女性后代罹患阴道腺癌事件等。因此,了解新药研究与评价工作的简史,不仅可以从既往成功的研发成果中获得工作的经验和灵感,研究出更有效、更安全的新药以保障人类的健康,更为重要的是从挫折中吸取经验教训、不断完善和提高,以避免将与疾病作斗争的武器的枪口对向人类自己,造成无法补救的创伤。

为更好地了解人类新药研究与评价的历史,本节从古代、近代和现代三个阶段分别对新药研究与评价工作进行回顾,并对我国的新药研究与评价工作史进行系统地介绍。

一、古代的新药研究与评价工作史

我国药学家薛愚教授1984年主编的《中国药学史料》详细论述了中国的药物发展史。其在"药物的萌芽"一节中指出:"药物是人类在劳动生产中与疾病作斗争而萌芽的,是与物质生活联系在一起的,是凭着人类的'本能'而选择必需的物质医治各种疾病而产生的"。薛愚教授认为"原始药物始于动物而不是植物,是有科学根据的",因为"在渔猎时代,不食草木,而食鱼和动物,故当时病者选择的药物以动物为主。在我国最早有医药记录的古籍《山海经》中记载的药物也以动物为主,内外科病多用动物药医治"。至于植物药的发现,则是因为"人类的增殖,鸟兽鱼之类不敷食用,则尝试草木类(果实、核仁、根茎等)之可食者。草木多毒,故传说神农尝百草,一日而遇七十毒。在毒药发现之后从而有了解毒之药。治病之药也由尝试而得,如泻下、呕吐、发汗等药的逐渐出现"。之后,我国人民"到了农业时代,民多粒食,遇毒则渐少,尝草木治病的知识渐增,寻草木而治病者日多,千中得一,积少成多,代代相传,本草而生"。

我国古代创造过辉煌的药物学成就,在世界新药评价史上占有重要的地位。除了起源早外,其医药资料的丰富程度是同时代任何国家都无法比肩的。《周礼》记载,在公元前11世纪的周代就设置了医师一职,掌管医药行政诸事,同时期的《山海经》记载药物120种,是世界上最早有文字记录的医药古籍;公元1世纪我国出版了世界上最早的药学专著《神农本草经》,收载365种药物,对药物的基本作用规律进行了总结;梁代陶弘景著《神农本草经集注》中把药物品种扩大到730种;到了唐代,官方专门设置尚药局,规定"凡课药之州,置采药师"。药王孙思邈著有方剂名著《千金要方》,收载药方5 300余个。唐高宗令大臣李绩组织编著的《新修本草》,收载药物844种,它是世界上最早的一部由政府颁布的药典,比意大利颁布的《佛罗伦萨药典》早800多年,比欧洲最早的全国性药典《丹麦药典》早1 100年;公元1151年,由宋朝官方出版的《太平惠民和剂局方》载方788个,且每方下详细列出组成、用量、炮制方法、主治疾病、制作方法等,具有相当的学术水平和法定权威。另外,宋朝官方还颁布了世界上最早的法医学著作《洗冤录》,其中记载了诸多毒物学和解毒药的内容;明代名医和药师李时珍完成的《本草纲目》共载药物1 892种,附方11 000多个,流传至世界各国,其中记载的内容对于当今的天然药物研究仍有相当珍贵的参考价值,被誉为"东方医学巨典"。

因此,药物的出现是随人类食物来源的变化而发展的,通过劳动人民长期经验积累并由古代学者科学整理总结而得。而药物的评价是由劳动人民亲身实践进行的;从新药评价的方法学角度看,基本上都是直接由人体试验这一主要途径取得的,获得经验后"代代相传,本草而生"。我国古代的新药研究与评价工作在付出了巨大代价的基础上,也取得了辉煌的成就。

外国的情况与我国相类似,新药的评价方法基本上都是靠人体尝试、由经验积累而得。

二、近代的新药研究与评价工作史

随着化学、生理学、病理学、病理生理学等基础医药学科的发展,人们对药物作用的认识也在不断提高。从 19 世纪开始直至 20 世纪 50 年代,新药研究与评价工作进入发展时期。在现代科学理论与技术的支撑下,大量有效单体药物从天然产物中被分离出来,成功用于疾病的防治。其中突出的例子是 1803 年德国药师 Sertürner 从阿片中提纯得到吗啡,以及 1820 年法国药师佩尔蒂埃和卡旺图从金鸡纳树皮中提取到奎宁用于治疗疟疾。

19 世纪后期,研究者已不满足于从天然产物中分离提纯的新药研发模式,在染料工业较发达的德国,人们开始在人工合成的染料中寻找新药,并对已有药物分子结构进行修饰和改造,取得了一定的成绩,如 Morton 成功地使用乙醚麻醉,Ehrlich 发明"606"治疗梅毒等,这些都是人类主动寻找并设计合成新药的典范。而且,在此期间开始了先在患有传染病的实验动物模型上进行药物评价然后才在人体试用的研发流程,较之古代完全靠经验直接在人体进行尝试,无疑是前进了一大步。

20 世纪上半叶,新药的研发得到空前迅速地发展,尤其是 20 世纪 30—40 年代第二次世界大战期间,由于对药物的迫切需求,大量新药问世,包括青霉素在内的多种抗生素、磺胺类药物、抗精神病药、抗高血压药、抗心律失常药、抗心绞痛药、抗肿瘤药、调血脂药、利尿药和维生素等在当时都取得了重大进展。新药的研发在当时取得如此重大的突破,原因是多方面的。首先,20 世纪以来科学技术水平整体上显著提高,尤其是生物学、医学和化学学科。生理学、生物化学、药理学、病理学、微生物学等医学学科的发展奠定了实验医学的基础,而有机化学、分析化学和植物化学的进步促进了药物化学的发展。其次,实验方法系统化和标准化。比如实验药理学的方法被系统地用于药物筛选,能够快速、有效地发现新药;而实验病理学成功地建立了不少病理模型,为实验治疗学奠定了基础。此外,第二次世界大战期间各国传染病和寄生虫病广泛流行,对抗感染药物需求激增,促使磺胺类药物和抗生素相继问世,也推动了化学治疗学的发展。化学合成工作者和药理学工作者在此期间加强了合作,使药物的设计与合成更有效地为寻找新药服务。同时,西方各国科研投入大幅度增加,实验设备大量更新,开展了大量寻找和评价新药的工作,促成了当时新药研发的高速发展。

然而,当时新药审评的药政管理处于起步阶段,非常不完善、不严格,导致了许多药害事件的发生。例如,氯丙嗪在临床应用前只进行了简单的毒性检测,而治疗重症肌无力的安贝氯铵(酶抑宁)甚至几乎没有进行毒性实验就直接在临床应用了,口服降血糖药甲苯磺丁脲在人体应用前也仅仅做了小鼠的急性毒性实验。药物通常在使用多年后才发现严重的毒性和不良反应,问题暴露时已经造成了很严重的后果。直到 20 世纪 60 年代初"反应停事件"暴发,推动了新药管理真正步入正轨,造就了新药研究与评价工作的又一次世界性大转折。

三、现代的新药研究与评价工作史

20世纪60年代以后是新药研究与评价逐步成熟、正规的时期,表现在以下几个方面。

(一)新药研究与评价相关法制逐步健全

尽管20世纪30—50年代是全球新药研发的黄金时代,但是由于当时评价方法和手段不完善、管理制度和法规不健全,大量未经严格评价的新药上市,为严重的药害事件埋下了隐患,当时出现的"2,4-二硝基酚事件""磺胺酏剂事件""黄体酮事件""非那西汀事件""法国有机锡事件"就是典型例证。为此,美国于1938年修改颁布了《联邦食品、药品和化妆品法》,但也仅限于对安全性进行了严格要求,而对于有效性则没有过多要求,又导致了无毒但无效药物的上市销售,延误治疗,同样造成危害。因此,各国纷纷要求加强新药管理,严格新药审批,以保证新药上市质量。

1961年欧洲"反应停事件"暴发后,美国于1962年再次对1938年的修正案进行修订,形成《Kefauver-Harris修正案》,要求批准药品上市前必须呈报该药物确实疗效的药理证据和药物安全性证据。随后淘汰了412种已上市药品,并责令1 500多种同类药品不准上市。该修正案十分严密而烦琐,仅仅"新药临床试验申请书"中规定的文件就有十四大项、百余小项,其中包括了各种保证书、说明书、人事档案等许多资料,同时毒性实验的项目要求也越来越多,上市新药的审批手续严格而漫长,使美国的新药研究和开发受到相当大的冲击。年均新药上市数量从1957—1961年52.2个直接下降到1962—1966年的18.4个,1972—1976年更是降至14个,这激起了美国药厂和研究单位的极大不满,也导致了许多新药纷纷到美国之外的国家注册上市。有的专家批评这种"过度管理",将打击美国新药研发的发展,并对经济效益带来不良影响。但是美国FDA的调查报告认为,由于管理不严导致的药品上市后被淘汰所造成的损失比管理严格导致研发经费增加的损失更大。与美国药品管理制度的大起大落不同,其他各国的波动幅度较为平缓。在经过慎重考虑后,美国国会在1980年又重新修订了《联邦食品、药品和化妆品法》。自此,世界各国也纷纷效仿美国,制定了大同小异的药品管理法规。1998年,美国FDA又成立了售后药品风险评价署,开展对药品事故的鉴定、评价和法规管理工作。风险管理包括药品新标签、致医疗保健医生的信、限制经销计划、批准后新资料收集和种植推销的战略,确保了药品上市后能够继续得到监管。

(二)新药研究与评价相关科学技术的不断发展

首先是多种学科的兴起与快速发展。以临床药理学为例,虽然在20世纪30年代已有临床药理学的概念,但尚未形成完整的学科体系。到20世纪50年代大量上市新药进行临床评价的需求,极大地推动了学科体系的发展。后来被誉为"美国临床药理学之父"的Harry Gold教授1947年以临床药理学家身份成为美国院士,标志着临床药理学科出现了自己的代表人物。接着,约翰霍普金斯大学邀请Lasagna教授组建了世界上第一个临床药理系,并正式开设相关课程。之后各国相继建立临床药理专业研究机构,将临床药理学列为医药院校的课程之一。临床药理评价工作随着盲法、随机化、对照设计、统计分析等手段的完善和广泛运用而日趋成熟,极大地提高了新药临床评价结果的可信度和可靠性。早在20世纪30年代,人们就已经提出药物代谢动力学(药动学)分室的概念,并运用数学公式描述了不同分室模型,但由于公式复杂,且没有计算机技术支持,所以在实践应用上存在困难。20 世纪 60 年代计算机技术迅速发展，现代药动学应运而生。随着对药动学研究的逐步深入，新药研究者可以在药效学指标以外，根据药动学特征对药物的优缺点进行判断，从而决定其取舍。

其次是评价项目的完善和技术水平的提高。以安全性评价为例，在吸取了"反应停事件"的经验教训后增添了致畸实验，要求大多数药物在临床试验前完成。在致畸实验渐趋成熟的基础上又增加致突变和致癌实验，逐渐成为药物特殊毒性的常规项目。另外，各国还相继制定《药物非临床研究质量管理规范》(*Good Laboratory Practice*, GLP)，要求安全性评价必须由具备 GLP 资质的单位完成才被认可。在评价技术上，许多评价方法都做到了标准化、规范化、系列化和自动化。在此基础上，世界卫生组织(World Health Organization, WHO)和各国都先后制定了《新药评价技术指导原则》，对新药研究与评价的技术要求提出了明确的规定。比如美国 FDA 率先对新药研究计划、实验室要求、研究内容、技术方法、结果处理、申报要求和审批程序等提出了详细规定。并根据类似的原则制定了《药品生产质量管理规范》(*Good Manufacturing Practice*, GMP)、《药物临床试验质量管理规范》(*Good Clinical Practice*, GCP)、《药品经营质量管理规范》(*Good Supplying Practice*, GSP)等一系列规范。对保证上市的新药安全、有效、质量可控起了很大的促进作用，也使新药评价工作达到一个新的高度。

（三）新药评价结果的国际协调和互认

由于药品评价标准及指导原则由各国制定并实施，导致同一新药在他国上市必须重复进行相应的评价工作，并重新进行审评，导致了资源的重复和浪费，且延迟了新药在世界范围内的使用。1990 年由欧洲、日本、美国三方药品管理当局及三方制药企业管理机构共同发起成立了人用药品技术要求国际协调理事会(the International Council for Harmonisation of Technical Requirements for Pharmaceuticals for Human Use, ICH)。此外，WHO、欧洲自由贸易区(European Free Trade Area, EFTA)和加拿大卫生保健局(Canadian Health Protection Branch, CHPB)作为观察员与会。国际制药工业协会联合会(International Federation of Pharmaceutical Manufacturers Associations, IFPMA)作为制药工业的保护组织参加协调会。ICH 秘书处设在日内瓦 IFPMA 总部，每两年召开一次国际性大会。2012 年 ICH 启动改革，并最终于 2015 年 12 月由一个封闭的国际会议机制转变成为在瑞士民法下注册的技术性非政府国际组织。2017 年 6 月，中国国家食品药品监督管理总局成为 ICH 管理委员会正式成员。2018 年 6 月，在日本神户举行的 ICH 2018 年第一次大会上，中国国家药品监督管理局当选为 ICH 管理委员会成员，标志着我国的药品注册在国际合作领域迈出了重要的一步。中国加入 ICH 之后，可以参与 ICH 指导原则的制定，同时也需要逐步在国内实施 ICH 指导原则，这意味着中国的药品研发和注册已经进入全球化时代。加入 ICH 有利于推动中国药品研发和注册与国际规则逐步接轨，进而全面提升中国制药工业企业的创新能力和国际竞争力。

ICH 的宗旨是通过对相关技术要求进行国际协调，加快引进创新药，确保患者能够持续获得已批准药物，从而推动公众健康，同时避免在人体上重复开展临床试验，以经济有效的方式来保证研发、注册和生产的药物安全、有效且高质量，同时在不影响安全性和有效性的前提下最大限度地减少动物实验。自 ICH 建立以来，ICH 已在减少新药产品研发申报过程中的重复性工作方面取得显著的成就。主要表现在：促进了制药企业与药品管理当局的对话和合作；三方成员国之间通过国际协调对药品注册取得了一致的规定；公布了 ICH GCP 和 36 个论题的 ICH 指导原则；减少了三方成员国之间的重复研究，缩短了新药研究开发的时间，减少了实验动物的数量，节约了研究费用；改进和规范了实验技术方法；加强了成员国之间的合作关系；对非成员国产生了积极的影响，在世界范围内得到广泛的关注。

四、我国的新药研究与评价工作史

我国的新药研究与评价在古代有过他国无法企及的巨大辉煌和成就。但到了清朝以后，我国的新药研发工作渐渐落后于世界，在帝国主义列强的扼杀下，我国民族制药工业逐步衰落。当时，除了沿袭已有的传统中医药外，几乎没有其他新药的研究和开发。而且西药市场完全被西方资本家所垄断。

中华人民共和国成立后，我国的新药研究逐步开展并不断壮大，医药工业也渐渐有所发展。医药研究人员学习国外的先进技术和经验，克服了种种困难，进行了真正意义上的新药研发。例如1966年9月中科院生物化学研究所、有机化学研究所及北京大学组成的联合研究小组专家，经过6年多的努力终于在世界上首次用人工方法合成了结晶牛胰岛素，开辟了人工合成蛋白质的时代。又例如在20世纪70年代，以屠呦呦研究员为代表的中国科研人员成功研制出高效抗疟新药青蒿素，有效降低了疟疾患者的死亡率，被誉为"拯救2亿人口"的伟大发现，相继获得1987年阿尔伯特·爱因斯坦世界科学奖、2011年美国拉斯克临床医学奖、2015年沃伦·阿尔珀特奖、2015年诺贝尔生理学或医学奖和2016年中国国家最高科学技术奖等奖项，这是中国新药研究领域迄今获得的最显著成就之一。

改革开放以来，我国新药研究与评价工作进入了稳定发展的时期。学术方面，1979年7月国家卫生部委托中国药学会在北京召开"全国临床药理专题讨论会"，此后在中国药理学会历年举行的学术年会中都有新药评价方面的论文报告。当时陆续创刊的《中国药理学报》（英文版）、《新药与临床》（现更名为《中国新药与临床杂志》）、《中国临床药理杂志》、《中国药理通讯》、《中国药理学通报》、《中国药理学与毒理学杂志》、《中国新药杂志》、《中国药物流行病学杂志》和《中国临床药理学和治疗学杂志》等杂志中都有新药评价的内容。如今，新药研究与评价已经成为科学研究的热门领域，从20世纪90年代起，国家相继开展多项新药研发的重大科技计划，尤其是"十一五"期间启动的国家科技重大专项"重大新药创制"对新药研发工作起到了极大的促进作用。同时，药政管理方面也逐步发展成熟。1963年，我国卫生部等联合下发的《关于药政管理的若干规定》是最早的药政管理文件，其中对新药的定义、报批程序、临床研究和生产的审批有了明确的规定。而1965年卫生部下发的《药品新产品管理暂行办法》是我国第一个新药审批管理办法。1978年，国务院批转了卫生部颁发的《药政管理条例》，就新药的临床鉴定和审批作了专门规定。随后，1979年卫生部组织制定了《新药管理办法（试行）》，更加系统、明确地对新药定义、分类、科研、临床、鉴定、审批和生产等管理工作提出了较全面而具体的规定。此后经多次修订，1985年卫生部根据《中华人民共和国药品管理法》颁布了《新药审批办法》，标志着我国的新药审批管理进入法制阶段。在随后10年的实践中，进行了必要的修改或补充，使之逐步完善。为了与国际接轨并提升参与国际竞争的能力，1998年专门成立的国家药品监督管理局（State Drug Administration, SDA）对之前的新药审批及法律法规又进行了修订；并在2002年进行了再次修订，使其既适合我国国情，又能与国际接轨，更好地履行监管职责。2003年3月在国家药品监督管理局的基础上组建国家食品药品监督管理局（State Food and Drug Administration, SFDA），作为国务院直属机构继续行使国家药品监督管理局职能，并负责对食品、保健品、化妆品安全管理的综合监督和组织协调，依法组织开展对重大事故的查处。

经过实践检验,于2007年颁布并施行了《药品注册管理办法》。

自2011年12月国务院常务会议讨论通过《国家药品安全规划(2011—2015年)》以来,国家先后印发《关于贯彻实施〈药品生产质量管理规范(2010年修订)〉的通知》《加强药用辅料监督管理的有关规定》《关于征求〈仿制药质量一致性评价工作方案(征求意见稿)意见〉的通知》《国家食品药品监督管理局关于深化药品审评审批改革进一步鼓励药物创新的意见》《国务院关于改革药品医疗器械审评审批制度的意见》(将新药的定义由既往"未曾在中国境内上市销售的药品"调整为"未在中国境内外上市销售的药品")及《关于深化审评审批制度改革鼓励药品医疗器械创新的意见》等重要文件,部署推进药品上市许可持有人制度试点、药物临床试验默示许可、关联审评审批、优先审评审批等一系列改革举措。2019年6月和8月,全国人大常委会先后审议通过《中华人民共和国疫苗管理法》和新修订的《中华人民共和国药品管理法》,于12月1日起施行。两部法律全面实施药品上市许可持有人制度,建立药物临床试验默示许可、附条件批准、优先审评审批、上市后变更分类管理等一系列管理制度,并要求完善药品审评审批工作制度,优化审评审批流程,提高审评审批效率。为适应新制修订的法律、药品审评审批制度改革的要求以及科学进步和医药行业快速发展的需要,国家市场监督管理总局对2007年颁布的《药品注册管理办法》进行了全面修订,坚持贯彻新制修订法律要求,吸纳药品审评审批制度改革成果围绕明确药品注册管理工作的基本要求,对药品注册的基本制度、基本原则、基本程序和各方主要责任义务等作出规定,突出《药品注册管理办法》的管理属性。新修订《药品注册管理办法》于2020年1月22日颁布,7月1日全面实施。此外,还根据具体情况制定了多部指导原则,包括中药、化学药和生物制品,涉及临床前药学、药理学、毒理学评价、临床研究等;鉴于国内国际新冠疫情的发生发展及临床治疗需求,国家药品监督管理局药品审评中心最新发布了《抗新冠病毒化学药物非临床药效学研究与评价技术指导原则(试行)》等3个相关技术指导原则(2021年8月)。上述多部指导原则总的基本思想是,临床前安全性评价要遵循GLP,临床研究要遵循GCP,药品生产要遵循GMP,中药材种植要遵循GAP,药品流通领域要遵循GSP,对于各种管理规范均要制定相应的标准操作规程(standard operation procedure, SOP)。这些新的药政管理法规及指导原则的制定,不仅进一步完善了我国药物研发的法规、提高了新药研发和审批的标准,而且还将进一步提高监管行政效率,保证我国的新药研究质量并提高我国的新药评价水平。

第二节　新药研究与评价概述

一、新药分类

《药品注册管理办法》是新药分类的依据,随着我国《药品注册管理办法》的不断完善和修订,新药分类也随之发生一定的变化。我国最新修订的《药品注册管理办法》(2020年7月1日起实施)将新药按照中药、化学药品和生物制品等进行分类注册管理,具体如下:

(一)中药注册分类

中药是指在我国中医药理论指导下使用的药用物质及其制剂。天然药物是指在现代医药理论指导下使用的天然药用物质及其制剂。天然药物参照中药注册分类。

1类:创新药,指含有未在国家药品标准及药品注册标准处方中收载的中药新处方,具有临床价值，且未在境内、外上市的制剂。

1.1　中药复方制剂。

1.2　从单一植物、动物、矿物等物质中提取得到的提取物及其制剂。

1.3　新药材(含与濒危或资源紧缺药材药性及功能主治一致的新药材)及其制剂，即未被法定标准(指国家药品标准、药品注册标准以及省、自治区、直辖市药材标准)收载的药材及其制剂，以及具有法定标准药材的原动、植物新的药用部位及其制剂。

2类：改良型新药，即改变已上市中药的剂型、给药途径，且具有明显临床优势，或增加功能主治等的制剂。

2.1　改变已上市中药给药途径的制剂，即不同给药途径或不同吸收部位之间相互改变的制剂。

2.2　改变已上市中药剂型的制剂，即在给药途径不变的情况下改变剂型的制剂。

2.3　中药增加功能主治。

3类：古代经典名方中药复方制剂。

4类：同名同方药，是指通用名称、处方、剂型、功能主治、用法及日用饮片量与已上市中药相同，且在安全性、有效性、质量可控性方面不低于该已上市中药的制剂。

(二)化学药品注册分类

1类：境内外均未上市的创新药。创新药是指含有新的结构明确的、具有药理作用的化合物，且具有临床价值的药品。此外，含有新的结构明确的、具有药理作用的化合物的新复方制剂，应按照化学药品1类申报。

2类：境内外均未上市的改良型新药。这类药是指在已知活性成分的基础上，对其结构、剂型、处方工艺、给药途径、适应证等进行优化，且具有明显临床优势的药品。

2.1　含有用拆分或者合成等方法制得的已知活性成分的光学异构体，或者对已知活性成分成酯，或者对已知活性成分成盐(包括含有氢键或配位键的盐)，或者改变已知盐类活性成分的酸根、碱基或金属元素，或者形成其他非共价键衍生物(如络合物、螯合物或包合物)，且具有明显临床优势的药品。

2.2　含有已知活性成分的新剂型(包括新的给药系统)、新处方工艺、新给药途径，且具有明显临床优势的药品。

2.3　含有已知活性成分的新复方制剂，且具有明显临床优势。

2.4　含有已知活性成分的新适应证的药品。

3类：境内申请人仿制境外上市但境内未上市原研药品的药品。

4类：境内申请人仿制境内已上市原研药品的药品。

5类：境外上市的药品申请在境内上市。

5.1　境外上市的原研药品和改良型药品申请在境内上市。

5.2　境外上市的仿制药申请在境内上市。

(三)生物制品注册分类

生物制品是指以微生物、细胞、动物或人源组织和体液等为起始原材料，用生物学技术制成，用于预防、治疗和诊断人类疾病的制剂。生物制品包括治疗用生物制品、预防用生物制品和按生物制品管理的体外诊断试剂。

1. 治疗用生物制品

1类：创新型生物制品，即为境内外均未上市的治疗用生物制品。

2 类：改良型生物制品。对境内或境外已上市制品进行改良，使新产品的安全性、有效性、质量可控性有改进，且具有明显优势的治疗用生物制品。

2.1 在已上市制品基础上，对其剂型、给药途径等进行优化，且具有明显临床优势的生物制品。

2.2 增加境内外均未获批的新适应证和/或改变用药人群。

2.3 由已上市销售生物制品组成新的复方制品。

2.4 在已上市制品基础上，具有重大技术改进的生物制品。

3 类：境内或境外已上市生物制品。

3.1 境外生产的境外已上市、境内未上市的生物制品申报上市。

3.2 境外已上市、境内未上市的生物制品申报在境内生产上市。

3.3 生物类似药。

3.4 不能按生物类似药研发申报的其他生物制品。

2. 预防用生物制品

1 类：创新型疫苗，指境内外均未上市的疫苗。

1.1 无有效预防手段疾病的疫苗。

1.2 在已上市疫苗基础上开发的新抗原形式。

1.3 含新佐剂或新佐剂系统的疫苗。

1.4 含新抗原或新抗原形式的多联/多价疫苗。

2 类：改良型疫苗。对境内或境外已上市疫苗产品进行改良，使新产品的安全性、有效性、质量可控性有改进，且具有明显优势的疫苗。

2.1 在境内或境外已上市产品基础上改变抗原谱或型别，且具有明显临床优势的疫苗。

2.2 具有重大技术改进的疫苗，包括对疫苗菌毒种/细胞基质/生产工艺/剂型等的改进。

2.3 已上市疫苗组成的新的多联/多价疫苗。

2.4 改变给药途径，且具有明显临床优势的疫苗。

2.5 改变免疫剂量或免疫程序，且新免疫剂量或免疫程序具有明显临床优势的疫苗。

2.6 改变适用人群的疫苗。

3 类：境内或境外已上市的疫苗。

3.1 境外已上市的疫苗申报进口。

3.2 境外已上市、境内未上市的疫苗申报在境内生产上市。

3.3 境内已上市疫苗。

3. 体外诊断试剂

1 类：创新型体外诊断试剂。

2 类：境内外已上市的体外诊断试剂。

二、新药研究与评价的内容与程序

（一）新药研究与评价的内容

简单地讲，新药研究与评价可分为临床前评价和临床试验两个阶段。临床前评价，首先要考察所选定候选药物的成药性，之后相继对临床前药学、药理学、药动学、毒理学进行研究评价，并综合形成临床前评价结论和新药临床前申报资料。候选药物可以合成、从天然产物中提取或是由化合物库得到。随着科学技术的发展和对疾病了解的深入，基于靶点的药物分子设计已成为新药发现的另一重要途径。药物的靶标包括酶、受体、离子通道和核酸等，通过深入了解靶标结构、活性及与疾病关系等信息，主动设计出对靶标有激动或抑制作用的新化学实体（new chemical entity, NCE）作为候选药物；利用这种方法得到的候选药物具有药理作用机制与药效明确、毒副作用在一定程度上可预测的优势，但通常会获取数量巨大的候选药物，需要再进行成药性筛选研究。成药性的初步筛选，要求用简单、明确、有效的实验模型迅速筛选出符合预期的化合物。初筛的重点一般放在药理活性和毒理作用两个方面，以期得到低毒高效的候选药物，再进一步进行药学、药理学和毒理学等方面的系统评价。药学评价的具体研究项目涉及药物化学、药剂学以及药物分析学和质量标准研究等内容。其中药物化学部分主要包括候选药物化学结构的确证、理化性质（晶型、稳定性、溶解度、吸湿性、黏度等）的研究，实验室可行的合成工艺路线向中试规模及生产规模的转化及成本的合理控制等；药剂学研究中比较重要的是体外溶出度和生物利用度研究，前者是剂型选择的依据之一，后者在考察药物体内吸收、预测药物疗效、指导临床用药等方面具有重要意义；处方剂型和制备工艺研究将为临床提供安全、有效、稳定并具有生物活性、均匀性和实用性的临床制剂。药物分析与质量标准的研究贯穿始终，并随着开发的进程形成适用于不同阶段的方法和标准。从原料药正式进入开发，分析质量部门即开始对起始物料、中间体、活性药用成分、杂质的检测方法进行开发、验证，最后一步步正式检测。

临床前药理学研究包括主要药效学和安全药理学研究等，如新药系复方，还应包括复方药理学研究。主要药效学要求至少用 2 种动物（其中至少一种为非啮齿类）、2 种方法、2 个途径（一个是临床给药途径，另一个是直接进入循环的途经）、3 个剂量、3 个对照（空白对照、阳性对照和模型对照）等；安全药理学，一般要求 2～3 个有效剂量、临床给药途径，至少观察药物对心血管系统、呼吸系统和神经系统的影响。

临床前药动学研究一般要求 3 个剂量，提供常规药动学参数、模室类型和分布与排泄规律等。

临床前毒理学评价是新药评审中备受关注的一个环节，所有工作都要求在具备 GLP 资质的实验室完成，并由该实验室出具结果报告。主要包括急性毒性、长期毒性、毒物代谢动力学、特殊毒性、局部用药毒性、过敏实验、刺激性实验和药物依赖性实验等十余项。

临床前新药研究与评价需提供申报临床试验所需的全部资料。一个研究到此阶段的化合物称为"临床研究用新药"（investigational new drug, IND）。若成功获得临床试验批文，则可以启动临床评价工作。按我国现行规定，药物临床试验分为Ⅰ期临床试验、Ⅱ期临床试验、Ⅲ期临床试验、Ⅳ期临床试验，也包括生物等效性试验。根据药物特点和研究目的，研究内容包括临床药理学研究、探索性临床试验、确证性临床试验和上市后研究。Ⅰ期临床试验在少数正常健康人体上进行研究，目的是研究人体对新药的耐受程度并给出安全的给药范围，同时提供人体药学参数；Ⅱ期临床试验是随机双盲对照研究，主要观察药效和在人体上的不良反应；Ⅲ期临床试验是扩大的多中心临床试验，是药物治疗作用的确证阶段；Ⅳ期临床试验在新药获批上市销售后实施，其内容包括扩大范围的临床试验、特殊对象的临床试验、补充临床试验和不良反应考察等。新药能否成功上市最终决定于临床评价的结果，这个阶段工作的最后体现形式是完成全部申报新药生产所需的资料，申请作为"注册新药"，该过程即为新药申请（new drug application, NDA）。

为了提高创新药物研发的成功率，美国 FDA 提出了"探索性研究用新药（exploratory

investigational new drug, eIND)" 的概念, 并于 2006 年发布了《eIND 研究指南》(*Exploratory IND Studies*), 以 eIND 进行的临床试验, 又称 "0 期临床试验"。0 期临床试验是研制者使用微剂量在少量健康受试者或者患者(通常 6～15 人)进行的单剂量或不超过 7 天的多剂量给药的研究。但并不是所有的药物都适合采取 0 期临床试验。进行 0 期临床试验的前提是: 首先, 必须明白药物的具体作用机制, 不然很可能会在 0 期临床试验的基础上得出错误的结论; 其次, 为了评价药物的靶向作用, 必须事先建立如正电子发射断层成像等药物的微量检测方法, 以及合适的处理过程, 另外生物标记物也应该事先确立; 第三, 化合物的治疗指数应该高, 如抗癌药物, 以便在较短的治疗过程中充分显示疗效。对于创新药研发, 采用 "微剂量" 的 0 期临床试验只是研发方法中的一种, 从实施的效率而言, 并不完美, 还需要通过时间和实践的检验。从目前来看, 进行 0 期临床试验的厂家还不算多, 我国暂无关于 0 期临床试验相应的规范和法规。

(二)新药研究与评价的程序

由于新药研究与评价是一项非常复杂的系统工程, 往往需要多个单位、多个学科同时开展工作、协同作战。因此, 各学科之间既相互衔接、互相补充, 又互相制约, 不同单位之间更有多种因素可影响评价工作的进程。因此, 新药研究与评价的工作程序呈现出三维特征, 而非线性。要顺利完成一个新药的研究与评价工作受多种因素的影响, 故而了解新药评价的基本程序十分必要。在国内外文献中, 很多作者探讨新药研究与评价的基本程序, 并试图制定一个科学合理、可行性好的工作流程, 以便获得最佳的工作效率。但是由于每种新药各不相同, 在研究与评价过程中出现的问题千差万别, 所以目前尚没有一个可以适用于各类药物且能被各方人士所接受的统一方案。只能就新药研究与评价的全过程, 设计一个大体上适用于所有药物的比较原则化、笼统化, 既能反映药物评价工作的共性, 又尽量兼顾具体药物个性的一个基本框架程序。国内整个评价工作为两报两批的程序, 第一阶段为 IND 的申报审批, 第二阶段为 NDA 的申报审批。临床前评价除了药学研究工作外, 以药理学评价为主线, 可分成药效学初筛、主要药效学实验及药动学研究、安全性评价研究及可能的作用机制研究三个时期; 临床评价分为 I～IV 期。以这七个时期为主流程, 各学科评价工作相应展开。当临床前阶段结束时总结提出 IND 资料(如有研究结果在主流专业刊物发表的论文更好, 一并附上)。II 期临床试验结束后, 则可以总结整理资料上报申请试生产; 而 III 期临床试验结束后则可申请转为正式生产。一位优秀的新药研究与评价首席专家(负责人)应当具备组织协调好各方面工作的能力, 要将各学科工作的总体安排合理、详细, 做到定人、定内容和定时间, 并依据具体进展情况决定评价项目的先后顺序。甚至虽然有时从某一学科角度来讲, 一次性完成全部实验省时、省力、省经费, 但从整个评价质量和速度考虑, 可能不得不停下来, 等别的学科评价结果出来后才能决定下一步如何进行, 所以新药评价工作也有局部服从整体的问题, 这就需要首席专家(负责人)高瞻远瞩、高屋建瓴的思考和统筹。

如果把各有关学科的工作和各个时期的新药评价对应起来, 就可以看到新药评价在不同阶段对相关学科的要求。反之, 各学科也可以根据新药当时所处的评价阶段, 了解自己应该完成的工作。例如急性毒性评价应该在初筛阶段完成, 掌握该新药毒性大小、急性中毒症状及救治措施, 还可通过半数致死量(median lethal dose, LD_{50})和半数有效量(median effective dose, ED_{50})的比值, 即安全系数, 初步判定该药安全范围的大小。而长期毒性评价应当在临床前阶段完成, 以便为临床用药的剂量及不良反应监测提供依据。原料药的鉴别及含量测定应在主要药效学前进行，使用含量不准甚至没有含量规格的药物得到的药效学评价结果必然是没有意义的。再如剂型确定前工作，如结晶大小、晶型、溶出速度、药物与辅料的相互作用和稳定性实验等也应早做，因为这些重要的理化性质关系到评价结果的可重复性和可靠性。我们认为，临床前药动学评价一般与主要药效学评价同时进行，如果能够在长期毒性实验开始前完成最好，因为以上两个评价的结果对长期毒性评价给药剂量和周期设计、毒性靶器官的寻找及病理检查器官的确定都有参考价值。根据我国现行的相关法律法规，结合相关文献和进行新药评价的经验，形成图 1-1（一个新药研究与评价的基本程序），供相关工作者参考。

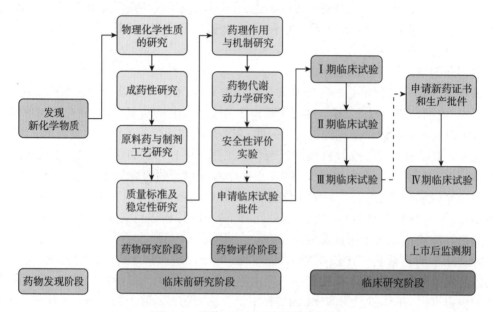

图 1-1 新药研究与评价的基本程序

上面所示的新药评价的基本程序只能反映新药研究的主要过程，只是一个可供借鉴的框架。对具体的药物、具体的评价过程，都要从实际情况出发，实事求是地在基本评价程序框架下进行。

第三节 新药研究与评价相关法规

一、新药研究与评价的国际规范

对于新药审批，各国的规范都不尽相同，但目标都是安全、有效和质量可控。如果想要通过国外的新药评审而在该国/地区上市销售，就必须对该国/地区的新药评审组织管理形式有所了解。下面简单介绍美国、欧盟和日本的组织管理的基本情况。在全球化的大趋势下，已有一些国际通用规范实行，比如前面提到过的 ICH 相关文件。

（一）美国新药评价的组织管理

1. 美国食品药品管理局（Food and Drug Administration, FDA）和新药申请分类 美国的药品审批管理由美国 FDA 负责，隶属于美国人类保健服务部（Human and Health Service,

HHS）。FDA 经过 100 多年的发展，已成为国际公认的食品药品监管权威机构，其颁布的相关法规经常成为各国参考的范本。申报新药由 FDA 下设的药品评审与研究中心（Center for Drug Evaluation and Research, CDER）进行评审，CDER 下设规章政策办公室、管理办公室、培训与交流办公室、协调办公室、医药政策办公室、生物统计学和临床药理学办公室、项目执行办公室、业务流程办公室、新药办公室和药品科学办公室等 12 个业务办公室。

美国新药申请类别为三大类型，包括新药申请（new drug application, NDA）、仿制药的申请（abbreviated new drug application, ANDA）及非处方药的申请（over the counter, OTC），不同的申请品种有其相应的申请要求。

2. 美国新药审批程序简介　美国新药研制单位将新药申请和相关材料申报提交后，若在 30 天内没有收到 FDA 的反对意见，则申请人可以自行开展临床试验研究，即申报材料提交后到开始临床试验的等待期是 30 天（我国新实行的药物临床试验默示许可，等待期是 60 天）。美国临床试验分为 I～III 期，内容与我国要求基本相同，完成后方可向 FDA 申请生产。仿制药或专利过期处方药报批不需要临床研究，但必须提供生物等效性试验资料，这样可以避免浪费。非处方药申报时不需要做临床试验，也不要求生物等效性试验结果，只需提供体外研究数据及药物稳定性数据即可。

另外，还有一些关于缩短审批时间的非正式指导原则，比如建议通过电话咨询的方式了解临床前试验材料如何整理，防止由于提交材料不符合要求而退审；对重点评价药物（包括抗恶性肿瘤药物和抗艾滋病药物等）可平行加速，也就是说在 I 期临床试验结束、确认了安全性后，可以在进行 II、III 期临床试验的同时给予恶性肿瘤或艾滋病患者该药，但试验设计外受试人员效果不列入试验结果；对某些重点药物，可加快审批速度，但不能平行给试验设计外的患者用药。

（二）欧盟新药评价的组织管理

1. 欧盟在其前身欧共体期间，自 1965 年起就颁布了一系列药品管理法规和指导性文件，目的是保障人民健康、建立药品自由流通的统一市场。欧盟新药审评机构包括欧洲药品评审局（European Medicine Evaluation Agency, EMEA）和各成员国各自的药品管理局，EMEA 评审通过的药物可以直接在欧盟各成员国内销售，通过各成员国内药品管理局评审的药物只能在各自国内销售。EMEA 成立于 1993 年，总部设在英国伦敦（因英国退出欧盟，自 2017 年 11 月起迁址至荷兰的阿姆斯特丹），包括人用医药产品委员会（Committee for Medicinal Products for Human Use, CHMP）、兽药产品委员会（Committee for Medicinal Products for Veterinary Use, CVMP）、罕见病药品委员会（Committee for Orphan Medicinal Products, COME）、草药产品委员会（Committee on Herbal Medicinal Products, HMPC）和儿科委员会（Paediatric Committee, PDCO）。EMEA 实行董事会管理制，每个成员国派出 2 人参会，欧盟和欧洲议会各派 2 人。任期为 3 年，负责审批 EMEA 的工作规划、财务和执行主席的任命。EMEA 的技术评审主要依靠外部专家，在其专家库中有 1 200 人，随时挑选专家组成工作组参加技术指导原则修订或技术评审。

2. 欧盟新药审批程序简介　欧盟国家审批新药有 3 种基本程序，包括集中申请程序、非集中申请程序和一国申请程序。

集中申请程序是 EMEA 执行的程序，所有采用生物技术方法生产的产品必须经过此程序审批。该程序的特点是通过该程序的产品可在欧盟各成员国内销售，且可独家生产 10 年。评审过程如下：产品单位提交申请、报送资料，秘书部在 10 日内完成形式审查后交

CHMP 进行技术审查；CHMP 在 20 日内完成技术评审，并在完成技术评审后 30 日内完成评价报告发送到欧洲委员会、各成员国和产品单位；各单位对评价报告若无不同意见，由欧洲委员会在 30 日内拟出决定初稿，下发至各单位；各单位对评价初稿若无不同意见，再由欧洲委员会在 28 日内作出正式决定，并下发。若在此程序中有不同意见，则 CHMP 按规定重新评价。

非集中申请主要针对未被强制要求进行集中申请的产品而又想在全欧盟销售的新药，该程序又被称为共识程序。其过程如下：由产品单位向某一国当局递交相关资料，在 210 天内完成审评，并出具评价报告；申请者要求当局将该报告送至其他成员国，进入共识程序；其他成员国在收到报告 90 天内反馈意见，若同意则可在该国上市，若有不同意见，则提交 EMEA 仲裁。

一国申请程序仅限于在一个国家申请上市销售的产品，按照各国的相关要求执行。

（三）日本新药评价的组织管理

1. 日本是亚洲医药行业较发达的国家，其新药评价的组织管理有一定的借鉴作用。日本在 1943 年制定了《药事法》，并几经修订于 1979 年在国会通过，之后又经数次修订。其新药审批的部门是 2004 年成立的药品与医疗器械局（Pharmaceutical and Medical Devices Agency，PMDA），包括新药审查一部、新药审查二部、新药审查三部、生物制品审查部、非处方药与通用名药品审查部和医疗器械审查部。

2. 日本对于新药的定义包括全新的化学品、区别于原来用途而第一次用于药用的物品、用于新适应证的药品、改变给药途径的药品、改变剂量的药品以及从未在日本生产过的药品。

其审批程序如下：由申请者按照规定填报相关资料，报都、道、府、县部门，由其提供技术指导，然后报至中央政府厚生劳动省（Ministry of Health, Labor and Welfare, MHLW），由审查课进行形式审查，然后转送 PMDA，由 PMDA 审议后将结果提交 MHLW 批准。

二、我国新药研究与评价的相关法规

（一）我国新药评价的组织管理

1998 年前，我国新药评价工作主要由卫生行政部门管理，县以上地方各级卫生行政部门所属的药政机构对辖区的药品进行监督管理工作。1998 年，根据《国务院关于机构设置的通知》要求，组建了国家药品监督管理局，直属于国务院。2003 年，在国家药品监督管理局基础上组建国家食品药品监督管理局（SFDA），仍直属于国务院。2008 年，SFDA 划归原卫生部管理。2013 年 3 月，新建国家食品药品监督管理总局（CFDA），直属国务院，旨在提高监管行政效率。2018 年，设立国家药品监督管理局（NMPA），划归新成立的国家市场监督管理总局。

（二）我国新药评价的相关法规

为了保障人民群众身体健康，保证上市销售药品的质量，借鉴国外相关法律法规精神，结合我国工作实际，SFDA 颁布了一系列与新药评价相关的法律法规和指导原则。2007 年 10 月 1 日颁布了《药品注册管理办法》及一系列相应的指导原则和管理规范，包括《药品审评中心技术审评决策路径管理规范（试行）》《药品审评中心审评任务管理规范（试行）》及《化学药物长期毒性实验技术指导原则》等近百项相关文件（见表 1-1），对药品的研究评价、生产经营等环节进行了详细的规范，构建起了符合我国国情的独立的新药法规体系，并在不断的发展演变过程中得以完善。尤其是 60 多项技术指导原则的结构体系和内容设置充分遵循了药品研发的客观规律，切实考虑了我国现阶段药物研发与评价的现状和实际水平，是我国药品注册管理法规不可缺少的技术支撑，而且在鼓励原始创新、引导自主药品研发科学化及推进药品评价规范化等方面有积极的作用。之后，为适应新制修订法律、药品审评审批制度改革的要求以及科学进步和医药行业快速发展的需要，又不断对 2007 年颁布的《药品注册管理办法》进行了广泛、深入的修订，坚持贯彻新制修订法律要求，吸纳药品审评审批制度改革成果，围绕明确药品注册管理工作的基本要求，对药品注册的基本制度、基本原则、基本程序和各方主要责任义务等作出规定，突出《药品注册管理办法》的管理属性。最新版《药品注册管理办法》于 2020 年 1 月 22 日颁布，7 月 1 日全面实施。为深化药品审评审批制度，提高审批水平和效率，进一步推动我国药物临床试验规范研究和提升质量，国家药品监督管理局会同国家卫生健康委员会组织修订了《药物临床试验质量管理规范》，自 2020 年 7 月 1 日起实施。当然，这些新法规的实施给新药的研发提出了更多的要求、更高的标准，必将对我国从以仿为主走向仿创结合、以创为主的发展战略、进而促进我国从制药大国走向制药强国提供有力的政策支撑。

表 1-1　当前我国药品注册管理法规体系的构成

文件类别	名称
国家法律	《中华人民共和国药品管理法》《中华人民共和国行政许可法》
行政法规	《中华人民共和国药品管理法实施条例》
部门规章	《药品注册管理办法》《中华人民共和国药典》《中药注册管理补充规定》《新药注册特殊审批管理规定》《药品注册现场核查管理规定》《药品技术转让注册管理规定》《药品说明书和标签管理规定》《天然药物注册管理补充规定》
规范性文件	《药物非临床研究质量管理规范》《药物临床试验质量管理规范》《药品生产质量管理规范》《中药材生产质量管理规范》
技术要求	《中药、天然药物注射剂基本技术要求》《化学药品注射剂基本技术要求（试行）》《多组分生化药注射剂基本技术要求（试行）》
指导原则	涉及药学、药理、毒理、临床、注册管理等多方面的 60 多个技术指导原则

随着我国经济的发展，药品注册管理法规经历了不断地补充及修订，逐步把药品注册管理法规从简单的条款模式完善成为具备较高科学性、系统性的体系模式，并兼顾了社会、政治、经济和文化等多方面的因素。但是与国际新药研发的发展要求及我国药品注册管理工作面临的挑战相比，我国的注册法规体系依然面临着诸多挑战。在法规内涵、全面性、可操作性，尤其是实际监管效能等方面与发达国家相比仍存在一定差距，主要表现在以下几个方面：第一，完善法规和保持政策连续性之间的矛盾，这也是法规体系在发展过程中普遍面临的问题。为促进新药注册工作的合理化和科学化，进一步保障公众用药的安全，不断对法规进行修改和完善是必要的，但是具有约束力的政策较集中地频繁变化，本身就使政策丧失了连续性，同时也一定程度地影响了药品研发部门的工作，势必对制度的权威性产生影响。所以统筹和解决好法规修订、完善工作与保持政策连续性之间的矛盾非常重要，这可能需要职能部门制定相关政策时着重于基本原则的把握与稳定实施，同时也需要药品

研发部门和生产企业树立前瞻性设计的理念。第二,法规的内涵仍需进一步充实,并加强监管的全面性。目前,我国药品注册管理法规的框架已经基本成型,并有了相应的技术支撑体系。但仍然在某些领域存在内容的缺失或不足,如针对听证会制度、第三方验证的管理规定以及罕见病和儿童用药研究和管理等方面仍显单薄。第三,法规实施的可操作性和实际监管效能仍需加强。由于国内药品注册等法规修订的复杂性,在一些法规条款中也提到了相关的监管事项,但实际上可操作性尚待加强。因此,相信我国新药注册管理法规在实践中将得到进一步的完善。

(李晓辉 刘 雅)

参 考 文 献

[1] KELLY K. The History of medicine: early civilizations, prehistoric times to 500 C. E. New York: Facts on File, Inc., 2009.

[2] BORCHARDT J K. The beginning of drug therapy: anceitn mesopotamian medicine. Drug News Perspect, 2002, 15(3): 187-192

[3] 薛愚. 中国药学史料. 北京: 人民卫生出版社, 1984.

[4] Food and Drug Administration. Exploratory IND studies. [2021-04-05]. https://www. fda. gov/regulatory-information/search-fda-guidance-documents/exploratory-ind-studies.

[5] 中华人民共和国国务院. 国务院关于改革药品医疗器械审评审批制度的意见. [2021-04-05]. http://www. gov. cn/zhengce/content/2015-08/18/content_10101. htm.

[6] 中共中央办公厅, 国务院办公厅. 关于深化审评审批制度改革鼓励药品医疗器械创新的意见. [2021-04-05]. http://www. gov. cn/zhengce/2017-10/08/content_5230105. htm.

[7] 全国人民代表大会. 中华人民共和国药品管理法. [2021-04-05]. http://www. npc. gov. cn/npc/c30834/201908/26a6b28dd83546d79d17f90c62e59461. shtml.

[8] 国家市场监督管理总局. 药品注册管理办法. [2021-04-05]. http://gkml. samr. gov. cn/nsjg/fgs/202003/t20200330_313670. html.

[9] 国家药品监督管理局药品审评中心. 抗新冠病毒化学药物非临床药效学研究与评价技术指导原则(试行). [2021-04-05]. https://www. cde. org. cn/main/news/viewInfoCommon/484fbcf26a5bbad693de0ca162dc586d.

第二章

药物发现与药物筛选

药物发现是人类在自然界中认识和获得药物的过程,既是对人类寻找药物的过程描述,也是对人类认识药物实践结果的总结。药物发现概括了药物研究最为复杂和艰难的阶段,其中不仅包括多学科的科学理论、多领域的技术方法,也包括丰富实践经验的积累。药物发现是新药研究的起点,在新药研究中具有重要的战略地位。

第一节 药物发现模式及相关技术

一、药物发现模式的转变

根据药物发现的技术特点及其在药物研发过程中的地位,可以将药物发现的历史过程分为四个阶段:即原始药物发现、古代药物发现、近代药物发现和现代药物发现。

原始药物发现可以追溯到远古人类的活动中,这一时期药物发现具有极大的偶然性。对于这一时期的药物发现和应用,有多种说法和认识,但最基本的是人们在生活、生产活动中,为了解除病痛而进行的寻找物质的实践活动。这种活动可能含有动物本能的表现,但其积累和传播则展示了人类的智慧。

古代药物发现是在经过长期原始积累的基础上,逐渐形成了用药的理论或技术体系,并将这种理论和技术用于主动寻找药物的过程中,此阶段发现的药物不仅数量多,而且通过药物应用的积累,形成了一定的理论和技术要求。在世界范围看,药物发现和应用的历史过程在古代基本是相似的,但理论的形成和传播却发生了极大的变化。中国传统医学经过长期临床实践的积累和发展,形成了系统的而且是行之有效的药物理论,药物发现也出现了新的技术方法,成为至今仍具有重要借鉴价值的知识。

近代药物发现是随着近代医学、化学等学科的发展,在生理、病理、药理等知识指导下,采用动物和其他生物材料,进行观察和评价药物作用,形成了新的研究模式,即以药物临床前研究为基础的新药研发模式。

随着现代科学技术的进步,尤其是多学科的共同发展,促进了药物发现和药物开发的进程,多学科的结合和大量新技术的应用,使药物研究进入了现代药物发现的新时期,形成了丰富多彩的药物发现新模式。

19世纪末以前,药物的发现主要依赖人类自身体验和临床经验的积累,这种模式发现的药物优点是偏重于临床和应用。但存在一定的局限性:①药物作用的个体差异。由于不同人的功能状态存在个体差异,而且疾病也存在异病同症或异症同病的问题,仅仅通过部分人的感受就确定其具有一定的药理活性存在明显的局限性,这种模式发现的药物在普遍适应性方面受到限制；②药物作用机制的认识不足。临床经验提供的药物作用主要为表型的变化，而对药物作用机制的认识不足，不能有效指导临床用药；③药物发现的效率低。这种模式发现药物具有极大的随机性，而且需要在临床医疗过程中采取试错的方法进行观察，限制了药物发现的效率。

19世纪工业革命后，新药发现模式也发生了根本性变化，药物发现速度迅速提高。应用实验药理学的方法，利用现代分离手段从中找到具有生物活性的先导化合物；同时利用快速、微量、灵敏的生物活性测定方法进行化合物的活性评价，使得更快地发现新药成为可能。现代新药发现在现代药理学理论基础上，整合了多学科的理论和技术，以微观药物作用机制为基础，以细胞、分子、基因结构与功能研究为主要内容，形成了现代药物发现新模式。

20世纪后期，药物发现从以分子相互作用为基础向基因组学、蛋白质组学、代谢组学等多组学整合的药物发现新模式转变，特别是新的学科进步和技术方法的应用，如基因操作技术、生物信息技术、网络技术等，将开辟药物发现的新模式，促进新药研发。

二、现代药物发现常用技术

随着生命科学发展和各领域技术的进步，现代药物发现的技术也发生了巨大的变化，大量新的技术方法应用到药物发现过程中，在传统的药物发现技术方法的基础上，一批新的技术方法在药物筛选和发现中得到应用，这些技术将对药物发现发挥积极的促进作用。

这些技术方法主要包括：

1. 基于组织器官的药物筛选技术方法。这些方法的应用已有上百年的历史，积累了丰富经验，能够比较准确地反映化合物的药理作用和生理调节作用，在药物发现中具有重要的意义。

2. 基于细胞生物学的药物筛选技术方法。这类方法依赖于细胞形态和功能的变化反映化合物的生物活性或药理作用。由于细胞是生命的最小单元，能够反映出多种化合物作用的信息，是不可忽视的重要技术方法，也是现代高通量药物筛选和高内涵药物筛选的主要技术之一。

3. 基于分子相互作用的药物筛选技术方法。现代药理学理论的重要基础之一就是药物与受体的相互作用。化合物分子通过与体内特定受体相互作用，直接或间接发挥出生理或药理作用，达到防治疾病的目的。基于药物相互作用进行药物筛选，是现代药物发现的重要基础，不仅奠定了现代高通量药物筛选的基础，也是其他多种药物筛选技术的理论基础。

在上述主要筛选技术方法应用的基础上，一些新的技术方法开始在药物发现中应用。这些新的技术方法将会促进新药筛选技术进步，提高新药筛选效率，发现更多的药物。

（一）基于组学的药物发现

近年来，组合化学、人类基因组学、蛋白质组学、代谢组学等技术用于寻找新药的靶点，改变了药物发现的策略和方式，大大加快了创新药物研究的速度。

1. 基因组学与药物发现　近年来，基因组学研究重心已从基因组测序、基因识别逐渐转到功能基因组学，即对基因产物和特性的研究。在药物基因组学中，对功能基因的分类以药物效应的不同为依据。药物基因组学在选择临床受试对象时以基因特性为依据，使一些原来认为无效的药物重新成为临床试验的对象，而那些由于毒性反应较大而被淘汰或减少使用的药物也会根据不同的基因而重新使用。因为已经建立了受试药品和特定基因之间的关系,使临床试验的风险极大地降低。

2. 蛋白质组学与药物发现　蛋白质组是指一种细胞、组织或有机体所表达的全部蛋白质。蛋白质组学是以细胞或组织不同时间、环境的所有蛋白质为研究对象,从整体上研究蛋白质的种类、相互作用以及功能结构的一门科学,其强调蛋白质类型与数量在不同种类、不同时间和条件下的动态变化,从而在细胞和生命有机体的整体水平上阐明生命现象的本质和活动规律。蛋白质组学技术主要是指利用双向电泳进行蛋白质分离,再用计算机软件进行图像分析,然后通过质谱分析技术及蛋白质数据库信息对目的蛋白质进行分析和鉴定的方法。目前,蛋白质组学技术研究还处于发展阶段,已出现多种技术并存、各有优势和局限性的特点,而难以像基因组研究一样形成比较一致的方法。相信药物蛋白质组学技术将促进重大疾病的发生机制、早期诊断的特异性标志物、药物作用靶点等相关研究。

3. 代谢组学与药物发现　代谢组学是指定量测量生物体内多元代谢产物,分析生物体液及组织中所有小分子物质的状态和变化,研究机体不同生理病理环境中代谢产物变化的规律和特点,研究基因、蛋白质和代谢产物之间各种复杂的相互作用关系,系统地阐述药物作用在代谢组学方面的变化,是目前认识复杂疾病病理变化和药物作用的重要技术。代谢组学是新药发现的重要研究内容,与药物的药效、作用机制和安全性等密切相关,为药物研究的前沿问题和关键科学问题提供了又一技术支撑。

代谢组学根据研究目的不同可分为非靶向代谢组学和靶向代谢组学。非靶向代谢组学是对生物体内源性代谢物进行系统全面的分析;靶向代谢组学则是对特定的某一类代谢物进行分析。二者结合可作为差异代谢物的发现和准确定量提供有力工具,在靶点发现过程中发挥重要作用。

随着分析技术和数据处理技术的进步和发展,多组学数据进行综合分析将为药物靶点发现和疾病研究做出突出贡献。

(二)基于生物信息学技术的药物发现

生物信息学是综合运用数学、计算机与网络技术以及生物学等手段对各种生物信息进行收集、加工、储存、分析、整理和归纳,并对生物信息做出解析的学科。生物信息学的研究内容主要包括:①建立、贮存并管理大量的生物学信息库,包括基因组序列、基因多态性、基因表达调控、蛋白质结构与功能、特征性代谢产物谱、疾病相关基因和/或蛋白质、生物标志物信息库等;②开发计算机用途和统计学方法,分析确定数据库中大量数据的相关性;③应用已知的生物学信息预测或分析生物大分子或小分子化合物的结构与功能。生物信息学作为辅助手段,可应用于药物发现的全过程,包括药物分子设计、药物靶点的发现与确认、药物筛选以及药物临床前评价等。

生物信息学基于药物相关的各种数据库,包括药物靶点的基因序列及表达调控特点、三维结构、受体与配体结合作用、构效关系、化合物生物活性库等,可以通过多种方式发现新药,包括新靶点的发现、药物分子设计、药物虚拟筛选以及药物临床前评价等。通过生物信息学发现新药的技术方法有很多,后面我们专门讨论。但必须说明的是,生物信息学技术或其他计算机技术研究的结果,都必须通过生物学的验证才有实际意义,所有这些方法,可以促进新药的发现,但都是辅助技术。

(三)生物芯片技术与药物发现

生物芯片技术是指通过在微小基片(硅片或玻璃)表面固定大量的分子识别探针,或构建微分析单元或检测系统,对标记化合物、核酸、蛋白质、细胞或其他生物组分进行准确、规模化的快速筛选或检测。目前,生物芯片主要包括基因芯片、蛋白质芯片、细胞芯片和器官芯片等。生物芯片已渗入到药物发现的每个步骤,包括药物靶点的发现、大规模化合物生物活性及毒性筛选以及先导化合物的优化等,同时也是基因组学、蛋白质组学、转录组学、代谢组学研究的重要技术手段,对推进创新药物研究有着重要的作用。药物靶点发现可能是生物芯片在药物研发中应用最为广泛的一个领域,主要采用 DNA 芯片和蛋白质芯片检测某一特定基因或特定蛋白质的表达,也可检测生物体整个基因组或蛋白质组的表达情况,为发现可能的药物靶点提供有力线索。

生物芯片也是高通量筛选的主要技术手段之一,通过在芯片上固定特定的寡核苷酸、互补 DNA(complementary DNA,cDNA)、靶酶、受体蛋白质,甚至还包括电信号等,实现对候选化合物的大规模筛选。目前已经有抗体芯片、受体蛋白质芯片、毒理芯片、微流体芯片、芯片膜片钳等在这一领域得到应用。生物芯片的显著优势是快速灵敏、高通量、微型化和自动化。国外几乎所有的大型制药公司和药物研究机构均已将生物芯片应用于药物的开发过程中,显示了其强大的发展势头。随着芯片检测的特异性和灵敏度的提高、样品制备和标记操作的简化以及数据分析和处理技术的进一步发展,生物芯片技术必将在药物发现过程中发挥更重要的作用。

(四)表面等离子共振(SPR)技术

表面等离子共振(surface plasmon resonance,SPR)技术是用于检测特定离子的技术,近年来应用该技术开发了以芯片为基础的测定化合物分子与靶点分子相互作用的新的检测方法,为药物筛选提供新的更敏感的技术方法。该方法不需要荧光或放射性标记物,可以将生物靶分子固定在芯片上,当含有化合物的溶液通过传感器芯片时,结合到靶分子上的分子可被即时检测。基于这一原理,SPR 技术可广泛用于微量蛋白质的快速筛选或检测,也适合小于 100Da 的分子以及完整的细胞功能研究。由于 SPR 技术能检测到结合到芯片表面的亚飞摩尔级的蛋白量,因此 SPR 技术的检测灵敏度非常高。SPR 技术为研究蛋白质-蛋白质以及小分子化合物与蛋白质的相互作用提供了一项崭新而有力的技术手段,从而有助于发现和确认药物作用的新靶点,并帮助人们深入认识药物的作用机制。

(五)亲和探针鉴定药物靶点技术

蛋白质是细胞功能的主要执行者,药物靶点的发现大多归结为筛选与药物相互作用的蛋白质。利用亲和探针偶联靶分子的方法是发现药物靶点的主要手段之一,可以从分子水平发现药物的作用靶点,对药物的分子作用机制提供直接证据。作为药物靶点发现的技术之一,化学探针偶联捕获目标蛋白质的方法近年来不断得到充实和发展。

(六)基于化合物功能片段的药物发现技术

Jencks 等在 1981 年构建了基于片段的药物发现(fragment-based drug discovery,FBDD)的理论框架。药物分子是由几个关键片段组成的,而药物分子与靶蛋白上的活性腔相结合就是各个关键片段与活性腔内的亚活性腔分别结合,将片段进行组合连接或者进一步生长来获得高活性的先导化合物是可行的。基于 FBDD 的药物发现方法主要有以下几个步骤:首先是建立片段库,其次是筛选有活性的小片段,最后是对得到的片段进行结构优化以期能得到先导化合物。在建立片段库方面,在进行筛选之前要确保待测片段具有合适的物理化学性质,包括溶解性、纯度以及片段尺寸等。在筛选方面,高纯度的靶蛋白、昂贵的设备、同位素标记、复杂的实验操作等都在制约着筛选技术的应用。随着生物医药技术的发展,对片段与靶点之间弱结合力的检测会变得越来越高效、准确、便捷,基于 FBDD 的药物发现技术在未来将发挥越来越大的作用。

(七)转基因技术

转基因技术通常包括基因敲入(gene knock-in)和基因敲除(gene knock-out)两种方式,其显著特点是通过分子及细胞水平操作,实现基因功能的组织及动物整体水平表达。转基因技术的应用为药物研究提供了制备病理动物或细胞模型的技术手段。转基因技术可以针对某些人类疾病(特别是遗传性疾病)的病理生理特点,通过基因敲入或敲除,使特定基因表达或缺失,从而复制出与人类疾病类似的动物模型。通过这些特殊动物模型,能够真实地反映候选化合物的药理学活性及其在体内的作用特征。这一技术已成功用于药物作用新靶点的发现,为疾病的治疗提供全新的机制,对创新药物的发现产生极大的促进作用。

(八)核糖核酸(RNA)干扰技术

RNA 干扰(RNAi)技术是指将与信使 RNA(mRNA)对应的正义 RNA 和反义 RNA 组成的双链 RNA(dsRNA)导入细胞诱导靶 mRNA 发生特异性的降解而导致基因沉默的现象。RNA 广泛存在于植物、动物和人体内,对机体基因表达的管理、病毒感染的防护以及活跃基因的控制等生命活动均具有重要意义。RNAi 技术迅速发展并被广泛应用于基础科学中,从而开启了一个全新的研究领域,为基因和蛋白质功能研究、核酸药物的分子设计、药物靶点的发现、疾病的基因治疗等科学研究提供了重要手段。利用这种技术有可能发现更多、更好的药物作用靶点,获得使致病基因失活的新型基因药物。

RNAi 可以高通量地发现药物靶基因,成为寻找新药作用靶点的有力工具;可高度特异性地干扰表达潜在靶点的基因,进而干扰机体疾病的发生与发展,其效果与高特异性靶蛋白的抑制效果类似。目前,RNAi 已被广泛用于探索和发现治疗肿瘤、病毒感染性疾病、神经退行性疾病以及血液病等疾病的药物靶点。此外,RNAi 还可以与基础表达相结合,用于药物筛选以及药物作用机制的探讨。RNAi 与基因敲除是两种完全不同的技术手段,两者有着明显的差异而在药物发现过程中各有优势,相互补充。

(九)药物再利用技术

传统的药物发现和开发涉及新药发现和获得市场批准的几个阶段。药物再利用(drug repurposing)在为现有药物确定新的治疗用途方面变得越来越受到重视。通常,重新调整用途可以通过偶然发现或通过系统方法实现。虽然目前还会遇到一些挑战,但是药物再利用提供了一种新的方法来探索老药的新用途,已成为加速药物发现过程的一种有效方法。

目前用于新药发现和筛选的技术方法很多,有些已经取得一定的成效,如蛋白质定向修饰技术、肠道菌群评价技术、分子成像技术、冷冻电镜技术等,这些技术具有突出的优势和特点,如能合理联合使用,将会对新药筛选产生积极促进作用。

第二节　基于动物模型的药物发现与药物筛选

在现代药物发现过程中,整体动物实验一直是重要的筛选方法。随着分子生物学、细胞生物学的快速发展,逐渐形成以分子和细胞水平为主的高通量和高内涵的筛选技术,但动物模型的药物筛选和评价依然是不可或缺的技术。相对于分子和细胞水平的筛选,整体动物水平的筛选具有直观、全面的优点,对预测被筛选样品的临床效果和应用前景具有十分重要的价值。因此,整体动物水平筛选在新药研发过程中具有不可替代的作用和地位。

整体动物筛选技术的关键是建立更接近于人类疾病的动物疾病模型。因此,研究和制备适当的动物疾病模型,成为药物研究领域的重要课题。理想的整体动物模型应具备与人类疾病的相似性、病理表现的稳定性和药物作用的可观察性。根据动物来源不同,整体动物水平筛选技术可分为以哺乳动物疾病模型为研究对象的传统动物水平药物筛选技术,以及以小型模式动物模型为研究对象的新型动物水平药物筛选技术。

一、传统动物模型的药物筛选

应用小鼠、大鼠、家兔、犬等哺乳动物,通过自身遗传、手术或化学诱导,或运用转基因技术建立相应的模拟人类的疾病模型,进而观察药物的作用。

(一)传统整体动物水平药物筛选模型

1. 自发性疾病动物模型 自发性疾病动物模型是在自然情况下实验动物所发生的疾病模型,包括突变系的遗传疾病和近交系的肿瘤模型。突变系的遗传疾病很多,可分为代谢性疾病、分子疾病和特种蛋白质合成异常性疾病等。如无胸腺裸鼠、自发性乳腺癌小鼠、肌肉萎缩症小鼠、肥胖症小鼠、癫痫大鼠、自发性高血压大鼠、自发性糖尿病小鼠和青光眼兔等。自发性疾病动物模型由于是在自然条件下发生的疾病,对于研究人类相应的疾病自发性很有意义。但自发性疾病动物模型通常来源困难,价格较昂贵。

2. 诱发性疾病动物模型 诱发性疾病动物模型是通过物理的、化学的和生物的致病因素作用于动物,造成动物组织、器官或全身发生一定的损害,出现某些类似于人类疾病的功能、代谢或形态结构方面的病变。例如用化学致癌剂、放射线、病毒诱发的肿瘤等,采用手术方法诱发的脑卒中、心肌缺血模型等。实验或诱发性疾病动物模型在短时间内可大量复制,并能严格控制各种条件使复制出的疾病模型适合研究目的的需要,是最常用的动物水平药物筛选模型。但诱发性疾病动物模型和自然发生的疾病模型仍会存在一定的差异。

3. 转基因疾病动物模型 转基因疾病动物模型是通过基因操作方法将已发现的疾病相关基因导入动物的基因组内或从动物基因组中敲除,建立与人类疾病相同的并能遗传给后代的一类动物模型。转基因疾病动物模型避免了诱发性疾病动物模型与人类疾病在病原体、机制方面不尽相同的缺点,能够准确模拟基因缺陷所导致的疾病,模型制备后可以连续使用,大大缩短了研究周期。目前已开发出大量的转基因疾病动物模型用于药物筛选研究,特别是在抗肿瘤、抗病毒、抗阿尔茨海默病、抗帕金森病的药物筛选中取得了突破性进展。但转基因的动物存在动物种属差异、性别不均衡、转基因产物并不一定能长期表达、目的基因能否准确地定位于等位基因上等技术性问题。

(二)传统整体动物水平药物筛选技术特点

传统整体动物水平药物筛选通常是将受试样品对模型动物处理一定时间后,比较受试药物组与正常或模型对照组检测指标变化的差异来判断受试药物的作用。在传统整体动物水平进行药物筛选检测的指标范围较广,生理、生化、血液、免疫、组织病理学、行为学或生长发育等均可作为检测指标反映药物活性。如抗肿瘤药物筛选,可根据药物对肿瘤模型动物的生存率、生命延长时间、肿瘤体积、肿瘤重量等生存状况的影响判断其是否具有抗肿瘤活性。抗糖尿病药物筛选则主要根据动物血糖、糖化血红蛋白等生化指标反映药物的作用。

另外,相对于体外药物筛选技术,体内药物筛选给药剂量较大,给药方式多样,包括口服、腹腔注射、静脉注射、皮肤给药等多种方式。由于所采用的动物的特殊性,决定了传统整体动物水平药物筛选过程主要依赖于手工操作,而且只能对有限数量的受试药物进行筛选,在筛选新药中表现出明显的局限性,即效率低、成本高、时间长、劳动强度大、操作技术要求高等缺点。

二、小型模式动物的药物筛选

近十年来,随着分子生物学技术、自动化成像技术的发展,线虫、果蝇、斑马鱼等小型模式动物,开始广泛用于药物筛选。

(一)小型模式动物分类

1. 线虫 秀丽新小杆线虫(*Caenorhabditis elegans*,*C.elegans*)与人类基因高同源性,体积较小,组织透明,容易培养,生命周期较短。采用转基因技术在秀丽新小杆线虫中表达荧光标记的特定疾病的相关蛋白质,利用自动化荧光成像平台整合成像采集和数据分析模块定性检测秀丽新小杆的不同生物过程,包括生长、组织形成、细胞活力和自噬。目前,秀丽新小杆线虫主要用于筛选防治衰老、感染、神经退行性疾病等的药物。

2. 果蝇 果蝇(drosophila)与线虫类似,与人类基因有高度同源性,同时具有体积小、易于操作、饲养简单、成本低廉、生命周期短(约2周)、繁殖力强、子代数量多以及便于进行表型分析等多种特点。果蝇具有复杂的神经系统与脑组织,阻止药物到达中枢神经系统的屏障作用很弱。但因其培养环境为固体培养,故无法在微孔板中进行,自动化操作困难。利用果蝇建立的疾病模型涉及较多的是神经退行性疾病,包括帕金森病、阿尔茨海默病、多聚谷氨酰胺疾病及脆性X综合征等,以及肿瘤、心血管疾病、线粒体病等。

3. 斑马鱼 斑马鱼(zebrafish)是脊椎动物,其心血管系统、视觉系统、免疫系统等与人类相应的系统有许多共同特点,斑马鱼的基因与人类的基因相似度达到85%。斑马鱼个体小,体长3~5cm,饲养简单、成本低。胚胎透明,从完整的活体即可多角度、动态观察到所有内部器官和结构,而且胚胎生长发育快,受精后24小时主要器官基本形成,便于研究组织器官的发育和功能。研究人员已在斑马鱼上模拟多种人类疾病,并用于抗血管生成、凋亡和增殖、抗炎、抗肿瘤等药物筛选。果蝇、线虫表皮坚硬,药物吸收困难,斑马鱼胚胎则可通过扩散来吸收药物,因此斑马鱼是非常合适的小分子药物筛选模型。

(二)小型模式动物药物筛选技术特点

由于线虫、果蝇及斑马鱼等小型模式动物具有饲养容易、个体小、繁殖快等优点,已有研究人员将其用于高通量或高内涵筛选,操作流程可在96孔或384孔微板中进行。

小型模式动物筛选模型检测指标相对传统动物筛选模型简单,主要包括存活率、生长状况、局部组织病理改变等。如壳多糖酶与受精卵孵化成幼体的行为密切相关,而神经退行性疾病常导致行为或移动缺陷,据此建立果蝇神经退行性疾病的模型,根据自动化定量方式监控果蝇受精卵孵化幼体的过程或幼体的行为和移动情况,通过检测撞击频率等指标考察药物的作用。SYTOX荧光染料可与受损细胞的DNA结合,荧光强度的变化可反映小型模式动物死亡率。

近年发展的个体自动分析系统技术为小型模式动物进行高通量筛选提供了巨大支持,如复杂对象参数分析器和分类器(complex object parametric analyzer and sorter,COPAS),流式分选系统,可根据长度、光密度、荧光信号强度等对药物作用小型模式动物后进行分选。斑马鱼的胚胎和幼体是透明的,这个特点对于利用活体成像技术实时的观测相关蛋白质的表达和特定表型的(神经)细胞分布等有利,是啮齿类或其他模式脊椎动物无法比拟的。结合绿色荧光蛋白(green fluorescent protein,GFP)标记技术,可以观察分析药物影响神经生长或突触发育的各个因素是如何发挥作用的,了解突触的生长和突触发育调节的细胞分子机制。通过对斑马鱼心肌细胞进行荧光标记,建立一种新的迅速评价新药对心律影响的方法,将斑马鱼放入96孔板后,自动监测心律,用于评价抗心律失常类药物的药效。也有利用自动成像技术和血管内皮细胞表达绿色荧光蛋白的斑马鱼胚胎,筛选抑制血管形成的小分子。即能在血管形成过程中特异性表达绿色荧光蛋白,呈现带有绿色荧光的血管,借助于共聚焦显微镜,便能直观、精细地观察到血管形成的全过程,通过抑制血管生成活性进行评价,筛选药物抗肿瘤血管生成的作用。

小型模式动物模型是整体动物水平药物筛选新技术的发展趋势,对于提高新药研发速度和效率将起到重要作用,将来有可能取代部分体外模型,如血管生成模型等,但其目前仍然主要是作为传统整体动物水平药物筛选模型的补充。与传统整体动物水平药物筛选模型相比,小型模式动物和人类基因的同源性低,给药方式主要为液体给药,因此在哺乳动物模型上进行药物确证研究依然不可替代。

第三节 基于离体器官、组织功能的药物发现与药物筛选

与整体动物实验相比较,离体实验具有能够严格控制实验条件、重复性好、实验周期短、用药量少、节省动物等优点。但是因为离体环境简单而体内环境复杂,各系统对药物有调节、代谢、修饰等作用,体内与体外药理药效产生差异,而且离体实验在模拟疾病模型上有一定的差距。基于组织器官和细胞功能变化的离体实验主要应用于药物的筛选、药物作用机制的深入探讨以及抗药性研究等。

离体器官、组织试验技术和体外组织培养技术可实现体外观察药物对器官或组织的直接药理作用。常用的实验对象主要有脑、肝、大小动脉血管、心脏、子宫、肠管、气管等各种器官,以及平滑肌、骨骼肌等肌肉组织、神经组织、上皮组织等离体组织。

通过离体器官、组织功能的药理学实验,可初步了解药物可能的药理作用。通过离体实验方法,直接观察药物对靶细胞、靶分子的作用,可用于药物作用机制的深入探讨。离体实验可有效地观察药物的作用规律和特征,如药物对组织、器官的初始作用,可以了解药物作用的速度、最低有效浓度以及药物作用于靶细胞的环节。

一、基于离体器官、组织张力的药物筛选

生物体内大部分肌肉组织都具有张力,如各种大小血管、心脏、肠道、气管、输精管及子宫等。这些组织器官的张力是维持其功能的基础,通过检测其张力可用来反映组织器官的功能,也可以用来观察药物的药效,研究药物的作用机制。

对组织器官张力的检测原理是通过张力换能器将力信号转化成电信号。在浴槽中将组织按一定方向固定,并且设定好初始张力,当组织张力发生变化时,会对两点产生牵拉,其中一个固定点用来连接换能器,换能器能够准确地反映出两点之间产生的张力的变化。

例如,离体血管实验是在体外检测各种血管张力的一种重要实验技术。将血管分离到体外进行检测,有效地排除了体内环境的干扰,可以非常直接地观察到血管收缩和舒张功能的变化以及药物对这种变化的影响。通过设计不同类型的实验方案,应用多种不同的受体激动剂或拮抗剂、离子通道激动剂或阻滞剂等工具药物,评价药物对组织器官的作用及其机制研究,具有简单、高效、重现性好、节约用药量等特点。

离体血管张力实验一般分为血管条实验和血管环实验,再根据血管的直径分为大血管实验和微血管实验。与血管环相似,肠管、气管、输精管等管状组织器官的张力均可以制备成"条"或者"环"来对张力进行检测,其他组织器官也可以制成肌条以方便测量。

二、基于离体器官灌流的药物筛选

(一)离体心脏灌流

离体心脏灌流与离体血管实验类似,离体心脏灌流实验是指将动物心脏取出胸腔,连接上一个特定的灌流装置,用相应的缓冲液灌注其冠脉系统,使其在人工控制条件下自主跳动或人工起搏下收缩和舒张,从而能在体外较为直观地观察药物对心脏的作用。常用的方法包括 Straub 法、Langendorff 法和 Working Heart 法等。

Straub 法是使用蟾蜍心脏进行灌流实验,装置较为简单,操作方便,但由于使用的是两栖动物的心脏,在药理研究中存在一定的局限性。Langendorff 法和 Working Heart 法是针对哺乳动物心脏的灌流方法。Langendorff 法设计为逆行灌流,即将灌流液从主动脉灌流入冠脉。而 Working Heart 法是模拟心脏生理状态进行的离体心脏灌流,具有两套灌流系统。因此,Working Heart 法更贴近体内生理情况,而 Langendorff 法的操作更为简单。

(二)离体肾脏灌流

除心脏外,肾脏灌流等实验技术也可用于药物的活性筛选及作用机制研究。离体肾脏灌流技术是应用比较早的离体器官实验方法,最早被用来研究肾脏的生理和生化功能,目前主要用于研究药物肾脏排泄机制、药物肾脏代谢、排泄及药物的相互作用和肾功能等方面,对发现和评价药物肾脏排泄及其相互作用具有特别的价值。

用离体大鼠肾脏灌流模型发现和评价促尿酸排泄药物作用,条件易于控制,能排除在体情况下体内尿酸滤过负荷不同所造成的差异,同时与尿酸转运的细胞模型相比,更接近尿酸体内肾脏排泄过程,能架起促尿酸排泄药的体外发现和体内评价桥梁,可以成为促尿酸排泄候选药物发现和研发的一个有用工具。

(三)离体肝脏灌流

肝脏是机体主要的代谢器官。由于肝脏在药物及其他外源性物质代谢转化上的重要性,可采用一系列的体内、体外方法研究药物在肝脏的代谢特性。如肝脏灌流、肝切片、肝微粒体、肝细胞体外温孵、纯化酶制剂等。其中,肝脏灌流具有器官水平的优势,兼备体外实验和整体动物实验的优点,并能解决在其他的体外肝代谢模型和整体动物实验不能解决的难题,因此被广泛应用于药物研究。主要包括药物在肝脏的代谢研究、代谢动力学的研究、首过效应的研究、相互作用的研究、对胆汁分泌的作用以及对肝脏作用及其机制的研究等。

三、基于离体组织培养技术的药物筛选

组织培养(tissue culture)是把来自机体的细胞、组织或器官放于类似于体内的体外环境中使其存活和/或生长、增殖。可分为①细胞培养(cell culture):指细胞在体外的生长、增殖,但培养中的细胞不再结合成组织;②组织培养:指组织在体外存活生长,并保持其结构和/或功能及进行分化;③器官培养(organ culture):指全部或部分器官在体外的存活生长,并保持其结构和/或功能及进行分化。各种不同的组织培养在方法上虽有其不同和特殊要求,但它们又有共同的基本原则和技术。组织培养技术在药理学研究中占有重要地位,也是药物活性筛选及机制研究中的常规技术方法。

四、基于器官芯片技术的药物筛选

器官芯片(organs-on-a-chip)是指在体外建立的模拟人体生理或病理状态的小型组织或器官。器官芯片技术集合了工程化人体组织工程以及不同来源的成人体细胞培养等领域的最新研究进展,突破了现有细胞和动物模型的限制,将整个器官或系统的活动、力学特性、生理反应等体现在 3D 微流体细胞培养芯片上。器官芯片模型通过将人类细胞与生理相关微环境整合,模拟体外的人体生理或病理状态,为理解人类疾病的发病机制提供支持。器官芯片技术在临床前药物发现的一系列领域中具有重要的应用,如靶点识别和验证、基于靶点的筛选和表型筛选。尽管芯片上的器官模型有其局限性,但也为药物活性筛选及毒性评价提供了一个有力的工具。

第四节　基于分子和细胞的药物发现与高通量、高内涵筛选

随着分子生物学、人类基因组、蛋白质组等生命科学和技术方法的发展,药物靶点的发现和确证已经成为生命科学领域研究热点,而基于药物靶点的药物发现也成为发现新药的主要手段。在此条件下,高通量筛选(high throughput screening, HTS)技术和高内涵筛选(high content screening, HCS)技术也就应运而生,成为现代药物发现的重要技术。同时,伴随着高通量药物筛选技术的应用和发展,相应的研究策略和理论也在不断发展,推动了新药发现的技术进步和新药研发的进程。

一、高通量筛选技术

(一)高通量筛选技术的特点

高通量筛选技术产生于 20 世纪 80 年代后期,是生命科学、计算机科学、材料科学和自动化技术等多种技术发展的综合结果,是药物研发技术进步过程中的必然产物。

高通量筛选包含两个方面的内容:一是实施筛选的设备条件,即硬件条件;二是高通量筛选的管理和策略。实际上,高通量筛选并不仅仅是物理上的通量的提高,更重要的是改变了药物筛选的策略和指导思想。而后者才是真正的高通量筛选的核心内容。高通量筛选的概念提出之后,受到了广泛的关注,催生了自动化、微量化的集成仪器设备的更新换代,提高了药物研发的技术能力,目前已经成为药物筛选的普通技术方法,但实现高通量药物筛选发现新药的目的,还需要认真的研究和努力。

(二)高通量筛选的基本条件

1. 高通量筛选的硬件条件

(1)操作设备

1)高通量全自动样品处理工作站:适用于全自动、高通量应用,96 孔板形式从细胞、组织和血液中全自动纯化 RNA,从拭子、血液和法医样本中全自动纯化 DNA。

2)全自动高通量药物配样系统:药物配样系统是高产出固体形态和溶解度筛分的自动化平台。该系统可大量产出多晶体、盐和共晶体并进行药物活性成分的溶解度筛分。

3)高通量全自动移液稀释机器人:移液加样是一项精准、费力的工作,采用自动移液器则可大大增加移液工作的精确性,有效避免人工移液的多种弊端,从而得到更准确、可重复的实验结果。

（2）检测设备

1）多功能酶标仪：酶标仪是一种用途广泛的生物检验医疗设备，利用酶联免疫分析法，根据酶标记原理，根据呈色物的有无和呈色深浅进行定性或定量分析。该仪器适用于多种指标的检测，包括吸光度、荧光强度、化学发光、时间分辨荧光等。

2）高内涵筛选（HCS）检测仪器：利用显微镜、图像处理技术及可视化工具从细胞或细胞群中提取数据，获得定量分析结果。HCS 可用于高通量的荧光成像和荧光强度定量分析。目前，已开发出用于自动标定的细胞及细胞核染料，如蓝色荧光标记物 DAPI 用于细胞核染色；已开发出用于检测细胞健康的可靠的功能性探针；建立了可自动化处理的灵活检测流程，可实现多重检测的荧光探针和检测方法。

3）高通量全自动膜片钳系统：Sophion QPatch 系列全自动膜片钳产品是世界上最早出现的高通量全自动膜片钳。它采用平面电极芯片技术，极大地提高了膜片钳技术的通量，与单一细胞记录的传统膜片钳技术相比，更加适用于离子通道的基础研究以及高通量筛选。

（3）数据处理：数据处理是高通量和高内涵筛选的重要环节，正确和高效地对由筛选获得的大量数据进行处理，是获得准确筛选结果的重要过程。HTS 是一个基于信息的药物发现系统，因此，在药物筛选的各个环节需要准确记录和处理各种信息。

1）在样品信息方面，需要详细记录样品信息，收到样品要记录样品编号、送养人姓名、送养人单位、送样课题组负责人及其联系方式、测试目的。根据样品是粗体物还是单体化合物，需要分别记录详细信息。化合物纯品还要包括：样品序列号、化合物名称、结构式、分子式、相对分子质量及其他理化性质；粗提物包括：材料来源、原材料拉丁文名称、部位、提取方法等。

2）在 HTS 筛选模型方面，为便于对药物筛选活性数据进行科学分析，HTS 的模型记录尽可能采用简洁的语言对模型原理、设计思路、药理作用机制等进行简要说明，并作为活性报告的一部分内容。筛选模型建立后，将模型代号、模型名称、阳性对照、阴性对照、分子靶点、操作人、负责人、实验日期、操作步骤等信息保存到 HTS 模型库。

3）在 HTS 数据的采集方面，HTS 活性数据主要由测试样品的使用浓度和检测数据组成。检测数据随模型的不同而以不同的形式呈现，各种检测系统可以提供多种数据输出形式，以便于处理软件调用。

4）在 HTS 实验数据分析方面，成功的 HTS 可获得样品的生物活性检测数据，对这些检测数据进行分析将其转化成活性报告是生物活性数据分析的中心环节。对实验数据分析，除了计算每一个样品的活性数据外，还应分析大量样本数据的有效程度即对每一批次筛选质量进行评估。

5）在 HTS 活性数据库的管理与使用方面，生物活性数据库是 HTS 的主要成果，管理重点在于保证数据的真实性并保护送样人的利益，检查确证后加入活性数据库后，处于只读状态，不得对其更改。此外，样品数据库与生物活性数据库进行分开管理，以避免研究成果的泄密。总之，HTS 生物活性数据的处理以生物活性数据的加工与处理为主体，综合利用化合物的结构信息资源，可以更好地设计药物，加快药物的发现速度。

2. 高通量筛选的物质条件

（1）样品和样品库：样品库是高通量筛选的重要物质基础和条件，根据样品来源主要分为三类：天然产物、化学合成、生物合成。

1）天然产物的分离纯化与合成：天然产物的活性成分包括黄酮、多酚、甾体、生物碱、萜类等数百种,具有活性成分含量低、成分体系复杂、生命和非生命物质共存、其中许多成分对热敏感、易水解的特点。特别是许多活性成分存在结构相近的异构体而导致难以分离,因而天然产物活性成分的分离纯化是天然产物化学研究的重要领域。目前,天然产物提取分离纯化技术主要包括高速逆流色谱、膜分离技术、分子蒸馏技术、超临界流体萃取技术、分子印迹分离技术、半仿生提取法等新型技术。

天然产物作为动植物、微生物和海洋生物的次级代谢产物,具有结构及生物活性的多样性和独特性,但天然产物往往含量比较低,难以满足人类治病的需求,因此,多需要进行结构改造。天然产物的合成又分为全合成和半合成。全合成是确定复杂天然产物精确化学结构的直接和有力的方法,可以突破天然材料的限制,解决自然界没有的衍生物。以天然产物为先导物,经过结构修饰和改造,获得活性更强、毒性更低、理化性质更优越、成本更低的天然产物的衍生物或合成代用品。

2)化学合成与组合化学:传统的有机合成方法反应速度慢,反应过程耗时长,很难满足高通量筛选过程对新化合物的需求。组合化学(combinatorial chemistry)可以在短时间内建立化合物库,很大程度上度提高了新化合物的合成速度,增加化合物的数量和多样性,有利于新药发现。但是组合化学技术合成得到的化合物结构比较单一,难以建立结构多样性的优质化合物库。

近年来在组合化学基础上发展起来的微波促进组合化学(microwave-assisted combinatorial synthesis chemistry)技术可以弥补这一不足,将微波法与组合化学技术结合起来,可拓宽组合化学的应用范围。

3)生物合成:天然来源的化合物,因其化学合成步骤繁杂、条件苛刻、成本高、收率低、环境污染等问题,实现工业化规模生产比较难。此外,植物资源生长周期长、难度大,药效物质丰度低,野生药材资源过度开发及环境破坏,导致生产成本居高不下。受限于药源种类、生长区域、采集季节、采收方法等多方面因素,药效物质收率、含量参差不齐,影响药品质量。因此,以植物内生真菌分离、发酵及其生物合成可能是解决药物资源的一条有效途径。随着分子生物学和代谢组学的发展,综合利用基因过表达或敲除、基因编辑、稳定同位素标记等方面技术剖析生物合成机制,同时构建高效的生物组织快速繁殖和遗传转化体系,为缓解药物供求矛盾,保护自然资源和生态环境奠定扎实基础。

(2)筛选模型和分析方法:高通量筛选模型的设计应符合以下基本要求,包括①特异性,指该模型能够反映某种疾病的病理过程,筛选结果可以说明药物的作用原理,证明药物与靶点是否发生了特异性的相互作用。②灵敏性,能够灵敏地反映样品在该模型上的作用。③稳定性。④可操作性,可进行大规模筛选。

3. 常用高通量筛选模型

(1)分子水平药物筛选模型:分子水平筛选模型是高通量筛选中使用最多的模型,根据生物分子的类型,主要分为酶、受体、离子通道和其他类型的模型。

1)以酶作为药物靶点:生物酶在疾病进程中参与病理性代谢、信号转导、蛋白质加工或免疫反应等过程,酶活性的变化可以快速调节机体的生理功能或病理过程,因此,有些酶可以成为药物靶点。激酶、磷酸酶、蛋白酶和肽酶是最常见的靶点,荧光分析是最常用的检测方法。检测酶活性的方法很多,包括酶反应的底物、产物等都可用作检测指标,反应大多在均相的环境下进行。检测方法主要有比色法、荧光法、发光法、放射性核素法等。这些常用方法将在后文进行介绍。

2)以受体作为药物靶点：受体与许多重要疾病的发生发展密切相关，占所有药物靶点的 60% 以上。筛选作用于受体的药物，通常使用放射标记竞争结合分析法，具有灵敏度高、特异性强等特点，适合于大规模筛选。近年来也有一些新的方法出现，如荧光偏振、反酵母双杂交技术等，检测的指标均为反映样品与受体分子的结合情况。

3)离子通道作为药物靶点：离子通道一般位于细胞膜上，可以通过检测通过通道的速率，评价化合物对离子通道的影响，评价其药用价值。检测离子通道可以用细胞芯片与膜片钳技术相结合，实现大规模的筛选。

4)其他：药物靶点有多种类型，基本上都是生物分子状态，在靶点的基础上建立评价化合物相互作用或活性的筛选方法，是高通量药物筛选的常用模型。

（2）细胞水平药物筛选模型：细胞水平药物筛选模型能观察被筛选样品对细胞的作用，能够反映出药物对细胞生长过程、作用途径的综合作用。用于药物筛选的细胞水平模型包括动物细胞、植物细胞、微生物细胞或经过基因工程技术转基因的特殊细胞。

与分子水平药物筛选模型相比，细胞水平药物筛选模型的优点是：①为靶点分子提供一个类似于机体的环境和生理条件；②可以检测化合物分子是否能够进入细胞并达到靶点分子所在部位；③假阳性化合物出现概率较低；④可筛选得到前体药物；⑤通过细胞水平筛选得到的活性物质，在动物水平有效的可能性相对较高。

与分子水平筛选模型相比，细胞水平筛选模型的缺点是：①有时灵敏度相对稍差；②操作相对复杂；③筛选成本相对较高。药物对细胞的作用可以有多种表现，如基因转录、离子通道开关、细胞毒性、细胞分泌、蛋白质表达、酶活性变化等。

细胞水平模型应用极为广泛，几乎涉及新药活性筛选的每一个领域。但是目前对细胞水平模型尚无明确分类，可进行如下分类。

1)按细胞来源分类：可分为基于原代培养的原代细胞模型和基于永生的细胞株(系)的细胞模型。前者如以大鼠大脑皮质神经元、人脐静脉内皮细胞、小鼠腹腔巨噬细胞等建立细胞模型，后者多为以各种永生性细胞，如 CHO 细胞、HEK293 细胞及肿瘤细胞株等建立细胞模型。

2)按构建模型的细胞种数分类：可分为单种细胞模型和多种细胞模型。前者为模型中仅仅含一种细胞(目前的细胞模型绝大多数为此类)；后者为两种或以上不同种类细胞共同培养(目前以两种细胞共培养居多)，如基于内皮细胞 - 平滑肌细胞共培养、免疫细胞和肿瘤细胞共培养等建立的细胞模型。

3)按细胞培养的维度分类：可分为二维和三维细胞模型。前者为最为常见的细胞培养，培养容易，但其无法模拟体内细胞真正的组织结构。后者是采用立体培养模式，培养困难，但更能体现细胞的真实生存环境，目前在肿瘤药理学研究方面应用较多。

4)按模型的制备方法分类：可分为生理性 / 病理性细胞模型、转基因细胞模型、条件培养模型等。

A. 生理性 / 病理性细胞模型：是指采用生理性的(内源性活性成分)、物理性的(缺氧 - 复氧、高压力、流体力、牵张力、声音、振动等)、化学性的(如过氧化氢、鱼藤酮等)方法刺激细胞，产生生理性激活或者病理性损伤，用以评价药物的作用并探究机制。该类模型多数较为成熟、制备模型成功率高、重复性好、机制研究较为清楚、操作简单，是目前应用最为广泛的细胞模型。

B. 转基因细胞模型：是采用分子生物学技术手段，尤其是基因的敲入和敲除技术，实现在细胞中对特定基因、蛋白质的高表达和低表达之后，观察药物的作用，以探讨药物作用机制、确定药物作用靶点为主要目的的模型。虽然该类模型操作较为复杂，技术要求较高，但因其在分子机制阐明方面的优势，应用越来越广泛。

　　C. 条件培养模型：该模型在广泛意义上可归为生理性／病理性细胞模型。其主要是利用药物处理或不处理的培养 A 种细胞后的培养基（含有 A 细胞在培养过程中合成分泌的成分）去处理 B 种细胞，以阐明 A 种细胞或药物处理的 A 种细胞对 B 种细胞影响的模型。该类模型操作烦琐、干扰因素多、重复性低、机制阐明困难，目前较少应用。

　　（3）针对疾病的常用细胞模型：鉴于新药发现和研究多以疾病分类进行，如下按照疾病领域介绍常用细胞模型。因针对疾病的细胞模型种类繁多，在此仅对重大疾病相关细胞模型作概括性总结。

　　1）心脑血管疾病相关细胞模型

　　A. 内皮细胞损伤保护模型与内皮细胞炎症模型：常用原代培养的人脐静脉内皮细胞、人冠状动脉内皮细胞、人主动脉内皮细胞、人脑微动脉内皮细胞、大鼠主动脉内皮细胞以及细胞株、EAhy926 等。常用的制备模型工具药物有过氧化氢、叔丁基过氧化氢、氧化型低密度脂蛋白、同型半胱氨酸、高糖、血管紧张素Ⅱ（angiotensin Ⅱ，Ang Ⅱ）、晚期糖基化终末产物（advanced glycation end product，AGE）、鱼藤酮等。物理性的损伤可采用辐射、低氧等。检测指标主要有细胞活力、活性氧（reactive oxygen species，ROS）生成、细胞内三磷酸腺苷（ATP）含量、乳酸脱氢酶（lactate dehydrogenase，LDH）释放、锥虫蓝染色结果、碘化丙啶（propidium Iodide，PI）染色结果、细胞凋亡率等。内皮细胞炎症模型多采用细胞因子如肿瘤坏死因子-α（TNF-α）、干扰素（interferon，IFN）以及细菌脂多糖刺激内皮细胞产生炎症，用于筛选抗内皮炎症药物。检测的指标和方法有炎症因子的表达和分泌，细胞黏附分子如细胞间黏附分子-1（intercellular adhesion molecule-1，ICAM-1）、血管细胞黏附分子-1（vascular cell adhesion molecular-1，VCAM-1）等表达、核因子-κB（nuclear factor-κB，NF-κB）通路激活与抑制等。

　　B. 平滑肌细胞增殖模型：用于增殖模型制备的平滑肌细胞主要来源于实验动物或人血管，如主动脉（鼠、兔、牛、人等）、兔髂动脉、人冠状动脉、支气管、脐动脉、脐静脉等。也有商品化的平滑肌细胞株，如 A7r5 大鼠主动脉平滑肌细胞、大鼠肺动脉血管平滑肌细胞株 CS-54、胚胎大鼠主动脉平滑肌细胞 A10 等。用于制备增殖模型的工具药有血清、氧化修饰的低密度脂蛋白（ox-LDL）、AGE、Ang Ⅱ、葡萄糖、TNF-α 等。检测的主要指标有细胞代谢活力、细胞 DNA 的合成量、细胞迁移能力及平滑肌细胞表型变化等。

　　C. 泡沫细胞模型：可用巨噬细胞或平滑肌细胞制备泡沫细胞模型。巨噬细胞多采用 RAW264.7 细胞、J774a.1 细胞、小鼠腹腔巨噬细胞以及由人急性单核白血病细胞（human acute monocytic leukemia cell，tohoku hospital pediatrics-1，THP-1）、人组织细胞淋巴瘤 U937 细胞、人外周血单核细胞等诱导分化形成的巨噬细胞。诱导药物采用中度氧化型低密度脂蛋白（moderately oxidized low density lipoprotein，m-ox-LDL）。采用液相或试剂盒检测细胞内总胆固醇及胆固醇酯含量以确认模型成功。检测的指标和方法有细胞内胆固醇、胆固醇酯的含量测定，油红 O 染色、尼罗红染色、苏丹黑染色结果等。机制研究可测定胆固醇代谢和转运相关酶、蛋白质活性和表达。

　　D. 血小板激活聚集模型：采用胶原、凝血酶、胰酶、A23187、血栓素 A_2（thromboxane A_2，TXA_2）、腺苷二磷酸（adenosinediphosphate，ADP）、肾上腺素、去甲肾上腺素、血管升压素（vasopressin，VP）、血小板活化因子等进行诱导造模，其中前 4 种为强效诱导剂。

E. 心律失常等心肌细胞模型：可用原代培养的大鼠乳鼠心肌细胞及 H2C9 心肌细胞等，以乌头碱为工具药建立心律失常模型，多柔比星诱导心肌细胞损伤模型，氯化钴、叠氮钠等诱导心肌细胞缺氧模型等。检测的指标有心肌细胞自发搏动频率、心肌细胞活力、细胞通透性以及细胞内钙等。

F. 单核分化巨噬细胞模型：多以佛波酯（phorbol-12-myristate-13-acetate，PMA）、巨噬细胞集落刺激因子（macrophage colony stimulating factor，M-CSF）、白细胞介素（IL）-6 等诱导 THP-1 细胞、U937 细胞建立模型。检测指标有细胞黏附功能，细胞体积的变化以及巨噬细胞表面受体如清道夫受体、低密度脂蛋白质受体 -1（low density lipoprotein receptor-1，LOX-1）、血小板反应蛋白 -1（thrombospondin-1，TSP-1）及其受体 CD36 等表达变化。用于观察药物对单核细胞分化的影响。

G. 单核 - 内皮细胞黏附模型：采用荧光探针标记的单核细胞株如 U937、THP-1 等与药物处理前后的内皮细胞共同孵育，观察药物对两种细胞黏附的影响。

2）神经退行性疾病相关细胞模型

A. 神经元损伤保护模型：通常采用大鼠原代大脑皮质神经元、大鼠肾上腺髓质嗜铬细胞瘤 PC12 细胞、小鼠海马神经元 HT22 细胞、人神经母细胞瘤细胞株 SH-SY5Y 细胞、SK-N-SH 细胞等，尤以 PC12 细胞应用较多。诱导细胞损伤的工具药物有 6- 羟基多巴胺（6-hydroxydopamine，6-OHDA）、β- 淀粉样蛋白（β-amyloid，Aβ）、1- 甲基 -4- 苯基 -1，2，3，6- 四氢吡啶（MPTP）、H_2O_2、4- 羟基壬烯醛（4-HNE）、乙醇、高葡萄糖、同型半胱氨酸、冈田酸、鱼藤酮等。物理的方法有糖 / 氧剥夺、缺氧 - 复氧等。检测指标多为细胞存活率（MTT 法）、ATP 水平、乳酸脱氢酶（lactate dehydrogenase，LDH）水平、活性氧自由基（reactive oxygen species，ROS）水平等。注意商品化的 Aβ 有 $Aβ_{1-42}$、$Aβ_{25-35}$ 等多种，用前需要活化。

B. 小胶质细胞活化 / 炎症模型：采用 BV-2 细胞株、原代培养的小胶质细胞等，以脂多糖（LPS）、Aβ1-42、棕榈酸、TNF-α 等。检测指标有 IL-1β、IL-6、TNF-α、前列腺素 E2（PGE_2）、诱导型一氧化氮合酶（inducible nitric oxide synthase，iNOS）、NO、NF-κB 通路等。

C. 神经血管单元细胞模型：以大鼠脑皮质神经元细胞、鼠脑皮质微血管内皮细胞、大鼠脑皮质星形胶质细胞三种细胞，采用 Transwell 培养小池共培养，建立神经血管单元模型。通过检测三细胞之间的整体协同生长效应、测定跨内皮细胞电阻值确证模型成功。

3）肿瘤相关细胞模型

A. 细胞增殖模型：因目前抗肿瘤药物作用几乎全为直接杀伤肿瘤细胞作用，而肿瘤细胞株在培养时可以无限增殖，无须额外制备模型。利用培养的肿瘤细胞株，直接检测药物的杀伤作用，测定的指标有细胞存活率、LDH 水平、ATP 含量、细胞凋亡率等。

B. 细胞黏附模型：多采用胶原、纤维粘连蛋白、Matrigel 等包被细胞孔板使细胞易于黏附，测定药物处理前后的肿瘤细胞的黏附。可直接在显微镜下细胞计数或结晶紫染色后计数。

C. 细胞侵袭和迁移模型：肿瘤细胞贴壁后，进行划痕（划痕实验）或者采用 Transwell 小室，测定药物对细胞迁移能力的影响。亦可采用转化生长因子 -β（TGF-β）等处理细胞，以增强模型组细胞侵袭和迁移能力。

D. 肿瘤多药耐药（multi-drug resistance，MDR）细胞模型：是肿瘤耐药机制和耐药逆转方法研究的重要工具。肿瘤 MDR 细胞模型建立方法主要有药物浓度递增诱导法、高浓度反复间歇诱导法、高浓度反复间歇诱导与药物浓度递增相结合法、转基因结合药物筛选法和三维细胞培养法等。前三种模型通常用化疗药物持续处理细胞，诱导肿瘤细胞耐药，以耐药倍数确证模型成功，用于测定药物对耐药的逆转。常用检测指标和方法有耐药指数的变化、生长曲线的测定、相关耐药蛋白如 P 糖蛋白（P-glucose transporter，P-gp）、多药耐药蛋白 -1（multi-drug resistance related protein 1，MRP1）、肺耐药相关蛋白（lung resistance-related protein，LRP）、乳腺癌耐药相关蛋白（breast cancer resistance protein，BCRP）等的表达等。而三维细胞培养法建立的 MDR 细胞模型，在生物学活性与在体肿瘤更接近且能模拟体内微环境，弥补其他方法的不足，但培养系统较复杂、实验周期长。

4）糖尿病相关细胞模型

A. 胰岛细胞分泌模型：通常采用大鼠原代胰岛细胞、胰岛 β 细胞系。后者有胰岛素瘤衍生的 β 细胞系，如 RIN 细胞、INS-1 细胞，转基因建立的胰岛 β 细胞系，如 HIT-T15、MIN-6 细胞等。其中，因 INS-1 细胞含较高胰岛素和对葡萄糖刺激反应良好而广泛应用。常用高糖进行刺激，测定药物对胰岛素分泌的影响。

B. 胰岛细胞损伤模型：采用上述细胞，以高糖、H_2O_2 等诱导细胞损伤，观察药物对细胞损伤的影响。

C. 内皮炎症损伤模型：通常采用高糖、AGE 等糖尿病密切相关危险因子进行刺激制备模型。

5）炎症相关疾病细胞模型

A. 巨噬细胞炎症模型：可用小鼠巨噬细胞株 RAW264.7、小鼠腹腔巨噬细胞、THP-1 和 U937 细胞诱导分化的巨噬细胞。以脂多糖（Lipopolysaccharide，LPS）为刺激工具药建立模型，测定药物的抗炎作用。测定指标有细胞因子如 TNF-α、IL-6、IL-1β 等表达和分泌，iNOS 和 COX-2 表达，细胞上清 PGE_2、NO 含量，NF-κB 和丝裂原激活的蛋白激酶（mitogen activated protein kinase，MAPK）通路蛋白表达以及 Toll 样受体（Toll-like receptor，TLR）- 髓样分化因子（myeloid differentiation factor 88，MyD88）通路等。

B. 脂肪细胞炎症模型：采用 3T3-L1 分化的脂肪细胞，以 LPS 刺激，测定指标同上。

目前针对疾病的细胞模型在新药活性筛选及机制研究中被广泛应用。与以动物、器官、组织模型相比，具有需药量低、一致性好、重复性高、操作简单、费用低等优点，尤其是避免牺牲大量动物。但也存在结果不能直接外推至动物、需要整体动物模型确认的缺点。细胞是组成多细胞生物体的基本构件单元，与分子模型相比，细胞模型的结果更容易外推到动物。

当然，在揭示药物作用的分子靶点方面，分子模型具有一定的优势。为扬长避短，目前的分子生物学技术使得越来越多的分子模型与细胞模型整合，利用基因编辑技术，以细胞为平台，实现特定基因的敲入和敲除，研究药物作用机制和确定药物作用的分子靶点。

4. 高通量筛选中使用的检测方法　常用的方法主要有比色检测法、荧光检测法、化学发光检测法、放射性核素检测法、形态学方法、核磁共振检测法等。

（1）比色检测法：通过检测反应的底物或产物在紫外或可见光下最大吸收值的变化，间接地反映体系中酶的活性。优点是操作简便，对仪器要求简单，普通酶标仪即可满足一般高通量筛选的要求。缺点是灵敏度相对较低，需要较大的酶量和底物浓度。

（2）荧光检测法：荧光检测法具有灵敏度高、使用方便的特点。荧光检测法的技术关键在于荧光物质的标记和荧光物质（指示剂）的获得。目前常用的荧光检测法主要包括荧光强度（fluorescence intensity，FI）法、荧光偏振（fluorescence polarization，FP）法、均相时间分辨荧光（homogeneous time-resolved fluorescence，HTRF）分析法、荧光共振能量转移（fluorescence resonance energy transfer，FRET）、荧光寿命（fluorescence lifetime，FLT）等。

1）荧光强度法：该方法一般需要底物或产物有荧光特性，利用物质激发波长和发射波长的变化，进行物质的选择性测量。

2）荧光偏振法：该方法是根据荧光发射的方向性原理设计的分析方法，在检测酶催化反应、研究蛋白质相互作用等方面使用较为广泛。在酶抑制剂筛选方面，测定原理是以荧光素标记的底物作为抗原，经过酶反应后加入相应的抗体，底物和抗体结合形成的大分子物质旋转慢，发出的偏振光强，没有和抗体结合的小分子物质旋转快，偏振光弱，由此可以通过荧光偏振的强弱反映酶在体系中的浓度。该方法优点是所需样品量少、灵敏度高、重复性好、操作简便。

3）均相时间分辨荧光分析法：该方法是一种多参数荧光测定技术，利用激发波长和发射波长的变化，进行各种物质的选择性测量。该方法具有专一性好、灵敏度高、无放射性危害、标记物稳定、线性范围宽、分析速度快和操作简便等优点。

4）荧光共振能量转移：该方法是指在合适的能量供体和受体分子之间非放射性的能量转移，主要用于受体 - 配基结合分析，如抗原 - 抗体反应、受体 - 配体结合或蛋白质 - 蛋白质相互作用分析。荧光共振能量转移分析法采用两种荧光物质标记，一是以接受能量后可以产生长时间衰减荧光的螯合物作为标记物质，二是以短时间衰减的共振荧光物质标记，前者在检测中作为能量供体，而后者作为前者能量的受体，后者产生的荧光是检测的信号。当标记物由于结合反应而被带到非常接近的位置，并且能量供体和受体之间波长符合共振条件时，两者之间发生能量转移。荧光共振能量转移分析法的最终检测是记录接收者的时间分辨荧光强度。由于这种反应需要存在共振条件，因此受到的干扰因素就相对减少，提高了分析方法的特异性。

（3）化学发光检测法：化学发光检测法是一种新型的分析方法，主要是依据化学检测体系中待测物浓度与体系的化学发光强度在一定条件下呈线性定量关系的原理，利用仪器检测体系化学发光强度，具有灵敏度高、选择性较好、仪器简单、分析速度快（多在 1 分钟之内）、线性范围宽可达几个数量级等优点。

（4）放射性核素检测法：放射性核素检测法是检测受体配体结合程度以及酶活性变化的常用方法之一。一般是用放射性核素标记底物，测定放射性产物的生成情况。该方法最大的优点是灵敏度高、干扰少、假阳性少。缺点是可产生环境污染，成本相对较高。该方法包括临近闪烁分析法（scintillation proximity assay，SPA）和 FLASHPLATESTM 技术。

SPA 法的反应体系无须分离步骤，可连续观测，适用于自动化操作和高通量筛选。该技术的原理是把药物靶点分子（如受体、酶）固定于特制的含有闪烁液的微球上，与放射性核素标记的配体孵育一段时间，使标记的配体与固定在微球上的受体分子结合。当受体和配基结合以后，核素标记的配基与微球表面距离缩小，标记配基产生的放射活性（通常为 β 粒子）与闪烁液之间通过能量传递导致微球光闪烁，即可检测与受体结合标记配基量。FLASHPLATESTM 技术与 SPA 技术相似，但固体表面是微板而不是微球。采用这种方法，直接将受体固定在具有闪烁液的微板表面，可有效地降低干扰，效果比微球法更为优越。

（5）形态学方法：细胞水平的高通量筛选方法可以反映出药物对整体细胞的作用，筛选结果能够提供更多的关于样品的生物活性信息。以细胞为观察对象，除一般常用的检测指标外,细胞形态学的变化具有重要的意义。近年来,高内涵仪器检测可以同时对微板每个孔中的细胞形态进行成像分析,提高了形态学分析的效率。

（6）核磁共振检测法:应用核磁共振技术可进行药物作用机制研究,主要用于研究小分子化合物与生物大分子的相互作用,可以提供比其他生物活性检测方法更多的信息。电喷雾电离质谱法（electrospray ionization mass spectrometry）和核磁共振光谱（NMR spectrometry）可以用作化合物的筛选,在化合物质谱中可以观察到化合物与一个靶点分子（如受体或酶）紧密结合组成的非共价复合体。改变碰撞能（collision energy）,测定复合体解离时的能量,就能测得配体的亲和力。

（三）高通量筛选的基本过程

1. 筛选模型的建立及评价　对高通量筛选系统的正确评价可以判断整个药物筛选实验的质量,以及由此所获得的结果的可靠性。为了使模型能够达到筛选要求,需要对筛选模型进行定量评价,评价药物筛选模型常用的定量技术参数有:

（1）信背比（signal background ratio, S/B）:信背比反映的是筛选模型获得的数据与本底数据之间的差距。一般来讲,S/B 越大,信号与本底的距离越大,筛选模型对被测样品的区分度越大。信背比可以按照下式计算:

$$S/B = M_{signal}/M_{background}$$

式中,S/B 为信背比;M_{signal} 为测得的信号数据平均值;$M_{background}$ 为测得的本底数据平均值。一般情况下,信背比的数值应大于 3。

（2）信噪比（signal to noise ratio, S/N）:信噪比是仪器分析中常用的方法评价参数,噪声通常是指在同样测定条件下,本底所产生的记录信号。下式是经过改良用于高通量筛选模型评价的信噪比计算式:

$$S/N = (M_{signal} - M_{background})/\sqrt{(SD_{signal})^2 + (SD_{background})^2}$$

式中,SD 为标准差。通常情况下,按照该式计算的信噪比大于 10 才能认为是可以应用的方法。

（3）信背比的变异系数（coefficient of variation, CV）:相对变异值可以反映信号的变异情况（变异性）,计算时很少用本底值,因为获得的值接近于 0 时,就不能反映 CV 的实际情况。变异性可以评价方法的稳定性、溶液操作的准确性和仪器测定的精确性。

$$CV(\%) = 100 \times SD/M$$

（4）Z' 因子（Z' factor）:在评价高通量筛选模型的方法中,Z' 因子是广泛接受的评价指标。它将评价模型质量的主要参数信号窗和信号变异相结合,达到了良好的评价效果。

$$Z' = 1 - 3 \times (M_{signal} + SD_{background})/(M_{signal} - M_{background})$$

Z' 因子与 S/B、CV 有直接而密切的关系。经过推导,可以得出下式:

$$Z' = 1 - 0.03 \times (S/B \times CV_{signal} + CV_{background})/(S/B - 1)$$

Z' 因子是没有单位的参数,其值在 0~1。当 Z' 因子为 1 时,信号与本底无限分离;当 $Z' = 0$ 时,信号与本底开始交叉。一般要求 $Z' > 0.4$ 的模型方可用于筛选。

2. 初筛和复筛　药物的初筛（primary screening）和复筛均是在分子、细胞水平检测某一样品对某一靶点是否具有药理活性（或亲和力）。初筛中发现的具有一定活性的样品,可以进入复筛程序。复筛时,将样品稀释成系列浓度,采用同一模型,阐明样品对靶点的作用特点、作用强度和量效关系,由此确定为活性化合物（active compound）。

3. 深入筛选 深入筛选(secondary screening)是在初筛和复筛的基础上,采用与初筛不同但密切相关的分子和细胞模型,对活性化合物进行深入的药理作用评价,阐明活性化合物的选择性、细胞毒性以及其他性质。根据获得的实验资料,结合活性化合物化学结构的性质特点,进行综合分析,确定化合物的药用价值,选择结构新颖、作用确切的化合物作为先导化合物(leading compound)。

获得先导化合物后,可以直接作为药物候选化合物进行开发,也可借助化学方法或计算机分子设计技术进行结构修饰和优化,以便得到活性更高、缺点更少的先导化合物。

4. 确证筛选 确证筛选(confirmatory screening)是对先导化合物进行更为深入的研究,包括药理作用、代谢过程、一般毒性等多方面的内容,以确定其开发前景。对符合药物要求的样品,确定为药物候选化合物(candidate compound),进入开发研究程序,即临床前研究,为临床研究准备必要的资料。

二、高内涵筛选技术

(一)高内涵筛选简介

1999年,Cellomics公司研制开发并生产了世界第一台高内涵细胞分析仪,该项技术的问世揭开了药物筛选研究崭新的一页。高内涵筛选(high content screening, HCS)是指在保持细胞结构和功能完整性的前提下,同时检测被筛样品对细胞形态、生长、分化、迁移、凋亡、代谢途径及信号转导各个环节的影响,在单一实验中获取大量相关信息,确定其生物活性和潜在毒性。从技术层面而言,HCS是一种应用高分辨率的荧光数码影像系统,在细胞水平上检测多个指标的多元化、多层次的筛选技术,旨在获得被筛样品对细胞产生的多维立体和实时快速的生物效应信息。

(二)高内涵筛选的特点及优势

与目前广泛使用的HTS技术相比,HCS的优势体现在以下三个方面:

1. 以细胞为单位,实时、动态观测,适用于进行多成分物质的评价和研究 传统的HTS主要是分子水平的筛选,以微孔为单位,获得的信息是微孔板中的平均反应数值。HCS通过实时荧光显微成像和定量图像分析同步反映出样品与单一靶点或多个靶点作用后的细胞生物学功能和结构的变化,从单个或细胞群体的反应中获取定量数据,解析活细胞中复杂的生物语言。相对于HTS分子水平的筛选,HCS不受复合物筛选样品对靶点分子的干扰,能全面反映样品的动态作用与最终综合效应。

2. 实现"一药多筛"多靶点检测 HTS可快速发现活性化合物,但其检测模型均建立在单个药物作用靶点的基础上,无法全面反映样品的生物活性特征。HCS通过同步应用报告基因、荧光标记、酶学反应和细胞可视化等常规检测技术,实行多靶点、多指标平行检测,满足一个组分具有多个作用靶点的药理学基本要求,可以获得包括细胞毒性、代谢调节和对其他靶点的非特异性作用等多重效应数据。

3. 信息可信度高 首先,HCS获取信息是以细胞为单位,克服了模型细胞数量不一所造成的误差;其次,根据筛选结果,对于效应差异的细胞可以进一步区分,有利于发现活性物质对细胞个体差异影响的复杂机制。

(三)高内涵筛选的技术和应用

1. 细胞形态观测 HCS技术可以从三个层面来研究细胞的形态改变。

(1)全细胞形态:包括形状、大小、突起的数量、长短和方向。

（2）亚细胞形态：包括细胞内颗粒、纤维或细胞器的位置、走向、数量。

（3）多细胞或细胞间形态：包括细胞群落或多核细胞的外形、细胞或细胞核的分布情况等。

2. 细胞毒性研究　早期、快速和体外毒性评价是提高药物发现效率和准确度的关键所在。当前已经实现高通量化的细胞毒性检测技术主要分为两类：①基于线粒体活性的方法，如 MTT 法、ATP 生物发光法等；②基于细胞膜通透性的荧光染色法，如碘化丙啶（propidium iodide, PI）等。

3. 受体功能检测　G 蛋白偶联受体是最大的细胞表面受体家族，这类受体的功能性实验大多是基于细胞内钙流测定、报告基因表达或受体内化检测。

大多数 G 蛋白偶联受体被激动后，可以从细胞表面内吞进入细胞内，即发生受体内吞。根据这一现象，在研究的受体 C- 末端连接绿色荧光蛋白，并通过融合蛋白转染技术构建各种工程细胞株，可动态观察受体的激活过程，同时寻找目标受体的激活剂。

4. 信号通路分析　HCS 技术通过转录因子报告基因构建、细胞水平基因重组、荧光标记等技术，实现了对信号通路高通量化、可视化和实时动态的检测和研究。

5. 动态分析检测　应用 HCS 技术进行活细胞动态可视化研究主要体现在：①应用有机小分子染料，测定细胞内离子浓度、线粒体膜电位、细胞器定位和功能等；②采用绿色荧光蛋白、pDsRed 及两者变异体的融合蛋白标记技术，可视、定量检测生物大分子的表达、分布、活化和位移。表 2-1 中列举了部分活细胞动态研究中常用的荧光标记技术。

表 2-1　部分活细胞动态研究中常用的荧光标记技术

研究范围	荧光标记技术
细胞运动中细胞骨架 Actin 的动态变化	Rhodamine phalloidin（F-actin）染色
细胞内钙流检测	Fura-red 等指示剂染色
细胞内活性氧检测	DCFH-DA 染色
小胶质细胞迁移	荧光标记的 Lectin 和小分子细胞器染料同步染色
有丝分裂中纺锤体及动粒的动态变化	荧光标记动粒蛋白 Mad2/Mad2-GFP 融合蛋白转染
细胞核骨架蛋白在细胞周期中的变化	Lamin-GFP 融合蛋白转染细胞
NF-κB（p65-RelA）核转位	p65-GFP 融合蛋白转染细胞
配体激活的激素受体核转位	AR-GFP 融合蛋白转染细胞
NMDA 受体诱导的 CaMK II 转位	构建 CaMK II-GFP 融合蛋白，转染细胞
G 蛋白偶联受体内化通路研究	构建 GFP-β-arrestin 融合蛋白，转染细胞

HCS Studio 细胞分析软件通过直观的界面、智能设计和图像分析工具，对高通量和高内涵筛选获得的数据进行科学分析。HCS Studio 细胞分析软件以实验流程模块化设计，可使用直观工具访问所有仪器配置和控制功能。通过视觉反馈引导实验流程、进行实验方案设定、图像采集、分析和扫描。同时进行采集和分析，有助于节省时间。确保只采集具有统计学意义的细胞数，节省不必要的扫描时间。HCS Studio 细胞分析软件的优势主要有：分析多种图像格式、同时进行两种生物学特性的比较和优化、针对复杂实验进行放大分析、有效降低复杂实验的开发流程和时间投入。

HCS 已在新药发现的多个方面开始应用,但它仍然处于发展阶段,在新药研究领域仍面临许多挑战。例如,在仪器运转速效、图像分析处理等方面有待进一步提高,标记靶点分子的技术更需超越现有的荧光染料。总之,随着操作系统、应用工具和实验技术的不断开发,它将成为基于细胞的靶点优化、先导化合物确立以及药物结构与功能关系研究的重要技术手段。

第五节　基于计算机和信息学技术的药物发现

计算机辅助药物设计(computer-aided drug design, CAMD)、计算机辅助药物筛选(computer-assisted drug screening)、理性筛选(rational screening)、虚拟筛选(virtual screening)以及人工智能在药物发现中的应用成为近年来的研究热点。虚拟筛选是计算机辅助药物设计方法应用的延伸与发展。虚拟筛选技术基于药物设计的化学理论计算方法,通过方法改进,提高计算速度,可以从大容量的化合物库中快速寻找有效化合物,为药物筛选与发现提供重要信息,以减少药物筛选的盲目性,降低筛选成本,提高新药发现的成功率。

一、基于靶点的分子设计和药物筛选

随着药物研究新方法、新技术的发展,越来越多的蛋白质三维结构被确证,新的药物靶点蛋白被发现。依据靶蛋白结构,依靠计算机技术进行药物分子设计得到迅速发展。分子对接法是依据靶蛋白结构对药物进行分析的主要手段之一。基于分子对接技术的虚拟筛选方法可以大量节省药物研发成本且有效缩小研发周期。基于靶点的虚拟筛选原则是通过对靶蛋白三维结构进行分析,发现其活性位点,依据小分子与活性位点的相互作用(如静电作用等)来筛选药物。分子对接技术包括三部分内容:结合位点的识别、构象搜索算法及打分函数。分子对接是指在靶蛋白分子的活性位点上依次连接化合物库中的分子,然后经过连续优化靶蛋白分子的构象、位置等,找到小分子化合物与靶点大分子的最优构象,计算出小分子化合物与大分子蛋白质相连接的方式与亲和力,并对结果进行打分,根据打分结果挑选出最佳配体,获得活性化合物。常用的分子对接软件包括 AutoDock、SLIDE、DOCK 和FlexX 等,它们在分子对接与计算过程中应用的搜索算法和打分函数有所不同。

基于分子对接技术的虚拟筛选方法基本流程包括:①构建三维小分子数据库,对每一个小分子的原子种类及化学键都进行归属分配;②完成靶蛋白结构的质子化和原子电荷的归属,明确小分子的结合位点并建立计算网络;③将靶蛋白的活性作用位点与三维小分子库中的每种小分子进行匹配连接,计算两者之间的结合强度并打分;④依据评分结果筛选出得分较高的化合物。

二、活性化合物成药性的计算机早期评价

药物研发是一个耗资多、周期长、成功率低的过程,其中安全性是药物研发失败的一个主要原因。如果在药物研发早期能够准确预测候选化合物的安全性,则可以及早中止相关研发实验,降低开发成本,提高新药研发的命中率。传统的安全性评价方法是应用一系列毒理学实验,通常以动物实验为基础,开展组织病理学、生物功能检测等。常规的安全性评价实验无法满足对大量化合物实体库进行 HTS 的需求,更无法满足虚拟库中尚未合成的化合物安全性评价的需求。因此,常规毒理学评价难以满足现代药物研发的需求,迫切需要

寻求新的安全性评价方法。

活性化合物早期药动学、安全性评价是成药性评价的重要内容,随着计算机技术、信息学技术与药物发现领域的渗透与融合,应用计算机方法进行化合物早期药动学和毒性评价可以在药物开发的早期及时、准确、快速评价活性化合物的成药性,可以降低开发成本、缩短研究周期、提高新药研发的速度和准确性。药动学性质包括吸收(adsorption)、分布(distribution)、代谢(metabolism)和排泄(excretion)过程,简称 ADME,与毒性(toxicity)合称为 ADMET 性质,是化合物早期成药性评价的重要参考指标。如何快速、廉价地在药物研发早期进行化合物 ADMET 性质预测成为药物研发过程中需要迫切解决的问题。近年来,利用计算方法预测药物的 ADMET 性质引起了广泛关注。目前,针对人体小肠吸收、血脑屏障透过、人体表观分布容积、清除率、致癌性、急性毒性、发育毒性、肝毒性、生殖毒性等 ADMET 相关的性质,使用机器学习方法分别建立预测模型,构建覆盖化合物 ADMET 性质预测平台,用于化合物 ADMET 预测,在药物研发早期对候选化合物进行成药性评价和风险评估,有助于提高药物研发的成功率、节省研发时间和减少经费投入。

三、针对药物筛选的化合物库建立

化合物库是按照特殊的研究目的构建的大量化合物集合,可以在短时间内、在特定的筛选模型上完成大量化合物样品的筛选。虚拟筛选指针对靶蛋白的三维结构或定量构效关系(QSAR)模型,从化合物库中搜寻与靶蛋白结合或符合 QSAR 模型的化合物的方法。制备化合物库需要考虑结构多样性、类药性等要素。

1. 非药物类化合物排除法　在药物发现的早期,准确快速地排除无活性化合物,将有利于达到富集活性化合物、降低筛选成本的目的。在药物筛选的化合物样品准备阶段,非药物类化合物排除法(removal of non-drug-like compound)根据化合物类药性(drug-likeness)的特点,排除化合物数据库中违背化合物类药性特征的化合物。这种方法简单易行,在化合物数据库管理系统中即可完成。非药物类化合物主要包括以下几种类型:①存在非药物类元素如过渡金属元素的化合物;②分子量小于 100 或大于 1 000 的化合物;③碳原子总数小于 3 的化合物;④无氮原子、氧原子或硫原子的化合物;⑤违反"Lipinski 五规则"中两条或两条以上规则的化合物;⑥对于非中枢神经系统的药物筛选,应排除血脑屏障系数(logBB)大于 0.3 的化合物,这里,logBB 是药物分子在大脑和血液中稳态浓度比值的对数,即 $\log(C_{brain}/C_{blood})$;⑦对于中枢神经系统的药物筛选,则应排除血脑屏障系数 logBB 小于 0 的化合物。大多数非药物类化合物具备以上特征,因此利用这种排除法,可以排除非特异性的无活性化合物,适用于大多数高通量筛选前的化合物样品准备。但也有例外,如抗肿瘤药物的筛选不排除金属有机化合物,麻醉用药的筛选不排除小分子量的化合物等。

2. 假阳性化合物排除法　理论上讲,具有化学反应活性的化合物本不应该收集到用于药物筛选的化合物样品库中,但实际上化学合成工作者已经为高通量筛选提供了大量的化学反应中间产物,如醛、环氧化物、卤代烷等。这些化合物易于与生物大分子发生化学反应,在基于受体、酶或细胞检测实验中总是表现为假阳性(false positive),从而干扰药物研发的进程,因此应尽早予以排除。在药物筛选的前期,排除这些假阳性化合物的方法称为假阳性化合物排除法(removal of false positive compound)。

这些在生物学实验中表现为假阳性的化合物,其特征基团一般在水解条件下易于分解,可以与蛋白质及生物亲核试剂(如谷胱甘肽、二硫苏糖醇等)产生化学反应,在血清中稳定性很差。虽然从化合物数据库中排除所有可疑的假阳性化合物并不现实，但能够在先导化合物发现的早期剔除假阳性化合物是至关重要的。化合物是否为假阳性取决于化合物与生物大分子之间产生的相互作用是源于生物学反应还是化学反应。如果产生生物学反应的化合物是我们寻找的目标，那么产生化学反应的化合物则被认为是假阳性化合物。但特殊情况下，如果与生物大分子发生某种化学反应的化合物才是我们筛选与发现的目标，这种排除方法则并不适用。

四、针对候选药物靶点的预测

1. 药效团搜索法　药效团可以通过配体和受体两方面来构建。当药物靶点的结构未知时，可以基于配体的结构进行药效团的构建，从一系列活性化合物结构出发，确定其生物活性必需的疏水、氢键等特征元素；当化合物的活性已知时，还可以建立药效团的3D-QSAR 模型。在此基础上，从大量化合物数据库中搜索符合药效团模型的化合物，并预测其生物活性，从而实现活性化合物的高度富集，为高通量筛选提供优质的待筛化合物。当受体的晶体结构已知时，还可以通过探测生物大分子与配体的相互作用位点，来建立药效团模型。

由于药效团模型是基于活性配体的结构构建的，因此参与模型构建的配体结构类型和配体数目均会影响药效团模型的构成。构建的药效团模型是否可靠，还需要建立检验数据库(test database)进行验证，验证之后才能用于化合物数据库的搜索。检验数据库一般由化学试剂及文献报道的活性化合物组成。目前，常用的产生药效团的软件有 DISCO、HypoGen、GASP、PHASE 等。

2. 分子对接法　分子生物学和结构生物学的发展使得大量的生物大分子的三维结构被解析，未被解析的受体大分子结构常常可以通过同源建模的方法得到。在此基础上，可以基于药物靶点或同源蛋白的结构，以复合物的配体作为参照化合物(reference compound)，应用分子对接软件，从化合物样品数据库中搜索在空间和化学性质上均与药物靶点活性位点相契合的化合物，因此称这种方法为分子对接法(molecular docking approach)。另外，当药物靶点具有多个亚型时，应根据治疗疾病的特点，选择对药物靶点特定亚型契合度高、对其他亚型契合度低的化合物，以提高化合物的选择性，减少化合物的毒副作用。目前，常用的分子对接软件有 Autodock、Gold、Dock、FlexX、Glide、MOE 等。

五、基于已知药物和活性化合物结构的药物分子设计

1. 分子相似法　分子相似法(molecular similitude approach)是基于分子相似性的虚拟筛选，将一个或多个与蛋白质结合的配体结构作为数据库搜寻的条件，从化合物数据库中搜索符合相似性标准的化合物，用于高通量筛选。上述药效团搜索法仅利用了配体的部分结构特点，而分子相似法则利用了分子的整体结构特点，与对照化合物的结构或形状进行比较，从化合物数据库中搜索符合条件的化合物。

目前，分子相似法已被广泛应用于药物设计过程中。由于组合化学合成技术的应用，化合物合成速度得到大大提高，因而产生大量不同结构的化合物。在此基础上，最常用的虚拟筛选方法就是基于相似性的方法。此外，这种方法还用于确定待筛化合物的结构类型。根据配体相似性进行分类以后，构建生物活性与亚结构或功能团之间的 SAR 模型，用于分析化合物活性评价的优先权。常用的分子相似性虚拟筛选软件有 CerberuS、FlexS、GASP、

MIMIC 以及 GRID 等。

2. 反向分子对接法 上述几种方法均用于从化合物数据库中挑选优质的化合物,为药物筛选做好化合物样品的前期准备。相反地,反向分子对接(reverse docking)是将同一个活性分子分别对接到多个蛋白质的活性位点,以确定该分子潜在的药物靶点的技术,能够高效、大规模地进行靶点的确定和验证,并预测与毒性相关的靶点。随着人类后基因组计划的实施,以及药物靶点快速确证技术和结构快速鉴定技术的应用,使越来越多的药物靶点结构信息得以解析,这些信息的积累将为反向分子对接法的广泛应用奠定重要信息基础。据报道,约 35% 的药物或先导化合物具有多靶点药效作用,药物与多靶点相互作用能够显著提高疗效,当然也可能导致不同程度的副作用和毒性。Bernard 等运用反向分子对接软件 SELNERGYtm 发现了托非索泮(tofisopam)的作用靶点——磷酸二酯酶Ⅳ型(phosphodiesterase type 4, PDE4),为开发高选择性的 PDE4 抑制剂提供了广阔的应用前景。

六、人工智能技术应用于化合物结构预测和活性预测

人工智能(artificial intelligence, AI)又称为机器智能、机器学习,是指一个能够正确解释外部数据的系统,并通过从这些数据学习中进一步完成特定的目标和任务,为解决复杂性科学问题提供新的解决方案。随着计算机技术和信息化的不断发展,药物设计逐步应用数字化模拟技术,基于实验数据库进行数据挖掘,从已获得的实验数据发现潜在规律,建立机器学习模型进行药物设计,可有效减少药物筛选的经验性和盲目性,已成为药物发现领域的强有力手段。AI 技术可应用于新药研发的多个环节:① AI 利用生物信息学技术开展疾病分子网络分析,发现新的药物靶点。② AI 运用生成对抗网络(generative adversarial network, GAN)、强化网络(deep Q network, DQN)等算法筛选先导化合物,发现新的药物分子。③结合计算机模拟,预测蛋白质-配体的相互作用,加速研发过程,降低研发成本。

AI 在药物筛选中的应用:药物设计中的一个重要考虑因素是选择在生物利用度、生物活性和毒性等方面的性质,AI 药物设计算法中使用分子表征包括分子指纹、受体与配体潜在的结合能量测算、分子碎片或不同类型的化学键、3D 中的原子坐标、分子周围的电子密度等,进行机器学习和训练,用于化合物库中样品理化性质、生物活性及毒性的预测。

AI 在药物设计中的应用:新药分子通常根据靶蛋白的配体结合位点的 3D 化学环境设计,所以靶蛋白的 3D 结构对于基于结构的药物发现至关重要。传统上将同源建模和从头蛋白质设计应用于此目的,AI 的发展将使预测蛋白质的 3D 结构变得更加准确和复杂。在蛋白质结构预测评估中,AI 工具 AlphaFold 用于预测药物靶蛋白的 3D 结构显示出优点,通过评分函数,可以探索蛋白质结构的微观结构。与传统的实验结构生物学方法比较,基于 AI 的结构预测大大节省了时间成本。

AI 技术虽然能够缩短药物研发周期、缩减新药研发成本,但也存在一些局限性:①数据质量问题,在新药研发的靶点验证、临床前评价和临床试验等各个阶段,检测方法标准不统一,数据结构性差,质量参差不齐,数据准确性差等,给以数据集为基础的深度学习技术带来挑战。②数据学习导致结果不确定性。③数据信噪比不确定性。④优质数据库资源缺乏。

随着基因组和其他测序项目的不断发展,生物信息学研究的重点正逐步从积累数据转移到如何解释这些数据。基于分子设计和 AI 技术为新药研发提供了一种新的思维模式,并渗透到新药研发的各个阶段,成为新药研发的重要组成部分,有望能更好地助力新药研发。

第六节　展　望

高通量筛选技术将化学、基因组学、生物信息学、药物靶点发现和确认、药物筛选模型等技术相结合,应用自动化仪器等先进设备,有机组合成一个高程序、高自动化的新模式,从而创造了新药发现的途径。

1. 技术发展的前景　高通量筛选技术是目前药物筛选领域研究的重要课题,与传统的药物筛选方法相比有以下几个优点:反应体积小、自动化、灵敏快速检测、高度特异性。但是,高通量筛选作为药物筛选的方法,并不是一种万能的手段。首先,高通量筛选所采用的主要是分子、细胞水平的体外实验模型,因此任何模型都不可能充分反映药物的全面药理作用;其次,用于高通量筛选的模型是有限的和不断发展的,要建立反映机体整体生理功能或药物对整个机体作用的理想模型,也是不现实的。但我们应该相信,任何技术的进步,都将为科学的发展起到促进作用。随着对高通量筛选研究的不断深入,随着对筛选模型的评价标准、新的药物作用靶点的发现以及筛选模型的新颖性和实用性的统一,高通量筛选技术必将在未来的药物研究中发挥越来越重要的作用。

2. 理论的创新发展和科学的进步　新药研发是一个系统工程,研发周期长,成功率低。新药研发所涉及的研究方法、技术条件和项目管理都十分复杂,其中促进临床前研究与临床研究的衔接可以大力推动药物研发。目前,通过组学数据或电子病历数据挖掘,提出药物 - 疾病对应关系,以疾病为目标的药物发现模式具有重要应用价值。新药研发需要数据、知识和技术的整合,围绕基因组、蛋白质组、代谢组、系统生物学和个体化医疗开展,结合大数据挖掘的 AI 技术,将大大促进药物研发进程。

（王月华　方莲花编写,杜冠华审校）

参 考 文 献

[1] 杜冠华. 实验药理学. 2 版. 北京:高等教育出版社,2021.

[2] 黄家学,胡娟娟,刘艾林,等. 高通量药物筛选活性数据的计算机处理. 中国药学杂志,2000,35(3):145-147.

[3] 张煜卓,戚涵姝,谷笑雨,等. 分子对接在药物虚拟筛选中的应用进展. 广州化学,2017,42(6):62-67.

[4] 李晓,李达,周雪松,等. 化合物 ADMET 性质预测平台的构建. 生物信息学,2017,15(3):179-185.

[5] HART J. Vascular Myography To Examine Functional Responses Of Isolated Blood Vessels. Methods Mol Biol, 2019, 2007: 205-217.

[6] SKRZYPIEC-SPRING M, GROTTHUS B, ADAM S A, et al. Isolated heart perfusion according to langendorff—still viable in the new millennium. J Pharmacol Toxicol Methods, 2007, 55(2): 113-126.

[7] MITTAL R, WOO F W, CASTRO C S, et al. Organ-on-chip models:implications in drug discovery and clinical applications. J Cell Physiol, 2019, 234(6): 8352-8380.

[8] ZHOU C, YOOL A J, BYARD R W. An Isolated perfused rat kidney model for the evaluation of the effect of glucose on renal tubular epithelial morphology. J Forensic Sci, 2017, 62(1): 126-130.

[9] PASTOR C M. Isolated perfused rat livers to quantify the pharmacokinetics and concentrations of Gd-

BOPTA. Contrast Media Mol Imaging, 2018, 2018: 1-11.

[10] PHILIPPEOS C, HUGHES R D, DHAWAN A, et al. Introduction to cell culture. Methods Mol Biol, 2012. 806: 1-13.

[11] 牛其芳, 李德龙, 杨杨, 等. 人血管内皮细胞缺氧复氧损伤细胞模型的建立. 中国口腔颌面外科杂志, 2019, 17(4): 295-299.

[12] 汤婷婷, 刘华钢, 梁燕, 等. 肿瘤多药耐药模型建立方法的应用进展. 山东医药, 2018, 58(7): 96-98.

[13] 李伟, 杨金才, 黄牛. 深度学习在药物设计与发现中的应用. 药学学报, 2019, 54(5): 761-767.

[14] 何亚峰, 陈浩. 基于亲和探针的药物靶点鉴定技术研究进展. 药学进展, 2017, 41(1): 30-40.

[15] 唐洪杰, 任素梅, 陆小兰. 微波组合化学在新药研究中的应用. 中国海洋大学学报, 2004, 34(3): 461-467.

[16] 刘晓蓉. 微波组合化学在新药研究中的运用实践. 化工管理, 2020, 1(2): 171-172.

[17] 谢峻, 张静怡, 汤宁, 等. 加兰他敏和石杉碱甲生物合成的研究进展. 中草药, 2020, 51(3): 812-820.

[18] 沈培杰, 祁峰, 黄建忠. 血清素生物合成方法的研究进展. 药物生物技术, 2020, 27(1): 68-72.

[19] 范仕成, 高悦, 张慧贞, 等. 非靶向和靶向代谢组学在药物靶点发现中的应用. 药学进展, 2017, 41(4): 263-269.

[20] 刘琦. 人工智能与药物研发. 第二军医大学学报, 2018, 39(8): 869-872.

[21] 陆涛. 人工智能在医药领域的应用. 药学进展, 2019, 44(1): 1-3.

[22] PARVATHANENI V, KULKARNI N S, MUTH A, et al. Drug repurposing: a promising tool to accelerate the drug discovery process. Drug Discov Today, 2019, 24(10): 2076-2085.

[23] ESCH E W, BAHINSKI A, HUH D. Organs-on-chips at the frontiers of drug discovery. Nat Rev Drug Discov, 2015, 14(4): 248-260.

[24] LLOYD M D. High-throughput screening for the discovery of enzyme inhibitors. J Med Chem, 2020, 63(19): 10742-10772.

[25] BERNARD P, DUFRESNE-FAVETTA C, FAVETTA P, et al. Application of drug repositioning strategy to TOFISOPAM. Curr Med Chem, 2008, 15(30): 3196-3203.

第三章

原料药的药学研究与评价

第一节　原料药制备与工艺研究

原料药是药品的活性成分，原料药的制备是药品研发的基础。每一种原料药依据其独特的结构和性质，其制备研究的具体内容有所不同，但生产工艺可行（安全、环保、职业防护）、稳定、成本合理是原料药制备研究的普遍性原则要求。

一、原料药制备研究的目的、意义与过程

原料药制备研究目的是建立一个能工业化生产出预期质量要求的目标原料药的制备工艺。原料药制备是所有药物研发（无论是创新药还是仿制药）的基础。主要包括：①确定目标化合物——在前期工作基础上确立拟开发的目标化合物。②设计制备路线——根据目标化合物的结构特性，在文献及专业综合分析的基础上，拟定合适的制备路线，并开展制备。③结构确证——使用物理和化学方法，确证目标化合物的结构。④工艺优化——从确保安全、环保、职业防护要求，产品质量与成本的平衡和主要原材料可及性，进行工艺优化研究。⑤中试生产研究和工业化生产——通过中试生产研究及工程化研究，发现前述工艺的放大效应及商业化生产的综合成本，最终确立适应规模化生产的工艺及质量控制体系。

二、原料药的制备研究

（一）原料药制备路线的选择

制备路线选择是在全面文献研究结合自身工作积累的基础上，按上述要求拟定制备路线。可以根据阶段目标的不同要求，拟定多条候选路线。比如在研究前期，为尽快取得目标结构，成本可暂时不作为主要因素，可在后期工艺优化时考虑。安全、环保、职业防护则一开始就不可放松，另外，作为药用物质的合成路线选择要尽可能减少相关杂质（原料及中间体残留、副产物、金属催化剂、残留溶剂）的产生，特别是尽力避免遗传毒性的相关杂质的产生，这是与一般化学物质合成路线选择相比最为重大的区别。

对于通过微生物发酵或从动、植物中提取获得的原料药的制备路线选择时，除了要考虑上述一般性原则外，还要特别关注起始原材料中目标化合物的含量。

（二）起始原料的选择

原料药起始原料的选择，不仅影响后续工艺路线构成，还将对原料药最终产品质量控制带来直接影响，起始原料的选择需要综合全面考虑。

1. 平衡原料药生产步骤与产品最终质量控制。一般来说，靠工艺前端的物料属性或操作条件的改变，对原料药最终产品质量的潜在影响相对较小。原料药生产步骤的长短与风

险之间的关系需要考虑原料药的物理性质以及杂质的形成、转化及清除。

2. 有利于对原料药以及生产工艺进行充分控制,特别是杂质在工艺中是如何产生的,工艺改变如何影响杂质的形成、转化和清除,以及用该工艺进行商业化生产的可行性。

3. 便于对最终产品杂质的控制,申报的生产工艺描述中通常应该包含对原料药的杂质谱产生影响的生产步骤。

4. 采用汇聚型原料药合成路线的每一个分支均始于一个或多个起始原料。针对每一个分支,各自的起始原料都要考虑到对原料药最终产品质量的影响。

5. 起始原料应当具有明确化学性质和结构,未分离的中间体通常不宜作为起始原料。

6. 起始原料应当是原料药的"重要结构片段"。强调"重要结构片段"是为了把起始原料与试剂、溶剂以及其他原材料区分开来。用来制备盐、酯或其他简单衍生物的常用化学品通常视为试剂。

同时应对提出的所有起始原料进行确认,提供合适的质量标准。应对提出的合成和半合成原料药的起始原料的合理性进行论证,如分析方法中是否有检测起始原料中杂质的能力;在后续工艺步骤中,杂质及其衍生物的转化和清除;每个起始原料的拟定质量标准将如何有助于控制策略等。

(三)工艺优化

在药物研发过程中,原料药的制备工艺研究是一个不断探索和完善的动态过程,研发者需要对制备工艺反复试验和优化,以获得安全、环保、稳定、成本合理并适合工业化生产的工艺。工艺优化可以从以下6个方面考虑:

1. 优化试得到正常操作范围　此时关键工艺参数(critical process prameter,CPP)和关键物料属性(critical material attribute,CMA)应包含在正常操作范围内。只要工艺参数不超出范围,工艺就可以产出一致的合格产品。在质量源于设计(quality by design,QbD)理论中,关键起始物料的目标质量被定义为关键物料属性(CMA)。

2. 宽度试验得到证明可以接受的范围　该研究可以确认关键工艺参数和关键物料属性,通过实行失效模式和效果分析(failure mode and effect analysis,FMEA),在工艺设计或生产工艺真正实现之前发现工艺的弱点,进行监测和控制。

3. 延长工艺时间试验得到副反应或者降解等关于产品质量的信息　如延长反应时间,考察副反应和降解杂质;延长干燥时间,考察产品干燥条件下的稳定性等。

4. 热量测定得到反应的放热情况　这是出于安全考虑及产品稳定性。确定反应工艺危险度,以此改进安全设施设计,完善风险控制措施。

5. 耐受试验　通过往原料里或中间体里加入一定量的杂质标准品,考察工艺去除杂质的能力,可以有效建立原料或中间体的质量标准。

6. 使用性试验　一是考察供应商供应物料的可用性情况,选择供应商;二是为放大作准备。

(四)中间体的研究及质量控制

关键中间体对终产品的质量和安全性有重要的影响,需要对其质量进行控制。对于新结构中间体,其结构研究对于认知该化合物的特性、判断工艺的可行性和对终产品的结构确证具有重要作用。特别要重视与终产品杂质相关、有传递关系的杂质,这些成份最好在起始原料及中间体中控制,以保证目标产品中的杂质能除得尽量彻底,达到从源头控制的目的。

关键步骤及关键工艺参数对终产品的质量具有重大影响,关键工艺参数微小的改变可对后续工艺和产品质量产生明显影响。要列出所有关键步骤(包括终产品的精制、纯化工艺步骤)及其工艺参数控制范围。提供详细的研究、确定过程及依据。列出已分离的中间体的质量控制标准,包括项目、方法和限度,说明标准制定的依据,对重要中间体的关键质控方法,提供必要的方法学验证资料。若涉及异构体杂质,应明确异构体控制的方法和标准。

对于新结构中间体,应确证其结构,并对理化常数、质量控制(定性、定量)进行研究,主要内容见表3-1。对于一般中间体,可以进行定量控制。对于多肽类化合物含有较长序列的中间体还应进行氨基酸分析、序列分析、质谱、比旋度分析等。

表 3-1　新结构中间体的特性鉴定和质量控制研究

研究项目	具体研究内容
结构研究	红外、紫外、核磁共振(碳谱、氢谱,必要时进行二维相关谱)和质谱等
理化常数研究	熔点、沸点、比旋度、溶解度等
质量研究	性状、异构体、有关物质、含量等

(五)杂质的分析与控制

杂质研究侧重对所控制杂质的分析方法建立和方法学的验证研究。杂质谱分析侧重对实际存在和可能潜在的杂质进行综述性分析,基于理论分析和试验测定结果,推测杂质的产生、去向和消除的可能途径,从而建立基于 QbD 理念的杂质控制策略。理解杂质的形成、转化(杂质是否发生反应和发生结构的转变)和清除(杂质是否能够通过重结晶、萃取等操作除去)以及与原料药关键质量属性的最终杂质之间的关系非常重要。由于杂质通过多个工艺步骤产生,因此应当通过评价工艺来建立合适的杂质控制策略。

结合起始原料可能引入的杂质、原料药的制备工艺(中间体、副产物)和结构特点、降解产物等,对可能的杂质进行全面的分析和研究,包括有机杂质、无机杂质、残留溶剂、基因毒性杂质和元素杂质等,分析杂质的来源和类别,明确杂质的性质(一般毒性杂质或是特殊毒性杂质),说明杂质的去向,如何控制。

对于不同类型的杂质,应建立与之相应的分析方法并进行方法学验证。对于有机杂质,尽量使用对照品进行方法验证,并开展降解途径与降解产物的系统研究。

(六)三废处理

三废是指工艺中产生的废气、废水、废渣。有些三废中含有有毒、有害物质,必须进行无害化处理,以满足环保要求。

三废处理应从革新工艺出发,从工艺源头减少三废的产出,其次是考虑综合利用,最后才是无害化处理。三废处理是完整原料药制备工艺不可缺少的组成部分,一条合格的制备工艺路线,必须包括对所产生三废的处理措施,既符合国家环境保护要求,又满足经济要求。在工艺研究中,应尽可能避免或减少使用有毒、严重污染环境的溶剂或试剂,减少三废排放,以减轻三废处理压力。

废水主要包括工艺废水、冲洗废水、回收残液、辅助过程废水等;常用处理方法有物化法、化学法、生化法、其他组合工艺等。废气包括含悬浮物废气、来源于原材料的粉碎/粉状药品等、含无机物废气(包括 HCl、NO 等)、含有机物的废气;处理方法有冷凝法、吸收法、吸附法、直接燃烧法、催化燃烧法。废渣包括蒸馏残渣、失活的催化剂、废活性炭、反应残渣、不合格的中间体和产品等；处理方法有综合利用法、焚烧法和填埋法。

三、中试生产研究

（一）中试生产研究的目的意义

中试生产研究是指在实验室完成系列工艺研究后，采用未来工业化相似的条件进行工艺放大研究的过程。

1. 中试生产研究的目的是复审、确证实验室研究确定的反应条件的放大效应，及研究选定的工业化生产流程、原料及工艺布局的合理性，为正式生产条件的确定提供重要参考数据，核定商业生产的物料量和消耗等。中试生产研究中如发现与实验室研究有较大出入的结果时，需要全面分析原因，必要时再进行实验室研究。

2. 中试生产研究的意义

1）中试生产研究是对实验室工艺合理性研究的验证与完善，是保证工艺达到生产稳定性、可操作性的必经环节。

2）提供质量标准、稳定性、毒理、临床研究用样品，应是经中试生产研究确定工艺制备的样品。

3）根据中试生产研究结果制定或修订中间体和成品的质量标准。

4）为大生产设备选型提供依据。

5）根据原材料、动力消耗和工时等进行初步的技术经济指标核算等。

6）通过中试生产研究可发现问题，规避风险，发现工艺可行性、劳动保护、环保、生产成本等方面存在的问题，减少药品研发的风险。

（二）中试生产研究的主要内容

中试生产研究是原料药制备从实验室阶段过渡到工业化阶段不可缺少的环节，是考察该工艺能否工业化的关键。在工艺优化和放大过程中，中试生产研究的工艺在药物技术评价中具有非常重要的意义，是评价原料药制备工艺可行性的关键，是质量研究的基础。药物研发者应特别重视原料药的中试生产研究。中试生产规模工艺的设备、流程应与工业化生产基本一致。

中试生产研究的主要内容包括：

1）考核实验室提供的工艺在工艺条件、设备、原材料等方面是否有特殊的要求，是否适合工业化生产。

2）确定未来工业化生产起始原料、试剂及有机溶剂的规格或标准。

3）验证实验室工艺是否成熟合理，评估工业化生产的可行性。

4）全面考核和完善工艺条件，对每一步反应和单元操作均应取得基本稳定的数据。

5）根据中试生产研究资料制定或修订中间体和成品的分析方法、质量标准。

6）根据原材料、动力消耗和工时等进行初步的技术经济指标核算。

7）提出"三废"的处理方案。

8）提出整个合成路线的工艺流程，各个单元操作的工艺规程。一般来说，中试生产研究所采用的原料、试剂的规格应与工业化生产时一致。

（三）制备工艺的综合分析

综合分析是原料药制备工艺研究的重要内容。经对实验室工艺、中试工艺和工业化生产工艺这三个阶段的深入研究,研究者对整个工艺应有全面的认识,从工艺路线、反应条件、产品质量、经济效益、环境保护和劳动保护等方面进行综合评价。

原料药的制备工艺应当指明工艺开发过程中的重要变更,将相关原料药批次与用于制备这些样品的制备工艺的开发阶段相关联,充分阐述变更的理论依据和实验结果,风险预测,形成逻辑清晰的综合材料,以便研究信息的准确传递和理解。

制备工艺开发方面的总结应对制备工艺开发过程中的重要里程碑进行描述,并解释它们是如何链接起来以确保获得预期原料药的质量。包括:①原料药关键质量属性目录;②制备工艺的演变阶段及控制策略的相关变更方面的简述;③确认对原料药的关键质量属性产生影响的物料属性及工艺参数的简述;④任何设计空间开发方面的简述。

四、原料药制备研究的新理念与新进展

(一)理念变化

1. 质量源于设计(QbD,quality by design) 药品质量一直受到社会各界的关注。人们对药品质量管理的理念也随着技术进步而不断深化。从"药品质量是通过检验来控制的"到"药品质量是通过生产过程控制来实现的",现在又提升到"药品质量是通过良好的设计而生产出来的"[即"质量源于设计"(QbD)]理念。原料药的质量控制要同样适应这个理念,这就要求原料药制备工艺的研究,从一开始就要将有利于终端产品质量的控制贯穿于整个研究工作中,包括初始原料选择、工艺路线确定、过程控制,以及催化剂、关键试剂选择,等。也就是要在研究工作中强化注册监管,确保药品质量和安全。

药品的质量设计是以预先设定的目标产品质量概况(target product quality profile,TPQP)为研发的起点,在了解关键物质属性(critical material attribute,CMA)的基础上,通过试验设计(design of experiment,DoE),理解产品的关键质量属性(critical quality attribute,CQA),确立关键工艺参数(critical process parameter,CPP),在原料特性、工艺条件、环境等多个因素的影响下,建立能满足产品性能且工艺稳健的设计空间(design space),并根据设计空间,建立质量风险管理,确立质量控制策略和药品质量体系(product quality system,PQS),整个过程强调对产品和生产的认识(见图3-1)。QbD包括上市前的产品设计和工艺设计,以及上市后的工艺实施。

2. EHS管理体系 EHS管理体系是环境管理体系(enviromental management system,EMS)和职业健康安全管理体系(occupational health and safety management systems,OHSAS)的整合。EHS是环境(environment)、健康(health)、安全(safety)的首字母组合。显而易见,EHS管理体系就

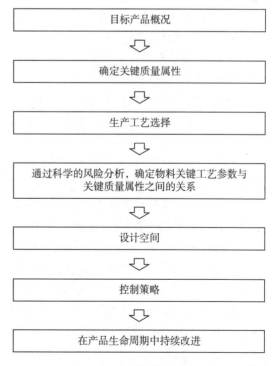

目标产品概况

⇩

确定关键质量属性

⇩

生产工艺选择

⇩

通过科学的风险分析,确定物料关键工艺参数与关键质量属性之间的关系

⇩

设计空间

⇩

控制策略

⇩

在产品生命周期中持续改进

图3-1 基于QbD理念的原料药开发要素及流程

是要求产业化的原料药的制备工艺要同时满足这三方面的监管要求,要有利于环境友好、职业健康及生产安全,这也是一个企业的社会责任感的体现。随着社会经济的进步,EHS的要求已经成为业界普遍的原则,特别是对于产品国际化的企业,如果没有全方位地满足EHS要求,其产品将不可能进入国际市场。

3. 绿色化学 绿色化学就是在化学品的设计、制造和使用过程中利用一系列的原则来减少,甚至消除有毒有害物质的使用或在过程中的生成。其核心是利用化学原理从源头上减少和消除工业生产对环境的污染;反应物的原子全部转化为期望的最终产物。绿色化学是原料药生产可持续健康发展追求的目标,相应的无毒、无污染的合成技术,如环境友好型"洁净"反应介质的研究和发展也成为绿色化学的研究重点。

以下是评估一条合成路线、生产过程或化合物是否符合绿色化学要求的指导方针和标准:

1)防止污染优于污染形成后处理。

2)设计合成方法时应最大限度地使所用的全部材料均转化到最终产品中。

3)尽可能使反应中使用和生成的物质对人类和环境无毒或毒性很小。

4)设计化学产品时应尽量保持其功效而降低其毒性。

5)尽量不用辅助剂,需要使用时应采用无毒物质。

6)能量使用应最小,并考虑其对环境和经济的影响,合成方法应在常温、常压下操作。

7)最大限度地使用可更新原料。

8)尽量避免不必要的衍生步骤。

9)催化试剂优于化学计量试剂。

10)化学品应设计成使用后容易降解为无害物质的类型。

11)分析方法应能真正实现在线监测,在有害物质形成前加以控制。

12)化工生产过程中各种物质的选择与使用,应使化学事故的隐患最小。

(二)制备技术发展趋势

1. 微波辅助有机合成技术 微波辅助有机合成(microwave-assisted organic synthesis,MAOS)技术在药物合成与新药开发等领域中得到了非常广泛的应用,如成环反应、取代反应、酰化反应等,与经典的有机反应相比,MAOS具有缩短反应时间、提高反应收率、污染少等特点。对于含有热不稳定催化剂的催化反应、立体选择性反应等,MAOS的应用价值更大。

2. 连续流微反应技术 基于微反应器,通过泵输送物料并以连续流动模式进行化学反应的技术称为连续流微反应技术。反应装置通常由微反应器(包括微混合器、微换热器、微分离器、微控制器和背压阀等)与泵相连而成,包括单步转化、多步连续反应、在线检测分析、分离纯化、萃取、结晶、过滤和干燥等环节和相应的自动化控制系统。

相比于传统釜式合成方式,该反应技术具有传质传热效率高、安全、没有放大效应、过程重复性好、产品质量稳定、连续自动化操作和时空效率高等优势。实验室反应系统可实现从微克级到千克级的药物合成制备,工业上采用多反应器数目并行放大方式可实现吨级的产量。连续流微反应器模块在各步工艺衔接和后处理方面的定型产品还不多,但由于具有连续处理方便、自动控制程度高等特点,已成为原料药生产的热门工程技术。

3. 在线分析技术 在线分析是指对反应过程中产生的物质成分或物性参数进行连续监测的分析技术。在线分析仪器不仅能为过程控制提供所需的实时分析,加速工艺优化研究进程。在线分析分为四种：①间歇式在线分析；②连续式在线分析，让样品经过取样专用支线持续通过测量系统进行检测；③直接在线分析，将化学传感器直接安装在主流程中实时进行检测；④非接触在线分析，探测器不与样品接触，靠敏感元件把被测介质的物理性质与化学性质转换为电信号进行检测。

随着传感器、自动控制等技术的提高，以及适应高效、安全生产的要求，在线分析技术应用越发成熟，先进国家已将在线控制列入常规质量控制要求中。

第二节　原料药化学结构确证

原料药的化学结构确证研究是进行所有后续研究的前提条件，是保证药学研究、药理、毒理和临床研究能否顺利进行的决定性因素。目的是确认所制备原料药的结构是否正确。

一、原料药化学结构确证研究的要求

1. 结构确证的一般过程　根据目标化合物的结构特征制订研究方案，制备符合结构确证研究要求的原料药样品（对照品），开展分析测试研究，综合分析相关实验结果，确证原料药的结构。

2. 测试样品的要求　只有使用符合要求的测试品进行结构研究，才能获得正确的药物结构信息。通常应采用制备工艺中产品的精制方法对样品进行精制，并用质量标准中的方法测定其纯度和杂质，测试样品的纯度应大于99.0%，杂质含量应小于0.5%。

二、结构确证研究的分析测试方法

（一）元素分析

元素分析原理是将样品置于氧气流中燃烧，用氧化剂使其有机成分充分氧化，C、H、N、S和O元素定量地转化成与其相对应的挥发性氧化物，使这些产物流经色谱柱分离，用热导池检测器分别测定其浓度，用外标法确定每种元素的含量。

元素分析目的是测定有机化合物的元素组成，计算其分子式。元素分析可获得组成药物的CHNS/O元素种类及含量，经比较测试结果与理论结果差值的大小（要求误差≤0.3%），即可初步判定供试品与目标物的分子成分是否一致。

因药物自身结构特征而难以进行元素分析时，对高纯度样品，可采用高分辨质谱方法获得药物元素组成的相关信息。

（二）紫外可见吸收光谱

紫外可见吸收光谱是分子吸收一定能量的辐射能时，发生价电子能级之间的跃迁，而产生吸收光谱。

光谱中的峰、谷、肩峰及吸收光谱的形状是由物质的结构所决定的，是物质定性的重要依据，可推断分子的骨架、判断发色团之间的共轭关系和估计共轭体系中取代基的种类和数目。如果一个化合物在紫外区无吸收，则说明分子中不存在共轭体系。如果在210~250nm有强吸收，表示有K吸收带，则可能含有两个双键的共轭体系。如果在260~300nm有中强吸收（ε=200~1 000），则表示有B带吸收，体系中可能有苯环存在。如果在250~300nm有弱吸收带（R吸收带），则可能含有简单的非共轭并含有n电子的生色基团。对于发色团上存在酸性或碱性基团的药物，通过在酸或碱溶液中（常用0.1mol/L HCl

或 0.1mol/L NaOH ）最大吸收波长的测试，观察其蓝移或红移现象，可为酸性或碱性基团的存在提供进一步的支持。

紫外光谱鉴定有机化合物远不如红外光谱有效，因为很多化合物在紫外区没有吸收或只有微弱的吸收，并且紫外光谱比较简单，特征性不强。紫外光谱能用以检验含大的共轭体系或发色官能团的化合物，可作为其他鉴定方法的补充。

（三）红外吸收光谱

分子能选择性吸收某些波长的红外光，而引起分子中振动能级和转动能级的跃迁，检测红外光被吸收的情况可得到物质的红外吸收光谱。当用红外光照射有机物分子时，不同的化学键或官能团吸收频率不同，在红外光谱上处于不同位置，以此获得分子中所含化学键或官能团的信息。

对已知物的鉴定，可将样品的谱图与标准品测得的谱图，或者与文献上的标准谱图（例如药品红外光谱图集、Sadtler 标准光谱、Sadtler 商业光谱等）相对照，即可定性。使用文献上的谱图应当注意试样的物态、结晶形状、溶剂、测定条件以及所用仪器类型均应与标准谱图相同。

对未知物的鉴定：①如果未知物不是新化合物，标准光谱已有收载的，可利用标准光谱的谱带索引，寻找标准光谱中与样品光谱吸收带相同的谱图。②进行光谱解析，判断试样可能的结构。从特征区的最强谱带入手，推测未知物可能含有的基团，判断不可能含有的基团；用指纹区的谱带验证，找出可能含有基团的相关峰，用一组相关峰来确认一个基团的存在；对于简单化合物，确认几个基团之后，便可初步确定分子结构；再查对标准光谱核实。③对于新化合物，单靠红外光谱不能确证，需要与紫外光谱、质谱和核磁共振等分析手段互相配合，进行综合光谱解析，才能确定分子结构。

红外光谱有特征性高、分析时间短、样品用量少、不破坏试样等优点。随着商品化红外光谱仪的计算机化，出现了许多计算机辅助红外光谱识别方法，如谱图检索系统、专家系统、模式识别方法等，使本方法的应用更加便捷。

（四）核磁共振（ nuclear magnetic resonance，NMR ）波谱

核磁共振波谱是以样品分子中不同化学环境磁性原子核的峰位（化学位移）为横坐标，以测得峰的相对强度为纵坐标（共振信号强度）所作的图谱。通过化学位移值（δ）、谱峰多重性、偶合常数值（J值）、谱峰相对强度（积分面积）和在各种二维谱及多维谱中呈现的相关峰，提供分子中原子的连接方式、空间的相对取向等定性的结构信息。

核磁共振的主要应用是测定分子的结构。常用的有氢 -1 核磁共振（^{1}H-NMR，简称氢谱）和碳 -13 核磁共振（^{13}C-NMR，简称碳谱）等。溶剂峰或部分溶剂中的溶剂化水峰可能会对药物结构中部分信号有干扰，因此测试时应选择适宜的溶剂和方法，以使药物所有信号得到充分显示。

1. 样品及溶剂　通常用于 NMR 测定的样品要求有较高的纯度，当杂质含量达到一定量（ ≥ 5% ）时，就会影响图谱的解析。如有时无法区分样品峰和杂质峰，则会影响样品中氢核数目的计量等。样品浓度一般为 5%～10%。

理想的溶剂应不含质子，沸点较低，呈化学惰性，与样品分子不发生缔合。氘代溶剂应用最为普遍，但在这些溶剂中总残留未氘代的含 ^{1}H 物质，在 NMR 谱上常可以看到由此而引起的残存信号（表 3-2）。常用的溶剂有 $CDCl_3$、DMSO-d_6、CD_3COCD_3、D_2O 等。

2. 氢 -1 核磁共振（^{1}H-NMR）谱　由于质子在 NMR 测定时具有最简单的核磁共振行

为、最高的灵敏度、最丰富的分子结构信息,是 NMR 中研究最早的方法,积累的图谱、数据资料也最丰富。

氢 -1 核磁共振谱可提供样品结构中氢原子的数目、周围化学环境、相互间关系、空间排列等信息。此外,属于 ^{1}H-NMR 测试的核欧沃豪斯效应(nuclear Overhauser effect, NOE)或二维核欧沃豪斯效应谱(two-dimensional nuclear Overhauser effect spectroscopy, NOESY)试验,还可给出某些官能团在分子中位置、优势构象及构型。对含有活泼氢的药物必须进行氘代实验,以提供活泼氢的存在以及位置的信息。

表 3-2　常见溶剂的化学位移值(与温度有关)

溶剂	^{1}H-NMR		^{13}C-NMR	
	δ_H(未氘代部分)	δ_{H_2O}(随含水量变化)	δ_C(H 化物)	δ_C(D 化物)
CCl$_4$	—	约 1.6	96.0	—
CD$_3$OD	3.35	约 4.7	49.9	49.0
CDCl$_3$	7.26	约 1.6	78.0	77.0
CD$_3$COCD$_3$	2.05	约 4.7	30.7, 206.7	29.8, 206.5
DMSO-d$_6$	2.50	约 3.4	40.9	39.7
C$_6$D$_6$	7.27	约 1.5	128.5	128.0
D$_2$O	4.7	—	—	—
CF$_3$COOD	12.5	—	CF$_3$ 115.3(q, J=283); C=O 158.0	

3. 碳 -13 核磁共振(^{13}C-NMR)谱　　^{13}C-NMR 可提供分子骨架结构信息,即分子结构中不同碳原子的类型以及所处的不同化学环境信息。与氢谱相比,碳谱的化学位移范围很宽,δ 可达 220 以上,远大于氢谱的化学位移范围(δ: 0～20),因而在 ^{13}C-NMR 谱中,谱峰很少重叠,一般均可以分别观察到每一个不等价碳核的共振信号。

无畸变极化转移增强(distortionless enhancement by polarization transfer, DEPT)谱可进一步明确区分碳原子(伯碳 CH^3、仲碳 CH^2、叔碳 CH 和季碳 C)的类型,对于结构复杂的药物,DEPT 谱对结构解析可给予更加有力的支持。

4. 二维核磁共振(2D NMR)谱　　二维谱有直观、明快、可靠等特点,适用于解析复杂化合物的分子结构,其特征是将共振吸收信号分别在两个独立的频率坐标轴上展开,从而把化学位移、偶合常数等信号在平面上构成 2D NMR 平面图。

常用的二维核磁共振测试包括 ^{1}H-^{1}H 相关谱(correlation spectroscopy, COSY),测定相邻氢相关;异核多量子相关谱(heteronuclear multiple quantum coherence spectroscopy, HMQC),^{1}H-^{13}C COSY 相关谱,测定氢谱与碳谱的相关;异核多键相关谱(heteronuclear multiple bond connectivity, HMBC),远程 ^{1}H-^{13}C COSY 相关谱,测定远程碳氢相关;全相关谱(total correlation spectroscopy, TOCSY),测定同一自旋体系中所有氢全相关;二维核欧沃豪斯效应谱(two-dimensional nuclear Overhauser effect spectroscopy, NOESY),测定 ^{1}H-^{1}H 的核间奥氏效应(NOE 效应);稀核双量子转移实验(incredible natural abundance double quantum transfer experiment, INADEQUATE)确定 ^{13}C-^{13}C 连接。在对天然产物分子结构的确认、复杂化合物结构鉴定、多氮多手性药物分子结构鉴定等方面具有重要意义和实用价值。

5. NMR 研究新进展　NMR 已成为最常用、最有效的结构分析技术,应用范围涉及化学各分支学科。二维和多维 NMR 的创立使 NMR 研究领域扩展到分子生物学,出现了新的学科分支——生物核磁共振波谱学。高分辨 NMR(900MHz 以上)和低温探测计的进步提高了其灵敏度,新的方法如横向弛豫优化谱(transverse relaxation-optimized spectroscopy, TROSY)、残留偶极耦合(residual dipolar coupling, RDC)等已经能够分析较大分子的结构。

(五)质谱(mass spectrum, MS)

质谱法是使待测化合物产生气态离子,然后按质荷比(m/z)对这些离子进行分离和检测的分析方法。质谱法测得的是离子强度(纵坐标)随质荷比(横坐标)而变化的信号。质谱法是检出灵敏度最高的方法,可提供分子量和结构的信息。

质谱表示一个化合物经离子化、裂解形成的一系列离子的质荷比与强度的分布图,重要参数有分子离子峰、准分子离子峰、碎片离子峰、同位素离子峰、基峰、丰度等。分子失去一个电子生成的离子称分子离子,相应的峰称分子离子峰,是确证药物分子式的有力证据,应根据药物自身结构特性选择适宜的离子源和强度,同时尽可能地获得分子离子峰和较多的、可反映出药物结构特征的碎片峰。

1. 质谱测定化合物分子量　质谱可直接测得分子离子峰(或准分子离子峰)、同位素峰和碎片离子等峰的质荷比。化合物的分子离子峰的质荷比($z=1$ 时)等于该化合物分子量,准分子离子质荷比扣去其加成离子、加成化合物(如基质、溶剂等分子)的质量即得化合物分子量。因此,只要鉴定出化合物质谱图中的分子离子峰或准分子离子峰,即可知道该化合物的分子量。

2. 质谱测定化合物分子式　高分辨质谱可准确测定离子的精密质量,误差通常在10ppm 以内。可以根据测得的精密质量,结合组成离子的各元素相应同位素的精密质量,经计算确定符合误差范围(一般小于 10ppm)要求的可能的离子元素组成式,再通过特征分析(偏差、不饱和度、电荷状态、元素组成范围等)确定离子的正确元素组成。高分辨质谱是通过精确测定分子量确定药物分子式,但它不能反映药物的纯度和结晶水、结晶溶剂、残留溶剂等情况。

对于含天然同位素丰度较大的 Cl、Br、S 等杂原子的药物,其质谱的同位素峰的相对强度有显著特征,可以根据质谱图的同位素峰相对强度来鉴别这些元素的存在与否以及它们的个数。

3. 色谱-质谱联用技术　质谱仪对纯度较高的化合物有很强的鉴定能力,但对复杂样品的分析比较困难,而色谱仪可以使复杂样品得到很好的分离,但定性能力较差,两者结合起来,为复杂样品的结构分析建立了一个简易、可靠的新方法。色谱仪可以看作是质谱仪的进样系统,质谱仪可以看作是色谱仪的检测器。

常用的色谱-质谱联用模式有:气相色谱-质谱联用,液相色谱-质谱联用,超临界流体色谱-质谱联用,毛细管电泳-质谱联用。在药物结构研究中,可以根据药物的组成和结构特征选择适宜的方法。

(六)X射线衍射法(X-ray diffractometry, XRD)

X 射线衍射法(XRD)是一种利用单色 X 射线光束照射到被测样品上,检测样品的三维立体结构(含手性、晶型、结晶水或结晶溶剂)或成分(主成分及杂质成分、晶型种类及含量)的分析方法。化合物的晶体,无论是单晶还是多晶,都有它自己特定的 X 射线衍射图,可用作结晶物质的定性或定量分析。粉末衍射是用于结晶物质鉴别和纯度检查的常用技术,单晶衍射则主要用于分子量和晶体结构的测定。

1. 粉末 X 射线衍射(powder X-ray diffractometry,PXRD) 其检测对象为众多随机取向的微小颗粒,它们可以是晶体或非晶体等固体样品。衍射图谱信息包括衍射峰数量、衍射峰位置(2θ 值或 d 值)、衍射峰强度(相对强度,绝对强度)、衍射峰几何拓扑(不同衍射峰间的比例)等。此法可用于固态单一化合物的鉴别与晶型确定,晶态与非晶态物质的判断,多种化合物组成的多相(组分)体系中的物相(组分)分析(定性或定量),原料药晶型的稳定性研究等。

2. 单晶 X 射线衍射(single crystal X-ray diffractometry,SXRD) 是基于单晶体与 X 射线所产生的衍射作用的研究所形成的一种系统的晶体结构分析方法,任务是解释晶体结构。

应注意单晶 X 射线衍射结构分析的对象仅为待测样品中的一颗晶体,样品缺少普遍性,需对药物样品进行粉末 X 射线衍射实验,用单晶结构数据计算该构型手性药物的理论粉末 X 射线衍射图谱,并与实验粉末 X 射线衍射图谱比较,当两者一致时即可证明衍射用单晶具有普遍性,从而确定手性药物的构型。

(七)热分析法

热分析法是在程序控制温度下,准确记录物质的理化性质随温度变化的关系,研究其在受热过程中所发生的晶型转化、熔融、蒸发、脱水等物理变化或热分解、氧化等化学变化以及伴随发生的温度、能量或重量改变的方法。

热分析法可广泛应用于物质的多晶型、物相转化、结晶水、结晶溶剂、热分解以及药物的纯度、相容性与稳定性等研究中。

1. 热重分析 热重分析(thermogravimetric analysis,TGA)是在程序控制温度下,测量物质重量与温度关系的一种分析方法。记录的重量变化与温度或时间的关系曲线即热重曲线。可获得药物的吸附水 / 溶剂、结晶水 / 溶剂及初步的分解温度等信息,结合差热分析的结果,还可判断测试药物在熔融时的分解情况。

2. 差热分析与差示扫描量热分析 在程序控制温度下,测定供试品和参比物之间温度差与温度(或时间)关系的技术称为差热分析(differential thermal analysis,DTA);测量输给供试品和参比物热量差(dQ/dT)与温度(或时间)关系的技术称为差示扫描量热分析(differential scanning calorimetry,DSC)。在两者的曲线上,随供试品不同而显示不同的吸热峰或放热峰。无定型态固体物质(或非晶态物质)可能没有明确的熔点或呈现宽熔距现象,其熔距宽度与物质的化学纯度或晶型纯度无关。

由两种或两种以上的化学物质共同形成的晶态物质称为共晶物。共晶物(通常为单吸热峰)与物理混合物(吸热峰数量通常与物理混合物中物质成分组成数量相关)的 DTA 曲线、DSC 曲线存在差异。

(八)拉曼光谱法

拉曼光谱法研究化合物分子受光照射后所产生的非弹性散射,散射光与入射光能级差及化合物振动频率、转动频率间关系。与红外光谱类似,拉曼光谱是一种振动光谱技术。所不同的是,前者与分子振动时偶极矩变化相关,而拉曼效应则是分子极化率改变的结果。

用拉曼散射信号强度对拉曼位移作图得到拉曼光谱图。通常在拉曼光谱中出现的强谱带在红外光谱中却成为弱谱带甚至不出现,反之亦然,这两种光谱技术常互为补充。拉曼光谱有测量快速、准确,不破坏样品的优点,样品制备简单甚至不需样品制备。既适合于化学鉴别、结构分析和固体性质如晶型转变的快速和非破坏性检测，也能够用于假药检测和质量控制，如原料药活性成分、辅料的鉴别和定量。

三、综合解析

各种单一方法测试仅对化合物的结构研究提供分散的部分信息，需要通过综合解析对这些信息进行综合分析，才能得到目标物完整的结构。

对于新化合物，由于没有相关的文献和对照品，单一的信息往往不足以反映药物结构的完整信息，需对不同方法所得结果进行综合分析，才能准确的解析药物结构，包括绝对构型以及晶型、结晶水或结晶溶剂的情况。对原料药制备工艺（包括起始原料或中间体结构信息）的分析可为药物的结构确证提供间接的依据。

综合解析应遵循简明扼要、有机、合理、深入的原则。以简洁的语言给出不同方法对药物结构确证的结果，避免过多的基本理论解说和繁杂的推导；对不同方法所得的反映结构的信息进行综合归纳，以求获得药物较完整的结构信息；对数据进行合理的归属、解析，不牵强附会；在现有解析结果的基础上，根据相互间的关系，获得与药物结构有关的更深层次的信息，以求得对药物结构的完整认识。

四、药物的名称、结构式及理化性质

1. 药物的命名　包括化学名称和通用名称。

（1）化学名称：包括英文名称和中文名称，遵循国际纯粹与应用化学联合会（International Union of Pure and Applied Chemistry, IUPAC）规则制定。

（2）通用名称：通用名称应尽可能地参照国际非专利药名（INN）确定，对 INN 未报道的新品种，可自行命名，但应符合 INN 对药品名称的命名原则，对于结构与已收载品种结构类似、作用机制相同的，一般使用相同的通用名称的后缀。通用名也包括英文名称和中文名称，二者一般采用音译原则互译。

申请人应当按照《药品注册管理办法》的规定，在提出药品上市许可申请时同时提出通用名称核准申请，并提交相关资料。药品审评中心在药品上市许可申请受理后及时将通用名称核准相关资料转国家药典委员会，由国家药典委员会进行核准。

2. 化学结构　对于合成、半合成化学药物以及来源于天然物的单体分子需提供结构式、分子式和分子量。

对于存在异构体、含有结晶水或溶剂、手性中心、络合离子、酸根和碱基的药物，应在结构式中注明其异构的形式、手性中心的绝对构型、络合位置/方式、酸根/碱基和结晶水或溶剂的位置。

3. 理化性质　物理常数是反映药物物理性质的重要数据。一般包括熔点、沸点、沸程、凝点、折光率、黏度、相对密度、溶解度、比旋度、紫外吸收系数、pH、pK_a 等。

五、注意事项

1. 手性药物的结构确证　手性药物的结构确证在上述一般研究的基础上，还要确证其绝对构型。常用方法有单晶 X 射线衍射（XRSD）、核磁共振谱、圆二色谱（CD spectrum）、旋光色散（ORD）以及前述的 NOESY 或 NOE 谱等。

2. 药物晶型的研究　多晶型现象是普遍存在的，有些药物不同晶型的生物利用度差别

很大,进而影响疗效及毒性,这点对口服固体药物尤为重要。对于仿制的原料药,最终晶型与原研药一致,但新结构药物,则要对晶型进行多样性充分研究,结合各晶型的主要理化性质、药理活性等,明确最终药用产品的晶型。晶型测定方法有粉末 X 射线衍射、热分析、红外光谱、拉曼光谱、熔点、光学显微镜法等。

3. 药物结晶水或结晶溶剂的分析　对于含有结晶水或结晶溶剂的药物,应对药物中的水分/溶剂进行分析。常用分析方法为热重分析、差热分析、干燥失重、水分测定、核磁共振以及单晶 X 射线衍射(XRSD)。

4. 其他具有特殊结构的药物的结构确证　结构中含有金属离子以及 F、P 等元素的药物,可进行相应金属原子吸收以及 F、P 等元素的测定。

原子发射光谱法(atomic emission spectrometry, AES)和原子吸收分光光度法(AAS),可用于药物中无机微量元素的含量分析。AES 常用于金属元素的定性研究,AAS 可用于定量研究。分子中含有顺磁性金属离子的药物,常用的核磁共振方法不能得到金属离子在药物分子中存在方式的确切信息,可采用单晶 X 射线衍射等方法进行检测。

第三节　原料药杂质研究

一、杂质研究的意义与目的

药物中存在的无治疗作用或影响药物稳定性和疗效、对人体健康有害的物质,即任何影响药物纯度的物质统称为杂质。药品研究中应对杂质结构与组成开展充分研究。

杂质研究目的:通过系统研究杂质情况,选择合适的分析方法,准确分辨、测定杂质含量,并综合药学、药理、毒理及临床研究的结果,确定杂质的合理限度,为优化原料药生产条件、终端产品存贮条件等提供科学依据,确保产品安全、质量稳定。

药物中的杂质多数具有潜在生物活性,有些甚至是严重的基因毒性,极少的暴露量就能够对人体健康产生严重的危害,因此对新结构杂质的生物活性应充分了解。各国监管机构对药品杂质的控制要求都很严格,特别是可能有基因毒性的致癌性杂质的控制尤为严格。

缬沙坦事件就是近年发生的典型例子。缬沙坦是我国某企业的重点出口产品,2018 年7 月 5 日,欧洲药品管理局发公告称在其提供给欧洲市场的部分缬沙坦制剂的原料药中,发现杂质 N- 亚硝基二甲胺(N-nitrosodimethylamine,NDMA),这是一种 2A 类别的致癌物,在药品中限度有严格控制。此消息一经发布,立即引起连锁反应,给企业造成严重损失。我国药品监管部门也重新修订了相关杂质的监管规定。

2019 年 6 月,美国麦克劳德制药(Macleods Pharmaceuticals)生产的 2 批次氯沙坦钾片和 30 批次的氯沙坦钾 / 氢氯噻嗪片也因检出超量 NDMA 而自愿从市场召回。一系列药品召回事件造成恶劣社会影响,并不断敲响药物杂质毒性监管的警钟。

二、杂质的分类及来源

ICH 在制定的《原料药、制剂杂质研究指导原则》(ICH Q3A,ICH Q3B)、《残留溶剂研究指导原则》(ICH Q3C)和《元素杂质研究指导原则》(ICH Q3D)的基础上,2014 年又颁布了《基因毒性杂质研究指导原则》(ICH M7-R1),指导创新药的杂质研究。

杂质可分为下列类型:

1. 有机杂质(与工艺和药物结构有关的) 有机杂质可能会在新原料药的生产过程和 / 或储存期间产生,这些杂质可能是结构已鉴定的或者是未鉴定的,包括:①起始物料,②副产物,③中间体,④降解产物,⑤试剂、配体、催化剂。

2. 无机杂质 无机杂质可能来源于生产过程,它们通常是已知的和结构已鉴定的,包括:①试剂、配体、催化剂,②重金属或其他残留金属,③无机盐,④其他物质(如助滤剂、活性炭)。

3. 残留溶剂 是指在药品生产过程中使用的,但最终未能完全去除的有机溶剂,一般具有已知的毒性。主要来源:①合成原料或反应溶剂,②反应副产物,③由合成原料或反应溶剂引入。

4. 基因毒性杂质 是指能直接或间接损伤细胞 DNA,产生致突变和致癌作用的物质。主要来源:①原料药合成过程中的起始物料、中间体、试剂和反应副产物,②药物在合成、储存或者制剂过程中也可能会降解产生基因毒性杂质。

三、杂质的分析方法

应根据药物及杂质的理化性质、化学结构、杂质的控制要求等确定适宜的检测方法。杂质检测常用分析技术见图 3-2。对有关物质的研究和控制的程度是创新药物质量研究水平的重要指标。高水准的工作要求对有关物质有深入的研究,明确这些杂质是工艺杂质还是降解产物,并进行定性分析和定量控制。残留溶剂、无机杂质通常是已知的,比较容易定性、定量。工艺中引入的杂质和降解产物等,有些结构是未知的,含量又低,定性分析较难。

随着对药品中各种工艺杂质(包括基因毒性杂质)和降解产物监管要求的不断提高,对痕量水平杂质的表征和分析在药物杂质谱分析中越来越受重视。各类分析仪器的发展,特别是气相色谱 - 质谱联用(GC-MS)、液相色谱 - 质谱联用(LC-MS)、毛细管电泳 - 质谱

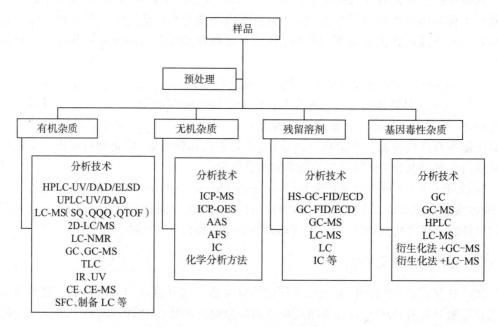

图 3-2 杂质检测常用分析技术

联用（CE-MS）、超临界流体色谱 - 质谱联用（SFC-MS）、液相色谱 - 核磁共振波谱联用（LC-NMR）、液相色谱 - 傅里叶变换质谱联用（LC-FTMS）等联用技术的应用，可实现在线对含量0.1% 以下的杂质进行快速分析。LC-MS 技术是目前识别产品中微量成分的结构特征的主要手段。对结构复杂且存在手性中心的未知杂质进行鉴别时，一般先制备分离，再利用各种波谱技术对其结构进行推测的策略。

（一）有机杂质的分析方法

有机杂质的检测方法包括化学法、光谱法、色谱法等，通过合适的分析技术将不同结构的杂质进行分离、检测，从而达到对杂质的有效控制。分析方法的主要指标是能够区分相关的化合物。通常使用的方法是将分离（提取）与检测和定量（光谱）方法串联进行。

主要为高效液相色谱法（HPLC）、薄层色谱法（TLC）、气相色谱法（GC）等。HPLC 是杂质检测最常使用的方法。TLC 可用来分离大量的物质，主要的不足之处在于分辨和检测能力有限，以及定量能力较弱。GC 能够提供较好的分辨、检测以及定量能力，但是样品必须是可挥发性的。

光谱方法包括紫外光谱（UV spectrum）、红外（IR spectrum）、核磁共振（NMR）以及质谱（MS）。二极管阵列检测器能在各种波长下提供更充分的信息以保证方法具有更高的选择性。这些光谱法的原理及特点已如前述。

随着分析仪器的改进和科学技术的发展，不同仪器的串联技术成为有机杂质分析的首要选择，GC-MS、LC-MS、2D-LC/MS、CE-MS、LC-NMR、等联用技术在杂质定性鉴别、定量分析中应用广泛。

（二）无机杂质的分析方法

可采用《中华人民共和国药典》（以下简称《中国药典》）方法或其他适合的方法测定元素杂质水平。除非另有说明，方法应对在风险评估中识别出的需要控制的元素杂质具有专属性。

各国药典都收载了经典、简便而又行之有效的无机杂质检测方法。对于新药，优选离子色谱法及电感耦合等离子体 - 质谱（ICP-MS）等分析技术，对产品中可能存在的无机杂质进行定性、定量分析。

（三）残留溶剂分析方法

现在优选《中国药典》规定的气相色谱残留溶剂测定方法。生产商也可根据特定申请自由选择适宜的经验证的分析方法，方法学验证应遵循 ICH 指导原则：《分析方法验证》正文及增补部分。

（四）基因毒性杂质的分析方法

基因毒性杂质是严格控制的杂质类型，对其检测的灵敏度、选择性、方法可靠性等有特别要求，在原料药质量分析中应有专门的描述。典型基因毒性杂质类别及主要分析技术见表 3-3。

表 3-3　典型基因毒性杂质类别及主要分析技术

基因毒性杂质类别	分析技术
卤代烷烃	HS-GC-ECD，HS-GC-MS，衍生化法 +GC
	HPLC-UV
	LC-MS，LC-MS/MS

基因毒性杂质类别	分析技术
磺酸酯	GC, GC-MS, GC-MS/MS
烷基磺酸酯	HPLC-UV
芳基磺酸酯	LC-MS, LC-MS/MS
肼类	衍生化法 +HS-GC-MS
	衍生化法 +LC
	LC-MS/MS
环氧化物	GC
	HPLC-UV
	LC-MS, LC-MS/MS
酰卤类	衍生化法 +GC-MS
	衍生化法 +LC-MS
氮亚硝胺类	HS-GC/GC, GC-MS, GC-MS/MS

注：HS-GC,顶空气相色谱；ECD,电子捕获检测器；MS,质谱；HPLC,高效液相色谱；UV:紫外色谱。

四、杂质的控制策略

（一）有机杂质的控制策略

1. 有机杂质（有关物质）分类　按照其来源，有机杂质可以分为工艺杂质、降解产物、从反应物及试剂中混入的杂质等。

有机杂质潜在来源包括：①原材料及中间体；②合成原料引入的杂质及其后续反应的产物；③副反应产物，如果副反应产物可随主成分一同参与后续的反应，还需关注其后续反应产物；④原料药的降解产物；⑤反应中使用的试剂、配位体、催化剂等。

2. 有机杂质限度　原料药质量标准中对有机杂质的限度规定应包括：每一种已鉴定及未鉴定杂质、每一种不超过鉴定限度的非特定杂质以及杂质总量（所有超过报告限度的特定和非特定杂质或降解产物的总和）。原料药杂质限度见表3-4。

表3-4　原料药杂质限度

每日最大剂量[1]/(g/d)	报告限度[2]/%	鉴定限度[3]	界定限度[4]
≤ 2	0.05	0.10% 或每天摄入 1.0mg（取限度低者）	0.15% 或每天摄入 1.0mg（取限度低者）
> 2	0.03	0.05%	0.05%

注：1. 每天摄入的原料药的量。

2. 报告限度（reporting threshold）：超出此限度的杂质均应在检测报告中报告具体的检测数据。

3. 鉴定限度（identification threshold）：超出此限度的杂质均应进行定性分析,确定其化学结构。

4. 界定限度（qualification threshold）：超出此限度的杂质均应基于其生物安全性评估数据,确定控制限度。

质量标准中应详细说明各杂质的检测方法及其限度。杂质限度的制定可参考 ICH 相关指导原则和《中国药典》的要求,考虑如下因素：杂质及含一定限量杂质药品的毒理学和药效学研究数据、原料药的来源、给药途径、每日剂量、给药人群、治疗周期等。

通常不要求表观含量在鉴定限度以下的杂质进行鉴定。对那些含量虽不大于鉴定限度，但可能产生具有不寻常功效或毒性作用的潜在杂质，则应当研发出合适的分析方法。

3. 杂质的界定　杂质的界定是指对某一单个杂质或不超过含量的一系列杂质的生物安全性，提供充分数据的研究工作，对于已知结构的杂质，应当以权威文献数据为准，如果是新结构杂质，则应有充分研究数据及分析结论。所有确定的杂质限度均需提供包括安全性研究在内的理由。对于属于动物和/或人体中重要代谢物的杂质，通常也视为已通过界定。杂质的界定限量（水平）如果高于药物实际所含的杂质量，则同样可以根据对已完成的安全性研究中使用药物中的实际杂质量来判断其合理性。

杂质鉴定和界定的决策树（见图3-3）描述了当杂质含量超过限度时所应考虑到的事项。总体原则是尽量降低杂质含量，使其不超过限度要求，这要比提供杂质安全性数据更加简单。界定一个杂质要考虑多种因素，包括适用人群、每日剂量、给药途径与疗程等。

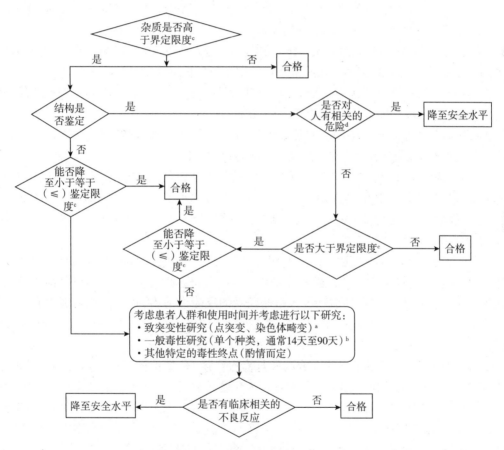

注：a. 如需要，应进行最低限度的筛选试验（如潜在致突变性），认为是合适的该类试验包括体外点突变和染色体畸变试验。

b. 如需进行一般毒理研究，应将未界定的物质与界定的物质进行比较，研究时间应根据可用的相关信息而定，并使用最能反映某一杂质毒性的动物种属。根据具体情况，单剂量药物可进行单剂量试验。一般最短14天，最长90天。

c. 如果杂质具有特殊毒性，可以采用较低的限度。

d. 例如，已知的该杂质的安全性数据或其结构的分类是否排除了人接触该浓度杂质的可能。

图3-3　杂质鉴定和界定的决策树

4. 有机杂质报告和控制 研究者对新原料药在合成、精制和储存过程中实际存在的和最可能产生的潜在杂质进行综述。该综述应建立在所涉及的化学反应、由起始物料引入的杂质及可能的降解产物进行合理的、科学的评估基础之上。

同时，研究者还应对杂质检测的实验室研究工作进行综述。其内容包括对采用研制工艺及商业制备工艺生产的所有批次产品的试验结果，以及强制降解试验结果。还要比较商业生产批次及研究批次的原料药杂质谱，并对任一不同之处进行讨论。

注册申请应提供用于临床、安全性研究、稳定性试验的所有新原料药批次产品以及采用拟商业化生产的代表性批次产品的分析结果。所有测定结果均应数字化表示，对于检测到的大于报告限度的任何杂质和总杂质的含量均应报告，并附所用的分析方法。

（二）元素杂质的控制策略

元素杂质是无机杂质的主要构成，这里详细介绍元素杂质的控制策略。

1. 元素分类 根据元素的毒性（每日允许暴露量，permitted daily exposure，PDE）及其在药品中出现的可能性，ICH 将元素分为 3 类。

1 类：元素砷（As）、镉（Cd）、汞（Hg）和铅（Pb）是人体毒素，在药品生产中应限制使用或禁用。在药品中出现的这类元素通常来自常用物料（如：矿物质辅料）。

2 类：这类元素通常被认为是给药途径依赖型的人体毒素。根据它们出现在药品中的相对可能性，进一步分成 2A 和 2B 亚类。

2A 类元素出现在药品中的相对可能性高，应对所有潜在元素杂质来源以及给药途径都进行风险评估。2A 类元素包括：钴（Co）、镍（Ni）和钒（V）。

2B 类元素丰度较低并且与其他物料共生的可能性较低，出现在药品中的概率较低。除非在原料药、辅料或其他药品组分生产中有意添加这些元素，否则无须进行风险评估。2B 类元素包括：银（Ag）、金（Au）、铱（Ir）、锇（Os）、钯（Pd）、铂（Pt）、铑（Rh）、钌（Ru）、硒（Se）和铊（Tl）。

3 类：此类元素口服给药途径的毒性相对较低（高 PDE 值，通常 > 500μg/d），但在吸入和注射给药途径的风险评估中仍需考虑。除非有意添加这些元素，否则在口服给药途径的风险评估中不需要考虑。在注射和吸入给药药品的风险评估中，应对是否可能含有这些元素杂质进行评估，除非该给药途径特定的 PDE 值高于 500μg/d。此类元素包括：钡（Ba）、铬（Cr）、铜（Cu）、锂（Li）、钼（Mo）、锑（Sb）和锡（Sn）。

其他元素：由于固有毒性低和 / 或区域监管的差异，有些元素杂质的 PDE 值未被确定，ICH Q3D 未涉及此类元素。如果药品中存在或包含这些元素，应遵从适用于特定元素的其他指导原则和 / 或地方法规和规范（如：铝导致肾功能损伤；锰和锌导致肝功能损伤）或药品的质量考虑（如：治疗性蛋白质中存在的杂质钨）。需考虑的一些元素包括：铝（Al）、硼（B）、钙（Ca）、铁（Fe）、钾（K）、镁（Mg）、锰（Mn）、钠（Na）、钨（W）和锌（Zn）。

2. 风险评估建议考虑的元素 根据药品中元素杂质分类及其毒性、是否人为引入以及给药途径，风险评估中应考虑的元素杂质见表 3-5。

3. 允许暴露量 元素杂质的毒性与其暴露量（生物利用度）有关，口服、注射和吸入三种给药途径的每日允许暴露量（PDE）具体数据可参考相关指南。

4. 元素杂质限度 根据药物的每日给药剂量及给药途径，结合元素 PDE 值，可以设定及杂质浓度限度。如以每日摄入不超过 10g 的原料药计，各组分元素杂质的通用允许浓度限度如表 3-6。

表3-5　风险评估中考虑的元素

元素	分类	有意添加（所有给药途径）	非有意添加		
			口服	注射	吸入
镉 Cd	1	是	是	是	是
铅 Pb	1	是	是	是	是
砷 As	1	是	是	是	是
汞 Hg	1	是	是	是	是
钴 Co	2A	是	是	是	是
钒 V	2A	是	是	是	是
镍 Ni	2A	是	是	是	是
铊 Tl	2B	是	否	否	否
金 Au	2B	是	否	否	否
钯 Pd	2B	是	否	否	否
铱 Ir	2B	是	否	否	否
锇 Os	2B	是	否	否	否
铑 Rh	2B	是	否	否	否
钌 Ru	2B	是	否	否	否
硒 Se	2B	是	否	否	否
银 Ag	2B	是	否	否	否
铂 Pt	2B	是	否	否	否
锂 Li	3	是	否	是	是
锑 Sb	3	是	否	是	是
钡 Ba	3	是	否	否	否
钼 Mo	3	是	否	否	否
铜 Cu	3	是	否	是	是
锡 Sn	3	是	否	否	否
铬 Cr	3	是	否	否	是

表3-6　元素杂质的通用允许浓度限度（方法1）

元素	分类	口服浓度 /($\mu g/g$)	注射浓度 /($\mu g/g$)	吸入浓度 /($\mu g/g$)
镉 Cd	1	0.5	0.2	0.3
铅 Pb	1	0.5	0.5	0.5
砷 As	1	1.5	1.5	0.2
汞 Hg	1	3	0.3	0.1
钴 Co	2A	5	0.5	0.3
钒 V	2A	10	1	0.1

元素	分类	口服浓度/（μg/g）	注射浓度/（μg/g）	吸入浓度/（μg/g）
镍 Ni	2A	20	2	0.5
铊 Tl	2B	0.8	0.8	0.8
金 Au	2B	10	10	0.1
钯 Pd	2B	10	1	0.1
铱 Ir	2B	10	1	0.1
锇 Os	2B	10	1	0.1
铑 Rh	2B	10	1	0.1
钌 Ru	2B	10	1	0.1
硒 Se	2B	15	8	13
银 Ag	2B	15	1	0.7
铂 Pt	2B	10	1	0.1
锂 Li	3	55	25	2.5
锑 Sb	3	120	9	2
钡 Ba	3	140	70	30
钼 Mo	3	300	150	1
铜 Cu	3	300	30	3
锡 Sn	3	600	60	6
铬 Cr	3	1 100	110	0.3

元素杂质控制应考察检测到的元素杂质水平相对于其 PDE 值的显著性。将药品中元素杂质 PDE 值的 30% 定义为控制阈值,作为元素杂质水平显著性的衡量指标。控制阈值可用于判断药品中的元素杂质是否需要额外的控制。

5. 元素杂质的控制 元素杂质的控制是药品整体控制策略的一部分,用以确保元素杂质不超过 PDE 值。控制化学药品中元素杂质能够采用的方法包括但不限于:

(1)调整相关生产工艺,通过特定或非特定的纯化步骤将元素杂质降低至控制阈值之下。

(2)实施工艺过程的中游或上游控制,将药品中元素杂质的浓度限制在控制阈值以下。

(3)建立物料(如合成中间体)的元素杂质标准限度。

(4)建立原料药的元素杂质标准限度。

(5)选择合适的包装材料。

(6)对药品中元素杂质进行定期检测。

(三)残留溶剂的控制策略

1. 基于风险评估的残留溶剂的分类 "可耐受的日摄入量"(tolerable daily intake, TDI)是国际化学品安全方案(IPCS)用于阐述毒性化合物暴露限度的术语,"可接受的日摄入量"(acceptable daily intake, ADI)是世界卫生组织(WHO)及一些国家和国际卫生组织所用的术语。"每日允许暴露量"(PDE)定义为药学上可接受的残留溶剂摄入量,以避免与同一物质的 ADI 混淆。

评价的残留溶剂按其对人体健康的潜在危害,分为以下三类:

一类溶剂:应避免的溶剂。已知的人体致癌物,强疑似人体致癌物,以及环境危害物。

二类溶剂:应限制的溶剂。非遗传毒性动物致癌物质,或可能导致其他不可逆毒性如神经毒性或致畸性的溶剂。可能有其他严重但可逆的毒性的溶剂。

三类溶剂:低潜在毒性的溶剂。对人体低潜在毒性的溶剂,无须制定基于健康的暴露限度。三类溶剂的 PDE 为每天 50mg 或 50mg 以上。

2. 残留溶剂的限度

(1)应避免的溶剂:由于一类溶剂具有不可接受的毒性或对环境造成危害,原料药、辅料及制剂生产中不应使用该类溶剂。当为综合考虑不得不使用时,除非经过论证,否则应按表 3-7 进行控制。1, 1, 1- 三氯乙烷因危害环境而列入表 3-7,其限度 1 500ppm 是基于生物安全性数据而定的。

表 3-7　制剂中的一类溶剂(应避免的溶剂)

序号	溶剂	浓度限度 /ppm	关注点
1	苯	2	致癌物
2	四氯化碳	4	有毒和危害环境
3	1, 2- 二氯乙烷	5	有毒
4	1, 1- 二氯乙烯	8	有毒
5	1, 1, 1- 三氯乙烷	1 500	危害环境

(2)应限制的溶剂:是指自身有一定的毒性,应在药品制备中限制使用。这类溶剂规定 PDE 约为 0.1mg/d,浓度约 10ppm。具体品种及相关参数可参考文献指南。

(3)低潜在毒性的溶剂:三类溶剂可视为低毒、对人类健康危害风险较低的溶剂。三类溶剂不包括药学常见水平对人类健康有危害的溶剂。然而,许多三类溶剂还缺少长期毒性或致癌性研究。现有数据表明,仅认为在急性或短期研究中毒性较小,遗传毒性研究结果呈阴性。

(4)没有足够毒理学数据的溶剂:有时会用到其他一些溶剂,由于相应的毒理学研究也无法提供 PDE 值,这时应论证这些溶剂在药品中的残留量的合理性。

3. 残留溶剂的控制　原则上残留溶剂应最大可能完全去除。残留溶剂量不应高于安全性数据可接受的水平。除非在风险 - 收益评估中强有力地论证了使用这些溶剂的合理性,否则在生产原料药时,应避免使用一类试剂。限制使用二类试剂,以防止患者出现潜在的不良反应。只要符合制备要求,应尽可能使用三类试剂,并在终产品中尽量降低残留量。

(四)基因毒性杂质的控制策略

1. 基因毒性杂质典型的警示结构　基于广泛的研究积累,人们已经认识到某些化学结构单元与遗传毒性高度相关,这类结构在药物设计及质量研究中应给予高度重视,尽可能避免或确保控制在限度以下。常见的基因毒性杂质典型的警示结构见图 3-4。

2. 基因毒性杂质分类　一般情况下,基因毒性杂质具备警示结构单元、诱变性、致癌性三大特征,ICH M7 根据诱变性、致癌性及其控制策略将杂质分为五类,见表 3-8。

组1：芳香族化合物（Aromatic Groups）：

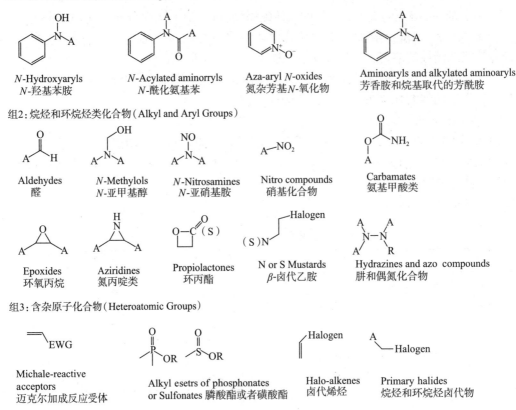

A 为烷基氢、芳香基或 H；EWG 为吸电子取代基，如氰基、羰基或酯基等。

图3-4　基因毒性杂质典型的警示结构

表3-8　根据致突变性和致癌性对杂质进行分类及控制

分类	定义	拟定的控制措施
1	已知致突变致癌物	控制不超过该化合物特定的可接受限度
2	致癌性未知的已知致突变物	控制不超过可接受限度（合适的 TTC）
3	有警示结构，与原料药结构无关，无致突变性数据的物质	控制不超过可接受限度（合适的 TTC）或进行细菌致突变试验；如无致突变性，归为 5 类；如有致突变性，归为 2 类
4	有警示结构，与原料药或与原料药相关的物质具有相同的警示结构的物质，且原料药或与原料药相关的物质经测试为无致突变性的物质	按非致突变杂质控制
5	无警示结构，或有充分的数据证明警示结构无致突变性或致癌性的物质	按非致突变杂质控制

　　3. 基因毒性杂质可接受摄入量的计算　确定遗传毒性杂质限值时主要的参考依据是可接受摄入量。可接受摄入量的计算方法包括：根据化合物特异性风险评估计算、根据毒理学关注阈值（ threshold of toxicological concern，TTC）计算和根据给药周期调整计算等。

4. 基因毒性杂质限值制定　首先将药品研制过程发现的杂质,按上述风险评估方法将杂质分类 1～5 类,计算出某一杂质的可接受摄入量,再结合生产工艺、检测方法、临床使用情况等制定合适的限值。也可直接采用权威机构认可的限值。对于高致癌性杂质(如黄曲霉毒素、N- 亚硝基化合物、烷基 - 氧化偶氮结构类化合物)应采用更严格的限值控制。部分基因毒性杂质可接受摄入量(acceptable intake, AI)或每日允许暴露量(permissible daily exposure, PDE)见表 3-9。

杂质限值一般按下式计算:

$$杂质限值 = 杂质可接受摄入量 / 药物每日最大用量$$

其中,杂质可接受摄入量即上文中 AI、PDE、TTC 等数值。

表 3-9　部分基因毒性杂质可接受摄入量(AI)或每日允许暴露量(PDE)

化合物	CAS#	AI 或 PDE/(μg/d)	备注
从 TD_{50} 线性外推			
丙烯腈	107-13-1	6	TD_{50} 线性外推
氯化苄	100-44-7	41	TD_{50} 线性外推
二氯甲基醚	542-88-1	0.004	TD_{50} 线性外推
1- 氯 -4- 硝基苯	100-00-5	117	TD_{50} 线性外推
对甲酚定	120-71-8	45	TD_{50} 线性外推
二甲氨基甲酰氯	79-44-7	5 0.6(吸入)*	TD_{50} 线性外推
乙基氯	75-00-3	1810	TD_{50} 线性外推
环氧丙醇	556-52-5	4	TD_{50} 线性外推
肼	302-01-2	39 0.2(吸入)*	TD_{50} 线性外推
甲基氯	74-87-3	1361	TD_{50} 线性外推
基于阈值的 PDE			
苯胺	62-53-3	720	基于阈值作用方式的 PDE(含铁
盐酸苯胺	142-04-1	720	血黄素沉着)
内源性和 / 或环境暴露			
过氧化氢	7722-84-1	68 000 或 0.5% 以更低者为准	68mg/d 为预估内源性生成的 1%
其他情况			
对氯苯胺	106-47-8	34	基于肝脏肿瘤计算的 AI,因其致
盐酸对氯苯胺	20265-96-7	34	突变作用方式不能被排除
硫酸二甲酯	77-78-1	1.5	有致癌性数据,但不足以推导 AI。常用 TTC

注:*途径特殊限制。TD_{50}(median toxic dose),半数中毒反应量。

5. 基因毒杂质的控制　基因毒杂质控制策略包括但不限于以下内容：

（1）物料属性控制（包括原料、起始物料、中间体、试剂、溶剂、内包材）。

（2）设施和设备操作条件。

（3）生产工艺设计中隐含的控制。

（4）过程控制（包括过程检测和工艺参数）。

（5）原料药和制剂的控制（如放行检测）。

第四节　原料药质量标准

一、原料药质量标准研究的意义与目的

质量标准由一系列的检测项目、相应的分析方法和合理的可接受标准组成，可接受标准以限度值、范围或其他描述来表示。

药物的质量研究与质量标准的制定是药物研发基础性工作，原料药的质量标准是药品（制剂）质量标准的基础。

二、质量研究用样品和对照品

质量研究一般需采用试制的多批样品进行，其工艺和质量应稳定。临床前的质量研究工作可采用有一定规模制备的样品（至少 3 批，对创新药可以酌减批次）进行。临床研究期间，应对中试或工业化生产规模的多批样品进行质量研究工作，进一步考察所拟订质量标准的可行性。

对照品或标准物质系指在含量测定、鉴别、纯度试验中作为标准品的物质。它应具有与其用途相适应的质量要求，常通过增加常规试验以外的方法来检验和评价。用于新原料药含量测定的对照品，其杂质应严格地鉴定和 / 或控制，其纯度应用定量的方法测定。新的对照品应进行相应的结构确证和质量研究，并制定质量标准。

三、质量研究的内容

质量研究的内容应尽可能全面，既要考虑一般性要求，又要有针对性。应根据所研制产品的特性（结构特征、理化性质等）、制备工艺、稳定性研究结果，确定质量研究的内容，以便充分地反映产品的特性及质量变化的情况。

原料药的质量研究应在确证化学结构或组分的基础上进行。一般研究项目包括性状、鉴别、检查和含量（效价）测定等几个方面。

（一）性状

对新原料药状态（如固体、液体）和颜色的定性描述。

1. 外观、色泽、臭、味、结晶性、引湿性等　为药物的一般性状，应予以考察，并应注意在贮藏期内是否发生变化，如有变化，应如实描述。

2. 溶解度　通常考察药物在水及常用溶剂（与该药物溶解特性密切相关的、制备溶液或精制操作所需用的溶剂等）中的溶解度。

3. 熔点或熔距　熔点或熔距数据是鉴别和检查原料药的纯度指标之一。

4. 比旋度　比旋度是反映具光学活性化合物固有特性及其纯度的指标。应采用不同

的溶剂考察其旋光性质,并测定旋光度。

5. 吸收系数　化合物对紫外 - 可见光的选择性吸收及其在最大吸收波长处的吸收系数,是该化合物的物理常数之一,应进行研究。

(二)鉴别

理想的鉴别试验应能很好地区分可能存在的结构相似的化合物。原料药的鉴别试验要采用专属性强、灵敏度高、重复性好、操作简便的方法,常用的有化学反应法、色谱法和光谱法等。

1. 化学反应法　选择官能团专属的化学反应进行鉴别,包括显色反应、沉淀反应、气体生成反应、盐类的离子反应等。

2. 色谱法　是通过比较供试品与对照品在不同色谱条件下的色谱行为的一致性,来鉴别药品的真伪。色谱法常用气相色谱、高效液相色谱和薄层色谱法。

在含量测定或有关物质项下采用高效液相色谱法的,利用对照品与供试品保留时间相同的特性作为鉴别依据,是非常简洁、高效的。仅以一个色谱保留时间作为鉴别是不具专属性的,但用两种不同分离原理的色谱方法或用一种色谱方法与其他试验相结合,如:HPLC-UV 二极管阵列、HPLC-MS 或 GC-MS,通常是可接受的。

3. 光谱法　常用的有红外吸收光谱法。红外吸收光谱法可反映较多的结构信息,在组分单一、结构明确的原料药鉴别中作为首选,应注意根据产品的性质选择适当的制样方法。

(三)检查

检查项目应考虑安全性、有效性和纯度三个方面的内容。药物按既定的工艺生产和正常贮藏过程中可能产生需要控制的杂质,包括工艺杂质、降解产物、异构体、残留溶剂、元素杂质、基因毒性杂质等,因此要进行质量研究,并结合实际制定出能真实反映产品质量的杂质控制项目。

1. 一般杂质　一般杂质包括氯化物、硫酸盐、重金属、砷盐、炽灼残渣等。对一般杂质,试制产品在检验时应根据各项试验的反应灵敏度配制不同浓度系列的对照液,考察多批数据,确定所含杂质的范围。

2. 有关物质　有关物质研究是药物质量研究中关键性的项目之一,其含量是反映药物纯度的直接指标。现代色谱法是有关物质检查的首选方法,主要为高效液相色谱法、薄层色谱法、气相色谱法和毛细管电泳法。如单用色谱法检查有关物质尚不能满足要求时,还可采用高效液相色谱 / 二极管阵列检测器 / 质谱或气相色谱 / 质谱等方法对被测杂质进行定性、定量分析。

具体定量方法有:①外标法(杂质对照法),该法定量比较准确,采用时应对对照品进行评估和确认,并制定质量要求;②加校正因子的主成分自身对照法,该法应对校正因子进行严格测定,仅适用于已知杂质的控制;③不加校正因子的主成分自身对照法,该法的前提是假定杂质与主成分的响应因子基本相同,一般情况下,如杂质与主成分的分子结构相似,其响应因子差别不会太大;④峰面积归一化法,该法简便快捷,但因各杂质与主成分响应因子不一定相同、杂质量与主成分量不一定在同一线性范围内、仪器对微量杂质和常量主成分的积分精度及准确度不相同等因素,所以在质量标准中采用有一定的局限性。

3. 残留溶剂　残留溶剂通常用色谱技术(如气相色谱法)测定。如可能,应采用药典规定的统一残留溶剂测定方法。也可根据特定申请自由选择适宜的经验证的分析方法。残留溶剂测定考虑:确定被测的有机溶剂、选择合适的色谱柱、选择满足检测灵敏度要求的检测器、选择合适的进样方法、制备供试品溶液和对照品溶液等。

4. 多晶型 有些新原料药以不同晶型存在,不同晶型物理性质不同。多晶型也可能包括溶剂化物或水合物(亦称假多晶型)和无定型物。如果已证明存在不同晶型且不同晶型会影响制剂的性能、生物利用度或稳定性,就应指定合适的晶型。

5. 粒径 用于固体制剂或混悬制剂的新原料药,粒径大小可能会显著影响溶出速率、生物利用度和/或稳定性。在这种情况下应用适当方法测定粒径分布,并建立可接受标准。

测定方法有显微镜法、电镜法、筛分法和激光光散射法等。

6. 溶液的澄清度与颜色 溶液的澄清度与颜色是原料药质量控制的重要指标,通常应作此项检查,特别是制备注射剂用的原料药。检查方法有对照比色法、分光光度法和色差计法。

7. 酸碱度 是检查药物中的酸碱性杂质。纯净原料药水溶液的 pH 应是较为恒定的,但在工艺中经酸或碱处理的药物,如果控制不当,就会在产品中引入酸碱性杂质。酸碱性杂质的存在,可能影响药物的疗效或稳定性。检查方法有酸碱滴定法、pH 法和指示剂法。

8. 干燥失重 系指药物在规定的条件下,经干燥至恒重后所减失的重量,通常以百分率表示,是化学原料药的必测项目。

常压恒温干燥法适用于受热稳定及水分易去除的药物,干燥剂干燥法适用于受热易分解或挥发的药物,减压干燥法适用于熔点低、受热不稳定及水分难驱除的药物。

9. 水分 水分含量的多少,对药物的稳定性、理化性状及药用活性等都可能产生影响,所以多数原料药的质量标准中都规定有水分检查项。根据水分子与药物分子之间结合的紧密程度,药物中的水分可以简单地分为结合水和吸附水,但两者之间并没有严格的界限。

水分测定方法有费休氏滴定法、干燥失重测定法、热分析法等。

10. 异构体 异构体包括顺反异构体和光学异构体等。由于不同的异构体可能具有不同的生物活性或药物代谢动力学性质,因此,须进行异构体的检查。

单用比旋度控制手性药物的纯度不够完善,尤其是在药物本身比旋度数值小以及有多个手性中心存在的情况下,用比旋度控制药物光学纯度有很大误差。为准确提供光学纯度,应采用手性色谱法(手性 HPLC 及毛细管电泳等)、超临界流体色谱(SFC)或手性衍生法,所用方法需提供详细方法学研究资料,要注意分离度是否符合要求(建议提供相应的消旋化合物的检测图谱作为佐证),对于含有多个手性中心的化合物,其非对映异构体可通过普通色谱法进行定性或定量,故作为一般杂质处理,以简化研究工作。

11. 元素杂质 可采用《中国药典》中的方法或其他适合的方法测定元素杂质水平。如电感耦合等离子体发射光谱(ICP-OES)和电感耦合等离子体质谱(ICP-MS)分析元素杂质,对元素的化学形态分析可用 HPLC 与 ICP-MS 联用技术。

12. 基因毒性杂质 分析遗传毒性杂质极具挑战性,因为它们必须被控制在远低于 0.01%～0.03% 的水平,检测限应当达到 1～5ppm。顶空气相色谱和 GC-MS 是分析大量遗传毒性杂质的首选技术,如卤化物、磺酸盐和环氧化合物。LC 和 LC-MS 是最常用的非挥发性基因毒性杂质分析手段。离子色谱法(IC)等专用检测手段为特殊结构基因毒性杂质提供高灵敏度分析方法。ICP-OES 及 ICP-MS 是强大的多元素分析技术,可用于具有遗传毒性的砷、镉、铅、钴等元素杂质的分析。

13. 微生物限度 微生物限度检查法系检查非规定灭菌制剂及其原料、辅料受微生物污染程度的方法。检查项目包括需氧菌总数、酵母菌和霉菌总数和不得检出的特定致病菌（如金黄色葡萄球菌、大肠埃希菌、沙门菌、铜绿假单胞菌），这些都可用《中国药典》推荐的方法测定。应根据原料药性质、生产方式和制剂预期用途确定微生物检测的种类和可接受标准。例如，对于无菌原料药可能需要设定无菌检测，对于用于制备注射剂的原料药，可能需要设定细菌内毒素检测。

近年来，有些新的检测微生物技术引入制药领域，如生物发光技术、固相细胞计数法、流式细胞计数法等以及基因指纹分析技术等。这些方法与传统检查方法比较，有简便、快速、高效等特点。

14. 其他　在实际工作中要根据研究品种的具体情况、工艺和贮藏过程中发生的变化，有针对性地设置检查研究项目。如聚合物药物应检查平均分子量等。

抗生素类药物或供注射用的原料药（无菌粉末直接分装），必要时检查异常毒性、细菌内毒素或致热原、降压物质、无菌等。

（四）含量（效价）测定

1. 含量（效价）测定的定义及意义　含量是指药物中所含有效（活性）成分的数量。凡用理化方法测定药物含量的称为"含量测定"；常用百分含量（%）表示。凡以生物学方法或酶化学方法测定药物效价的称为"效价测定"；通常以效价单位（μg/mg）表示。

2. 标准品和对照品　标准品、对照品系指用于鉴别、检查、含量测定的标准物质，是以特性量值的稳定性、均匀性和准确性为主要特征。均由指定的单位制备、标定和供应。标准品系指用于生物检定、抗生素或生化药品中含量或效价测定的标准物质，以国际标准品进行标定；对照品除另有规定外，均按干燥品（或无水物）进行计算后使用。如没有新药对照品，可进行标定研究，作为自制对照品使用。

3. 常用含量（效价）测定方法　常用含量（效价）测定方法有化学分析方法、仪器分析方法和生物活性测定方法。

（1）化学分析方法：化学分析方法是利用物质的化学反应及其计量关系来确定被测药物的组分和含量的分析方法。主要有滴定分析法和重量分析法，也称为经典分析方法。

（2）仪器分析方法：仪器分析法是以药物的物理性质或者物理化学性质为基础而建立的分析方法。常用的有光学分析法（如紫外 - 可见分光光度法、荧光光度法、原子发射光谱法和原子吸收光谱法等）、电化学分析法（如电位分析法、微量水分测定法等）、色谱分析法（如气相色谱法、高效液相色谱法、离子色谱法、毛细管电泳法和超临界流体色谱法等）、质谱分析法等。

（3）生物活性测定方法：生物活性测定可分为体内测定法、体外测定法、酶促反应测定法和免疫学活性方法等，具体操作可参考相关章节。

4. 注意事项　滴定法测定含量要注意参加反应的应是药物分子活性部分，而不应是次要的酸根或碱基部分。如采用非水滴定法，用高氯酸滴定其有机碱的含量。

在很多情况下可使用同一方法（如 HPLC）测定产品中的主成分含量和有关物质。如果认为含量测定采用非专属性的方法是可行的，则需用另一种分析方法来补充完善其专属性。如用滴定法测定原料药含量，应同时选用其他适当的方法测定有关物质。

在鉴别和检查项能够反映手性药物光学特征和光学纯度时，可采用非立体专属性的测定方法，如普通的高效液相色谱法。

四、质量标准分析方法验证

药品质量标准分析方法验证的目的是证明采用的方法适合于相应检测要求,是质量研究和质量控制的组成部分。原则上,每个检测项目采用的分析方法,均需要进行方法验证。

需验证的检测项目分为鉴别、杂质检查(限度试验、定量试验)、含量测定、其他特定检测项目(包括粒径分布、旋光度、分子量分布等)等4类。验证内容包括方法的专属性、准确度、精密度、检测限、定量限、线性、范围、耐用性和系统适用性等。表3-10中列出的检验项目和相应的验证指标可供参考。

表3-10 检验项目和验证指标

项目指标	鉴别	杂质检查		含量测定
		定量	限度	
专属性[①]	+	+	+	+
准确度	−	+	−	+
精密度				
重复性	−	+	−	+
中间精密度	−	+[②]	−	+[②]
检测限	−	−[③]	+	−
定量限	−	+	−	−
线性	−	+	−	+
范围	−	+	−	+
耐用性	+	+	+	+

注:+表示此项特征通常要评价,−表示此项特征通常不用评价。

[①]如一种方法不够专属,可用其他分析方法予以补充。

[②]如已有重现性验证,不需验证中间精密度。

[③]视具体情况予以验证。

(一)专属性

专属性系指在其他成分(如杂质、降解物等)可能存在的情况下,采用的分析方法能够正确鉴定、检出被分析物质的特性。通常在鉴别、杂质检查、含量测定方法中均应考察其专属性。

1. 鉴别反应 鉴别试验应确证被分析物符合其特征。专属性试验要求证明能与可能共存的物质或结构相似的化合物区分,需确证含被分析物的供试品呈正反应,而不含被测成分的阴性对照呈负反应,结构相似或组分中的有关化合物也应呈负反应。

2. 杂质检查 作为纯度检查,所采用的分析方法应确保可检出被分析物中杂质的含量,如有关物质、重金属、残留溶剂等。因此,杂质检查要求分析方法有一定的专属性。

在杂质可获得的情况下,可向供试品中加入一定量的杂质,证明杂质与共存物质能得到分离和检出,并具适当的准确度与精密度。

在杂质或降解产物的对照品不能获得的情况下,专属性可通过与另一种已证明合理但分离或检测原理不同,或具较强分辨能力的方法进行结果比较来确定。或将供试品用强光照射,高温,高湿,酸、碱水解及氧化的方法进行破坏,比较破坏前后检出的杂质个数和量。必要时可采用二极管阵列检测和质谱检测,进行色谱峰纯度检查。

3. 含量测定　含量测定的目的是得到供试品中被分析物的含量或效价的准确结果。在杂质可获得的情况下,对于主成分含量测定可在供试品中加入杂质,考察测定结果是否受干扰,并与未加杂质的供试品比较测定结果。

在杂质或降解产物不能获得的情况下,可采用另一个已验证的或《中国药典》推荐的方法进行比较,对比两种方法测定的结果。也可采用破坏性试验,得到含有杂质或降解产物的试样,用两种方法进行含量测定,比较测定结果。必要时进行色谱峰纯度检查,证明含量测定成分的色谱峰中不包含其他成分。

4. 数据要求　有关物质测定可接受的标准:空白对照应无干扰,该杂质峰与其他峰应能完全分离,分离度不得小于2.0。

含量测定可接受的标准:空白对照应无干扰,主成分与各有关物质应能完全分离,分离度不得小于2.0。

(二)准确度

准确度系指用该方法测定的结果与真实值或认可的参考值之间接近的程度。该指标通过回收率(%)来表示。准确度应在规定的线性范围内测试。

1. 含量测定方法的准确度　原料药可用已知纯度的对照品或符合要求的原料药进行测定,或用本法所得结果与已建立准确度的另一方法测定的结果进行比较。

验证时一般要求分别配制浓度为80%、100%和120%的供试品溶液各3份,分别测定其含量,将实测值与理论值比较,计算回收率。

可接受的标准:各浓度下的平均回收率均应在98.0%～102.0%,9个回收率数据的相对标准偏差(RSD)≤2.0%。

2. 杂质定量测定的准确度　杂质的定量试验可向原料药中加入已知量的杂质进行测定。如果不能得到杂质,可用本法测定结果与另一成熟的方法进行比较,如《中国药典》推荐的方法或经过验证的方法。

如不能测得杂质的相对响应因子,可在线测定杂质的相关数据,如采用二极管阵列检测器测定紫外光谱,当杂质的光谱与主成分的光谱相似,则可采用原料药的响应因子近似计算杂质含量(自身对照法),并应明确单个杂质和杂质总量相当于主成分的重量比(%)或面积比(%)。

验证时一般要求根据有关物质的定量限与质量标准中该杂质的限度,分别配制3个浓度的供试品溶液各3份(例如某杂质的限度为0.2%,则可分别配制该杂质浓度为0.1%、0.2%和0.3%的杂质溶液),分别测定其含量,将实测值与理论值比较,计算回收率、RSD。

各浓度下的平均回收率均应在80%～120%,如杂质的浓度为定量限,则该浓度下的平均回收率可放宽至70%～130%,RSD≤10%。

(三)精密度

精密度系指在规定的测试条件下,同一均匀供试品,经多次取样进行一系列测定所得结果之间的接近程度(离散程度)。精密度可以从三个层次考察:重复性、中间精密度、重现性。精密度一般用偏差、标准偏差或相对标准偏差表示。

1. 重复性　重复性测定可在规定范围内,设计至少3种不同浓度,各制备不少于3份的试样,共计至少9份样品的测定结果;或是用100%浓度水平的试样,至少6份的测定结果进行评价。

含量/有关物质测定可接受的标准：如配制 6 份相同浓度的供试品/杂质（0.1%）溶液，由同一人员在相同的条件下进行测试，所得 6 份供试品含量的 RSD ≤ 1%，杂质含量的 RSD ≤ 3%。

2. 中间精密度　中间精密度系指在同一实验室，因内部条件如时间、分析人员、仪器设备改变时测定结果的精密度。验证设计方案中的变动因素一般为日期、分析人员、设备。

含量/有关物质测定可接受的标准：同重复性试验的试样，分别由两个分析人员使用不同的仪器与试剂进行测试，所得 12 个含量数据的 RSD ≤ 6%。

3. 重现性　指不同实验室之间不同分析人员测定结果的精密度。当分析方法将被法定标准采用时，应进行重现性试验。

（四）检测限

检测限系指试样中的被分析物能够被检测到的最低量，但不一定要准确定量。鉴别试验和杂质检查方法，均应测试检测限。该指标意义在于考察方法是否具备灵敏的检测能力。对于某些杂质的限度试验，要求高灵敏度的检测限。

1. 直观法　通过对一系列已知浓度被测物的试样进行分析，以能准确、可靠地检测被测物的最小量或最低浓度来建立。

2. 信噪比法　用于能显示基线噪声的分析方法，即把已知低浓度试样测出的信号与噪声信号进行比较，计算可检出的最低浓度或量。一般以信噪比为 3：1 时相应的浓度或注入仪器的量确定检测限。

基于工作曲线的斜率和响应的标准偏差进行计算的方法也可用于检测限的确定。无论用何种方法，均需用一定数量的试样，其浓度为近于或等于检测限进行分析，以可靠地测定检测限。

（五）定量限

定量限系指试样中的被分析物能够被定量测定的最低量，其测定结果应具有一定的准确度和精密度。定量限体现了分析方法是否具备灵敏的定量检测能力。定量限的确定方法及实验要求与检测限一样，也包括直观法、信噪比法等，常用信噪比法确定定量限。一般以信噪比为 10：1 时相应的浓度或注入仪器的量进行确定。

数据要求：目标峰与噪声峰信号的强度比应大于 10。另外，配制 6 份最低定量限浓度的溶液，所测 6 份溶液目标峰保留时间的 RSD ≤ 2.0%，峰面积的 RSD ≤ 5.0%。

（六）线性

线性系指在设计的范围内，检测结果与供试品中被分析物的浓度（量）直接呈线性关系的程度。

线性是定量测定的基础，涉及定量测定的项目，如杂质定量和主成分含量测定均需要验证线性，并涵盖设计的浓度范围。可制备一系列被测物质浓度（至少 5 个）系列进行测定。可直接用响应信号，必要时也可进行数学转换（说明理由），与相应浓度进行线性回归计算，检验方法的线性。

数据要求：应列出回归方程、相关系数和回归图。对有关物质测定的相关系数（R）不得小于 0.990，y 轴截距应在 100% 响应值的 25% 以内，响应因子的 RSD ≤ 10%。对主成分含量测定的相关系数（R）不得小于 0.998，y 轴截距应在 100% 响应值的 2.0% 以内，响应因子的 RSD ≤ 2.0%。

（七）范围

范围系指能够达到一定的准确度、精密度和线性，测试方法适用的试样中被分析物高低限浓度或量的区间。特定的范围一般从线性研究中得到，并取决于分析方法的预期应用。

确定范围的方法：样品中含有被分析物的量，无论在范围内或在范围末端，该分析方法均能获得良好的线性、精密度和准确度。范围是规定值，在试验研究开始前应确定验证的范围和试验方法。可以采用符合要求的原料药配制成不同的浓度，按选定方法进行试验。范围通常用与分析方法的测试结果相同的单位（如百分浓度）表示。涉及定量测定的检测项目均需要对范围进行验证。

含量测定：对原料药的含量测定，范围应为测试浓度的 80%～120%。

杂质定量试验：杂质测定时，范围应根据初步实测结果，拟定规定限度的 ±20%。如果含量测定与杂质检查同时测定，用峰面积归一化法，则线性范围应为杂质规定限度的 –20% 至含量限度（或上限）的 +20%。

（八）耐用性

耐用性系指测定条件发生小的变动时，测定结果不受影响的承受程度。耐用性主要考察方法本身对于可变试验因素的抗干扰能力。开始研究分析方法时，就应考虑其耐用性。如果测试条件要求苛刻，则建议在方法中予以写明。通过耐用性评估，建立了一系列的系统适应性参数（如分离度试验），以确保在任何时候使用该分析方法都是有效的。

典型的变动因素包括——供分析用的溶液的稳定性，提取时间。

液相色谱法条件下：流动相的组分变化的影响，流动相 pH 变化的影响，不同柱子（不同的批号和/或供应商）、柱温和流速等的影响。

气相色谱法条件下：不同柱子（不同的批号和/或供应商）、柱温、流速、固定相、担体、进样口和检测器温度等。

测试品溶液稳定性可接受的标准：按照分析方法分别配制对照品溶液与供试品溶液，平行测定两次主成分与杂质的含量，然后将上述溶液分别贮存在室温与冷藏室（4℃）中，于第 1、2、3、5 和 7 天时分别取样平行测定两次主成分与杂质的含量。主成分的含量变化的绝对值应不大于 2.0%，杂质含量的绝对值在 ±0.1% 以内，并不得出现新的大于报告限度的杂质。

HPLC 测定有关物质可接受的标准：分别考察流动相比例变化 ±5%、流动相 pH 变化 ±0.2、柱温变化 ±5℃、检测波长变化 ±5nm、流速相对值变化 ±20% 以及采用三根不同批号的色谱柱进行测定时，仪器色谱行为的变化，每个条件下各测试两次。可接受的标准为各杂质峰的拖尾因子不得大于 2.0，杂质峰与其他成分峰必须达到基线分离；各条件下的杂质含量数据（$n=6$）的 RSD ≤ 2.0%，杂质含量的绝对值在 ±0.1% 以内。

（九）系统适用性

对一些仪器分析方法，在进行方法验证时，有必要将分析设备、电子仪器与实验操作、测试样品等一起作为完整的系统进行评估。系统适用性便是对整个系统进行评估的指标。系统适用性试验参数的设置需根据被验证方法类型而定。

色谱方法对分析设备、电子仪器的依赖程度较高，因此所有色谱方法均应进行该指标验证，并将系统适用性作为分析方法的组成部分。具体验证参数和方法参考《中国药典》有关规定。

五、质量标准的制定

（一）质量标准制定的一般原则

质量标准主要由检测项目、分析方法和限度三方面内容组成。在全面、有针对性的质量研究基础上，充分考虑药物的安全性和有效性，以及生产、流通、使用各个环节的影响，确定控制产品质量的项目和限度，制定出合理、可行并能反映产品特征和质量变化情况的质量标准。

（二）质量标准的内容和限度的确定

1. 质量标准的内容　质量标准项目的设置既要有通用性，又要有针对性，并能灵敏地反映产品质量的变化情况。

原料药质量标准中的项目主要包括（示例）：下表是 2020 年版《中国药典》收载的硫酸氢氯吡格雷质量标准的简化例表，以说明各质量项的内涵。

药品名称（通用名）	硫酸氢氯吡格雷		
汉语拼音名	Liusuan Qinglübigelei	英文名	Clopidogrel Bisulfate
化学结构式	$C_{16}H_{16}ClNO_2S \cdot H_2SO_4$　419.90		
化学名	$S(+)$-2-(2-氯苯基)-2-(4,5,6,7-四氢噻吩并[3,2-c]吡啶-5-基)乙酸甲酯硫酸盐		
含量限度	按干燥品计算，含 $C_{16}H_{16}ClNO_2S \cdot H_2SO_4$ 不得少于 99.0%		
检验项目	分析方法		标准规定
【性状】 外观	本品为白色或类白色结晶性粉末		白色或类白色结晶性粉末
比旋度	取本品，精密称定，加甲醇溶解并定量稀释制成每 1ml 中约含 10mg 的溶液，依法测定（通则 0621）[①]		比旋度为 +55° 至 +58°
【鉴别】 （1）化学鉴别	取本品 30mg，加水 1ml 溶解，取溶液 1～2 滴，置盛有硫酸甲醛溶液（取甲醛溶液 1 滴加到硫酸 1ml 中，摇匀）1ml 的试管中，表面即显紫红色		表面显紫红色
（2）红外光谱	本品的红外光吸收图谱应与对照的图谱（光谱集 1220 图）一致		与对照图谱一致
（3）高效液相色谱	在有关物质项下记录的色谱图中，供试品溶液主峰的保留时间应与系统适用性溶液主峰的保留时间一致		主峰保留时间一致
（4）硫酸盐	本品的水溶液（1g→1ml）显硫酸盐鉴别（1）的反应（通则 0301）[①]		呈正反应
【检查】[②] 酸度	取本品 0.2g，缓缓加水 30ml 并不断振摇使溶解，依法测定（通则 0631）[①]		pH 值应为 1.5～2.5

检验项目	分析方法	标准规定
溶液的澄清度与颜色	取本品 0.5g,加甲醇 10ml 溶解后,溶液应澄清无色;如显色,与黄色 3 号标准比色液(通则 0901 第一法)[①]比较,不得更深	≤黄色 3 号标准比色液
有关物质	照高效液相色谱法(通则 0512)[①]测定。 溶剂Ⅰ流动相 A- 乙腈(40︰60)。 供试品溶液　取本品约 65mg,置 10ml 量瓶中,加溶剂Ⅰ溶解并稀释至刻度。 对照溶液　精密量取供试品溶液 1ml,用溶剂Ⅰ定量稀释至 100ml,精密量取 1ml,置 10ml 量瓶中,用溶剂Ⅰ稀释至刻度。 系统适用性溶液　取硫酸氢氯吡格雷对照品、氯吡格雷杂质Ⅰ对照品与氯吡格雷杂质Ⅱ对照品适量,精密称定,加溶剂Ⅰ溶解并稀释制成每 1ml 中含硫酸氢氯吡格雷 6.5mg、氯吡格雷杂质Ⅰ 0.013mg 与氯吡格雷杂质Ⅱ 0.0195mg 的混合溶液,摇匀。 色谱条件　用十八烷基硅烷键合硅胶为填充剂;以甲醇 - 戊烷磺酸钠溶液(0.96g/L,用磷酸调节 pH 值至 2.5)(5︰95)为流动相 A,以甲醇 - 乙腈(5︰95)为流动相 B,流速为每分钟 1.0ml;柱温 30℃;检测波长为 220nm;按下表进行梯度洗脱;进样体积 10μl。 系统适用性要求　系统适用性溶液色谱图中,出峰顺序依次为氯吡格雷杂质Ⅰ、氯吡格雷与氯吡格雷杂质Ⅱ;氯吡格雷峰与氯吡格雷杂质Ⅱ之间的分离度应符合要求。 测定法　精密量取供试品溶液与对照溶液,分别注入液相色谱仪,记录色谱图	供试品溶液色谱图中如有杂质峰,杂质峰面积与对照溶液的主峰面积相比应符合要求: 杂质Ⅰ≤0.2%; 杂质Ⅱ≤0.3%; 其他单个杂质≤0.1%; 各杂质峰面积和≤0.5%; ＜0.05% 的色谱峰忽略不计
对映异构体	照高效液相色谱法(通则 512)[①]测定。 色谱条件　用纤维素 - 三(4- 甲基苯甲酸酯)硅胶为填充剂,以无水乙醇 - 庚烷(15︰85)为流动相,流速为每分钟 0.8ml,检测波长为 220nm;进样体积 10μl。 测定法　精密量取供试品溶液与对照溶液,分别注入液相色谱仪,记录色谱图至主成分峰保留时间的 1.25 倍	供试品溶液色谱图中,氯吡格雷杂质Ⅲ的峰面积不得大于对照溶液主峰面积的 0.5 倍(0.5%)

色谱条件表(有关物质):

时间 / 分钟	流动相 A/%	流动相 B/%
0～3	89.5	10.5
3～48	89.5 → 31.5	10.5 → 68.5
48～68	31.5	68.5

续表

检验项目	分析方法	标准规定
残留溶剂	照残留溶剂测定法（通则 0861 第二法）[①]测定。 色谱条件　以 6% 氰丙基苯基 -94% 二甲基聚硅氧烷（或极性相近）为固定液的毛细管柱为色谱柱；起始温度 60℃，维持 6 分钟，再以每分钟 70℃ 的速率升温至 200℃，维持 3 分钟；进样口温度为 200℃；检测器温度为 250℃；顶空瓶平衡温度为 60℃，平衡时间为 30 分钟；分流比为 10：1。 测定法　取对照品溶液与供试品溶液分别顶空进样，记录色谱图	限按外标法以峰面积计算： 乙醇 ≤ 0.5% 丙酮 ≤ 0.5% 二氯甲烷 ≤ 0.06% 乙酸乙酯 ≤ 0.5%
甲酸[③]	照高效液相色谱法（通则 0512）[①]测定。 色谱条件　用十八烷基硅烷键合硅胶为填充剂；以 0.05mol/L 磷酸二氢钾溶液（用磷酸调节 pH 值至 2.8）为流动相 A，以甲醇为流动相 B；流速为每分钟 1.0ml；检测波长为 215nm；梯度洗脱；进样体积 50μl。 测定法　精密量取供试品溶液与对照品溶液，分别注入液相色谱仪，记录色谱图	按外标法以峰面积计算，含甲酸不得过 0.5%
干燥失重	取本品，在 105℃ 干燥至恒重，减失重量不得过 0.5%（通则 0831）[①]	≤ 0.5%
炽灼残渣	取本品 1.0g，依法检查（通则 0841）[①]，遗留残渣不得过 0.1%	≤ 0.1%
重金属	取炽灼残渣项下遗留的残渣，依法检查（通则 0821 第二法）[①]，含重金属不得过百万分之二十	≤ 20ppm
【含量】	取本品约 0.16g，精密称定，加入混合溶液［丙酮 - 甲醇 - 水（10：10：30）］50ml 使溶解后，照电位滴定法（通则 0701）[①]，用氢氧化钠滴定液（0.1mol/L）滴定至终点（滴定过程中有沉淀生成），并将滴定的结果用空白试验校正。每 1ml 氢氧化钠滴定液（0.1mol/L）相当于 20.99mg 的 $C_{16}H_{16}ClNO_2S \cdot H_2SO_4$	按干燥品计算，含 $C_{16}H_{16}ClNO_2S \cdot H_2SO_4$ 不得少于 99.0%
【类别】	血小板抑制剂	
【贮藏】	遮光，密封保存	
【制剂】	硫酸氢氯吡格雷片	

注：①参见 2020 年版《中国药典》四部相关章节

②除了表中所列检查项。还应根据各品种的特点及用途增加必要的项目。如对于多晶型药物，如果试验结果显示不同晶型产品的生物活性不同，则需要考虑在质量标准中对晶型进行控制。

对于用于注射剂型的原料药，需考虑对原料药的无菌、细菌内毒素或致热原、异常毒性、升压物质、降压物质等进行控制等。

③不同品种具体的溶剂项目有所不同。

2. 质量标准限度确定的一般原则　质量标准限度的确定首先应基于对药品安全性和有效性的考虑，并应考虑分析方法的误差。可以考虑生产工艺的实际情况，兼顾流通和使用过程的影响。但要注意，工业化生产规模产品与进行安全性、有效性研究样品质量的一致性；也就是说，实际生产产品的质量不能低于进行安全性和有效性试验样品的质量，否则要重新进行安全性和有效性的评价。

质量标准中需要确定限度的项目主要包括：主成分的含量，与纯度有关的性状项（比旋度、熔点等），纯度检查项（影响产品安全性的项目如残留溶剂、一般杂质和有关物质等）和有关产品品质的项目（酸碱度、溶液的澄清度与颜色等）等。

《中国药典》（2020 年版）对一些常规检查项的限度已经进行了规定，研发者可以参考。

3. 质量标准的格式和用语　质量标准应按现行版《中国药典》（2020 年版）和《国家药品标准工作手册》的格式和用语进行规范，注意用词准确、语言简练、逻辑严谨，避免产生误解或歧义。

4. 质量标准的起草说明　质量标准的起草说明是对质量标准的注释，研发者应详述质量标准中各项目设置及限度确定的依据（注意列出有关的研究数据、实测数据和文献数据），以及部分研究项目不订入质量标准的理由等。该部分内容也是研发者对质量控制研究和质量标准制定工作的总结，如采用检测方法的原理、方法学验证、实际测定结果及综合评价等。质量标准的起草说明还是今后执行和修订质量标准的重要参考资料。

六、发展趋势

药品监管标准的国际化是提高药品监管水平的需要，也是促进我国制药工业标准提高的重要举措。2018 年 6 月，国家药品监督管理局正式成为 ICH 管理委员会成员，标志着我国药品研发和质量控制的技术标准将全面与国际接轨。

我国已发布实施或将推出的化学药品相关技术指导原则，已经体现 ICH 要求，在基本原则、核心技术要求上与 ICH 指导原则基本一致。如 ICH Q2、Q3A、Q3B、Q3C，在我国实施没有技术和法规方面的障碍。有部分 ICH Q 系列指导原则，如 ICH Q3D，我国虽然还没有发布相应的指导原则，但在实际工作中已参考 ICH 指导原则执行。还有些 ICH Q（质量）系列指导原则，包括 Q6A、Q8、Q9、Q10、Q11，与我国现行的指导原则差异较大，在我国全面实施还要一些时间，但可以肯定的是，我国药品监管体系全面向 ICH 接轨是必然趋势，也是我国药品进入国际市场的通行证。所有有志于国际化的企业都应自觉将 ICH 原则作为自身产品研制与质量控制的指南，以加快国际化水平的提高。

第五节　原料药稳定性研究

一、原料药稳定性研究的意义与目的

原料药的稳定性是指其保持物理、化学、生物学和微生物学特性的能力。稳定性研究是评价药品质量的主要内容之一，与药品质量研究和质量标准的建立紧密相关。

稳定性研究目的是基于对原料药及其生产工艺的系统研究和理解，通过设计试验获得原料药的质量特性在各种环境因素（如温度、湿度、光线照射等）影响下随时间变化的规律，并据此为药品的处方、工艺、包装、贮藏条件和有效期/复检期的确定提供支持性信息，保

障临床用药安全有效。

根据研究目的不同,稳定性研究可分为影响因素试验、加速试验、长期试验等。

二、原料药稳定性研究的试验方法

稳定性试验的样品应具有代表性。原料药注册稳定性试验通常应采用至少中试规模批次的样品进行,其合成路线及生产工艺应与商业化生产的产品一致或与商业化生产产品的关键工艺步骤一致,试验样品的质量应与商业化生产产品的质量一致;包装容器应与商业化生产产品相同或相似。

稳定性研究应检验那些在贮藏期间易变化、可能影响其质量、安全性、有效性的项目。包括:性状(外观、比旋度等)、酸碱度、溶液的澄清度与颜色、杂质(工艺杂质、降解产物等)、对映异构体、晶型、粒度、干燥失重/水分、含量等。另外,还应根据品种的具体情况,有针对性地设置考察项目;如聚合物的黏度、分子量及分子量分布等;无菌原料药的细菌内毒素/致热原、无菌、可见异物等。

(一)影响因素试验

影响因素试验包括高温、高湿、光照、酸、碱、氧化试验等。一般采用1批样品进行。

将样品置于适宜的开口容器中(如称量瓶或培养皿),摊成≤3mm厚的薄层进行试验。

高温试验一般高于加速试验温度10℃以上(如50℃、60℃等),高湿试验通常采用相对湿度75%或更高(如92.5% RH等),光照试验的总照度不低于1.2×10^6Lux·h、近紫外能量不低于200w·h/m^2。另外,还应评估原料药在溶液或混悬液状态、在较宽pH范围内对水的敏感度(水解)。如试验结果不能明确该原料药对光、湿、热等的敏感性,则应加试2个批次样品进行相应条件的降解试验。

考察时间点应基于原料药本身的稳定性及影响因素试验条件下稳定性的变化趋势设置。高温、高湿试验,通常可设定为0天、5天、10天、30天等。如样品在较高的试验条件下质量发生了显著变化,则可降低相应的试验条件;例如,温度由50℃或60℃降低为40℃,湿度由92.5%降低至75%等。

(二)加速试验

加速试验常用3个批次的样品进行,放置在商业化生产产品相同或相似的包装容器中,试验条件为(T: 40℃±2℃)/(RH: 75%±5%),考察时间为6个月,检测至少包括初始和末次的3个时间点(如0个月、3个月、6个月)。根据研发经验,预计加速试验结果可能会接近显著变化的限度,则应在试验设计中考虑增加检测时间点,如1.5个月,或1个月、2个月。

如在(T: 25℃±2℃)/(RH: 0%±5%)条件下进行长期试验,当加速试验6个月中任何时间点的质量发生了显著变化,则应进行中间条件试验。中间条件为(T: 30℃±2℃)/(RH: 65%±5%),建议的考察时间为12个月,应包括所有的考察项目,检测至少包括初始和末次的4个时间点(如0个月、6个月、9个月、12个月)。

如长期试验的放置条件为(T: 30℃±2℃)/(RH: 65%±5%),则无须进行中间条件试验。拟冷藏保存(5℃±3℃)的原料药,加速试验条件为(T: 25℃±2℃)/(RH: 60%±5%)。原料药如超出了质量标准的规定,即为质量发生了"显著变化"。

(三)长期试验

长期试验常用3个批次的样品进行,放置在商业化生产产品相同或相似的包装容器中,放置条件通常为(T: 25℃±2℃)/(RH: 60%±5%)或(T: 30℃±2℃)/(RH:

65%±5%），考察时间点应能确定原料药的稳定性情况；如建议的有效期（复检期）为 12 个月以上，检测频率一般为第一年每 3 个月一次，第二年每 6 个月一次，以后每年一次，直至有效期（复检期）。

注册申报时，新原料药长期试验应包括至少 3 个注册批次、12 个月的试验数据，并应同时承诺继续考察足够的时间以涵盖其有效期（复检期）。

拟冷藏保存原料药的长期试验条件为 5℃±3℃。对拟冷藏保存的原料药，如加速试验在 3～6 个月其质量发生了显著变化，则应根据长期试验条件下实际考察时间的稳定性数据确定有效期（复检期）。

三、原料药稳定性研究的评价

（一）分析方法及可接受限度

稳定性试验所用的分析方法均需经过方法学验证，各项考察指标的可接受限度应符合安全、有效及质量可控的要求。

安全性相关的质量指标的可接受限度应有毒理学试验或文献依据，并应能满足制剂工艺及关键质量属性的要求。

（二）有效期的确定

稳定性研究的最终目的是通过对至少 3 个批次的原料药试验及稳定性资料的评估（包括物理、化学、生物学和微生物学等的试验结果），建立适用于将来所有在相似环境条件下生产和包装的所有批次原料药的有效期（复检期）。

如果稳定性数据表明试验原料药的降解与批次间的变异均非常小，从数据上即可明显看出所申请的有效期（复检期）是合理的，此时通常不必进行正式的统计分析，只需陈述省略统计分析的理由即可。如果稳定性数据显示试验原料药有降解趋势，且批次间有一定的变异，则建议通过统计分析的方法确定其有效期（复检期）。

原则上，原料药的有效期（复检期）应根据长期试验条件下实际考察时间的稳定性数据确定。

（三）数据申报

所有指标的数据都应以适当的形式（如表格、图、叙述）申报，同时应包括对这些数据的评价。所有时间点的可定量指标的值（如标示百分含量）应以实测值申报。如果进行统计分析，应对所使用的方法及所用模型的假设进行陈述并说明理由。申报资料中应包括对统计分析结果和/或长期试验数据的图表式总结。

（四）标签

应按照国家相关的管理规定，在标签上注明原料药的贮藏条件；表述内容应基于对该原料药稳定性信息的全面评估。对不能冷冻的原料药应有特殊的说明。应避免使用如"环境条件"或"室温"这类不确切的表述。

应在容器的标签上注明由稳定性研究得出的有效期（复检期）计算的失效日期（复检日期）。

（汤立达）

参 考 文 献

[1] 国家药典委员会. 中华人民共和国药典：2020 年版. 四部. 北京：中国医药科技出版社，2020.

[2] 国家药品审评中心. 化学药物原料药制备和结构确证研究的技术指导原则. [2021-3-26]. https：//www. nmpa. gov. cn/wwwroot/gsz05106/02. pdf.

[3] International Conference on Harmonization of Technical Requirements for Registration of Pharmaceuticals for Human Use. ICH harmonized tripartite guideline：development and manufacture of drug substances （chemical entities and biotechnological-biological entities），Q11，2012. [2021-3-26]. https：//database. ich. org/sites/default/files/Q11%20Guideline. pdf

[4] 王乃兴. 核磁共振谱学——在有机化学中的应用. 3 版. 北京：化学工业出版社，2015.

[5] International Conference on Harmonization of Technical Requirements for Registration of Pharmaceuticals for Human Use. ICH Harmonized tripartite guideline：impurities in new drug substances，Q3A（R2），2006. [2021-3-26]. https：//database. ich. org/sites/default/files/Q3A%28R2%29%20Guideline. pdf.

[6] International Council for Harmonisation of Technical Requirements for Pharmaceuticals for Human Use. ICH HARMONISED GUIDELINE：IMPURITIES：GUIDELINE FOR RESIDUAL SOLVENTS Q3C（R8），2021. https：//database. ich. org/sites/default/files/ICH_Q3C-R8_Guideline_Step4_2021_0422_1. pdf.

[7] International Conference on Harmonization of Technical Requirements for Registration of Pharmaceuticals for Human Use. ICH harmonized guideline：guideline for elemental impurity，Q3D（R1），2019. [2021-3-26]. https：//database. ich. org/sites/default/files/Q3D-R1EWG_Document_Step4_Guideline_2019_0322. pdf.

[8] International Conference on Harmonization of Technical Requirements for Registration of Pharmaceuticals for Human Use. ICH harmonized guideline：assessment and control of dna reactive（mutagenic）impurities in pharmaceuticals to limit potential carcinogenic risk，M7（R1），2017. [2021-3-26]. https：//database. ich. org/sites/default/files/M7_R1_Guideline. pdf.

[9] 国家食品药品监督管理局. 化学药物杂质研究的技术指导原则. [2021-3-26]. https：//www. nmpa. gov. cn/wwwroot/gsz05106/03. pdf.

[10] 国家食品药品监督管理局. 化学药物残留溶剂研究的技术指导原则. [2021-3-26]. https：//www. nmpa. gov. cn/wwwroot/gsz05106/06. pdf.

[11] International Conference on Harmonization of Technical Requirements for Registration of Pharmaceuticals for Human Use. ICH harmonized tripartite guideline：specifications- test procedures and acceptance criteria for new drug substances and new drug products-chemical substances，Q6A，1999. [2021-3-26]. https：//database. ich. org/sites/default/files/Q6A%20Guideline. pdf.

[12] International Conference on Harmonization of Technical Requirements for Registration of Pharmaceuticals for Human Use. ICH harmonized tripartite guideline：validation of analytical procedures text and methodology，Q2（R1），2005. [2021-3-26]. https：//database. ich. org/sites/default/files/Q2%28R1%29%20Guideline. pdf.

[13] 国家食品药品监督管理局. 化学药物质量控制分析方法验证技术指导原则. [2021-3-26]. https：//www. nmpa. gov. cn/wwwroot/gsz05106/05. pdf.

[14] 国家食品药品监督管理局. 化学药物质量标准建立的规范化过程技术指导原则. [2021-3-26]. https：//www. nmpa. gov. cn/wwwroot/gsz05106/16. pdf.

[15] 国家食品药品监督管理总局. 国家食品药品监督管理总局关于发布普通口服固体制剂溶出度试验技术指导原则和化学药物（原料药和制剂）稳定性研究技术指导原则的通告. [2021-3-26]. https：//www. nmpa. gov. cn/yaopin/ypggtg/ypqtgg/20150205120001100. html.

第四章

药物制剂的药学研究与评价

剂型及其制剂是一切药物用于临床的必备形式。其重要作用主要体现在：保障或提高药物的稳定性；保障或增强药物的有效性；降低药物的毒副作用；掩盖或改善药物的不良臭味和刺激性；控制药物的释放速度与释放部位等。

药物制剂的药学研究即是根据疾病预防、治疗的临床需要和原料药理化性质，确定药物的给药途径、剂型、处方组成、生产工艺路线以及包装材料和规格等的过程。创新药物的研究往往针对的是新化学实体（new chemical entity，NCE）或全新作用机制的物质，因而存在很大的不确定性，需要经过从发现到开发，最后到临床研究等一系列复杂而精密的程序。传统意义上的制剂研究仅包括药物开发阶段的处方筛选、稳定性研究以及工艺开发等内容。然而，在实际工作中，有相当多的候选化合物，在开发阶段才发现溶解性差、体内吸收不佳、稳定性不足等问题，造成研发工作的中断或延迟，浪费大量的前期投入。因此，制剂设计的理念和制剂相关研究，应贯穿于整个新药开发的过程中。

第一节 剂型与处方设计

药物剂型种类很多，制剂工艺也各有特点，研究中会面临许多具体情况和特殊问题。但制剂研究的总体目标是一致的，即通过一系列研究工作，保证剂型选择的依据充分、处方合理、工艺稳定、生产过程能得到有效控制、适合工业化生产。

一、药物剂型的重要性

1. 可提高药物的稳定性 质子泵抑制剂奥美拉唑对溃疡的治疗效果较好，但在胃中不稳定，制成肠溶制剂则可提高其稳定性，从而提高生物利用度。通常，固体剂型稳定性优于液体剂型；包衣制剂稳定性高于普通制剂；冻干粉针稳定性优于常规注射液等。

2. 可降低药物的不良反应 氨茶碱具有较好的哮喘治疗效果，但治疗窗较窄，可引起心律失常、心率增快等不良反应，将其制成栓剂则可减轻这种不良反应；红霉素等大环内酯类抗生素对胃黏膜有刺激性，将其制成肠溶制剂可减轻黏膜刺激性。缓、控释制剂能保持血药浓度平稳，避免血药浓度的峰谷现象，从而降低药物的不良反应。

3. 可改变药物的作用性质 多数药物改变剂型后作用性质不变，但有些药物剂型改变会改变其作用性质，如硫酸镁制成溶液剂口服时有致泻作用，如将它制成静脉注射液，则为抗惊厥药，用于子痫等疾病。

4. 可改变药物的作用速度 注射剂、吸入气雾剂、速释制剂等剂型起效快，常用于急救或需快速起效的药物（如解热镇痛药、抗生素等）；而缓释制剂、植入制剂、透皮制剂等由于释药速度缓慢、持久，常用于慢性疾病或需长期用药疾病的治疗。

5. 可产生靶向传递作用　微粒给药系统的静脉注射剂，如脂质体、纳米粒等进入血液循环系统后，被网状内皮系统的巨噬细胞所吞噬，从而使药物浓集于肝、脾等器官，起到肝、脾的被动靶向作用；针对胃肠道特定的 pH 和酶，设计具有胃肠道定位作用的口服制剂，如根据结肠特殊的 pH 和酶，设计结肠靶向制剂等。

6. 可改善患者的依从性　对于老人、儿童及有吞咽困难的患者来讲，口服药物不便，可考虑制成栓剂、贴剂等外用给药制剂，提高患者的依从性。

二、药物剂型选择的基本原则

药物研发人员通过对原料药理化性质及生物学性质的考察，根据临床治疗和应用的需要，选择适宜的剂型。

（一）根据临床用药目的及给药途径确定剂型

临床疾病种类繁多，为了适应治疗疾病的性质、治疗的方式、患者的年龄和疾病状态，针对疾病的种类和特点，确定合适的给药途径和相应的剂型。如抢救危重患者、急症患者或昏迷患者，选择速效剂型和非口服剂型，如注射剂、舌下片剂、气雾剂等；药物作用需要持久延缓的，可用缓释片剂、微型胶囊剂等长效剂型；局部用药，根据显效部位采用相应的外用剂型，如栓剂、锭剂等。

剂型还需与给药途径相适应，经胃肠道吸收的药物选用各种口服剂型，如片剂、胶囊剂、散剂、内服液体制剂等；不经胃肠道给药则可选择注射给药（各种注射剂型、植入剂、透析溶液）、呼吸道给药（气雾剂）、皮肤给药（洗剂、膏剂）、黏膜给药（滴眼剂、膜剂）等。

（二）根据药物的理化性质和生物学性质确定剂型

剂型设计要考虑药物的理化性质和生物学性质，以便充分发挥药物的效力或克服药物本身的某些缺点。

原料药某些理化性质可能对制剂质量及生产造成影响，包括原料药的色泽、臭味、pH、解离常数（pK_a）、粒度、晶型、比旋度、光学异构体、熔点、水分、溶解度、油 / 水分配系数、溶剂化和 / 或水合状态等，以及原料药在固态和 / 或溶液状态下在光、热、湿、氧等条件下的稳定性情况。因此，建议根据剂型的特点及给药途径，对原料药有关关键理化性质进行了解，并通过实验考察其对制剂的影响。譬如，药物的溶解性可能对制剂性能及分析方法产生影响，是进行处方设计时需要考虑的重要理化常数之一。原料药粒度可能影响难溶性药物的溶解性能、液体中的混悬性、制剂的含量均匀性，有时还会对生物利用度及临床疗效产生显著影响。如果存在上述情况，则需要考察原料药粒度对制剂相关性质的影响。

如果研究结果证明某些参数变异大，而这些参数对保证制剂质量非常重要，这时，需要注意对原料药质控标准进行完善，增加这些参数的检查并规定限度。对于影响制剂生物利用度的重要参数（如粒度、晶型等），其限度的制定尚需要依据临床研究的结果。

在药物剂型设计过程中，还必须了解药物的药理特性和药效性质，用以指导剂型和制剂设计。新制剂研制出来后，根据新制剂的适应证进行相应的药效学评价也是必要的，以证明原药的药效是否得以保持。临床前研究要求在动物体内进行药效学评价，对于不改变给药途径、制备工艺没有发生重大变更的剂型品种可用文献资料替代。

对于创新药开发，需要快速开展临床Ⅰ期和Ⅱ期研究，以获得对安全性和有效性的支持性数据。因此，大多数情况下，研究者会尽可能选择较为简单的剂型，以便于剂量的调整、受试者的服用等,这样就使得在研究的后期(如临床Ⅱ期中后段、临床Ⅲ期)常常需要变更剂型。此时,给药途径未发生变化,但制剂的处方和制备工艺可能发生了重大变更,这就需要参照对应的变更指导原则开展生物利用度或生物等效性研究。

药物的不良反应也是剂型设计应考虑的重要因素。对于单纯改变剂型的新制剂,由于原料药在临床上已经得到应用,临床应用的毒副反应已经明确,剂型设计时较容易考虑,如果可检索到原料药的毒理学资料,可免做部分实验。对于改变给药途径的新制剂应进行毒理学研究,包括急性、慢性毒性,有时还要进行致畸、致突变、致癌等实验。对于局部用药的制剂必须进行刺激性实验。对于全身用药的大输液,除进行刺激性实验外,还要进行过敏实验、溶血实验及致热原检查。对于创新药物,只能通过毒理学研究结果确定药物临床应用可能发生的毒副作用。

(三)临床用药的安全性与顺应性

药品作为一种特殊的商品,其使用的安全性与顺应性也是剂型选择中需要关注的问题。如:长效缓释剂型可以使短效药物在较长时间内起作用,维持平稳的血药浓度,减少服药次数;靶向制剂利用载体将药物导向病灶器官,能增强疗效,减少全身毒副作用;口服溶液、泡腾片、分散片便于老年人、儿童及吞咽困难的患者服药。据报道,每日用药一次,顺应性达75%;每日用药二次、三次、四次,顺应性分别为70%、52%和42%。从疗程上考虑,三天为一疗程,顺应性为51%,六天、七天为一疗程,顺应性分别为30%和20%。

另外,剂型选择还要考虑制剂工业化生产的可行性及生产成本。一些抗菌药物在剂型选择时应考虑到尽量减少耐药菌的产生,延长药物临床应用周期。

三、处方筛选和制备工艺优化

在给药途径和剂型确定的前提下,制剂的开发过程主要包括了处方研究和生产工艺研究。另外,包装材料的选择和确定将在第三节中讲述。

(一)处方组成

1. 原料药　在进行处方设计时,需要重点关注与制剂生产及制剂性能相关的原料药的关键理化特性,如晶型、溶解性、粒度分布等。

(1)多晶型现象:固体药物有结晶型和非结晶型(无定型)之分。构成药物结晶的基本单元为晶格,在晶格中药物分子以一定的规律排列。而无定型是分子以无序的方式排列,不具有明确的晶格。若药物结晶中包含结晶溶剂分子,就称为溶剂化物。当该溶剂为水时(即含有结晶水),通常称为水合物。药物的不同晶型是由分子在晶格中排列方式的不同所致。

固体药物存在不同的晶型,或存在结晶型与无定型,或存在非溶剂化物与溶剂化物、不含或含有结晶水等现象,就称为该药物存在多晶型现象。存在多晶型现象的药物,由于晶格能的不同,其不同晶型可具有不同的化学和物理性质。如不同的熔点、化学反应性、表观溶解度、溶出速率、光学和机械性质、蒸汽压、密度等。多晶型药物不同晶型之间理化性质的不同,可能对原料药及制剂的制备、稳定性、制剂的溶出度及生物利用度等产生影响。例如,不同晶型之间不同的表观溶解度和溶解速率,可能导致制剂有不同的溶出速率,研究者需关注此差异对生物利用度和生物等效性的影响。棕榈氯霉素也称无味氯霉素,本身无抗菌作用,只有在十二指肠中被酶水解释放出氯霉素后才能发挥疗效。据文献报道,棕榈氯霉素的晶型有A型、B型、C型及无定型等数种,A型为稳定型,B型为亚稳定型,C型为不稳定型（易转变为 A 型）。棕榈氯霉素在人体内的吸收与原料晶型有关，不同晶型的疗效有显著不同。

原料的多晶型还可以表现出不同的物理和机械性质，包括吸湿性、粒子形状、密度、流动性和可压性等，这些可能会影响制剂的制备工艺；多晶型也可具有不同的稳定性，通常选择最稳定的热动力学形态，因为它转变为其他晶型的可能性最低，并且具有最佳的化学稳定性。如，有研究表明结晶型的新生霉素比无定型溶解慢，无定型新生霉素在水中混悬，呈亚稳定型，在静置过程中会变为稳定的结晶型。由于结晶型的溶解速度过慢，无法达到或维持有效的药物浓度，进而导致药效的丧失。加入高分子材料可延缓结晶过程的进行，其机制可能与高分子材料阻碍了药物分子的扩散，进而影响了晶核的生成和成长有关。这类高分子材料常见的有甲基纤维素、羧甲基纤维素钠、聚维酮、海藻酸钠、聚乙二醇等。表面活性剂也能阻止晶型转变，可能是由于它被吸附在界面起到了干扰作用或新生成的晶核被表面活性剂增溶所致。

（2）溶解度和溶解速率：对固体制剂来说，药物最好有较大的溶解度和溶解速率。溶解度也是评价候选药物是否值得被进一步开发的关键因素之一，因为水溶性代表了这个候选分子在溶解后能被吸收的量。如果候选分子的水溶解度较差，则在有限的胃肠道停留时间中，溶出将成为吸收的限速步骤。水溶性低于 100μg/ml 的候选分子被认为是难溶性的，由于其溶解速率较慢，因此可能吸收不完全。

在制剂开发之初，首先需要了解药物在不同 pH 条件下的溶解度，简称 pH- 溶解度。通过这一项研究能够获知原料的溶解性是否为 pH 依赖型，为液体制剂选择合适的缓冲溶液体系，为口服固体制剂选择合适的体外溶出介质，建立适宜的体外溶出方法提供依据。溶出介质的选择是结合溶解度和制剂规格确定的，以保证符合漏槽条件（定义为至少 3 倍于药物饱和浓度体积的介质体积）。更进一步地，还能为制剂的体内溶出和 / 或吸收的特征、生物利用度和生物等效性的研究提供参考。

对于口服固体制剂的开发（尤其是仿制药）而言，必须熟知并能灵活运用生物药剂学分类系统（BCS）的知识。它是一种基于药物的水溶性和肠道渗透性特征的科学方法。BCS 将药物分为四类：Ⅰ类是高溶解性，高渗透性；Ⅱ类是低溶解性，高渗透性；Ⅲ类是高溶解性，低渗透性；Ⅳ类是低溶解性，低渗透性。在 37℃ ±1℃ 的条件下，如果最高单次治疗剂量完全溶于 250ml 或更少的 pH 在 1.2～6.8 范围的水性介质中，则可认为该药物具有高溶解性。研究者在 pH1.2～6.8 的范围测得的最低溶解度将用于药物溶解性分类。应采用经验证的可指示稳定性的方法，在每种溶解度条件 /pH 下至少进行三次重复测定，所用介质可适当参考《中国药典》。此外，应证明药物在测定介质中具有足够的稳定性。如果在溶解度测定过程中药物不稳定（降解 > 10%），则不能充分确定溶解度，因此也不能对其进行 BCS 分类。在这种情况下，不能应用基于 BCS 的生物等效性豁免规则。

注射液的处方设计时则需要考虑在给药途径规定体积的注射用溶剂中能够溶解至少一个剂量的药物，而且应保证在贮藏温度范围内不析出、不发生化学降解。如紫杉醇（< 0.1mg/ml）常用剂量以每次注射 30mg 计算，即使在 1 000ml 注射用水中也难以满足治疗浓度。因此，在处方设计中需考虑剂型选择、溶液 pH 的调整以及增溶技术的应用等。

药物的溶解速率与其总表面积呈比例关系。增加药物表面积可提高其溶解速度，如：灰黄霉素、尼莫地平、联苯双酯采用微粉化减小原料粒径，提高溶解速率。另外，将药物制成盐类也是增加溶解度和溶解速率的常用方法，如：新生霉素、甲苯磺丁脲钠等。

溶解度的资料可通过查找文献、实验测定等途径获得。

（3）粉体学性质：粉体（powder）是指由许多单个固体粒子组成的集合体。其粒子来源、形态、大小不同，粒径分布、表面状态、比表面积、密度、流动性和吸附性等性质各异。在剂型研究中，许多剂型的性质和特征与粉体学密切相关。散剂就是一种粉体，其理化性质就是粉体学特征的体现。颗粒剂是借助黏合剂将药物粉粒制成粒子大小在数毫米范围的粗分散体系。填充于胶囊内的粉末也属于粉体。将药物制成固体分散体后，再将其粉碎成一定大小的粒子，便于制备成片剂或胶囊剂等，这些粉粒的集合体也具有粉体学的特征。此外，微囊、微球等制品也具有某些粉体学性质，一些药用辅料如稀释剂、黏合剂、崩解剂、润滑剂等都是典型的粉体。

粉体的性质研究不仅可阐明其固有的物理性质，更重要的是可指导制剂处方设计、工业化生产、质量控制、包装选择等。如两种或两种以上药物或辅料混合均匀性与物料的分散度、粒度、形态等有关；散剂、胶囊剂、片剂的生产中按容积分剂量的准确性受粉体堆密度、流动性等性质的影响；压片时，结晶性药物的形态、粒径大小与分布、流动性也与片剂的片重差异、压缩成型性有关；难溶性药物的溶出度和生物利用度也与粉体的粒径大小、比表面积、润湿性密切相关；混悬剂中粒子的大小可改变药物的沉降速率，不仅影响其物理稳定性，而且会影响药物的吸收速率。此外，粉雾剂粒子的大小也与药物的肺部吸收有关。总之，粉体学是药剂学中描述固体制剂基本理论的重要组成部分，对指导不同制剂的生产、包装、使用具有重要意义。

（4）油水分配系数和解离度：具有可解离基团的候选药物分子，或为弱酸或弱碱性，可能具备不同的生理学特征，如与靶点酶或受体的结合，与血浆蛋白的结合，胃肠道的吸收特征，中枢神经系统的渗透性、溶解性、溶出速率等。由于大多数药物是有机弱酸或弱碱或两种基团兼有，其在不同的 pH 介质中的溶解度不同，药物溶解后存在的形式也不同（即以解离型和非解离型存在），所以解离常数（pK_a）对药物的溶解性和药物的吸收也很重要。一般而言，解离型药物较难通过生物膜而被吸收，而非解离型药物往往可有效地通过类脂性的生物膜。因此，在开发之初便需要重点关注解离常数。

另外，很多生理学现象（如，溶解性、吸收度、膜渗透性、血浆蛋白结合率、分布体积和肝肾清除率）与药物的分配系数（$\log P$）有关，$\log P$ 值可以由 QSAR 进行推导得到。一个药物药效的发挥首先要求药物分子通过生物膜，生物膜相当于类脂屏障，这种屏障作用与被转运分子的亲脂性有关。油 / 水分配系数（例如辛醇 / 水，三氯甲烷 / 水）是分子亲脂特性的度量。由于一些药物的活性以及与处方设计相关的性质均与油 / 水分配系数有关，因此，在处方设计时，分配系数也是需考虑的重要的物理常数之一。

根据 Lipinski（1997）的研究，$\log P$ 值小于 5 的分子具备较大的成药性潜力。通常，$\log P$ 值在 1～3 的分子具有良好的吸收，$\log P$ 值大于 6 或小于 3 的常常具有较差的转运特征。高亲脂性的分子倾向于分布在膜的亲脂区域，极性较大的化合物由于其不能透过细胞膜屏障而表现出较差的生物利用度。因此，$\log P$ 与药物转运呈抛物线关系，当候选药物的这两种性质达到平衡时，将获得最好的口服生物利用度。

药物的吸收取决于药物在吸收部位的 pH 下究竟有多少呈分子型并与这些分子型药物脂溶性大小有关。通过成盐或改变药物结构进而改变药物的 pK_a 和油水分配系数是提高药物吸收的一种途径。

（5）药物的稳定性：合适的剂型往往可以使药物在很长的时间内保持稳定，减少物理或化学性质的改变。复方制剂各成分之间，有时出现配伍变化，不仅要了解单药的稳定性，也要充分考虑到各成分之间可能发生的物理或化学变化。在剂型、处方设计时应对药物的稳定性加以研究：参照《化学药物（原料药和制剂）稳定性研究技术指导原则》测定药物对热、光、氧、湿、酸、碱的稳定性；不同 pH 和湿度下药物的稳定性；药物与辅料之间的稳定性；复方制剂各成分之间的稳定性等。根据其不稳定的原因，可通过合适的剂型设计、选择合适的辅料和包装材料、合理控制生产条件、贮藏条件等尽量避免药物发生物理或化学破坏。

（6）药物的生物学特征：药物的生物学性质包括对生物膜的通透性，在生理环境下的稳定性，药物的吸收、分布、代谢、消除等药动学性质，毒副作用及治疗窗等。药物生物学性质对制剂研究有重要指导作用。对于口服吸收较差的药物，通过选择适当的制剂技术和处方，可能改善药物的吸收。

生物利用度（bioavailability, BA）指制剂中药物被吸收进入体循环的速度与程度。药物制剂的剂型在很大程度上影响着药物的吸收，从而影响其生物利用度。有些药物即使是同一活性成分、同一规格，若采用不同的剂型，则生物利用度可能不同。

过去出现的一些由制剂生物利用度不同而导致的不良事件，使人们认识到确有必要对制剂中活性成分生物利用度的一致性或可重现性进行验证，尤其是在含有相同活性成分的仿制产品要替代原研制剂进入临床使用的时候。鉴于药物浓度和治疗效果相关，假设在同一受试者，相同的浓度 - 时间曲线意味着在作用部位能达到相同的药物浓度，并产生相同的疗效，那么就可以以药动学参数作为替代的终点指标来建立等效性，即生物等效性（bioequivalence, BE）。

生物利用度和生物等效性（BA 和 BE）研究已经成为评价制剂质量的重要手段。在药品研发的不同阶段有不同作用：在新药研究阶段，为了确定新药处方、工艺合理性，通常需要比较改变某些处方、工艺因素后制剂是否能达到预期的生物利用度；开发了新剂型，要对拟上市剂型进行生物利用度研究以确定剂型的合理性，通过与原剂型进行 BA 比较来确定新剂型的给药剂量，也可通过 BE 研究来证实新剂型与原剂型是否等效；在临床试验过程中，可通过 BE 研究来验证同一药物的不同时期产品的一致性，如：早期和晚期的临床试验用药品、临床试验用药品（尤其是用于确定剂量的试验药）和拟上市药品等。

在仿制药的开发过程中，可通过 BE 研究来证明仿制产品与原研药是否具有生物等效性，为使用仿制药替换原研药提供依据。

药品批准上市后，如处方组成成分、比例以及工艺等出现不同的变更，研究者需要根据变更的程度来确定需要开展哪些研究（如 BE 研究），以考察变更前后的产品质量是否具有一致性。以提高生物利用度为目的研发的新制剂，需要进行 BA 研究，了解变更前后生物利用度的变化。

因此，在药物新剂型、新制剂、仿制制剂的设计过程中，均须考虑对生物利用度和体内动力学的研究，以保证用药的安全性和有效性。

2. 辅料的确定　辅料是主药外一切物料的总称，是药物制剂的重要组成部分。其选择可根据剂型的特点及药品给药途径的需要进行。

（1）需要进行原料药与辅料的相容性研究：辅料应为"惰性物质"，性质稳定，不与主药发生不良相互作用；不影响主药含量测定及有关物质检查。如氯雷他定含有叔胺基，显弱碱性，与偏酸性辅料（如：柠檬酸、乳糖、硬脂酸、聚维酮、交联聚维酮、苯甲酸钠等）之间存在相互作用，在高温、高湿条件下，容易降解、变色，因此，在设计处方时，应先研究主药和辅料的相容性,参照《化学药物制剂研究基本技术指导原则》和《化学药物(原料药和制剂)稳定性研究技术指导原则》开展相应的研究工作。

1)固体制剂的原辅料相容性研究:可选若干种辅料,对辅料用量较大的(如填充剂等),用主药:辅料=1:5比例混合,对辅料用量较小的(如润滑剂等),用主药:辅料=20:1比例混合,取一定量,照《化学药物(原料药和制剂)稳定性研究技术指导原则》中影响因素的实验方法,分别在强光、高温、高湿条件下,放置10天,需要关注性状的变化;用高效液相色谱法(HPLC法)或其他适宜方法检查含量及有关物质放置前后有无变化。必要时,可用原料药和辅料分别作平行对照实验,以判断是原料药本身的变化还是辅料的影响。如条件允许可用差热分析等方法进行实验,以判断主药与辅料是否发生相互作用。

2)液体制剂的原辅料相容性研究:对药物的溶液和混悬剂,应研究其在酸性、碱性、高氧、高氮环境以及加入附加剂如抗氧剂和稳定剂时,不同温度条件下的稳定性。

对口服液体制剂,如处方中含有乙醇、甘油、糖浆、防腐剂和缓冲液等,则需研究药物与上述辅料的配伍。对注射剂,一般是将药物置于含有附加剂的溶液中进行研究,通常是在含重金属(同时含有或不含有螯合剂)或抗氧剂(在含氧或氮的环境中)的条件下研究,目的是了解氧化、光照和重金属对药物和辅料稳定性的影响,为注射剂处方设计提供依据。

(2)辅料应达到的要求:必须符合药用要求;要符合药物的作用机制;要符合剂型的特点和要求;要研究辅料理化性质对制剂的影响;要关注可能引发安全性风险的因素。如辅料理化性质的变化可能影响制剂的工艺过程和质量,包括分子量及其分布、取代度、黏度、粒度及分布、密度、流动性、水分、pH等的变化。在片剂制备过程中,稀释剂的粒度、密度变化会影响混合的均匀性、片剂的可压性,进而影响到固体制剂的含量均匀性、硬度、脆碎度、崩解和溶出等质量属性;而缓控释制剂中控制药物释放的高分子材料的分子量、黏度变化将影响药物释放行为。口服固体制剂溶出或释放行为的变化,可能会引起药物体内吸收的变化,进而影响到药物的安全性和有效性,因此,需要予以重点关注。

(3)辅料的来源要规范:根据《国家药监局关于进一步完善药品关联审评审批和监管工作有关事宜的公告》(2019年第56号)规定,药用辅料的规定如下:原辅包的使用必须符合药用要求,主要是指原辅包的质量、安全及功能应该满足药品制剂的需要。原辅包与药品制剂关联审评审批由原辅包登记人在登记平台上登记,药品制剂注册申请人提交注册申请时与平台登记资料进行关联;因特殊原因无法在平台登记的原辅包,也可在药品制剂注册申请时,由药品制剂注册申请人一并提供原辅包研究资料。

(4)辅料的用量要合理:了解辅料在已上市产品中给药途径及在各种给药途径下的合理用量范围,可参照美国FDA的IIG数据库和CDE"常用药用辅料数据库"。对某些不常用的辅料或辅料用量过大,超出常规用量且无文献支持的,需进行必要的药理毒理实验,以验证这些辅料在所选用量下的安全性。对于改变给药途径的辅料,应充分证明所用途径及用量下的安全性。对具有一定药理活性的辅料,如:抗氧剂L-半胱氨酸(参与细胞的还原过程和肝脏内磷脂的代谢);稳定剂枸橼酸(具有抗凝血作用),应明确其不显示药理活性的量,其用量应控制在该量之下。

(二)处方设计

在前期对原料药和辅料性质研究的基础上,根据剂型的特点及临床应用的需求,结合工作的实践经验,先设计几种基本合理的处方,以制剂的基本性能为评价指标,进行考察,以确定初步处方,探索制剂工艺,同时明确影响制剂性能的关键因素。

1. 处方筛选和优化 处方筛选和优化是在处方设计的基础上,针对影响制剂性能的关键因素,采用各种实验设计(例如比较法,正交设计、均匀设计等)作进一步优化。考察评价指标包括制剂基本性能评价、稳定性评价(影响因素实验、加速及长期留样实验、配伍实验),以及适当的动物体内实验。

对于创新药来说,处方设计可基于原辅料相容性的结果选择辅料种类,基于经验值设定初始用量。在此基础上开展后续的筛选和优化。对于仿制药,在没有侵犯知识产权的前提下,口服固体制剂一般建议选择与原研制剂相同的处方(包括辅料种类、型号与用量),有助于提高仿制的成功率。但也可以采用不同的处方。

根据《化学药品注射剂仿制药质量和疗效一致性评价技术要求》的建议,注射剂仿制药中的辅料种类和用量通常应与参比制剂相同。辅料的用量相同是指仿制药辅料用量为参比制剂相应辅料用量的 95%～105%。如附带专用溶剂,应与参比制剂的专用溶剂处方一致。申请人可以提交与参比制剂抑菌剂、缓冲剂(含常规的 pH 调节剂)或抗氧剂不同的处方,但需标注不同之处,阐述选择的理由,并研究证明上述不同不影响所申请产品的安全性和有效性。辅料的浓度或用量需符合美国 FDA IID 数据库限度要求,或提供充分依据。

根据《化学药品注射剂仿制药质量和疗效一致性评价技术要求》的建议,处方原则上应与参比制剂一致,建议对辅料的型号及可能影响注射剂体内行为的辅料的关键质量属性(critical quality attribute, CQA)进行研究。

2. 处方确定 制剂处方的合理性最终需要根据临床研究结果进行判定。必要的情况下,需要根据临床研究的结果进一步调整和优化处方。如:某缓释制剂,体外研究显示释放符合要求,体内数据显示释药速度过快/过慢。因此,需要根据体内研究结果进一步调整处方。

对于创新药来说,供临床研究的制剂需要与早期用于支持人体安全性和有效性的制剂具备相同的安全性和/或有效性,因此,在进入到下一阶段的研究之前,会在体外开展大量的实验,如体外溶出实验、动物 PK 或 BE 实验等来帮助研究者判断不同时期的制剂是否具备相同的安全性和/或有效性。

对于仿制药来说,在开展以药动学参数为终点评价指标的人体生物等效性研究之前,也会在体外开展大量的实验,如体外溶出实验、动物 BE 实验等来帮助研究者科学合理地评估和提高人体生物等效性研究的成功率。

3. 基于质量源于设计理念的药品开发 近年来,质量源于设计(quality by design, QbD)的理念和运用已愈加深入药品研发的每个环节。ICH 和 FDA 分别于 2005 年和 2008 年发布了基于 QbD 理念的药品开发的指导原则。在处方工艺开发过程中,常常使用到的重要工具之一是实验设计(design of experiment, DoE)。

DoE 是一种基于统计学的、使用最少实验次数获得最可靠结果的、结构化的、有组织的实验方法。一般来说,基本思路是:首先在开发阶段进行因子筛选,选出显著因子,然后对少数的关键因子进行优化,验证实验结果,求得统计上的支持,再扩大实验的规模,最后应用到实际生产中。简述以下三个步骤:

(1)用部分析因设计进行因子的筛选:最开始,情况不是很清楚,考虑到影响响应变量的因子个数可能较多,这时应在较大的实验范围内,先进行因子的筛选,通常应使用部分析因实验设计法,获得较为粗糙的结果。

(2)用全因子实验设计法对因子效应和交互效应进行全面的分析:当因子的个数被筛选到小于或等于 5 之后,可以在较小的范围内进行全因子实验设计以获得全部因子效应和交互效应的准确信息,并进一步筛选因子直到因子个数不超过 3 个。

(3)用响应曲面方法(RSM)确定回归关系并求出最优设置:当因子个数不超过 3 个时,就有条件采用更为细致的响应曲面设计分析方法,在包含最优点的一个较小区域内,对响应变量拟合一个二次方程,从而得到实验区域内的最优点。

以上说的是 DoE 的典型步骤。在实际工作中,可能跳过某个环节,也可能在某个步骤上反复进行几次。总之,要不断筛选因子、不断调整实验的范围和因子水平的选择,经过几轮实验后才能最终达到实验的总目标。

另外,也有一些其他的实验设计方法如正交设计、均匀设计等。

(三)制剂工艺的确定

制剂工艺研究是制剂研究的一项重要内容,对保证药品质量稳定有重要作用,是药品工业化生产的重要基础。制剂工艺研究可以单独进行,也可结合处方研究进行。

制剂工艺研究包括工艺设计、工艺研究和工艺放大三部分。尽管工艺研究过程不属于 GMP 的检查范畴,但在过程控制、数据积累等方面应参考 GMP 的基本要求,重视数据的记录和积累,为药品工业化生产和质量控制打下坚实的基础。

1. 制剂工艺研究的一般原则及评价要素

(1)制剂工艺的选择:在选择适宜剂型的基础上,综合考虑剂型的特点、原料及辅料的理化性质、拟达到的质量指标等因素,选择制剂工艺。

1)剂型因素:制剂工艺是基于具体剂型的。通过对所选剂型常用制剂工艺的分析,并结合药物的特点,选择适宜的制剂工艺;若常规制剂工艺不能满足需要,则需对工艺进行改进或自行研究新工艺;制剂工艺的设计和选择应充分考虑工艺放大过程中的可延续性。

2)药物的理化性质:选择制剂工艺应充分考虑药物的理化性质,如实验或文献资料明确显示药物存在多晶型现象,且晶型对其稳定性和 / 或生物利用度有较大影响的,可通过 IR、粉末 X 射线衍射、DSC 等方法研究粉碎、制粒、压片、包衣等工艺过程对药物晶型的影响,避免药物晶型在工艺过程中发生变化。例如,对湿不稳定的原料药,在注意对生产环境湿度控制的同时,制剂工艺宜尽量避免水分的影响,可采用干法制粒、粉末直接压片工艺等。

3)拟达到的质量指标:拟达到的指标也是工艺选择中需考虑的重要因素。如制备缓控释制剂,目前常用的亲水凝胶骨架片工艺具有工艺简便、辅料易得、易于大生产等优势。但若需要制成零级释药制剂,则采用骨架片工艺较难达到要求,而渗透泵技术在此方面有较大优势。

在产品拟达到的质量指标中,有一些指标属于关键质量属性(CQA)。例如,口服固体制剂的生产过程是由一系列的工艺步骤组合而成,包括了混合、粉碎、制粒、干燥、压片、包衣等,每个工艺步骤之间相互独立,同时具有自身独有的工艺特点和参数。工艺输入或输出后物料所具有的物理、化学、生物或微生物性质或特性,统称为“属性”。原料药与辅料的质量和数量称为原料属性;制剂工艺过程中物质属性称为中间质量属性;能对最终制剂产品的质量产生影响的属性(如含量、溶出)称为产品质量属性。CQA 则是指这些所有属性中,对保证产品质量最为关键的因素。因此,在选择工艺的同时,就需要关注不同工艺对 CQA 的影响,为实现最终产品的质量目标提供支持。

(2)工艺参数的确定:基本的制剂工艺选择确定后,应结合药物的理化性质、制剂设备等因素,通过实验研究确定具体的工艺参数。实验研究过程中应注意考察工艺各环节对产品质量的影响,并确定制剂工艺的关键环节。对于关键环节,应考虑制备条件和工艺参数在一定范围改变对产品质量的影响,根据研究结果,建立相应的质控参数和指标。

　　研究者应根据相关的科学知识、经验和实验数据等,采用风险评估的方法确定影响产品质量的关键工艺参数,并对其进行监测或控制以确保此工艺生产出预期质量的产品。例如,片剂制备过程中常见的工艺参数,见表4-1。

表4-1　片剂制备过程中常见的工艺参数

工艺步骤	工艺参数	潜在质量属性
混合	混合桶的类型 物料加入顺序 混合桶载料水平 转速与时间	混合均匀度 颗粒分布 堆密度/振实密度 水分含量 流体性质
粉碎	**筛网粉碎:** 叶轮速度 叶轮结构 筛网孔径大小 加料速度 **气流粉碎:** 进料速度 喷嘴类型 喷射压力	颗粒大小 粒径分布 颗粒形状 堆密度/振实密度 流体性质 晶型
湿法制粒	**高剪切制粒:** 搅拌桨转速、构造与位置(顶驱、底驱) 切割刀转速、构造 黏合剂加入前的预混时间 喷嘴类型与位置 黏合剂控制温度 黏合剂加入方式 黏合剂加入速度与时间 黏合剂加入后继续混合制粒时间 锅体温度 **流化床制粒:** 混合时间 喷嘴(数量、类型、构造等) 雾化压力 黏合剂加入方式 黏合剂控制温度 黏合剂加入速度与时间 进风速度、进风量、进风温度 露点温度 出风温度 过滤袋材质与孔径大小 抖袋间隔时间 物料温度	收率 混合均匀度 流动性 水分含量 颗粒大小与分布

续表

工艺步骤	工艺参数	潜在质量属性
干法制粒	压轮转速 压轮间隙 压轮压力 压轮表面类型 螺旋送料转速 制粒机类型(垂直、水平)	物料条带的大小、形状 物料条带的密度与厚度 粉碎后颗粒大小、形状 颗粒分布
压片	转台转速 主压轮压力 预压轮压力 饲料速度 填充深度 主压片厚	目标片重 片重差异 含量均匀度 硬度 片厚 崩解时限 脆碎度 外观 水分含量
干燥	**流化床干燥:** 进风量、进风温度 露点温度 出风温度 过滤袋材质 抖袋间隔时间 物料温度 总干燥时间 **烘箱干燥:** 干燥箱中可容纳的烘盘数量 每个烘盘可装载的物料量 干燥温度与时间 风量 进风露点	颗粒大小与分布 流动性 堆密度/振实密度 水分含量 残留溶剂
包衣	物料温度 预热时间 喷嘴(数量、类型、构造等) 每支枪喷液速度 总的喷液速度 转鼓转速 雾化压力 进风量、进风温度、露点温度 出风温度 总的包衣时间	素片片重 外观 包衣增重 包衣厚度 包衣均匀度 硬度 片厚 脆碎度

（3）工艺的验证：制剂工艺的验证包括工艺研究阶段的验证及放大生产阶段对工艺的验证。尤其应关注所用工艺是否适合工业化生产，如放大生产后工艺是否可生产出合格产品，工艺是否稳定、可控等。

1）工艺研究阶段的验证：通过对多批样品制备过程数据的积累，加以分析，对工艺过程本身是否稳定，是否易于控制，并进而明确是否适合大生产进行评价；通过制剂中间产品及终产品质量分析，反映所选择的处方工艺是否合理可行。

2）放大生产对工艺的验证：在放大生产（小试成功后放大样品的制备、临床研究用样品的制备、临床研究期间多批中试规模样品的制备等）过程中，以及批准上市后的生产过程中，均应注意积累数据，进一步考察制剂工艺的可行性，对工艺作进一步的验证。放大生产中由于设备、生产环境等具体情况的改变，可能需要重新确定某些工艺参数，有时可能还需对工艺进行修订完善。如果工艺的修订可能导致药品安全性或有效性的改变，则可能需要重新进行临床研究工作。在工艺研究初期就充分考虑放大生产对工艺的要求，对制剂工艺进行充分研究，使确定的工艺能够满足以后生产实际的需要，对于申报者将来顺利生产该品种非常重要。

对于无菌药品，需要对灭菌/无菌工艺进行详细的验证。按照《化学药品注射剂灭菌和无菌工艺研究及验证指导原则（试行）》《化学药品注射剂基本技术要求（试行）》的建议开展研究工作。

根据《药品注册管理办法》要求，在申请上市前原则上需要完成对生产工艺的验证，并提交相应的研究资料，包括验证方案、验证报告等。

2. 制剂工艺研究应注意的问题

（1）充分了解工艺的每一个步骤所包含的参数。

（2）仔细评估每个参数对该工艺步骤的产物的影响，并从中找出对产物的影响较大和中等的，在研究中予以重点关注或研究。

（3）仔细分析处方对工艺的需求。

（4）关注工艺设备的性能、原理。尤其是在逐级放大研究的过程中，设备将随着生产规模的变化而变化，相同原理不同产量的设备使用相同的参数，也可能得到不同的结果。不同工作原理的设备，就更无法实现简单、直接的更换，需要开展必要的研究，以保证更换设备前后所得到的产物具备相同的质量属性，进而才能保证制剂终产品的质量不受到影响。

总之，对于创新药物（国内外均未上市）处方开发过程包括剂型选择和确定，处方设计、处方筛选和优化、处方确定等研究内容等，研发过程主要涉及 I 期临床注册阶段、临床研究阶段、申请上市阶段，其剂型、规格和处方也随着不同阶段需求不断调整。研究内容包括各开发阶段的处方组成的研究和变化以及支持变化的原因和验证研究。

对于仿制药（国内外已上市），在充分调研原研产品信息的基础上，处方开发过程包括处方设计、处方筛选和优化、处方确定，以及自制样品与原研药的质量特性对比研究等，研究内容包括实验室小试研究、中试及生产三个阶段处方组成的研究和变化以及支持变化的原因和验证研究。

第二节　药物制剂的质量研究及质量标准制定

药品的质量研究与质量标准的制定是药物研发的主要内容之一，需对质量进行系统、深入的研究,制定出科学、合理、可行的质量标准,并不断地修订和完善,以控制药品的质量,保证其在有效期内安全有效。质量标准只是控制产品质量的有效措施之一,药品的质量还要靠实施《药品生产质量管理规范》及工艺操作规程进行生产过程的控制加以保证。只有将质量标准的终点控制和生产的过程控制结合起来,才能全面地控制产品的质量。

近年来,国内外制药界为有效控制产品质量付出了巨大的努力,质量控制模式也随之不断发生变化。经历了以质量检验为控制要件的检验模式和过程控制与终点控制并重的生产模式。目前,药品初始设计决定最终药品质量的理念(质量源于设计,QbD)已逐渐为业界所接受,形成了与之对应的设计模式,相应的实践性工作已陆续展开并取得了一定的经验。ICH也出台了相关指导文件 Q8 以及 Q8R,为设计与药品质量之间的关系进行了阐述。将 QbD 定义为“在可靠的科学和质量风险管理基础之上的,预先定义好目标并强调对产品与工艺的理解及工艺控制的一个系统的研发方法”。ICH Q8 指出,质量不是通过检验注入到产品中,而是通过设计赋予的。要获得良好的设计,必须增加对产品的认知和对生产的全过程控制。

目前,国内药物研究的水平与发达国家相比仍有一定的差距,且研发者之间的水平差异也较大,在质量研究、质量标准的制定和完善方面仍存在着一些不足。主要表现在:①质量研究工作已能够全面覆盖药品的质量,制定过程规范,但对于关键质量属性的研究还需要继续深入,以进一步加强对质量标准的支持;②需进一步加强质量研究的针对性,系统地结合制剂工艺的特点和稳定性研究结果,更加有效地控制工艺过程和产品的质量,保证安全性和有效性;③加深对产品个性化特点的认识,在指导原则的基础上,完善质量研究和制定质量标准。

目前,美国、欧盟等就药物质量研究相关内容制定了一些技术指导性文件,如有关残留溶剂研究、杂质研究、方法学研究以及验证等的技术指导原则,其中,ICH 已发布 44 项关于质量的指导原则。随着国内药品研发水平和规范化程度的提升,国家食品药品监督管理局在 2005 年 3 月发布了《化学药物质量标准建立的规范化过程技术指导原则》,阐述质量研究和质量标准制定的一般原则和内容,重点强调药物研发的自身规律、质量研究和质量标准的阶段性,以及质量标准建立的规范化过程。之后,2007 年 10 月 1 日实施的《药品注册管理办法》取消了药品试行标准,强化了药品注册标准的作用,也规避了因试行标准转正、统一标准导致的有关问题。而在 2020 年发布的《药品注册管理办法》(当年 7 月 1 日开始实行)删除了对药品质量标准的描述,将其视为具体的技术要求,另行制定。现结合有关规定,就药物制剂的质量研究及质量标准制定进行说明。

一、药物制剂质量标准建立的基本过程

药物制剂质量标准的建立主要包括以下过程:确定质量研究的内容、进行方法学研究、确定质量标准的项目及限度、制定及修订质量标准。以上过程密切相关,相互支持。

(一)质量研究内容的确定

药物制剂的质量研究是质量标准制定的基础,质量研究的内容应尽可能全面,既要考虑一般性要求,又要有针对性。确定质量研究的内容,应根据所研究制剂的特性、采用的制备工艺,并结合稳定性研究结果,以使质量研究的内容能充分地反映产品的特性及质量变化的情况。

1. 所研究制剂的特性　在对药物制剂进行质量研究时,除对原料药的结构特征、理化性质等进行考虑外,还应考虑不同剂型的特点、临床用法、复方制剂不同成分之间的相互

作用以及辅料对制剂安全性和有效性的影响（如冻干粉针剂所含的支架剂、注射剂中的抗氧剂等）。对于注射制剂，由于有灭菌保证水平（sterility assurance level，SAL）的要求，按照灭菌工艺的决策树，一般首选湿热灭菌工艺。此时需要考虑药物的物理化学稳定性是否能耐受湿热灭菌条件，需要关注被灭菌产品在高湿、高热和高压条件下的降解（杂质）、含量、pH、溶液颜色的变化情况。对于软膏、乳膏、凝胶等半固体制剂和原料药以无定型形态存在的制剂，则需要考察基质的质量，以及药物在上述基质或制剂中的变化情况，如是否存在药物析晶或粒度增长的可能。对于口服固体制剂，药物的吸收取决于药物从制剂中的溶出或释放、药物在生理条件下的溶解以及在胃肠道的渗透。因此，在药品批准过程中确定溶出度标准时，应考虑到药物的溶解性、渗透性、溶出行为及药动学特性等因素，以保证药品批间质量的一致性、变更以及工艺放大前后药品质量的一致性。

2. 制备工艺对制剂质量的影响　制剂通常考虑所用辅料、不同工艺的影响，以及可能产生的降解产物等。以片剂为例，在生产过程中的多个步骤，如高速剪切制粒、流化床制粒和干燥、压片、包衣等，药物均可能处于高湿和 / 或高热的状态下，如果药物的湿、热稳定性不好，在上述过程中则可能发生降解、转晶的现象。通过对原料和制剂的杂质进行研究，一方面可了解药物的降解途径和可能产生的杂质，为制定杂质的可接受限度提供依据；另一方面，对于热不稳定性药物，也可以考虑采用粉末直接压片等生产工艺代替湿法制粒压片工艺，以减少药物的受热过程。

同时，还应考虑生产规模的不同对产品质量的影响。以高速剪切制粒工艺为例，不同的生产规模所采用的工艺参数不同（如，工作容积、剪切速度和时间、制粒溶剂量、干燥温度和时间、整粒孔径等），因此，所制得的颗粒不同，可能表现在颗粒的形态、粒度及分布、硬度、流动性、水分、孔隙率等性质的不同，更进一步地表现在片剂的可压性（脆碎度、硬度、片重差异）、颜色、体积、溶出、杂质等质量属性的不同。

3. 制剂稳定性的确定　确定制剂质量研究内容时，还应参考原料药及制剂稳定性（包括：影响因素实验、加速实验、长期实验和 / 或强制降解实验）的研究结果，应考虑在贮藏过程中质量可能发生的变化和直接接触药品的包装材料对产品质量的影响。

制剂的稳定性研究应基于对原料药特性的了解及由原料药的稳定性研究和临床处方研究中获得的实验结果进行设计，并应说明在贮藏过程中可能产生的变化情况及稳定性实验考察项目的设置考虑。

稳定性研究应考察在贮藏过程中易发生变化的，可能影响制剂质量、安全性和 / 或有效性的项目。内容应涵盖物理、化学、生物学、微生物学特性，以及稳定剂的含量（如抗氧剂、抑菌剂）和制剂功能性测试（如定量给药系统）等。所用分析方法应经过充分的验证，并能指示制剂的稳定性。

《中国药典》（2020 年版）列出了原料药和制剂在稳定性研究中的一些重点考察项目；未列入其中的，可根据剂型和品种的特点进行制定。

（二）方法学研究

方法学研究包括方法的选择和验证。通常要根据选定的研究项目及实验目的选择实验方法。一般要有方法选择的依据，包括文献依据、理论依据及实验依据。常规项目通常可采用《中国药典》收载的方法。鉴别项应重点考察方法的专属性；检查项重点考察方法的专属性、灵敏度和准确性；有关物质检查和含量测定通常要采用两种或两种以上的方法进行对比研究，比较方法的优劣，择优选择。选择的实验方法应经过方法的验证。

（三）质量标准项目及限度的确定

质量标准项目及限度应在充分的质量研究基础上，根据不同药物及剂型的特性确定，以达到控制产品质量的目的。质量标准中既要设置通用性项目，又要设置针对产品自身特点的项目，能灵敏地反映产品质量的变化情况。质量标准中限度的确定通常基于安全性、有效性的考虑，研发者还应注意工业化生产规模产品与进行安全性、有效性研究样品质量的一致性。

以杂质研究为例，杂质研究与控制是把控药品质量风险的重要内容之一，基于杂质谱分析的杂质控制是"质量源于设计"基本理念在杂质研究与控制中的具体实践，需要与药学研究乃至药理、毒理及临床安全性研究等环节关联思考、综合考虑，而不仅仅拘泥于提供准确的分析数据。从杂质来源入手，从制备工艺、化学结构、处方组成的分析出发，评估、预测产品中可能存在的及潜在的副产物、中间体、降解物以及试剂、催化剂残留等大体的杂质概况，辅以适当的强制降解、对照物质的加入等验证的手段，考证建立的分析方法是否能够将它们逐一检出，并进行相应的方法学验证工作。相比之下，传统的杂质研究是一种"以终为始"的被动行为和逆向思维模式，从杂质分析的结果出发，仅从建立的某种检测方法所检出的有关物质中归属其来源情况，而未充分分析与验证可能存在的潜在杂质情况，建立的分析方法往往不能全面检出这些杂质，故容易出现杂质漏检的情况，难以全面掌握产品的杂质谱。

对一般杂质，可参照现行版《中国药典》（2020年版）、ICH Q3文件和其他国家药典的常规要求确定其限度，仿制药需要与原研药作全面的杂质谱对比。对特殊杂质，则需有限度确定的实验或文献的依据。目前来讲，基于杂质谱分析的杂质控制，对于有效掌控杂质安全性风险具有重要意义。

（四）质量标准的制定

根据已确定的质量标准的项目和限度，参照现行版《中国药典》（2020年版）的规范用语及格式，制定出合理、可行的质量标准。质量标准一般应包括药品名称（通用名、汉语拼音名、英文名）、来源与含量限度、处方、制法、性状、鉴别、检查、含量（效价）测定、类别、规格、贮藏、制剂、有效期等内容。各项目应有相应的起草说明。主要剂型及其基本评价项目见表4-2。

表4-2 主要剂型及其基本评价项目

剂型	制剂基本评价项目
片剂	性状、硬度、脆碎度、崩解时限、水分、溶出度或释放度、含量均匀度（小规格）、有关物质、含量
胶囊剂	性状、内容物的流动性和堆密度、水分、溶出度或释放度、含量均匀度（小规格）、有关物质、含量
颗粒剂	性状、粒度、流动性、溶出度或释放度、溶化性、干燥失重、有关物质、含量
注射剂	性状、溶液的颜色与澄清度、澄明度、pH、不溶性微粒、渗透压、有关物质、含量、无菌、细菌内毒素或致热原、刺激性等
滴眼剂	溶液型：性状、可见异物、pH、渗透压、有关物质、含量 混悬型：性状、沉降体积比、粒度、渗透压、再分散性（多剂量产品）、pH、有关物质、含量

剂型	制剂基本评价项目
软膏剂、乳膏剂、糊剂	性状、粒度（混悬型）、稠度或黏度、有关物质、含量
口服溶液剂、口服混悬剂、口服乳剂	溶液型：性状、溶液的颜色、澄清度、pH、有关物质、含量 混悬型：性状、沉降体积比、粒度、pH、再分散性、干燥失重（干混悬剂）、有关物质、含量 乳剂型：性状、物理稳定性、有关物质、含量
贴剂	性状、剥脱力、黏附强度、透皮速率、释放度、含量均匀性、有关物质、含量
凝胶剂	性状、pH、粒度（混悬型）、黏度、有关物质、含量
栓剂	性状、融变时限、溶出度或释放度、有关物质、含量

（五）质量标准的修订

质量标准的修订应随着药物研发的进程、分析技术的发展、产品质量数据的积累以及生产工艺的放大和成熟而不断进行。研发者通常还应考虑处方工艺变更、改换原料药生产单位等变更对质量标准的影响。质量标准的完善过程通常要伴随着产品研发和生产的始终。一方面使质量标准能更客观、全面及灵敏地反映产品质量的变化情况，并随着生产工艺的成熟和稳定，以及产品质量的提高，不断提高质量标准；另一方面是通过实践验证方法的可行性和稳定性，并随着新技术的发展，不断地改进或优化方法，使项目设置更科学、合理，方法更成熟、稳定，操作更简便、快捷，结果更准确、可靠。

二、药物制剂的质量研究

（一）质量研究用样品

药物制剂的质量研究一般需采用试制的多批样品进行，其工艺和质量应稳定。临床前的质量研究工作可采用有一定规模制备的样品（至少 3 批）进行。临床研究期间，应对中试或工业化生产规模的多批样品进行质量研究工作，进一步考察所拟订质量标准的可行性。研发者需注意工业化生产规模产品与临床前研究样品和临床研究用样品质量的一致性，必要时在保证药品安全有效的前提下，亦可根据中试研究或工业化生产规模产品质量的变化情况，对质量标准中的项目或限度进行适当的调整。

（二）制剂质量研究的一般内容

药物制剂的质量研究，通常应结合制剂的处方工艺以及不同剂型的质量要求确定。与原料药相似，制剂的研究项目一般包括性状、鉴别、检查和含量测定等几个方面，若该制剂具有放行标准和货架期标准，应分别对其限度进行说明。货架期标准用于药品从放行到效期末的质量控制，等同于目前的注册标准，其目的是要确保产品在有效期内质量符合安全有效要求，其制定主要是基于安全有效性考虑。放行标准是企业对生产产品放行时所执行的标准，其目的是为保证药品放行后质量能够符合货架期标准，其制定主要是基于多批工艺稳定后，产品的质量检验数据及长期稳定性实验数据。二者的适用目的不同，故标准的项目及限度也会有不同，例如杂质的限度，考虑到放置过程中产品的杂质含量会有所增加，放行标准通常比货架期标准要严格。

1. **性状**　制剂的性状是考察样品的外形和颜色，如片剂应描述是何种颜色的压制片或包衣片(包薄膜衣或糖衣),除去包衣后片芯的颜色,以及片的形状等,片面有无印字或刻痕或有商标记号等也应描述。硬胶囊剂应描述内容物的颜色、形状等。注射液一般为澄明液体(水溶液),但也有混悬液或黏稠性溶液,需注意对颜色的描述,还应考察贮藏过程中性状是否有变化。

2. 鉴别　通常采用灵敏度较高、专属性较强、操作较简便、不受辅料干扰的方法对制剂进行鉴别。鉴别实验一般至少采用二种不同类型的方法,如化学法和 HPLC 法等。必要时对异构体药物应有专属性强的鉴别实验。

3. 检查　各种制剂需进行的检查项目,除应符合相应的制剂通则中的共性规定[具体内容参照现行版《中国药典》(2020 年版)中制剂通则]外,还应根据其特性、工艺及稳定性考察结果,制定其他的检查项目。如口服片剂、胶囊剂除按制剂通则检查外,一般还应进行溶出度等检查;缓控释制剂、肠溶制剂、透皮吸收制剂等应进行释放度检查;小剂量制剂(主药含量低)应进行含量均匀度检查;注射剂应进行 pH、澄明度、杂质(或已知杂质)检查,注射用粉末或冻干品还应检查干燥失重或水分,大体积注射液检查重金属与不溶性微粒等。以下对列入药典制剂通则的部分检查项目作一些说明。

(1)含量均匀度:片剂、胶囊剂或注射用无菌粉末,规格小于 25mg(含 25mg)的品种或主药含量不大于每片(个)重量 25% 的品种,一般应进行含量均匀度检查。内容物为非均一溶液的软胶囊、单剂量包装的口服混悬液、透皮贴剂、吸入剂和栓剂,均应检查含量均匀度。复方制剂仅检查符合上述条件的组分。

(2)溶出度与释放度:根据原国家食品药品监督管理总局发布的《普通口服固体制剂溶出曲线测定与比较指导原则》,普通口服固体制剂可采用比较仿制制剂与参比制剂体外多条溶出曲线相似性的方法,评价仿制制剂的质量。溶出曲线的相似并不意味着两者一定具有生物等效,但该法可降低两者出现临床疗效差异的风险。

溶出曲线的测定首先要建立适宜的实验方法。可参考有关文献,了解药物的溶解性、渗透性、pK_a 等理化性质,通过考察溶出装置、介质、搅拌速率和取样间隔期等实验条件,最终获得具有适当灵敏度和区分力的溶出实验方法。具体五方面的研究工作,见表4-3。

表4-3　溶出特征的考察

序号	研究工作	研究内容	注意事项
1	溶出仪	需满足相关的技术要求,应能够通过机械验证及性能验证实验	推荐使用桨法、篮法。 一般桨法选择 50~75r/min,篮法选择 50~100r/min。转速的选择推荐由低到高
2	溶出介质	应根据药物的性质,充分考虑药物在体内的环境,选择多种溶出介质进行,必要时可考虑加入适量表面活性剂、酶等添加物	推荐绘制药物的 pH- 溶解度曲线。 推荐选择不少于 3 种 pH 的溶出介质进行溶出曲线考察,如选择 pH 为 1.2、4.5 和 6.8 的溶出介质。 当采用 pH7.5 以上溶出介质进行实验时,应提供充分的依据。 水可作为溶出介质,但使用时应考察其 pH 和表面张力等因素对药物及辅料的影响。 介质体积推荐选择 500ml、900ml 或 1 000ml

序号	研究工作	研究内容	注意事项
3	溶出曲线的测定	测定时间点:可为 5 和 / 或 10、15 和 / 或 20、30、45、60、90、120 分钟,此后每隔 1 小时进行测定	注意截止时间点的选择,以下任何一个条件均可作为考察截止时间选择的依据: (1)连续两点溶出量均达 85% 以上,且差值在 5% 以内。 一般在酸性溶出介质(pH1.0~3.0)中考察时间不超过 2 小时。 (2)在其他各 pH 溶出介质中考察时间不超过 6 小时
4	溶出条件的优化	在截止时间内,药物在所有溶出介质中平均溶出量均达不到 85% 时,可优化溶出条件,直至出现一种溶出介质使平均溶出量达到 85% 以上。优化顺序为提高转速,加入适量的表面活性剂、酶等添加物	表面活性剂浓度推荐在 0.01%~1.0%(W/V)范围内依次递增,特殊品种可适度增加浓度。某些特殊药品的溶出介质可使用人工胃液和人工肠液
5	溶出方法的验证	方法建立后应进行必要的验证	如:准确度、精密度、专属性、线性、范围和耐用性等

(3)杂质:《化学药物杂质研究技术指导原则》中,将药物杂质定义为任何影响药物纯度的物质。杂质研究的对象是与药物具有渊源关系的物质,如因生产工艺、起始原料、药物降解等因素而存在于药物中的其他物质。药品临床使用中的不良反应除了与药品本身的药理活性有关外,有时还与药品中的杂质有关,须严格控制。

(4)残留溶剂:残留溶剂是指在原料药或辅料的生产中,以及在制剂制备过程中使用的,但在工艺过程中未能完全去除的有机溶剂。实际上,对于一些制剂而言,有机溶剂的残留不仅带来残留溶剂本身的安全性问题,同时也与制剂的质量、稳定性密切相关,需要引起研究者足够的重视。具体内容可参阅《化学药物残留溶剂研究的技术指导原则》。

(5)其他:应特别关注质量标准中和产品安全性、有效性相关的项目是否全面。静脉注射剂处方中加有抗氧剂、抑菌剂、稳定剂和增(助)溶剂等,眼用制剂处方中加有抑菌剂等,口服溶液剂、埋植剂和黏膜给药制剂等处方中加入了影响产品安全性和有效性的辅料时,应视具体情况进行定量研究。

4. 含量(效价)测定　通常应采用专属、准确的方法对药物制剂的含量(效价)进行测定。

(三)方法学研究

1. 方法的选择及验证的一般原则　通常应针对研究项目选择有效的质量研究用实验方法。方法的选择要有依据,包括文献的、理论的及实验的依据。常规项目可采用药典收载的方法,视不同情况进行相应的方法验证工作,以保证所用方法的可行性;针对所研究药品的实验方法,应经过详细的方法学验证,确认方法的可行性。

2. 常规项目实验方法 常规项目实验可参照现行版《中国药典》(2020 年版)凡例和通则收载的方法进行,同时还应考虑所研究药品的特殊情况,注意药典方法是否适用,杂质、辅料等是否对实验结果有影响等问题。必要时可对方法的操作步骤等作适当的修订,以适应所研究药品的需要,但修订方法需要有相应的实验或文献依据。若采用与现行版药典不同的方法,则应进行详细的方法学研究,明确方法选择的依据,并通过相应的方法学验证以证实方法的可行性。

3. 实验方法 针对所研究药品的实验方法,如鉴别、杂质检查、残留溶剂检查、制剂的溶出度或释放度检查,以及含量测定等,均应在详细的方法学研究基础上确定适宜的实验方法。关于方法学验证的具体要求可参阅《化学药物质量控制分析方法验证的技术指导原则》《化学药物杂质研究技术指导原则》《化学药物残留溶剂研究的技术指导原则》等相关的技术指导原则,以及现行版《中国药典》(2020 年版)中和 ICHQ2 分析方法验证有关的指导原则。

(1)鉴别:制剂的鉴别实验通常尽可能采用与原料药相同的方法,但需注意:①由于多数制剂中均加有辅料,应排除辅料的干扰。②有些制剂的主药含量甚微,必须采用灵敏度高、专属性强、操作较简便的方法,如色谱法等。

(2)杂质检查:杂质检查分析方法应专属、灵敏。应尽量采用现代分离分析手段,主成分与杂质和降解产物均能分开,其检测限应满足限度检查的要求,对于需作定量检查的杂质,方法的定量限应满足相应的要求。在研究时,应采用几种不同的分离分析方法或不同测试条件以便比对结果,选择较佳的方法作为质量标准的检查方法。杂质研究中,应进行杂质的分离纯化制备或合成制备,以供进行安全性和质量研究。对确实无法获得的杂质和降解产物,研制部门在药物质量研究资料和药物质量标准起草说明中应写明理由。

(3)溶出度与释放度测定法:《中国药典》(2020 年版)收载的溶出度与释放度测定法中,对第一法(篮法)、第二法(桨法)、第三法(小杯法)、第四法(桨碟法)、第五法(转筒法)的仪器装置、测定方法和结果判定标准给予了较详细的规定。前三种装置适用于普通制剂、缓释制剂或控释制剂、肠溶制剂;后两种装置适用于透皮贴剂。研究和建立一个有效的溶出度检查方法,首先需要了解原料和制剂的相关理化性质,如原料的 pK_a、渗透性或油水分配系数、生物药剂学分类、在不同 pH 或介质中的溶解度和稳定性、漏槽条件、辅料的性质等。其次,根据制剂处方设计和实际行为选择合适的溶出装置、介质体积及种类、转速等。最后,通过综合分析实验中的现象以及溶出曲线的数据,对方法进行修改和完善。

《普通口服固体制剂溶出度试验技术指导原则》对溶出度实验的背景和意义、理论依据、方法和具体操作进行了较为详细的阐述,对新药和仿制药均适用。同时,《中国药典》(2020 年版)中的《药物制剂人体生物利用度和生物等效性试验指导原则》中,也特别规定了"与生物等效性试验相关的体外溶出度检查"。

此外,随着仿制药质量和疗效一致性评价研究工作的推进,原国家食品药品监督管理总局发布了《药物溶出度仪机械验证指导原则》。药审中心 CDE 网站自 2011 年 1 月开通并持续更新了"日本厚生省药品体外溶出实验信息库",供业界查询口服固体制剂溶出度实验研究和评价信息,旨在为口服固体制剂评估提供参考和借鉴,以不断促进我国药物制剂工艺的发展,提升我国仿制药的品质,更好地保证公众用药安全有效。

(4)含量测定:由于制剂的含量限度一般较宽,故可选用的方法较多,主要有:①化学滴定法。若供试品符合滴定精度要求且滴定终点明确,即可用此法。②紫外分光光度法。该法测定宜采用对照品法,以减少不同仪器间的误差。若用吸收系数($E_{1cm}^{1\%}$)计算,其值宜在 100 以上;同时还应充分考虑辅料、共存物质和降解产物等对测定结果的干扰。③比色法或荧光分光光度法。当制剂中主药含量很低或无较强的发色团,以及杂质影响紫外分光光度法测定时,可考虑选择显色较灵敏、专属性和稳定性较好的比色法或荧光分光光度法。④色谱法。主要采用高效液相色谱法和气相色谱法。复方制剂或需经过复杂分离除去杂质与辅料干扰的品种,或在鉴别、检查项中未能专属控制质量的品种,可以采用高效液相色谱法或气相色谱法测定含量。制剂的含量测定一般首选色谱法。

三、质量标准的制定

(一)质量标准制定的一般原则

质量标准主要由检测项目、分析方法和限度三方面内容组成。在全面、有针对性的质量研究基础上,充分考虑药物的安全性和有效性,以及生产、流通、使用各个环节的影响,确定控制产品质量的项目和限度,制定出合理、可行,并能反映产品特征和质量变化情况的质量标准,有效地控制产品批间质量的一致性及验证生产工艺的稳定性。质量标准中所用的分析方法应经过方法学验证,应符合"准确、灵敏、简便、快速"的原则,而且要有一定的适用性和重现性,同时还应考虑原料药和其制剂质量标准的关联性。

(二)质量标准项目和限度的确定

1. 质量标准项目确定的一般原则　质量标准项目的设置既要有通用性,又要有针对性(针对产品自身的特点),并能灵敏地反映产品质量的变化情况。制剂质量标准中的项目主要包括:药品名称(通用名、汉语拼音名、英文名),含量限度,性状,鉴别,检查(与制剂生产工艺有关的及与剂型相关的质量检查项等),含量(效价)测定,类别,规格,贮藏,有效期,等。其中,口服固体制剂的检查项主要有溶出度、释放度(缓释、控释及肠溶制剂)、装量或重量差异、微生物限度等;注射剂的检查项主要有 pH、溶液的澄清度与颜色、澄明度、有关物质、干燥失重或水分(注射用粉末或冻干品)、渗透压、可见异物、不溶性微粒、无菌、细菌内毒素或致热原等。其他项目可根据具体制剂的生产工艺及其质量控制的特点设置。例如脂质体,在生产过程中需要用到限制性(如 ICH 规定的二类溶剂)的有机溶剂,则需考虑对其进行控制;另还应根据脂质体的特点,设置载药量、包封率、泄漏率等检查项。

2. 质量标准限度确定的一般原则　质量标准限度的确定首先应基于对药品安全性和有效性的考虑,并应考虑分析方法的误差。在保证产品安全有效的前提下,可以考虑生产工艺的实际情况,以及兼顾流通和使用过程的影响。研发者必须注意工业化生产规模产品与进行安全性、有效性研究样品质量的一致性,也就是说,实际生产产品的质量不能低于进行安全性和有效性实验样品的质量,否则要重新进行安全性和有效性的评价。质量标准中需要确定限度的项目主要包括:主药的含量、检查项(影响产品安全性的项目:残留溶剂、一般杂质和有关物质等)和有关产品性质的项目(酸碱度、溶液的澄明度与颜色、溶出度、释放度等)等。

(三)质量标准的格式和用语

质量标准应按现行版《中国药典》(2020 年版)和《国家药品标准工作手册》的格式和用语进行规范,注意用词准确、语言简练、逻辑严谨,避免产生误解或歧义。

（四）质量标准的起草说明

质量标准的起草说明是对质量标准的注释，研发者应详述质量标准中各项目设置及限度确定的依据（注意列出有关的研究数据、实测数据和文献数据），以及部分研究项目不订入质量标准的理由等。该部分内容也是研发者对质量控制研究和质量标准制定工作的总结，如采用检测方法的原理、方法学验证、实际测定结果及综合评价等。质量标准的起草说明还是今后执行和修订质量标准的重要参考资料。

综上，对于创新药物及质量标准尚未公开的仿制药，制剂的质量控制研究包括质控项目的选择和确定；分析方法开发和验证、标准限度确定依据等。检测项目与剂型及产品特点密切相关。

对于仿制药（质量标准已公开），在对已公开的各国药典标准进行比较的基础上，结合产品自身特点，确定质控项目；在分析方法比较研究的基础上，筛选优化并验证分析方法，确定标准限度。

质量标准（放行标准、货架期标准）应有效控制产品质量，合理可行。

仿制药还需进行全面的质量对比，证明仿制药与已经上市的原研药质量一致。仿制药货架期的标准应不低于现行的技术指导原则与各国现行版药典的要求。

第三节　药物与包装材料的相容性

药品包装材料系指药品生产企业生产的药品和医疗机构配制的制剂所使用的直接与药品接触的包装材料和容器，简称药包材。由一种或多种材料制成的包装组件组合而成，应具有良好的安全性、适应性、稳定性、功能性、保护性和便利性。在药品的包装、贮藏、运输和使用过程中起到保证药品质量安全、有效、实现给药目的（如气雾剂）的作用。作为药品的一部分，药包材本身的质量、安全性、实用性能以及药包材与药物之间的相容性对药品质量有着十分重要的影响。

药包材按材质可分为塑料类、金属类、玻璃类、陶瓷类、橡胶类和其他类（如纸、干燥剂）等，也可以有两种或两种以上的材料复合或组合而成（如复合膜、铝塑组合盖等）。常用的塑料类药包材如药用低密度聚乙烯滴眼剂瓶、口服固体药用高密度聚乙烯瓶、聚丙烯输液瓶等；常用的玻璃类药包材有钠钙玻璃输液瓶、低硼硅玻璃安瓿、中硼硅管制注射剂瓶等；常用的橡胶类药包材有注射液用氯化丁基胶塞、药用合成异戊二烯垫片、口服液体药用硅橡胶垫片等；常用的金属类药包材如药用铝箔、铁制的清凉油盒等。

按用途和形制可分为输液瓶（袋、膜及配件）、安瓿、药用（注射剂、口服或外用剂型）瓶（管、盖）、药用胶塞、药用预灌封注射器、药用滴眼（鼻、耳）剂瓶、药用硬片（膜）、药用铝箔、药用软膏管（盒）、药用喷（气）雾剂泵（阀门、罐、筒）、药用干燥剂等。

药包材可吸收药品中的有效成分而降低其疗效，也可释出一些有害物质而损害机体。据报道，包装在聚氯乙烯输液袋中的地西泮注射液，60% 的药物活性成分被包装材料所吸附，使其疗效受到严重影响。因此，药包材与一般物品的包装材料相比，有着更为严格的质量要求。2004 年 7 月 20 日，国家食品药品监督管理局颁布了《直接接触药品的包装材料和容器管理办法》，明确规定生产、进口和使用药包材必须符合药包材国家标准。此后，又陆续颁布了一系列的指导原则。这些文件的颁布旨在指导药品研发及生产企业系统、规范地进行药品与包装容器的相容性研究，在药品研发期间对药用包装容器进行选择，并在整个研发过程中对包装系统的适用性进行确认,最终选择和使用与药品具有良好相容性的包装容器,避免因药用包装容器可能导致的安全性风险。

药包材国家标准是指国家为保证药包材质量、确保药包材的质量可控性而制定的质量指标、检验方法等技术要求,由国家颁布的药包材标准(YBB标准)和产品注册标准组成。

一、包装材料与药物相容性实验

药包材对保证药品的稳定性起着重要作用,因而药包材将直接影响用药的安全性。直接接触药品的包装材料和容器是药品的一部分,尤其是药物制剂中,一些剂型本身就是依附包装而存在的(如气雾剂等)。由于药包材、容器组成配方、所选择的原辅料及生产工艺的不同,导致不恰当的材料引起活性成分的迁移、吸附甚至发生化学反应,使药物失效,有的还会产生严重的副作用。这就要求在为药品选择包装容器(材料)之前,必须检验证实其是否适用于预期用途,必须充分评价其对药物稳定性的影响,评定其在长期的贮藏过程中,在不同环境条件下(如温度、湿度、光线等),在运输使用过程中(如与药物接触反应,对药物的吸附等),容器(材料)对药物的保护效果和本身物理、化学、生物惰性,所以在使用药包材之前需做相容性实验。这种相容性研究应基于对制剂与包装材料发生相互作用的可能性以及评估由此可能产生安全性风险的结果。与口服制剂相比,吸入气雾剂或喷雾剂、注射液或注射用混悬液、眼用溶液或混悬液等制剂,由于给药后将直接接触人体组织或进入血液系统,被认为是风险程度较高的品种。另外,大多数液体制剂在处方中除活性成分外,还含有一些功能性辅料(助溶剂、防腐剂、抗氧剂等),这些功能性辅料的存在,可能会促进包装材料中成分的溶出,因此与包装材料发生相互作用的可能性较大。按照药品给药途径的风险程度及其与包装材料发生相互作用的可能性分级,这些制剂被列为与包装材料发生相互作用可能性较高的高风险制剂。对上述制剂必须进行药品与包装材料的相容性研究,以证实包装材料与制剂具有良好的相容性。

药包材与药物的相容性研究是选择药包材的基础,药物制剂在选择药包材时必须进行药包材与药物的相容性研究。药包材与药物的相容性实验应考虑剂型的风险水平和药物与药包材相互作用的可能性,一般应包括以下几部分内容:①药包材对药物质量影响的研究,包括药包材(如印刷物、黏合物、添加剂、残留单体、小分子化合物以及加工和使用过程中产生的分解物等)的提取、迁移研究及提取、迁移研究结果的毒理学评估,药物与药包材之间发生反应的可能性,药物活性成分或功能性辅料被药包材吸附或吸收的情况和内容物的逸出以及外来物的渗透等;②药物对药包材影响的研究,考察经包装药物后药包材完整性、功能性及质量的变化情况,如玻璃容器的脱片、胶塞变形等;③包装制剂后药物的质量变化(药物稳定性),包括加速实验和长期实验药品质量的变化情况。

二、相容性实验的设计要求及应注意的问题

(一)设计要求

相容性实验应按照《化学药品注射剂与塑料包装材料相容性研究技术指导原则(试行)》《化学药品注射剂与药用玻璃包装容器相容性研究技术指导原则(试行)》《化学药品注射剂仿制药质量和疗效一致性评价技术要求》开展。

相容性研究内容应包括包装容器对药品的影响以及药品对包装容器的影响,主要分为六个步骤,见表4-4。

表 4-4 药物和包材相容性研究内容

塑料包装材料	药用玻璃包装容器
1）确定直接接触药品的包装组件	
2）了解或分析包装组件材料的组成、包装组件与药品的接触方式与接触条件、生产工艺过程，如：玻璃容器的生产工艺（模制或管制）、玻璃类型、玻璃成型后的处理方法等，并根据注射剂的理化性质对拟选择的玻璃容器进行初步评估	
3）分别对包装组件所采用的不同包装材料进行提取实验，对可提取物进行初步的风险评估并预测潜在的浸出物	3）对玻璃包装进行模拟实验，预测玻璃容器是否会产生脱片以及其他问题
4）进行制剂与包装容器系统的相互作用研究，包括迁移实验和吸附实验，获得包装容器系统对主辅料的吸附及在制剂中出现的浸出物信息	4）进行制剂与包装容器系统的相互作用研究，主要考察玻璃容器对药品的影响以及药品对玻璃容器的影响，应进行药品常规检查项目检查、迁移实验、吸附实验，同时对玻璃内表面的侵蚀性进行考察
5）对制剂中的浸出物水平进行安全性评估	5）对实验结果进行分析，安全性评估和 / 或研究
6）对药品与所用包装材料的相容性进行总结，得出包装系统是否适用于药品的结论	

（二）测试方法的建立

包材相容性试验通常与制剂稳定性研究同步进行，应采用至少 3 批制剂进行研究。所用分析方法应具有专属性强、准确、精密、灵敏的特点，以保证试验结果的可靠性。目前可采用各种光谱、色谱以及联用方法，分别用于检测易挥发性物质、半挥发性物质、不挥发性物质、金属元素、无机离子等组分。应针对不同的待测目标化合物选择适宜的分析方法。

（三）相容性实验的条件

由于包材相容性与产品的稳定性研究同步开展，因此，实验的条件按照《化学药物（原料药和制剂）稳定性研究技术指导原则》、ICH Q1 进行设计。参考《化学药品注射剂仿制药质量和疗效一致性评价技术要求》，注射剂稳定性研究内容包括影响因素实验、加速实验和长期实验，必要时应进行中间条件实验考察。对低温下可能不稳定的注射剂建议进行低温实验和冻融实验。参照 ICH Q1B 要求进行光照稳定性研究。

注册申报时，长期实验应包括至少 3 个注册批次、6 个月的实验数据，并应同时承诺继续考察足够的时间以涵盖其有效期（复检期）。如建议的有效期（复检期）为 12 个月以上，检测频率一般为第一年每 3 个月一次（第 0 个月、3 月、6 月、9 月、12 月），第二年每 6 个月一次（第 18 个月、24 个月），以后每年一次（第 36 个月、48 个月等），直至有效期（复检期）。以确定包装对药物有效期的影响。

拟冷藏保存原料药和制剂的长期实验条件为 5℃ ± 3℃。拟冷冻保存原料药和制剂的长期实验条件为 –20℃ ± 5℃。拟在 –20℃ 以下保存的原料药和制剂，应在拟定的贮藏条件下进行长期实验，并根据长期放置实际考察时间的稳定性数据确定有效期。

（四）特别要求

对采用半渗透性容器包装的水溶液制剂（如塑料容器包装的眼药水、注射剂、混悬液等），除评估该制剂的物理、化学、生物学和微生物学稳定性外，还应评估其潜在的失水性。对采用半渗透性容器包装的固体制剂（如铝塑泡罩包装的片剂、胶囊、颗粒剂等），需要关注水分变化引起的产品质量变化,例如,因为水分增加而导致水解杂质增加;因失水导致胶囊壳脆性增加,无法正常使用。

另外,根据《化学药品注射剂仿制药质量和疗效一致性评价技术要求》,不建议使用低硼硅玻璃和钠钙玻璃。

(五)过程要求

在整个实验过程中,药物与药品包装容器应充分接触,并模拟实际使用状况。如考察注射剂、软膏剂、口服溶液剂时,建议在稳定性考察过程中增加样品倒置考察,以全面研究内容物与胶塞等密封组件的相容性。

必要时应考察使用过程的相容性。

三、包装材料与药物相容性的重点考察项目

(一)包装材料重点考察项目

取经过上述实验的包装材料或容器,弃去药物,测试包装材料或容器中是否有外观和成分的变化等。

1. 玻璃　玻璃材料为最常用的药包材,具有化学性质稳定、阻隔性好、不受大气影响、可随组分不同而调整化学性质和耐辐射性质,以及透明、美观、价格低廉、可回收等优点,因而被广泛用于注射剂、粉针剂、冻干粉针剂和小容量注射剂、大剂量输液、口服液、生物制品及血液制品等领域。玻璃的主要成分是二氧化硅、碳酸钠、碳酸钙。药用玻璃可含用硅、铝、硼、钠、钾、钙、镁、锌与钡等阳离子。玻璃的很多有用的性质是由所含金属元素所产生的,降低钠离子含量能使玻璃具有抗化学性,但若没有钠或其他碱金属离子则玻璃难于熔融;氧化硼可使玻璃耐用,抗热、抗震,增强机械强度。注射剂与玻璃容器的相容性研究包括模拟实验和相互作用研究。模拟实验的主要目的是预测玻璃容器发生脱片的可能性,通常采用模拟药品的溶剂,在较剧烈的条件下,对玻璃包装进行的实验研究。重点考虑模拟溶液的 pH、极性及离子强度、离子种类等。应结合药品在生产、贮藏、运输及使用过程中的最极端条件,并选择更强烈的实验条件,如加热、回流或超声、振荡等。

2. 橡胶　橡胶材料主要用于制造药品包装容器的塞和垫圈,第一代用于药用瓶塞的天然橡胶由于会影响药品质量并对人体健康存在隐患,故现已基本淘汰,目前我国正大力推广使用丁基橡胶。药用瓶塞应有高洁净度和低抽提性,以保证药品的纯净。瓶塞在与药物接触过程中,橡胶中的杂质及添加剂会迁移到瓶塞表面或被药物抽提出来,污染或破坏药物,降低药效。鉴于橡胶配方的复杂性,应重点考察其中各种添加物的溶出对药物的作用;橡胶对药物的吸附以及填充材料在溶液中的脱落。在进行注射剂、粉针、口服溶液剂等实验时,瓶子应倒置、侧放,使药液能充分与橡胶塞接触。与玻璃、塑料包材同理,基于密封件的成分、密封件和药品的特点,结合风险评估,开展提取实验、浸出物研究(迁移实验)和吸附研究。

3. 塑料　塑料常用于片剂、胶囊剂、注射剂、滴眼剂等剂型的包装。塑料材料具有质地轻、可塑性强、美观大方、易于运输、在输液过程中不需补充空气而避免空气污染药液等优点,但密封隔离性和耐热性不如玻璃材料,且价格较高。按材质可分为高、低密度聚乙烯、聚丙烯、聚对苯二甲酸乙二醇酯、聚氯乙烯等。

注射剂与塑料包装材料的相容性实验包括提取实验、迁移实验和吸附实验。提取实验主要针对包装材料进行,应对包装系统中的不同包装组件分别进行提取实验。提取溶剂性

质应尽可能与实际包装的制剂相同或类似,重点考虑 pH、极性及离子强度等因素,建议在条件许可的前提下,优先选择拟包装的制剂作为提取溶剂,也可根据制剂的特性选择其他适宜的提取溶剂(如不含药物的空白制剂)。一般情况下,提取实验需在较剧烈的条件下进行,但又需要控制程度,以保证从包装材料中提取出尽可能多的可提取物,但又不致使添加物过度降解以致干扰实验。对在提取实验研究中获得的高于分析评价阈值(AET)水平的可提取物进行鉴别,预测潜在的可浸出物,包括单体、起始物质、残留物、降解物质、添加剂等。

4. 金属　金属材料主要用于粉针剂包装的铝盖、膏剂及气雾剂的瓶身以及铝塑泡罩包装的药用铝箔等。应重点考察药物对金属的腐蚀;金属离子对药物稳定性的影响;金属表面保护膜在实验前后的完整性等。

(二)药物制剂相容性重点考察项目

取经过上述实验的药物,按表4-4项目考察药物的相容性,并观察包装容器。

第四节　药物制剂的稳定性研究

药物制剂的稳定性是指制剂保持其物理、化学、生物学和微生物学的性质,通过对制剂在不同条件(如温度、湿度、光线等)下稳定性的研究,掌握药品质量随时间变化的规律,为药品的生产、包装、贮藏条件和有效期的确定提供依据,以确保临床用药的安全性和临床疗效。稳定性研究是药品质量控制研究的主要内容之一,与药品质量研究和质量标准的建立紧密相关。其具有阶段性特点,贯穿药品研发的全过程,一般始于药品的临床前研究,在药品临床研究期间和上市后还应继续进行。目前,国家药品监督管理局(NMPA)和 ICH、WHO 等均发布了有关稳定性研究的指导文件,对稳定性研究的意义、项目、方法、评价等进行了详细的规定,从而有效指导了药物研发。

一、稳定性研究设计的考虑要素

稳定性研究的设计应根据不同的研究目的,结合原料药的理化性质、剂型的特点和具体的处方及工艺条件进行。

(一)样品的批次和规模

一般地,影响因素实验通常只需采用一批供试品进行,加速实验和长期实验通常采用三批供试品进行。稳定性研究采用的药物制剂供试品应是一定规模生产的产品,以能够代表规模生产条件下的产品质量。药物制剂的处方、制备工艺也应与生产规模一致。

(二)包装及放置条件

稳定性实验要求在一定的温度、湿度、光照条件下进行,这些放置条件的设置应充分考虑到药品在贮藏、运输及使用过程中可能遇到的环境因素。通常包括影响因素实验、加速实验和长期实验。药物制剂应在影响因素实验结果基础上选择合适的包装,加速实验和长期实验的样品包装应与拟上市包装一致。稳定性研究中所用设备应能较好地对各项实验条件要求的环境参数进行控制和监测。采用可以适时监控环境参数,在超限时能够及时通知负责人的设备,这样可以保证参数记录的及时、完整和可追溯性,也能够在环境参数出现偏离时,及时补救,以免样品较长时间处于偏离环境,而导致整个实验的准确性受到影响。

（三）考察时间点

由于稳定性研究目的是考察药品质量随时间变化的规律，因此研究中一般需要设置多个时间点考察样品的质量变化。考察时间点应基于对药品的理化性质的认识、稳定性趋势评价的要求而设置。如长期实验中，总体考察时间应涵盖所预期的有效期，中间取样点的设置要考虑药品的稳定性特点和剂型特点。对某些环境因素敏感的药品，应适当增加考察时间点。

（四）考察项目

稳定性实验的考察项目应能反映产品质量的变化情况，即在放置过程中易发生变化的，可能影响其质量、安全性和/或有效性的指标，并应涵盖物理、化学、生物学和微生物学的特性，以及稳定剂的含量（如，抗氧剂、抑菌剂）和制剂功能性测试（如，定量给药系统）等。另外，还应根据高湿或高温/低湿等实验条件，增加吸湿增重或失水等项目。

药物制剂化学稳定性研究主要目的是基于原料药的化学性质和稳定性、辅料的性质和原辅料相容性结果，结合制剂在生产、存储过程中可能遭遇的环境因素，寻找减少或避免这些化学反应的方法。药物制剂物理稳定性研究主要考察制剂的物理性能发生变化的现象及其机制。如混悬剂中药物颗粒结块、结晶生长，乳剂的分层、破裂，胶囊制剂的囊壳老化，片剂外观颜色、崩解度、溶出的改变，药物晶型的变化，药物的沉淀或结晶等。药物制剂生物学和微生物学稳定性研究主要考察药物制剂滋生微生物的情况。如细菌或霉菌等微生物使产品变质、腐败，甚至分解而引起的稳定性变化，以及中药汤剂的变质、水丸等的霉变等。广义的生物学稳定性包括药物的药效学与毒理学变化、药物制剂被微生物污染。如注射剂至少应在考察起始和末期进行无菌检查。不应忽视产品特点，仅以常规或专属性较差的考察项目代替样品个性的考察，如对于易吸湿的药物不进行水分或干燥失重检查，无法全面、真实地反映样品的稳定性。

另外，还应结合品种、剂型的不同特点和实际应用情况有针对性地设计考察项目，重点考察影响药物质量、安全性和/或有效性的项目。例如，有些输液、皮肤用霜剂需要考虑其使用时的光稳定性，此时研究者需要根据制剂的使用方法，自行设计光稳定性实验。对于易发生相分离、黏度减小、沉淀或聚集的制剂，还应考虑进行低温或冻融实验。必要时，应对配制或稀释后使用的制剂进行稳定性研究，为说明书和标签上的配制、贮藏条件和配制或稀释后的使用期限提供依据。

（五）显著变化

稳定性研究中如样品发生了显著变化，则实验应中止。一般来说，药物制剂的"显著变化"包括：①含量与初始值相差 5%，或用生物或免疫法测定时效价不符合规定；②任何降解产物超出有效期标准规定的限度；③外观、物理性质、功能性实验（如：颜色、相分离、再分散性、沉淀或聚集、硬度、每揿剂量）不符合有效期标准的规定。一些物理性质（如：栓剂变软、霜剂熔化）的变化可能会在加速实验条件下出现。另外，对某些剂型，"显著变化"还包括：① pH 不符合规定；② 12 个剂量单位的溶出度不符合规定。

（六）分析方法

稳定性实验所用的分析方法均需经过方法学验证，各项考察指标的可接受限度应符合安全、有效及质量可控的要求。安全性指标的可接受限度应有毒理学实验或文献的依据，与剂型相关的关键质量指标的可接受限度应符合临床用药安全、有效的要求。

二、稳定性研究的实验方法

根据研究目的和条件的不同,稳定性研究内容可分为影响因素实验、加速实验、长期实验、其他稳定性实验(制剂与用药器具的相容性实验、配伍稳定性实验、多剂量包装产品拆封后的稳定性实验等)。

(一)影响因素实验

影响因素实验是在比加速实验更激烈的条件下进行。药物制剂进行此项实验的目的是考察制剂处方与生产工艺及包装条件的合理性,为制剂工艺筛选、包装材料和容器的选择、贮藏条件的确定等提供依据。同时,为加速实验和长期实验应采用的温度和湿度等条件提供依据,还可为分析方法的选择提供依据。影响因素实验一般包括高温、高湿、光照实验。

通常情况下,只需采用供试品一批进行,将供试品如片剂、胶囊剂、注射剂等除去外包装,置适宜的开口容器中,进行高温实验和高湿度实验。如实验结果不明确,应加试两个批号的样品。

对于易发生相分离、黏度减小、易沉淀或聚集的药品(如软膏或注射剂),需通过低温或冻融实验来验证其在使用过程中的稳定性。对于需要溶解或者稀释后使用的药品,如注射用粉针剂、溶液片剂等,还应考察临床使用条件下的稳定性,即进行配伍稳定性实验。

(二)加速实验

加速实验是在超常条件(偏离标签上的贮藏条件),如,拟定在 $2\sim8℃$ 贮藏的产品,在 $25℃$ 进行加速实验;拟定在 $25℃$ 下贮藏的产品,在 $40℃$ 进行加速实验。其目的是通过加速药物制剂的化学或物理变化,探讨药物制剂的稳定性,为处方设计、工艺改进、质量研究、包装改进、运输、贮藏提供依据和支持性信息。加速实验一般取商业化或拟上市包装的三批样品进行,建议在比长期实验放置温度至少高 $15℃$ 的条件下进行。一般可选择 $40℃\pm2℃$ 、相对湿度(RH)$75\%\pm5\%$ 条件下,进行 6 个月实验。所用设备应能控制温度 $\pm2℃$,相对湿度 $\pm5\%$,并能对真实温度与湿度进行监测。在实验期间检测至少包括初始和末次的 3 个时间点(第 0 个月、3 个月、6 个月),根据经验可考虑增加中间的检测时间点(第 1 个月、1.5 个月、2 个月等)。按稳定性重点考察项目进行检测。如在 6 个月内供试品经检测不符合质量标准要求或发生显著变化,则应在中间条件 $30℃\pm2℃$ 、RH $65\%\pm5\%$ 同法进行 6 个月实验。同理,可在样品充足的前提下同时开展两种条件下的实验以节约时间。

对采用非渗透性包装的含有水性介质的制剂,如溶液剂、混悬剂、乳剂、注射液等的稳定性研究中,可不考虑药物对湿度的敏感性或可能的溶剂损失。对采用半渗透性的容器包装的药物制剂,如低密度聚乙烯制备的输液袋、塑料安瓿、眼用制剂容器等,加速实验应在 $40℃\pm2℃$ 、RH $25\%\pm5\%$ 的条件(可用 $CH_3COOK\cdot1.5H_2O$ 饱和溶液)下同法进行 6 个月实验。

乳剂、混悬剂、软膏剂、糊剂、凝胶剂、眼膏剂、栓剂、气雾剂、泡腾片及泡腾颗粒等制剂宜直接采用 $30℃\pm2℃$ 、RH$65\%\pm5\%$ 的条件进行实验。对温度敏感药物(需在冰箱中 $4\sim8℃$ 冷藏保存)的加速实验可在 $25℃\pm2℃$ 、RH $60\%\pm10\%$ 条件下同法进行 6 个月实验。

(三)长期实验

长期实验是在上市药品规定的贮藏条件下进行,目的是考察药品在运输、保存、使用过程中的稳定性,能更直接地反映药品稳定性特征,是确定包装、有效期和贮藏条件的最终依据。

　　通常采用供试品三批，市售或相似的包装，在 25℃±2℃、RH 60%±10% 条件放置 12 个月，或在温度 30℃±2℃、RH 65%±5% 的条件下放置 12 个月，这是从我国南方与北方气候的差异考虑的，至于上述两种条件选择哪一种由研究者定。每 3 个月取样一次，分别于第 0 个月、3 个月、6 个月、9 个月、12 个月按稳定性重点考察项目进行检测。12 个月以后，仍需继续考察，分别于第 18 个月、24 个月、36 个月取样进行检测。将结果与第 0 个月进行比较以确定药品的有效期。对温度敏感药物的长期实验可在以下条件进行：拟冷藏的药物在 5℃±3℃、拟冷冻的药物在 −20℃±5℃ 条件下放置 12 个月，按上述时间要求进行检测，12 个月以后，仍需按规定继续考察，制定在低温贮藏条件下的有效期。对拟在 −20℃ 以下保存的原料药，应在拟定的贮藏条件下进行实验。

　　对于包装在半透性容器中的药物制剂，则应在温度 25℃±2℃、RH 40%±5%，或 30℃±2℃、RH 35%±5% 的条件进行实验，至于上述两种条件选择哪一种由研究者确定。

（四）药品上市后的稳定性研究

　　药品在获得上市批准后，可能会因各种原因而申请对制备工艺、处方组成、规格、包装材料等进行变更，此时，需要按照相应的上市后药品，进行相应的研究（包含稳定性研究），以考察变更后药品的质量和稳定性趋势，并与变更前的质量（含稳定性研究资料）进行全面的对比，以评价变更的合理性。

　　总体来讲，一般情况下，变更后样品稳定性实验采用 1~3 批样品进行 3~6 个月的加速实验及长期留样稳定性考察，并与变更前 3 批生产规模样品稳定性数据进行比较，评估变更对产品安全性、有效性和质量可控性的影响，证明变更前后产品的稳定性没有差异（具备等同性和等效性）。稳定性实验产品具体批次和考察时间需根据变更对产品品质的影响程度、产品的稳定性情况等因素综合确定；对于重大变更，或实验结果提示产品稳定性差的，建议选择较多的样品批次并延长考察时间。对于注射剂的变更申请，稳定性实验用样品批次和考察时间还需符合相关注册技术要求。

三、稳定性研究结果的评价

　　药品稳定性的评价是对稳定性研究中的各项实验，如影响因素实验、加速实验、长期实验中得到的药品稳定性信息进行系统的分析和结果判断。最终目的是根据至少 3 个批次制剂的实验结果，确定将来所有在相似环境条件下生产和包装的制剂的有效期和说明书/标签上的贮藏说明。

　　1. 贮藏条件的确定　新药注册申请应综合影响因素实验、加速实验和长期实验的结果，同时结合药品在流通过程中可能遇到的情况进行综合分析。选定的贮藏条件应按照规范术语描述。

　　2. 包装材料/容器的确定　一般先根据影响因素实验结果，初步确定包装材料和容器，结合加速实验和长期实验的稳定性研究的结果，进一步验证采用的包装材料和容器的合理性。

　　3. 有效期的确定　药品的有效期应综合加速实验和长期实验的结果，进行适当的统计分析得到，原则上，制剂的有效期应根据长期实验条件下实际考察时间的稳定性数据确定。如经证明合理，在注册申报阶段也可依据长期实验条件下获得的实测数据，有限外推得到超出实际观察时间范围外的有效期。外推应基于对降解机制全面、准确的分析，包括加速实验的结果、数学模型的良好拟合，以及获得的批量规模的保持性和稳定性数据等；因外推法假设建立的基础是确信"在观察范围外也存在着与已有数据相同的降解关系"。

第五节 创新药物制剂的研究进展

一、概述

药品安全、有效、稳定与顺应性是药物制剂研发与生产中遵循的准则,数以万计的制剂品种为防病治病发挥了极其重大的作用。然而,在药物体内递送和分布过程中,由于缺乏特异性以及清除过快等问题,使许多有应用前景的药物无效或失效。大多数传统剂型包括注射剂、口服制剂以及局部外用制剂等均无法满足以下所有要求:帮助药物到达病理/作用部位;避免药物的非特异性分布/快速的体内清除;达到有效的药物浓度。

创新制剂是通过提高药物生物利用度和治疗指数,降低毒副作用以及提高患者依从性来克服传统剂型的不足。自20世纪50年代起,一些可以持续释药的创新制剂开始取代传统剂型。史克公司研发的Spansule胶囊,其内容物为含药的包衣小丸,被认为是第一个创新制剂。到60年代,材料科学、药动学、物理化学等相关学科的内容被用于创新药物制剂的设计和研究。70年代起,纳米技术被引入创新制剂;80年代开始出现经皮新制剂;随后,生物技术和分子生物学领域的重大突破也将新制剂技术用于提高如多肽、蛋白、反义寡核苷酸和小分子干扰RNA等的体内递送。

据《医药经济报》报道,化合物与新型制剂新药相比,花费的资金和时间都有不同:开发一个新化合物(NCE)类的新药平均需要耗资5亿~10亿美元,历时10~12年,而开发一个新型制剂新药只需0.5亿美元,平均只要3~4年。2016年4月我国颁布的化学药品注册分类改革工作方案,接轨了美国FDA的注册分类规则,其中2.2类新药与美国FDA的3类(不含新适应证)和5类新药对应,给中国创新制剂研发创造了极为有利的机会,再加上原料药和辅料的关联审评等配套措施,创新制剂研发的路径更为通畅,美国FDA 505(b)(2)的新药申请(NDA)的申报政策和思路给制剂研发人员提供了非常好的借鉴。相较于NCE和生物药,改良型新药在新药研发各个阶段的成功率都是最高的:从Ⅰ期临床试验到获批上市的整个过程来看,改良型新药的成功率为NCE的3.6倍,即便与当下全球研发最火热的生物药相比,改良型新药的成功率也是其2倍。基于其高临床成功率的特点,改良型新药目前已经成为全球新药研发的趋势。

目前,创新药物制剂的研究主要包括:①改变药物的溶解性能,增强药物穿透细胞膜的能力,提高药物的生物利用度;②保护药物在到达靶器官前免于降解,增加靶器官和靶细胞的药物浓度,从而降低药物的毒副作用;③定时、定速、定位药物释放技术的相互结合,更大限度地发挥药物的治疗作用;④药物释放系统的载体材料由生物相容性向智能感应型方向发展;⑤药物释放技术与细胞生物学、分子生物学、分子药理学、分子病理学、药物分子传递学及系统工程学、信息科学等学科的联系日益紧密;⑥创新药物制剂的构建、表征、质量评价趋于规范化、标准化、平台化。与此同时,制药设备、给药装置、药用辅料、包装材料、检测设备等方面同步发展,特别是有的创新制剂产业化需要特殊制备工艺和制药设备或给药装置;有些创新制剂需要与相应的新辅料进行同步开发。

二、几种创新药物制剂

(一)微粒类创新制剂

近年来,纳米技术的发展使微粒类创新制剂的研究得到了更广泛的关注。粒径在100nm～100mm范围内的微粒属于粗分散体系,包括混悬剂、乳剂、微囊、微球等;粒径小于100nm的分散体系属于胶体分散系,主要包括纳米乳、脂质体、纳米粒、胶束等。微粒类制剂通常具有以下特点:①缓释与长效性,尤其是微球类制剂具备与缓释制剂类似的优点,如减少给药次数、降低血药浓度峰谷波动等,生物降解微球还具有长效功能;②改善药物的理化性质,如溶解度、稳定性等;③掩盖药物的不良臭味;④液体药物固体化,将油类药物包裹成微粒,便于贮藏和运输。

1. 微球类制剂 微球是指药物分散或被吸附在高分子聚合物基质中而形成的微小球状实体,其粒径一般在1～250mm。通过采用合适的制备工艺和处方,载药微球可在几周或几个月内以一定的速率释放药物,减少给药次数,增加患者顺应性。对于蛋白和多肽药物而言,微球是理想的载药系统。目前上市的注射微球主要有两种:聚乳酸-羟基乙酸共聚物(PLGA)微球和脂质微球。前者拥有较好的缓释效果,糖尿病药物艾塞那肽需一天两次注射,但制成微球后,延长到一周一针,四周一针的注射微球已进入临床研究阶段。亮丙瑞林是重组性激素,一天三针长期注射治疗前列腺癌,目前上市的微球制剂注射一次可维持6个月。此外,曲普瑞林、布舍瑞林等生物降解性微球也已上市。

2. 脂质体制剂 脂质体是一种脂质微囊,由两性脂质双分子层(单层)和/或一系列多个两性脂质双分子层所分隔的同心不连续水性隔室构成。一般情况下,水溶性药物常常包裹在水性隔室中,亲脂性药物则包裹在脂质体的脂质双分子层中。1990年,注射型两性霉素B脂质体作为首个脂质体注射剂,在国外上市并应用于临床。随后,盐酸多柔比星脂质体等10余个脂质体药品获批上市,在抗肿瘤、疫苗等领域发挥着不可替代的作用。目前,我国已批准生产的脂质体注射剂主要有抗感染的注射用两性霉素B脂质体、盐酸多柔比星脂质体注射液以及抗肿瘤的注射用紫杉醇脂质体等。

3. 注射混悬剂 注射混悬剂并非传统意义上的混悬液,而是一类高端剂型,截至目前,美国FDA批准的注射混悬剂只有12个,除纳米氧化铁和紫杉醇之外,其余10个都是缓释注射剂,其中Eligard、Sublocade和Atridox是通过PLGA来达到缓释的目的,Sustol使用的是三甘醇聚(原酸酯)聚合物[triethylene glycol poly(orthoester)polymer],而棕榈帕利哌酮酯和阿立哌唑月桂酸酯是通过制备难溶性盐的方式来延缓药物的释放。

紫杉醇是一种难溶性药物,普通的注射液Taxol需要使用聚氧乙烯蓖麻油和无水乙醇等有机溶剂助溶,有机溶剂不但具有很大的刺激性,还有可能诱发超敏反应,因此,Taxol需要联合地塞米松一起使用,以防止超敏事件的发生。紫杉醇结合蛋白于2005年获得美国FDA批准。其不但很好地解决了药物的溶解性问题,而且疗效也有一定的提高。临床试验数据显示,紫杉醇结合蛋白治疗转移性乳腺癌患者,应答率高达21.5%,而普通紫杉醇注射液为11.1%,在非小细胞肺癌方面也得到了相似的结果,紫杉醇结合蛋白治疗组应答率为33%,而普通紫杉醇注射液组为25%。除此以外,紫杉醇结合蛋白相比脂质体还有一定的优势,因为脂质体中的磷脂是表面活性剂,可能诱发溶血反应。

(二)针对难溶性药物的创新制剂

目前上市的药物中,30%属于难溶性药物,在研药物这一比例高达70%,解决药物溶解度的问题也是创新制剂发展的方向之一。

1. 基于固体分散体的创新　制剂固体分散体（solid dispersion）是指将药物以分子、无定型或微晶状态高度分散于适宜载体材料中制成的固态分散物。采用亲水性载体材料将难溶性药物制成固体分散体，进一步制成片剂、颗粒剂等，可增加药物分散度、减小粒径、增加药物溶解度与溶出速率，提高难溶性药物的口服生物利用度。目前，全球范围内使用该技术制备的口服制剂市场规模已超过 50 亿美元，技术成熟度较高，工艺可操作性较强。

2. 基于包合物的创新　包合物（inclusion compound）是指药物分子被全部或部分包嵌于另一种物质分子的空穴结构内形成的包合体，由主分子（host molecule）和客分子（guest molecule）两部分组成。主分子为具有一定空穴结构的药用材料，如环糊精是最常用的一类包合材料。客分子则通常指药物。包合物是制剂的一种中间体，可进一步制成溶液剂、注射剂、片剂或胶囊剂等适宜剂型。第一个环糊精产品前列腺素 E2-β- 环糊精舌下片于 1976 年在日本上市。1988 年吡罗昔康片剂在意大利上市，1997 年又有伊曲康唑 -HP-β- 环糊精口服液在美国上市。采用水溶性包合材料，可大大增加难溶性药物的溶解度，有利于将药物制成溶液型制剂如口服溶液或注射液。例如，将难溶性药物阿苯达唑制成环糊精包合物，水中溶解度可提高 6～7 倍。目前，全球范围内已有利马前列腺素、美洛昔康、奥美拉唑、吡罗昔康等 50 余种产品上市，涉及各种剂型。

3. 软胶囊　目前已有数十种难溶性药物的软胶囊产品上市，其最大优势在于可以填充液体组分，填充物既可以是油性溶液，也可以是微乳，可将难溶性药物的溶解度大大增加。

（三）三维打印创新制剂

三维（three-dimensional，3D）打印（three-dimensional printing，3DP）是通过建立数字模型层层叠加，逐层打印所需 3D 产品的技术。在制药领域仍处于起步阶段，自 20 世纪 90 年代初期以来，很多研究机构对 3D 打印药物递送装置进行研究，直到 2015 年 7 月，全球首款由 3D 打印技术研发制备的左乙拉西坦速溶片（商品名：Spritam®）获得美国 FDA 批准上市，该制剂内部呈多孔状，内表面积大，且制剂表面覆盖有亲水材质，当用少量液体服用时，Spritam® 在口腔中平均崩解时间为 11 秒（范围为 2～27 秒），产生可吞咽的小颗粒。通过实验比较，Spritam® 速溶片在水中的扩散程度要明显大于传统片剂，在少量水中 4 秒即完全崩散。相比于传统药品，Spritam® 最大优势就是能让儿童、老人或有精神障碍者等吞咽困难的患者更好地服用。此外，其载药量高（即辅料少）是该技术的另一个重要特点。目前，3D 打印技术被用于片剂、植入剂和经皮制剂等的制备，与传统制剂相比所具有的优势包括：剂型开发的数字化设计、产品个性化和按需制造。但在设备及工艺、产品外观、打印材料、质量评价等方面仍存在一些问题。

综上，创新制剂的研发需针对临床用药的需求，注重关键技术突破与深化、多学科交叉和融合、基础研究和转化结合，方能取得长足的进步。

（黄　园　周　丹）

参 考 文 献

[1] 方亮. 药剂学. 8 版. 北京：人民卫生出版社，2016.

[2] 国家药典委员会. 中华人民共和国药典. 2020 年版. 北京：中国医药科技出版社，2020.

[3] 国家食品药品监督管理局药品审评中心. 化学药品注射剂灭菌和无菌工艺研究及验证指导原则(试行). [2020-12-31]. https://www.cde.org.cn/main/news/viewInfoCommon/8a1c258dea8798a6c6d6c1e0a14d1c1f.

[4] 国家食品药品监督管理总局. 普通口服固体制剂溶出度试验技术指导原则. [2021-3-26]. https://www.nmpa.gov.cn/yaopin/ypggtg/ypqtgg/20150205120001100.html.

[5] 国家食品药品监督管理总局. 化学药物(原料药和制剂)稳定性研究技术指导原则. [2021-3-26]. https://www.nmpa.gov.cn/yaopin/ypggtg/ypqtgg/20150205120001100.html.

[6] 国家食品药品监督管理总局. 国家食品药品监督管理总局关于发布化学药品注射剂与药用玻璃包装容器相容性研究技术指导原则(试行)的通告. [2021-3-26]. https://www.nmpa.gov.cn/yaopin/ypggtg/ypqtgg/20150728120001551.html.

[7] 国家食品药品监督管理总局. 国家食品药品监督管理总局关于发布 YBB 00032005—2015《钠钙玻璃输液瓶》等 130 项直接接触药品的包装材料和容器国家标准的公告(2015 年第 164 号). [2021-3-26]. https://www.nmpa.gov.cn/yaopin/ypggtg/ypqtgg/20150811120001744.html.

[8] 石靖, 王增明, 郑爱萍. 3D 打印技术在药物制剂中的应用和挑战. 药学进展, 2019, 43(3): 164-173.

[9] 王浩. 改良型制剂: 不平坦的创新之路. 药学进展, 2018, 42(12): 881-883.

[10] 魏利军. 特殊注射剂的发展现状与市场概况. 药学进展, 2018, 42(12): 913-921.

[11] 国家食品药品监督管理局. 国家食品药品监督管理局关于印发化学药品注射剂与塑料包装材料相容性研究技术指导原则(试行)的通知. [2021-3-26]. https://www.nmpa.gov.cn/xxgk/fgwj/gzwj/gzwjyp/20120907093801278.html.

[12] 国家药品监督管理局. 国家药品监督管理局关于发布化学药品与弹性体密封件相容性研究技术指导原则(试行)的通告. [2021-3-26]. https://www.nmpa.gov.cn/yaopin/ypggtg/ypqtgg/20180426165301393.html.

第五章

临床前药理研究与评价

临床前药理学研究的目的是判断一个新药是否有预防、诊断和治疗疾病的作用，即是否有效，有效程度如何；和已知现有药物比较有何特长；通过对药理作用和作用机制的探讨为进一步了解药物作用或开发新药提供依据。临床前药理评价是新药评价的核心内容之一，有效与否决定该药能否进入临床评价，其主要内容包括主要药效学、一般药理学（包括安全药理学）、药动学和药物作用机制研究。主要药效学，即与防治作用有关的主要药理作用研究。一般药理学，即除主要药效作用外，对机体其他系统（主要指神经系统、心血管系统、呼吸系统或其他系统）的作用。药动学研究药物在体内的含量随时间变化的规律。药物作用机制研究，即探讨药物产生作用的机制，为进一步了解药物作用或开发新药提供依据。

第一节　临床前药理评价的基本要求

我国制定了详细的新药临床前药理评价的指导原则，并根据新药的不同类别提出了不同要求，只有通过临床前药理评价才能申报新药临床研究。根据新药临床前药理指导原则，对临床前药理评价的基本要求是：

1. 研究人员　课题负责人必须在药理学和毒理学研究方面具有扎实的理论知识和丰富的实践经验，并熟悉新药审批办法的有关规定。研究人员应经过专业培训，技术熟练、操作准确、观察仔细、作风踏实，以保证结果的可靠性。研究人员应在完整、整洁的实验记录上签名，以供课题负责人、单位主管领导、药政部门的检查。

2. 受试药物　结构确定、制备工艺基本稳定，符合临床研究用药品质量标准的规定、最好能提供与临床前其他基础研究质量统一的药品。所用试剂应标明批号、厂家和规格。

3. 实验动物　符合国家规定的等级动物要求。一般用成年动物，必要时可用特定年龄、性别的动物和特定的模型动物。

4. 实验仪器　符合要求，写明厂家、规格，有专人定期校验，误差在允许范围内。

5. 实验设计　遵循科学研究的基本规律，按随机、对照和重复的原则进行设计。

6. 实验记录　尽量采用客观的仪器记录。多人参加记录时，应事先训练，统一掌握标准。实验出现与预期结果不同的现象时，应及时记录。实验中发现差错后应立即在记录中说明情况。原始记录至少应保存到药品上市后二年。

7. 实验结果　应经统计学处理。结果应客观实际，结论恰当。

第二节　主要药效学研究

新药的药效学评价是新药评价的主要工作之一。一般药效学评价包含两方面内容：一是发现新药；二是评选新药。发现新药是根据实验药物的来源（化学和生物合成思路、天然产物药用记载等），运用各种技术手段，充分了解原来作用不明的化合物的有效药理作用；评选新药的任务是经过一系列科学、严密、客观的实验设计，评价有效化合物的优势和不足，从而决定取舍。发现新药的重点是尽量暴露有效药，不使一些有希望、有可能性的药物被埋没，因此药物筛选时要适度掌握入选标准。评选新药的重点是尽可能地择优录取，不能降低标准，不使一些疗效可疑，或者没有突出优点的药物滥竽充数，造成科研经费的浪费和重复性药物的泛滥。

新药的药效学研究包括主要药效学研究和一般药理学研究，如新药是复方，还应包括复方药理学研究。主要药效学研究的任务是评价新药用于临床预防、诊断、治疗作用相关的主要药理作用，如吗啡类化合物评价其镇痛作用，青霉素等抗生素类药物评价其抗菌作用，胰岛素评价其降血糖作用等。通过评价，明确受试化合物的作用强度和特点，与已知药相比有何优点，从而优选出靶点明确、作用强而新颖的化合物。在评价主要药效的同时，如有可能，还应同期完成新药的作用部位和作用机制的研究。

主要药效学研究是指与该药防治作用有关的主要药理作用的研究，应根据该药的分类和药理作用特点进行，原则如下：

1. 方法

（1）新药的主要药效作用应当采用体内、体外多种实验方法予以证明，其中必须有一种以上是通过整体的正常动物或动物病理模型进行评价。

（2）实验模型必须能反映药理作用的本质。如上述动物和模型无法满足有些新药主要药效评价的要求，应予以说明理由，改用其他模型。

2. 指标　应能反映主要药效作用的药理本质。应客观，能定量或半定量。

3. 剂量　应得出量效关系，尽量求出半数有效量（ED_{50}）或有效剂量范围。量效关系不明确的药物应说明原因。

4. 给药方法　应采用拟推荐临床应用的给药方法。如该方法在动物上无法实施时，应予以说明，改用其他方法。

5. 对照　应有空白对照和已知标准阳性药物或治疗措施对照。

以上是总的指导原则和要求，但在具体新药评价中反映出的主要药效学研究中还存在很多实际问题，包括：动物、模型、指标、测试方法、剂量、实验设计、统计处理、给药途径和其他等问题。下面就这些问题分别进行讨论。

一、动物

临床前药效学评价在动物上进行。由于实验动物种类繁多，不同的实验研究有不同的目的和要求，而各种实验动物又有各自的生物学特性和解剖生理特征，因此动物的选择很重要。动物的种类、品系、年龄、性别和饲养管理等都会对药效产生影响。一般来说，主要药效学实验所选动物应是品系清楚、成年健康、雌雄各半、符合实验动物管理要求、与人体相应系统近似、对药效学反应敏感的动物。其总的原则如下：

1. 生理及健康状况　选择的动物必须是健康、符合实验动物管理要求的。各种动物的健康标准都有一定的客观指标，按微生物控制的程度不同把实验动物分为五个等级，即普通动物、清洁动物、无特定病原体（SPF）动物、无菌动物和悉生动物。一般实验应选用清洁级以上的动物。

2. 年龄　幼龄动物一般较成年动物敏感，为了减少个体差异，应选择适龄动物进行实验。一般实验常用性成熟后的成年动物；对于一些长期毒性实验或实验周期长的实验项目或观察药物对生长、发育、内分泌等系统的作用时则以幼年动物为好；有关衰老研究如阿尔茨海默病、骨质疏松症等则应选用老年动物或衰老过程较快的专用模型动物。

3. 性别　不同性别的动物对同一药物的敏感性差异很大，对外界刺激的反应也不尽相同。一般实验常用雄性动物，或雌雄各半使用。但进行致畸实验及对女性内分泌和女性生殖系统作用的药物就要使用雌性动物，热板法镇痛实验也是雌性动物较为敏感。

4. 种属差异性　包括动物与人的差异，不同动物种属之间的差异和同种动物不同品系之间的差异。

（1）动物与人的差异性：实验应选择结构、功能、代谢等方面与人类相似的动物进行。一般来说，实验动物进化层次越高，其结构、功能越复杂，反应也越接近人类。但这些动物价格昂贵，不易获得，饲养管理较困难。许多啮齿类实验动物，由于体型小、繁殖周期短、饲养管理容易，在药效学实验中应用广泛。但我们必须充分估计这些动物和人之间的差异性。有的反应只出现于动物，而有的反应只出现于人，如甲醇对动物的毒性小，因为动物体内有将甲醇转变成低毒甲酸盐的特异性酶；二硝基酚对动物毒性也很小，但1935—1937年美国将其作为减肥药在治疗人的肥胖症时发现能使人产生白内障、骨髓抑制甚至死亡等严重后果。有些药物对动物无效或效果差，但对人体却有效，如环丝氨酸对动物感染无效，但对结核患者却有效；白消安对动物白血病疗效差，但对人的慢性髓细胞性白血病的疗效却很好；有些磺胺药在某些家畜身上疗效不好，但在人身上疗效却很好；保泰松在人体内的半衰期为70小时，作用持久，而在大鼠、犬、兔（甚至小鼠和马）体内，保泰松因为半衰期短而对这些动物的作用微弱；丙米嗪只有在去甲基形成去甲基丙米嗪后才真正发挥有效作用，但其在实验动物体内几乎不被代谢，故活性很小，而在人体内却迅速代谢，所以有抗抑郁作用。相反，有些药物在动物实验中有效，但临床应用却无效，如苄基青霉素对动物感染有效，对人的疗效却很差；吗啡在动物身上安全系数比哌替啶大14倍，但在临床上哌替啶却比吗啡安全。为了使动物实验结果尽量与人接近，开始时应多选几种动物。用比较药效学的方法，对药物在不同种动物中的反应作定性与定量比较，然后选择最合适的动物模型来做实验。

（2）不同种属动物之间的差异性：不同种属实验动物机体存在一些特殊结构，使它们对药物的反应出现明显的差异。如吗啡对大鼠、兔、犬和猴引起神经抑制，但对小鼠、马、老虎和猫却引起神经兴奋；啮齿动物（大鼠、家兔、豚鼠）不易产生变性血红蛋白，也没有呕吐反应；组织胺使豚鼠支气管痉挛窒息而死亡，对于家兔则是收缩血管和使右心室功能衰竭而死亡等。在药效学评价中，这些种属差异要予以重视，这也是药理学实验中使用多种动物做实验的原因之一。一般来说，一个药物在多种动物机体上的反应都一致，说明该药的共同性大，人体出现相同效应的机会就大。反之，一个药物对几种动物的作用很不一致，说明该药的共同性少，预期对人作用的一致性概率就小。此外，由于动物之间的差异很大，常需选用对实验因素最敏感的动物作为实验对象，如家兔对体温变化十分灵敏，适用于发热、解热等研究；大鼠垂体-肾上腺功能发达，适用于应激反应、垂体、肾上腺等内分泌实验研究；

豚鼠易致敏,适宜进行过敏性实验研究;鸭可用于引起白内障的药物实验;鸽子能用于引起呕吐的药物实验;筛选抗癌药物常用一些特殊小鼠;作用于皮肤的药物则最好用小型猪。

（3）同一种属不同品系动物之间的差异性:品系是指按照遗传学控制的标准将实验动物进行分类。有近交系(纯系)动物、突变系动物、杂种 F1 代或杂交群动物、封闭群(远交系)动物等四种不同类型。克服动物品系差异的办法是采用同一品系的动物,如比较同一化合物的不同批号产品的活性或毒性时,往往采取同一品系的动物。一般情况下,近交系动物、突变系动物、杂种 F1 代动物的生物反应稳定性和实验重复性都较封闭群好。近交系动物具有基因的高度纯合性、同源性,因而表现出反应的高度均一性,但也不能不问实验目的,一味追求近交系动物。事实上,只有个性、没有共性的结果,往往在人体上意义不大;共性越充分的结果往往在人体上意义越大。近交系动物主要在涉及组织细胞或肿瘤移植的实验中不可或缺。突变系动物是带有突变基因的动物,在研究人类的一些代谢病、分子病和肿瘤等时有其独特的使用价值。如在研究人类的肥胖病和糖尿病时可选用肥胖小鼠;裸鼠由于其免疫缺陷,常作为移植人类恶性肿瘤的接受体,对于研究人体肿瘤对药物的敏感性及药物治疗有很大帮助。封闭群动物由于具有一定的遗传差异,类似于人体,多应用于人类遗传研究、药物筛选、毒物实验、系列化制品的鉴定等方面。

现在也有各种特殊品系的动物供实验选用。很多自发性疾病动物模型在研究人类疾病时具有重要的价值,如自发性高血压大鼠、高癌鼠、低癌鼠、中国地鼠的自发性真性糖尿病,小鼠的各种自发性肿瘤,山羊的家族性甲状腺肿等。这类动物疾病的发生、发展与人类相应的疾病很相似,可以用这些有自发疾病的模型动物来评选药物,供特殊药效学评价。有些动物可通过人工措施来造成某种与人体疾病相似的疾病模型,这些模型动物对评价新药的主要药效作用比一般正常动物更接近实际情况,具有能在短时间内复制出大量疾病模型,并能严格控制各种条件使复制出的疾病模型适合研究目的需要等特点,为实验治疗学奠定了基础。

5. 昼夜节律性　时辰药理学(chronopharmacology)就是研究生物体的昼夜节律对药物作用或体内过程影响的药理学分支。由于生物体的一些生理功能或病理现象呈明显的昼夜节律,因此在昼夜节律的不同时间给某一药物以后,在药物的生物利用度、血药浓度、代谢与排泄等方面,常呈现一种周期性改变,从而反映在药效和不良反应上也会有节律性的变化。这种变化对药物的临床应用会有明显影响,同样在动物药效学评价中也会有明显影响。如降血糖药中胰岛素在上午 10 时的降血糖作用较下午强,而甲苯磺丁脲的半衰期以早晨 8 时给药最长,服药半小时后的降血糖幅度明显大于在下午 18 时给药者。其他还有许多药物,如抗高血压药、平喘药、解热镇痛药、激素类药物、抗过敏药、调血脂药、强心药、抗抑郁药、抗溃疡药、抗生素及抗肿瘤药等都发现在药效反应上受昼夜节律的影响。值得注意的是,药效反应除有昼夜的节律变化外,偶有 1 周、1 个月,甚至 1 年的节律变化。

综上所述,动物选择时应尽可能选用与人在生物学上接近,在机体解剖、生理反应等功能上相类似的动物,同时还要注意动物的年龄、性别、遗传、品系、营养、环境等因素,既有重点又能全面地进行选择。

二、模型

药效学评价要建立实验动物模型,选用合适的动物模型是客观评价新药药理作用的关键。主要有以下几种情况:

1. 整体动物模型 动物模型应能反映临床疾病的病理生理过程，如移植性肿瘤动物模型、高血糖、肝损伤、胃溃疡和镇痛模型等都能模拟人类的疾病过程。但有些模型不易建立，如高血压、冠心病、风湿病、癫痫等模型与临床疾病在病原和病理生理过程中还有相当距离，虽然也成功地评选过一些药物，但对这种模型往往要经过更多方面的验证才能得出肯定的结果。另外，临床也有某些疾病和症状不能在动物模型上模拟和体现，如精神病、红斑狼疮、眩晕和神经症等。目前，对这类疾病的药物评选只能通过尽量贴近人体的发病机制，采用相近的模型和方法进行研究，因而所得到的结论必须经过更多模型，特别是在人体上验证后才能肯定。总之，在进行动物实验时应尽量选择国内外公认的实验模型，以利于客观、公平地评价新药的作用强度、特点和开发价值。

2. 离体器官模型 随着人们对疾病发生和药物作用新靶点的认识，近年来许多体外药理模型也常用于药效学评价，如离体组织及器官。只要这些离体器官或组织特异性好，能反映药理作用的本质就可以作为评选模型。如离体蛙心和兔心常用来评价药物对心脏活动（包括心率、心输出量、收缩力等）的影响；猫、兔、豚鼠和犬乳头肌标本制备用来观测药物对心肌基本生理特性（如收缩性、兴奋性、自律性）的影响；蛙坐骨神经腓肠肌标本、小鸡颈半棘肌、大鼠膈神经标本常用来评价作用于骨骼肌的药物；离体豚鼠肠肌可用来评价 M 及 N 胆碱系统药物，也用于评价作用于吗啡受体的激动药和拮抗药；兔主动脉条对 α 受体激动药十分敏感，是测定作用于 α 受体药物的一个理想标本。很多昆虫和植物也可以作为药物评选模型，如蝗虫的腿可以用来评选神经肌肉接头的药物；蜘蛛结网可用来评选精神行为活动的药物；萤火虫在苯丙胺作用下可以连续发光数小时；有的实验室曾用土豆、洋葱和绿豆芽模型评选抗肿瘤药和烷化剂等影响细胞分裂和生长的药物；有的实验室用洋葱和酵母细胞评选抗放射病药物。这些方法只要用得合适，可以节省不少人力和物力。

3. 细胞水平模型 药效学评价模型不仅可以选用整体动物和离体器官，也可以在细胞水平进行。如：抗肿瘤药物的体外研究，是利用细胞培养技术检测药物抗肿瘤作用。亚甲蓝试管法是根据癌细胞含有氢酶，该酶可使代谢底物脱氢，进而使亚甲蓝还原变为无色这一原理，将肿瘤细胞悬液与受试药物混合，加入亚甲蓝孵育，如亚甲蓝不褪色，即初步判定该药具有抗癌作用。小鼠腹腔巨噬细胞吞噬鸡红细胞实验及玫瑰花结实验，可用于初步评价免疫增强药或免疫抑制药；抗生素也包括大多数抗寄生虫、抗微生物药物，一般会先用试管稀释法进行体外抗菌实验，如发现药物有抑菌或杀菌作用，再进一步做体内实验验证；至于消毒药、灭菌药、防腐药等更是主要靠试管内筛选。基于细胞水平的药物疗效的评价技术繁多，研究者可根据各种方法的优缺点和检测条件并结合自身实验室的条件进行相应模型选择。

4. 分子水平模型 分子水平药效模型，是在药物作用靶点明确的基础上进行的药效学评价，应用这种方法筛选可以直接得到药物作用机制的信息。根据生物分子的类型，主要分为酶、受体和其他类型的模型。酶分子水平的筛选模型的最大特点是药物作用靶点明确，可直接得到化合物与靶点酶分子的作用信息。检测酶活性的方法很多，酶的反应底物、产物等都可用作检测指标，反应大多在均相的环境下进行。受体在新药研究中具有灵敏度高、特异性强等特点，适合于大规模筛选及药效研究。

体外药效学研究模型可以是离体器官，甚至是细胞或分子水平，它们的共同特点是方法简便、敏感性高、比体内法用药量少、结果判断更直接、不需消耗大量动物。但它们的基本反应性质必须和整体一致，至于方法的难易、技术的先进与否则不是主要的考虑因素。

如果设计巧妙,很简单的模型也能解决问题。如:抗肿瘤药物的体外研究,用亚甲蓝试管法即可初步判定该药是否具有抗癌作用;抗菌药物只要做常规的抗菌谱筛选,效率也很高;酶抑制剂的强度可在试管内通过测定它的 pI_{50} 值得到,简单易行,因为体内外对酶都是直接作用。相反,设计得不好,即使技术难度很大、仪器设备很先进,也反映不了本质。如对冠脉扩张药的研究,由于对病理和药理的认识不充分,设计的模型虽然不少,技术也很先进,但走了二十多年的弯路。

综上所述,不同模型对药效评选的差别给新药评选工作带来了很大的困难,故药理工作者必须在工作开始之前对模型本身进行认真研究,尽量选择与人体反应比较接近的、国内外公认的动物模型。建立模型时应尽量根据人体发病机制来建立。在利用体外模型评选时,更应该反复探讨模型本身的基础。一定要在体内和体外、动物和人体的各方面效应之间不断验证,发现矛盾时再深入分析原因,从中找出比较能代表人体反应情况的模型进行工作。所以,新药的药效学评价应尽量选择与疾病病理过程相似的模型,进行体内外多个模型的研究,才能全面、客观反映药物的作用及特点。根据我国《新药审批办法》中对药理、毒理研究的技术要求,新药的主要药效作用应当用体内体外两种以上实验方法获得证明,其中一种必须是整体的正常动物或动物病理模型。

三、观察指标及其选择原则

动物和模型选定后就要确立指标。指标应能反映主要药效作用的药理本质;应客观有效,能定量或半定量;且要灵敏。

1. 特异性 反映药效的指标应特异性地反映某一现象,不与其他现象混淆。如血压就是评价抗高血压药疗效的特异性指标。

2. 客观性 反映药效的指标可分为两种:一种是计数指标,属客观指标,可定量或半定量,并进行统计处理,比较可信;另一种是计量指标,属于主观判定不可计数的资料,不能进行统计处理,需要尽量采用分级打分评定的方法转化成计数资料,再进行统计处理。指标选择应尽量客观可定量,如脑电图、心电图、血压等,实在有困难也要尽量转化成可定量的指标,因为主观指标受主观因素影响大,易造成误差。

3. 灵敏性 这个灵敏性是指适当的灵敏度。如果测试指标的方法过度灵敏,不该测出的变化也测出了,这就是"假阳性";如果测试方法不够灵敏,该测出的变化也测不出,这就是"假阴性"。"假阳性"的结果是增加很多初筛入选的药物,增加进一步系统评选的负担。"假阴性"的结果是漏掉一些该入选的有效药物,特别是对一些还没有有效药物的疾病,这种损失就难以估量。克服"假阳性"和"假阴性"的方法是在正式确定指标及灵敏度之前先做一些预实验,筛选部分药物,用已知阳性药及阴性药进行对照,验证方法是否可靠,指标是否合适。

指标的灵敏度会受各种对照因素的影响。为了减少对照因素的影响,应尽量控制实验条件,如动物的品系,试剂的质量规格,实验仪器、实验方法的操作规程和实验室的温度、湿度、光线、时间等各种条件都要加以控制。

4. 指标制定标准不同 对不同药物的所选取的药效学指标的要求不完全一致。如要评选一个抗生素,指标就应订得适当高些,因为现在已有不少抗生素可供使用,对新抗生素的要求至少不应低于现有抗生素水平。如要评选一个抗艾滋病药,指标就应订得适当低些,因为现在仅有较少的有效抗艾滋病药可供使用。评价老的结构类型和作用方式的药物,指标应订得相对高些;反之,评价完全新的结构类型和作用方式的药物,指标就可以订得适当低些。因为新类型的药物中刚发现的药物不一定是该类化合物中的最佳药物,还有被挖掘的潜力。

5. 多指标综合评价　现在很多药物的评选往往不是单指标所能满足,而需要多指标综合评价。以抗胆碱药物为例,有的中枢作用强,有的外周作用强,有的两方面作用都强,如果用于有机磷酸酯类农药中毒的解救,应兼备较强的中枢和外周作用;而如果作为支气管炎的抗分泌药则最好没有中枢作用。因此,光凭反映作用强度的某一指标来评价药物远远不够,应该同时采用能反映中枢作用、外周作用、作用强度、作用时间、配伍关系、副作用等多个指标进行综合评价才能选出初筛合格的药物,否则将会出现很多"假阳性"和"假阴性"的结果。现在在评选神经精神系统、心血管系统、抗癌等多种药物时都设计了不少筛选谱或阶梯评选程序表,通过综合评价结果初筛药物,然后再进入系统评价。这样的做法比较严谨,最终结果也客观可信。

四、测试方法

主要药效学实验应当采用体内、外等多种实验方法,其中至少一种必须是在整体的正常动物或动物病理模型上进行。如果是 I 类新药,则必须进行系统的药效学评价,即采用目前已建立的多种主流实验方法,以能提供较充分的药效学支撑为宜。测试方法应灵敏度高,误差小,专属性较强,可客观计数。

五、剂量

药物药效学评价离不开剂量的概念。严格地说,药效最终是指在人体所能接受的剂量下药物所产生的作用。因此剂量应有限制,不能无限制扩大,尤其是在离体实验中,如果剂量和浓度不受限制,而实验者总希望看到阳性结果,就会发现药物各种各样的药理作用,但这些作用并没有实际临床意义。在新药的药效学评价中,无论是在什么水平、什么层次上的观察,都必须能在整体条件下、在接近治疗剂量时出现药效才有意义,否则只能得出片面的结论。

药效学研究的剂量选择应能反映量效关系,即从无效剂量开始,直到达到最大效应的浓度。根据量效关系画出量效曲线,这种量效曲线在普通坐标纸上呈长尾的"S"形曲线,如果以对数剂量为横坐标,则得到的量效曲线为对称的"S"形曲线。引起最大反应一半所需的药物剂量为半数有效量(ED_{50}),药物的 ED_{50} 越低,作用越强。通常体外实验要测出 ED_{50},整体实验至少需要 3 个剂量组,能反映量效关系,量效关系不明确的药物应说明原因。在有竞争性拮抗药存在的条件下,激动药的量效曲线随着拮抗药浓度的增加而右移,而曲线的斜率相同,最大效应不变。

研究过程中不能因为追求最佳疗效而随意提高剂量,因为大剂量时除了原有药理作用外还可能出现其他作用和毒性反应。同时还应考虑临床应用时患者对剂量的承受程度,高效、低毒的剂量范围是临床应用安全有效的重要保证。因此,药效学评价还需结合急性毒性实验测得的半数致死量(LD_{50})来考虑,将 LD_{50}/ED_{50} 作为治疗指数,其数值越大越安全。但当药物量效曲线与毒性曲线不平行时,LD_{50}/ED_{50} 的评价就不甚合理。如:阿托品的 LD_{50} 可达 150mg,但一个 60kg 的正常人用 1mg 就有明确的不良反应,10mg 会出现无法忍受的副作用,甚至出现幻觉、谵妄和昏迷。因此,合理的做法是采用不良反应的 ED_1(或 SED_1)

与药效的 ED_{99} 的比值作为安全系数,比值越大越好。当然,这是理想状态,在实际工作中,临床前药效学评价还没有取得人体不良反应的资料,所以要做到很准很满意也很困难。但在药效学研究中能想到这些问题,在测定 ED_{50} 时尽量找一两个敏感的"不良反应"指标比较一下量效关系还是有参考价值的。

六、实验设计

药效学实验的设计要符合统计学要求的四原则,即随机、对照、重复、均衡,否则结果就失去了科学性、可信性和可靠性。

1. 随机　即在抽样或分组时,使总体中任何一个个体都有同等机会被抽取进入样本,或者样本中任何一个个体都有同等机会被分配到任何一个组中去。但随机不等于随便,既不是由受试者随意选择,也不是由研究者主观决定,必须通过随机化的分组程序来实现。即运用随机数字表、随机排列表、计算机产生伪随机数来实现随机化。

2. 对照　任何实验都离不开对照,新的科学结论都必须与严格的对照作比较后才能得出。按照我国《新药审批办法》有关规定,主要药效学实验必须有以下几种对照:阳性对照、阴性对照(空白对照)、模型对照、正常对照。受试药至少需 3 个剂量组,加上对照组,一般共需要 6～7 组。阳性药的剂量按临床剂量或毒性剂量折算,宜和受试药中剂量组相当。

3. 重复　是指在相同的实验条件下,进行多次研究或多次观察。一个实验具有可重复性才具有可靠性、科学性。体外实验和整体实验均需要重复,最好有 3 次重复的结果,才能得出可靠的结论。

4. 均衡　实验组与对照组除了处理因素不同外,其他条件应相同或接近,即均衡性好。使非实验因素在实验组和对照组中尽可能达到均衡一致,保证各组间具有很好的可比性。一个实验设计方案的均衡性好坏,关系到实验研究的成败。均衡性越好,越能显示实验因素的作用。如一般实验都要求各组动物的性别、体重、日龄等应保持一致。

七、统计处理

在新药的药效学评价中,应该学会应用整套统计学知识,而不仅仅是一两个具体方法。要利用各种统计学原理,采用正确的统计方法,结合各种相关因素,对实验结果进行科学的描述和统计处理,对统计结果给出合理的分析和解释。在药效评价中,关系密切的实验设计方法,如:拉丁法、优选法、正交实验、序贯实验等,目前都已得到较广泛的应用,并取得较好的结果。其中尤以序贯实验在药效评价中的实用意义更大。

在整理实验结果数据和资料时同样需要运用各种统计方法,如计数资料应注明各组例数(N)、阳性例数(r)、阳性率(p);计量资料应提供各组均数(x)、标准差(SD)、例数(M)。检验方法常用到卡方检验、t 检验、方差分析、直线回归与相关等,有等级关系则用到 Ridit 分析或等级序值法。因此,必须对这些统计方法有充分的了解,能灵活地掌握、运用才能对实验结果作出正确的分析和判断。

在运用统计学方法处理时还应注意统计 p 值的准确意义。p 值即概率,反映某一事件发生的可能性大小。p 值越小,说明两者之间存在差异的可能性越大。首先,p 值大小受多因素影响,如 n(自由度)值越大,p 值越小,反之,p 值越大;标准差 SD 越大,p 值越大,反之,p 值越小。疗效高者,例数增加可使 p 值变小,所以在评价药效时应强调两组 n 值接近。其次,p 值的意义是指两组数据之间的差异有无显著性,如 $p < 0.05$,说明两者之间的差异

有显著性,但并不意味着有显著差异,而且这显著性在临床或药理、生理学中是否有实际意义还需要具体分析。如:白细胞、血小板降低几千甚至上万,有明显统计学差异,但由于其正常值范围较大,只要是在正常范围内仍无病理意义。相反,一些解热药的降温实验,往往只降低2℃左右,并无统计学差异,但却有临床实用价值。

八、给药途径

一般来说,给药途径应与推荐临床用药途径一致。但有时,临床给药途径无法在动物实验中达到,则应说明理由,改用其他给药途径。例如,麻醉动物口服给予受试药有困难,可以改用细塑料管插入十二指肠或胃中,然后关闭腹腔,再通过塑料管加药或直接注入十二指肠;小儿止泻贴剂贴于肚脐眼上,但动物无肚脐眼,可考虑外贴皮肤代替。

九、客观总结

主要药效学实验完成后,在总结受试药的有效性、作用强度、剂量、与阳性药效果的比较、可能的不良反应等资料时,要求客观、实事求是。还需考虑药物相互作用对实验结果的影响,例如肝药酶诱导剂或抑制剂对实验结果的影响。阳性药是经过长时间考验,得到公认的药物,受试药与阳性药的药效比较应客观慎重。受试药物的不良反应一定要如实记录,不能刻意隐瞒,为临床监控药物的不良反应提供依据。统计学 p 值和实际意义应统筹考虑,应根据具体的实验数据客观地确定实验结论,如有研究结果在主流专业刊物发表的论文更好(经过国内外同领域专家客观、严谨审核),一并附上。

十、其他

上述动物、模型、指标、设计、统计等都是新药药效学研究的条件,是为了保证实验基础恒定,以便准确地评价药效。此外,还有些条件不容忽视。

设备仪器作为评价药效的工具必不可少。设备仪器以先进为好,很多先进的仪器为药效学评价提供了良好工具。但也不是一味追求先进,这样反而会使原本很简单的方法变得十分复杂,得不偿失。关键是善于根据不同目的,恰当地选用相应的设备仪器。一经选定,在整个工作中要保持完好,保证性能稳定,定期检查基本参数是否正常。

试剂是保证实验结果是否可靠的一个重要条件,试剂的纯度要有保证,规格要保持恒定。操作人员的技术要准确、熟练。实验动物的饲养管理也要加强,保证良好的养殖条件,环境保持恒定。实验记录事先要设计好,要有统一标准的记录方法和表示形式。

主要药效学完成后要对其有效性、作用强度、与推荐临床剂量的关系、毒副作用等作出明确的结论,要科学地、实事求是地总结。总结时主要是用具体数据,尤其是阳性结果数据来说明实际意义,不能根据动物药效学结果随意外延和扩展,尤其对临床疗效的评估更不能简单推论。

第三节　安全药理学研究

安全药理学(safety pharmacology)研究是药物临床前安全性评价的重要组成部分,ICH于2001年制定的《人用药品安全药理学研究指导原则》(S7A指导原则)使该领域得到了迅速发展,近年来则越来越受到各国药品监督管理部门和新药研发人员的关注。

一、概述

安全药理学研究的概念最早出现于 1997 年 ICH 制定的《实施新药临床研究所需非临床安全性试验的时间安排》（M3 指导原则）和《生物技术药物的临床前安全性评价》（S6 指导原则）中，这些指导原则要求在非临床安全性评价中必须进行安全药理学研究以支持药物的人体临床研究；而 ICH 在 2001 年制定的 S7A 指导原则重视对药物的安全性评价与临床的相关意义。

在安全药理学这一概念被采用前，广泛使用的是一般药理学（general pharmacology）的概念。我国国家食品药品监督管理局（SFDA）在 2005 年颁布的《化学药物一般药理学研究技术指导原则》（下文简称 2005 年《指导原则》）中指出，广义的一般药理学是指对主要药效作用以外进行的广泛的药理学研究，包括安全药理学和次要药效学（secondary pharmacology）研究；安全药理学主要是研究药物在治疗范围内或治疗范围以上的剂量时，潜在的不期望出现的对主要器官和系统生理功能的不良影响，即观察药物对中枢神经系统、心血管系统和呼吸系统的影响，根据需要可能进行追加或补充的安全药理学研究。可以看出，安全药理学研究着眼于发现药物的不良反应，从而使一般药理学纳入安全性评价的范畴。这是我国首次在法定文件中提出安全药理学的概念，也是首次将一般药理学研究纳入安全性评价的范围，同时明确指出该指导原则所指的"一般药理学"仅限于"安全药理学"研究的内容，也首次提出安全药理学研究原则上须执行《药物非临床研究质量管理规范》（GLP）的要求。

2011 年 4 月，在 2005 年《指导原则》的基础上对安全药理学相关指导原则进行起草 / 修订 / 合并，并于 2014 年正式发布《药物安全药理学研究技术指导原则》（下文简称《安全药理学指导原则》），明确安全药理学研究原则上须执行 GLP。至此，我国安全药理学的概念和技术要求全面实现与国际接轨。

二、目的和意义

参考我国《安全药理学指导原则》和 ICH 的 S7A 指导原则，安全药理学研究的目的包括以下几个方面：确定药物可能关系到人安全性的非期望药理学作用；评价药物在毒理学和 / 或临床研究中所观察到的药品不良反应和 / 或病理生理学作用；研究所观察到的和 / 或推测的药品不良反应机制。由此可见，通过安全药理学研究可以对药物的全面药理作用有一个基本认识，尤其是可以了解中枢神经系统、心血管系统和呼吸系统这三大系统生理指标的功能性变化，并可补充一般毒性观察的不足。为全面开展毒理研究作准备，最大限度地保障在新药进入临床研究之前发现可能出现的治疗作用之外的不良反应。

（一）有助于了解新药的全面药理作用及作用机制

药物应用于人体，随着血液循环可分布到全身各组织器官。为避免对药物作用产生片面的评价，应对药物的全面作用有一个基本认识。如评价吗啡类镇痛药时，不能只看它的镇痛作用强度及持续时间，还要观察它的呼吸抑制作用及成瘾性等不良反应的强弱。只有对药物的全面作用有基本了解，才能对其主要药效学作用作出正确的评价。此外，安全药理学研究还有助于了解新药的作用部位及作用方式，探索新药的作用机制。

（二）有助于发现新的药理作用

安全药理学研究有利于发现药物新的药理作用，这样就有可能开发新的临床用途，使得一药多用。如抗癫痫药苯妥英钠,通过安全药理学研究发现它对心脏有作用,深入研究则发现它可发挥抗心律失常效应。

(三)为毒理学研究打下基础,是毒性实验的重要补充

新药的毒理学研究主要依靠急性毒性、长期毒性、特殊毒性等各种毒性评价手段,而安全药理学可为长期毒性实验打下基础。安全药理学研究可以比较全面地普查药物的主要作用部位、作用性质以及作用特点,这对长期毒性实验的实验设计具有重要的参考价值。而且设计长期毒性实验时,给药剂量、给药途径等的选择也可参考安全药理研究所得的结果。可见,有了安全药理学研究作为基础,可使长期毒性实验的设计更为完善,尽量避免因设计"漏洞"而造成的损失。

安全药理学研究也是各种毒性实验必不可少的补充。不少毒性作用不是用上述毒性实验所能发现的,而安全药理学研究则可通过更有针对性的检测说明问题。如一般毒性实验很难发现药物对高级神经活动的影响,但用迷宫实验、条件反应实验或操作式条件反射实验则不难发现药物的阳性作用。此外,安全药理学研究可采用不同种类和不同状态下的动物、不同层次的模型、不同的给药途径以及不同的仪器来进行测试,可动用的研究手段比毒性实验多,因此获取的信息也较多,当然这些信息要在整体动物上得以验证才有意义。

三、原则和要求

安全药理学研究作为药物临床前安全性评价的重要组成部分,主要是应用实验动物体内和体外的方法,评价和预测新药在人体临床试验中可能出现的不良反应。我国已在《安全药理学指导原则》中对药物的安全药理学研究提出了系统的原则要求,现结合 ICH 制定的 S7A 指导原则,将其归纳为以下要点。

(一)基本原则

1. 实验管理 药物的安全性评价研究必须执行 GLP,安全药理学研究原则上必须执行 GLP,核心组合实验应执行 GLP,追加和 / 或补充的安全药理学研究应尽可能最大限度地遵循 GLP。但是由于安全药理学研究所涉及内容相当广泛,需要的实验条件复杂多变(如需多种仪器、多种生物材料,包括动物、体外实验等),对一些难以满足 GLP 要求的特殊情况,也要保证适当的实验管理和数据保存。

2. 实验设计 为了有效地排除非处理因素的干扰和影响,使实验设计科学严谨、实验结果准确可靠,实验设计应符合随机、对照、重复原则,并遵循"具体问题具体分析"原则。

3. 实验方法 应根据药物的特点和临床使用目的,合理选择实验方法。实验方法应选用国内外公认的方法,包括科学而有效的新技术和新方法,观察指标应尽可能客观、定量。

4. 研究的阶段性 安全药理学研究贯穿于新药研究的全过程,可分阶段进行。在药物进入临床试验前,应完成对中枢神经系统、心血管系统和呼吸系统影响的核心组合实验的研究。追加和 / 或补充的安全药理学研究可在申报生产前完成。

5. 可免做安全药理学研究的药物

(1)药理作用明确且体内血药浓度低或其他组织器官分布少的局部用药,如皮肤、眼科用药等。

(2)只用于治疗晚期癌症患者的细胞毒类药物,在首次用于临床前可免做安全药理学研究,但不包括具有新作用机制的此类药物。

(3)存在其他可能可免做安全药理学研究,如具有类似药效学和药动学的新的盐类药物。

（二）基本要求

1. 受试物　安全药理学研究的受试物应采用制备工艺稳定、符合临床试用质量标准规定的样品。受试物应尽量与药效学或毒理学研究一致，并附研制单位的自检报告。

2. 实验系统　为了获取科学有效的信息，应选择最适合的动物或其他实验系统。选择实验系统应考虑的因素包括：实验系统的药效学反应，受试物的药动学特点，实验动物的种属、品系、性别和年龄，实验系统的敏感性、灵敏度和重现性，以及受试物的背景资料。应说明选择特殊动物／模型和实验系统的原因。

（1）常用的实验动物：整体动物常用小鼠、大鼠、豚鼠、家兔和犬等。体内研究建议尽量采用清醒动物，使用清醒动物时，尽可能避免动物的疼痛和不适。如果使用麻醉动物，则要注意麻醉药物的选择和麻醉深度的控制。

（2）常用的离体实验系统：离体实验系统主要包括离体器官及组织、细胞、细胞器、受体、离子通道和酶。离体实验系统可用于支持性研究，如研究受试物的活性特点，或研究在体实验观察到的药物作用机制。

3. 样本量和对照　为了科学合理地解释所获得的实验结果并符合统计学要求，实验组的组数以及每组动物数或离体样本数的设定应十分充分。小动物如小鼠和大鼠每组一般不少于 10 只，大动物如犬每组一般不少于 6 只。动物一般要求雌雄各半。实验设计应采用合适的阴性和阳性对照。

4. 给药途径　设计整体动物实验时，首先应尽量保证受试物的给药途径与临床拟用途径一致。如果有多个临床拟用途径，则可分别采用相应的给药途径。如采用不同的给药途径，应说明理由。

5. 剂量或浓度

（1）在体研究：安全药理学研究应确定不良反应的量效关系，如果可能也应对时效关系（如不良反应的发作和持续时间）进行研究。安全药理学的剂量应包括或超过主要药效学的有效剂量或治疗范围。如果安全药理学研究中缺乏不良反应的结果，实验的最高剂量应设定为相似给药途径和给药时间的其他毒理实验中产生中等强度不良反应的剂量。在安全药理学的检测指标未产生不良反应时，在限制剂量的情况下可采用单一剂量。

（2）离体研究：体外研究应确定受试物的浓度 - 效应关系。无明显作用时，应对选择的浓度范围进行说明。

6. 给药次数和观察时间　一般采用单次给药。如果受试物在给药一段时间后才能起效，或者重复给药的非临床研究和／或临床研究结果出现安全性问题时，应根据具体情况合理设计给药次数。应结合受试物的药效学和药动学特性、受试动物、临床研究方案等因素选择观察时间点和观察时间。

7. 数据处理与结果评价　应根据详细的实验记录，选用适当的统计方法，对实验数据进行定性和定量分析。结合药效学、毒理学、药动学及其他研究资料对统计结果进行综合评价，分析这些药理作用所提示的临床意义，为临床研究设计提出建议。

四、主要研究内容

安全药理学研究的内容极其广泛，包括对重要系统的安全药理学研究、追加的安全药理学研究、补充的安全药理学研究三部分。其中，中枢神经系统、心血管系统和呼吸系统是维持生命的重要系统，这些系统的安全药理学研究必须在临床研究前完成，以供临床研究参考。如当其他非临床试验及临床试验中观察到或推测到对人和动物可能产生某些不良反应，应进一步追加对三大重要系统的深入研究或对其他组织系统的研究，并在申请生产许可之前完成。

（一）核心组合实验

安全药理学核心组合实验的目的是研究受试物对重要生命功能的影响。通常作为重要器官系统的中枢神经系统、心血管系统、呼吸系统就是核心组合实验要研究的内容。在某些情况下，基于科学理论，可增加或减少部分实验内容，但应说明理由。

1. 中枢神经系统　定性或定量评价受试物对中枢神经系统的作用，观察指标包括动物的运动功能、行为改变、协调功能、感觉/运动反射和体温等。ICH推荐采用功能观测组合实验（functional observation battery，FOB）、改良 Irwin 法和其他适当的实验方法。

2. 心血管系统　评价受试物对动物的血压（包括收缩压、舒张压和平均动脉压）、心率和心电图（包括 Q-T 间期、P-R 间期、ST 段和 QRS 波等）等的影响。ICH建议可采用体内、体外以及半体内方法，包括研究复极和传导异常的方法。

如受试物从适应证、药理作用或化学结构上属于易引起人类 Q-T 间期延长类的化合物，如抗精神病类药物、抗心律失常类药物等，应采用电生理实验进行深入研究，观察受试物对 Q-T 间期的影响。例如，测定清醒或麻醉动物的 ECG 参数，用离体动物或人体心肌细胞、培养心肌细胞系或克隆人离子通道的异种表达体系检测与 Q-T 间期延长相关的离子流（如 hERG 钾通道电流）。

3. 呼吸系统　评价受试物对动物的呼吸频率和其他呼吸功能指标（如潮气量或血红蛋白氧饱和度）的影响。一般仅使用临床观察的方法不足以评价呼吸功能，因此对呼吸功能指标要采用适当的定量检测。出现明显的呼吸兴奋或抑制时，应深入进行整体或离体实验分析，如呼吸中枢抑制实验、肺溢流法等。

（二）追加和/或补充的安全药理学实验

我国《安全药理学指导原则》指出，当核心组合实验、临床试验、流行病学、体内外实验以及文献报道提示，药物存在潜在的与人体安全性有关的不良反应时，应进行追加和/或补充的安全药理学研究，以进一步阐明产生这些不良反应的可能原因。

1. 追加的安全药理学实验　追加的安全药理学实验是除核心组合实验外，深入研究受试物对中枢神经系统、心血管系统和呼吸系统的影响。根据已有信息和具体情况选择合适的方法。

（1）中枢神经系统：对行为、学习记忆、配体特异性结合、神经生化、视觉、听觉和/或电生理等指标的检测。

（2）心血管系统：对心排血量、心肌收缩性、血管阻力以及内源性、外源性物质对心血管反应性的作用等指标的检测。

（3）呼吸系统：对气道阻力、肺顺应性、肺动脉压、血气分析等指标的检测。

2. 补充的安全药理学实验　在核心组合实验或重复剂量毒性实验中未对泌尿/肾脏系统、自主神经系统、胃肠系统功能进行相关研究，但出于对安全性的关注而需要进行的研究，即为补充的安全药理学研究内容。

（1）泌尿/肾脏系统：观察受试物对肾功能的影响，如对尿量、比重、渗透压、pH、电解质平衡、尿蛋白质、细胞学和血生化（如尿素氮、肌酐、蛋白质）等指标的检测。

（2）自主神经系统：观察受试物对自主神经系统的影响，如与自主神经系统有关受体的结合、体内或体外对激动药或阻断药的功能性反应、对自主神经的直接刺激作用以及对心血管反应、压力反射和心率变异性等指标的影响。

（3）胃肠系统：观察受试物对胃肠系统的影响，如胃液分泌量、pH、胃肠损伤的可能性、胆汁分泌、体内转运时间、体外回肠收缩等指标的测定。

（4）其他系统：在其他相关研究中，尚未研究受试物对其他器官系统的影响但怀疑可能有影响时，则应作出相应的评价，如潜在的依赖性以及对骨骼肌、免疫和内分泌功能等的影响。

五、存在的问题

ICH 提出安全药理学研究的概念至今才二十余年，我国也才将一般药理学纳入以安全药理学为中心的安全性评价范畴，因此安全药理学研究在我国可以说是一门新兴学科。结合我国以往在一般药理学研究方面的经验和教训，目前安全药理学研究存在的主要问题是：国内新药研发单位对安全药理学的研究重视不够，对其研究目的认识不清，不了解安全药理学研究应包括哪些内容，仅仅是为满足新药注册要求而机械地执行指导原则，并未充分认识到安全药理学的意义。此外，实验设计和具体实施过程又缺乏规范化，如存在动物选择不当、忽略空白对照、给药途径不当、技术方法和模型选择存在局限、研究内容多而不精等问题，达不到药理研究与安全性评价两者兼顾的要求。与国外相比，我国的安全药理学研究水平还存在较大差距，在 GLP 法规、国际化人才、技术、仪器设备以及实验动物等方面都应加强建设，从事药物安全性评价的工作者们还任重道远。

第四节　复方药理学研究

复方药是指两种或两种以上的药物按照固定剂量混合而成的制剂，旨在加强药效、减少不良反应及方便用药，正日渐成为新药研发的一大组成部分。复方药相比单方药有其优点，同时由于成分多，可能导致疗效低、不良反应增多及成分固定不能做到个体化用药等问题，所以在研发新的复方药时应提供尽量详细的新药评价资料。

在我国，复方药可以由西药、中药或中西药混合而成。中药复方按照中医理论的"君臣佐使"配伍，属中药第三类药物；西药复方制剂，属西药第三类药物；含中西药复方制剂，由中药、天然药物和化学药品组成，属于第三类药物。根据《药品注册管理办法》要求，西药复方药申报需提供"复方制剂中多种组分对药效或毒性影响的试验资料及文献资料"。由于研制者常把复方作为一个单一的对象去研究，而没有投入足够的精力去分析复方中各组分对药效或毒性的影响，导致大部分复方药由于达不到这个申报资料的要求而不能通过，这也是导致目前复方药是各类西药中注册通过率最低的药类的主要原因。

临床前药理学研究一般在实验动物上进行，包括药效学、药动学及一般药理学研究内容。复方药根据配方中的单方药不同，在新药审批方面需要的有关药理学资料也不尽相同，既要避免过度的动物实验，也要提供详尽可靠的药理学评价资料。

一、设计原则

复方药药理学实验一般原则是：①目的明确；②设计合理；③分析方法可靠；④所得参数全面，满足评价要求；⑤对实验结果进行综合分析与评价；⑥具体问题具体分析。

用于支持复方药研发的非临床研究内容和设计,取决于组方中化合物的现有资料及拟用临床用途。复方药分为以下几种可能的组方类型:①由已上市化合物组成,且联合用药信息已经得到充分认可;②由已上市化合物组成,但联合用药未经许可;③由一个/多个新化合物与一个/多个已上市/已有充分用药信息的化合物组成;④由两个或多个新化合物组成的复方制剂。

如果制剂中所有的活性成分已经按照同样的组合进行了长期广泛的使用,且组合后的安全性已经得到了充分的证明,可不需要提供临床前数据。在有些情况下需要进行桥接实验(bridging study),比如对活性成分之间以新的比例混合的制剂。如第①种组方类型复方药,可以提交已经完善的参考文献资料数据。

对于由已上市化合物组成而未批准联合用药的复方药,虽然单个化合物已具有满足上市许可的安全性和有效性资料,原则上仍需要进行阐明单方间预期的以及潜在非预期的药物相互作用。如第②种组方类型复方药。

复方中若有一个或多个新化合物,首先新化合物应该按一类新药单独申报,批准后才能进入复方,必须进行严格的临床前研究。如第③和④种组方类型复方药。

二、药效学研究

复方药中各单药药效相加和/或协同作用经常是开发该复方药的前提。复方药药效学研究实验动物、实验模型、观察指标及统计学分析方法等的选择均参照单药药效学研究。通常情况下,复方药药效学实验主要是检验各组分的不同剂量组成的药物浓度-反应关系,以便于筛选出具有良好反应效果的固定复方制剂。

每类复方药基于药物分类及各组分不同,具体药效学研究要求和内容也不尽相同,下面以复方抗高血压药、复方抗艾滋病药及复方抗菌药物为例介绍药效学的研究内容。

(一)复方抗高血压药

组成复方抗高血压的单药主要是基于作用机制具有互补性,以提高疗效和/或减少不良反应。新的复方抗高血压药,采用犬、猫和大鼠等实验动物,通过高血压动物实验治疗、清醒高血压动物急性降压实验以及血流动力学实验,研究复方药的降压及改善血流动力学作用,主要侧重于研究不同组分的最适比例和剂量相对于单药药效的比较。

(二)复方抗艾滋病药

预防和治疗艾滋病患者及人类免疫缺陷病毒(HIV)感染者的药物研究与评价是一项不断发展和探索的课题。目前,新的复方抗艾滋病药药效学内容研究应包括:

1. 体外药效学研究　在不同细胞培养系统中使用具有代表性的 HIV 毒株,测定不同剂量比例的复方药的体外抗病毒活性,计算出治疗指数。

2. 体内药效学研究　采用 HIV 感染动物模型,通过观察复方药对病毒学指标(病毒滴度、病毒抗原量以及病毒载量,耐药性病毒的分离和鉴定等)、免疫学指标($CD4^+/CD8^+$ 细胞数、淋巴细胞功能等)、临床指标(症状、发病率和死亡率)及组织病理学变化指标的影响,进一步说明药物的抗病毒作用。

3. 作用机制研究　阐明药物作用的主要靶点或病毒复制的阶段,包括:①确定药物特异性抑制病毒复制或病毒特定功能的能力;②确定药物作用的靶点,例如:病毒融合进入、逆转录酶、整合酶、蛋白酶等;③鼓励进行深入的作用机制研究。

4. 耐药性研究　包括:①药物对 HIV 耐药毒株是否有抗病毒活性;②药物是否容易诱

导病毒产生耐药性以及耐药性毒株的基因型和表型。

（三）复方抗菌药物

当研发一个新的复方药用来治疗微生物感染时，需要进行微生物学研究，以确定研制的复方药对有关的病原体的作用比单一组分的作用更强，尤其是当在临床试验中采用单一组分制剂进行治疗不合适或不符合医学伦理的时候。

关于复方抗菌药物，应该要有以下研究项目的实验数据资料：①对目标病原体的实验室菌株和临床分离菌株（包括地理区域相关菌株）的抑菌或杀菌作用；②在感染目标病原体的动物模型上的活性作用；③如果可能，阐述活性成分对目标病原体的协同或增效抑菌或杀菌作用机制；④不同成分之间可能潜在的拮抗作用。⑤诱导目标致病菌产生耐药性的潜在可能性。

三、药动学研究

复方药的临床前药动学研究是通过动物体内、外和人体外的研究方法，比较复方与单药在体内的动态变化规律，获得药物的基本药动学参数，阐明药物的吸收、分布、代谢和排泄的过程和特点，研究其相互作用，以考察组方的合理性。

四、安全药理学研究

复方药临床前药理学研究除了主要药效学及药动学外，还应完成对中枢神经系统、心血管系统和呼吸系统等安全药理学研究，以明确药物可能关系到人体安全性的非期望药理作用，确保评价复方药的安全性。

五、注意事项

阐明化合物合用时潜在的相加、协同、增强或拮抗作用以及复方药的药效学、药动学、毒理学特点，是临床前药理学研究的主要目的。但复方药中组分不唯一，给临床前药理学评价带来了一定的研究困难，应注意以下事项：

（1）复方药设计应该基于各单药的药理作用合理，组方做到少而精。

（2）化合物在动物的暴露情况尽量能够反映在人体的预期用药情况。

（3）药物的药动学或药效学可能存在明显的种属间差异，尽量避免动物不相关的药效学作用可能掩盖参与评定人体安全性的相关作用。

（4）临床前研究用的各单方药剂量比例应该与研发的固定剂量复方药中各组分的比例一致，如果不一致，应该解释并证明所采用比例的合理性。

（5）临床前药理学研究中，推荐既要进行组方评价研究，也要进行拆方评价研究。

（6）复方药临床前药理学研究应注意遵循相关的临床前技术指导原则及《药物非临床研究质量管理规范》。

第五节　作用机制研究

在新药开发中，作用机制研究往往被忽视，我国于2020年新公布的《药品注册管理办法》（国家市场监督管理总局令　第27号）中，对作用机制研究的规定亦不多，但药物作用机制研究在新药研发中有着不可低估的作用。

一、研究意义

在新药申报中,药理研究资料中包括药理研究资料综述、主要药效学实验资料及文献资料和一般药理学实验资料及文献资料。其中,药理研究资料综述中就包括作用机制部分,特别是对Ⅰ类新药的开发。

作用机制的研究有助于发现新药的作用靶点。药物的作用靶点一般包括酶、离子通道、核酸、免疫系统、基因及信号通路等。在作用机制研究过程中,靶点的发现可以开发系列药物,如针对 ADP 受体开发了氯吡格雷等一系列抗血小板药物,有利于筛选出疗效好、不良反应少的药物。利尿药的研发亦是如此,通过机制研究发现不同利尿药的作用部位不同,从而发现了高效、中效及低效类利尿药。

作用机制的研究可以发现新药与以往所用药物的区别,有助于发现疾病的发病机制,更好地治疗疾病。如在中枢神经系统递质作用的研究中发现帕金森综合征的病因是中枢多巴胺神经功能受损,从而可以从中枢拟多巴胺和抗胆碱两个途径进行治疗。

中药是我国的瑰宝,在源远流长的人类历史中,中药在与疾病斗争中作出了重要贡献,但其机制不清楚,研究中药,尤其是中药单体的作用机制,有助于发掘我国的中药宝库,在治疗疑难疾病方面作出贡献,更有助于我国中药走向世界,为人类健康作出新的贡献。

二、研究方法

1. 药物作用机制的研究方法很多,常见的有药物基因组学和药物蛋白质组学方法。

(1)药物基因组学(pharmacogenomics):主要阐明药物代谢、转运和药物靶分子的基因多态性及其与药物作用之间的关系,它不仅用于临床合理用药及个体化医疗,亦是药物机制研究的手段。传统的药物作用机制研究狭窄,只聚焦于单个分子靶点的研究,而药物基因组学从整个基因组出发,研究药物对不同基因之间相互作用的影响,以及这些影响所致生物化学等方面的变化;传统的机制研究是静态的,而基因组学可以动态地和全局性地研究药物机制,可以更精确地阐明药物的作用。酿酒酵母就是一种强有力的药物机制研究工具,现已知晓酵母基因组,利用酵母单倍体缺失可确定参与药物作用的基因。研究药物的基因靶点,利用基因与功能之间的大量研究结果探明药物的作用机制及疾病的分子发病机制,可以改构现有化合物,更好地作用于基因靶点,取得好的治疗效果。研究靶点的基因多态性,可以阐明某些老药的作用机制,使其有针对性地应用于特殊人群。

(2)药物蛋白质组学(pharmacoproteomics):是蛋白质组学与药学的交叉,通过广泛的蛋白质组学分析发现新的药物作用靶点、分析药物代谢及阐明药物的药效和毒性。只有完全揭示基因组序列所编码蛋白的功能之后,基因组序列信息才有真正的价值,蛋白质组学技术应用于筛选模型构建能更清楚、更详细地阐明分子药理机制,提供更有效、合理的药理模型。2D 电泳和液质联用(LC-MS)是药物蛋白质组学的常用方法,比较用药前后蛋白质表达的差异,可以发现药物的作用机制及靶标。酵母双杂交系统、蛋白亲和层析色谱法及蛋白质芯片等技术可用来研究蛋白质之间的相互作用,全面认识药物的作用。

2. 在药物作用机制的具体研究中,常常用到多种实验方法。

(1)离体实验和在体实验:离体实验利用分离的组织器官或细胞在一定条件下的研究,可排除其他因素对实验研究的影响,初步明确药物的药效及机制,但药效的确立及机制的研究还需整体实验的验证。在整体动物实验中应注意不同实验目的对动物种属的要求。

（2）电生理实验：利用细胞膜片钳技术，研究药物对离子通道的影响，从而发现药物对不同电流的作用，特别适用于抗心律失常药物及神经系统药物的筛选，可有效比较不同化合物对离子通道电流的作用异同。

（3）行为学实验：利用严格设计的实验器材研究药物对动物行为如记忆、恐惧或情绪的影响，揭示药物的作用机制，是神经精神药物研究中的常用方法。

随着现代生物学，特别是生命科学的发展，药物作用机制的研究方法越来越多，对机制的探讨更加深入，将极大地促进新药研发。

（陈建国　胡壮丽）

参 考 文 献

[1] 国家食品药品监督管理总局. 药物非临床研究质量管理规范. [2021-03-02]. https：//www. nmpa. gov. cn/directory/web/nmpa/xxgk/fgwj/bmgzh/20170802160401550. html.

[2] 国家食品药品监督管理总局. 国家食品药品监督管理总局关于发布药物安全药理学研究技术指导原则等8项技术指导原则的通告. [2021-03-02]. Https：//www. cde. org. cn/zdyz/domesticinfopage? zdyzIdCODE= eabe80ebd8d90236c7fde1c5ff8f8999.

[3] 国家药品监督管理局. 药品注册管理办法. [2021-03-02]. https：//www. nmpa. gov. cn/xxgk/fgwj/bmgzh/20200330180501220. html.

[4] 中华人民共和国卫生部. 新药审批办法. [2021-03-02]. https：//www. nmpa. gov. cn/xxgk/fgwj/bmgzh/19990422091501914. html.

[5] 中华人民共和国卫生部. 新药药理毒理研究的技术要求（《新药审批办法》附件五）. 药学通报, 1986, 21（11）: 692-696.

[6] 李波. 安全药理学的快速发展对创新药物研发作用巨大. 中国药理学与毒理学杂志, 2015, 5: 720-721.

[7] 刘美, 田心.《药物安全药理学研究技术指导原则》和《药物Q-T间期延长潜在作用非临床研究技术指导原则》与ICH S7A/S7B的对比研究及实施建议. 现代药物与临床, 2018, 10: 2745-2748.

第六章

临床前药物代谢动力学研究

临床前药物代谢动力学(药动学)研究是通过动物体内外和人体体外的实验研究方法,揭示药物在体内的动态变化规律,获得药物的基本药动学参数,从而阐明药物的吸收、分布、代谢和排泄的过程和特点。

临床前药动学研究在新药研究开发的评价过程中起着极为重要的作用。在药效学和毒理学评价中,药物或活性代谢物浓度数据及其相关药动学参数是产生、决定或阐明药效或毒性大小的基础,是提供药物对靶器官效应(药效或毒性)的依据;在药物制剂学研究中,临床前药动学研究结果是评价药物制剂特性和质量的重要依据;在临床研究中,临床前药动学研究结果能为设计和优化临床给药方案提供有价值的参考信息。因此,临床前药动学研究是新药开发与评价的一项重要内容。

第一节 临床前药物代谢动力学的基本内容和研究方法

临床前药动学的基本内容主要为相互联系的两部分:一是机体对药物的处置(drug disposition),即药物的体内过程,亦即药物在体内的吸收(absorption)、分布(distribution)、代谢(metabolism,又称生物转化,biotransformation)和排泄(excretion)即 ADME 过程随时间变化的规律;二是应用药动学原理及数学模型定量地描述血药浓度随时间变化的规律以及机体对药物处置的过程。相对于基础药动学,临床前药动学的基本内容将以应用为主,针对新药研究与评价进行叙述。

一、药物的体内过程

(一)药物的跨膜转运及药物转运体

药物进入体内后一般需通过生物膜,才能完成药物的 ADME 过程。在新药研究与评价中,特别重视药物转运体介导的临床前药动学研究。因为药物转运体介导的临床前药动学数据对临床合理用药,特别是临床药物相互作用有重要的指导意义。因此,必须掌握生物膜特性以及药物通过生物膜进行转运的方式、特点、机制、转运体及其影响因素。

1. 药物的转运方式 药物的跨膜转运方式主要有被动转运、主动转运和膜转运等。

2. 药物转运体(transporter) 药物转运体是跨膜转运蛋白,是药物载体的一种。在机体几乎所有器官,特别是胃肠道、肝脏、肾脏、脑等机体重要器官存在着药物转运体。药物经转运体转运的方式主要是主动转运。按转运机制和方向的不同,转运体可分为摄取性转运体(uptake transporter)和外排性转运体(efflux transporter)。摄取性转运体的主要功能是促进药物向细胞内转运,促进吸收,如小肠黏膜上皮细胞的寡肽转运体 1(oligopeptide

transporter 1, PEPT1)促进寡肽的吸收;肝细胞血管侧膜的有机阴离子转运多肽(organic anion-transporting polypeptide, OATP)可转运普伐他汀,使之摄取入肝细胞。而外排性转运体的主要功能则是将药物从细胞内排出,限制药物的摄取和吸收,其功能类似外排泵,如在肝细胞胆管侧膜的 P 糖蛋白(P-glycoprotein, P-gp, 又称 MDR1)、多药耐药蛋白 2(multidrug resistance protein, MRP2)等(图 6-1)。很多药物联合用药时药物相互作用的靶点就是药物的转运体。药物转运体对 ADME 过程的影响与药物疗效、药物相互作用、药品不良反应以及药物解毒等密切相关。目前,药物转运体介导的临床前药动学研究已成为新药研究与评价的一个重要领域。

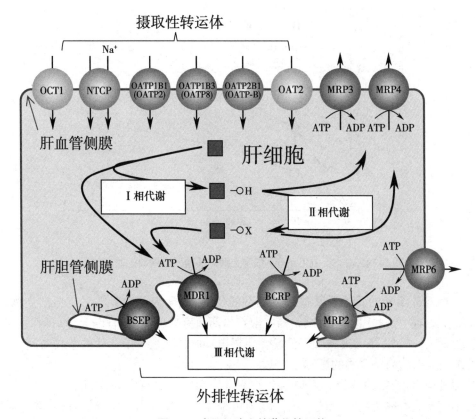

图 6-1　人肝细胞上的药物转运体

(二)药物的吸收

1. 概述　吸收是药物由给药部位进入血液循环的过程。吸收速率和程度受药物的理化性质、剂型、吸收部位的血流量、给药途径、药物转运体等因素影响。吸收的途径有消化道内吸收和消化道外吸收,前者包括口服、舌下给药、直肠给药等,后者有经皮肤黏膜吸收、经注射部位吸收(皮下、肌内注射等)以及经鼻黏膜、支气管或肺泡吸收等。药物的吸收是新药研究与评价中的一个极为重要的指标。

2. 吸收实验方法　在新药研究与评价中,临床前药物吸收实验方法及动物的选择非常重要。

对于经口给药的新药,应进行整体动物实验,尽可能同时进行血管内给药的实验,目的是提供绝对生物利用度。如有必要,可进行在体(in situ)或离体(ex vivo)肠道吸收实验以阐述药物吸收特性。在体吸收实验可选择动物在体小肠灌流法；离体吸收实验可采用翻转小肠肠袢法。研究药物吸收实验的细胞学方法常采用人结肠癌细胞（Caco-2）进行。由于Caco-2 细胞在形态学及生化性质方面都与小肠上皮很相似，此外还具有各种体内代谢酶及主动转运的药物转运体。药物在 Caco-2 细胞的渗透性与药物在小肠上皮细胞的吸收具有很好的相关性，因此，Caco-2 细胞模型已广泛用于体外药物分子的小肠吸收研究。如头孢妥仑（cefditoren）和二肽甘氨酰 - 肌氨酸（Gly-Sar）均为小肠上皮细胞寡肽转运体 PEPT1 的底物，通过 Gly-Sar 在 Caco-2 细胞模型上竞争性抑制头孢妥仑的摄取而得到证实（图 6-2）。

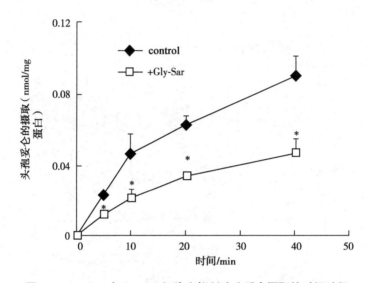

图 6-2　Gly-Sar 在 Caco-2 细胞上抑制头孢妥仑摄取的时间过程

对于血管外给药的药物及某些改变剂型的药物，在研究药物吸收时应根据立题目的，尽可能提供绝对生物利用度。口服给药一般在给药前应禁食 12 小时以上，以排除食物对药物吸收的影响。另外，在实验中还应注意，要根据具体情况统一给药后的禁食时间，以避免由此带来的数据波动及食物的影响。

3. 吸收实验动物的选择　经口给药时不宜采用家兔等草食动物，因为草食动物消化道吸收不规则，影响某些药物的吸收。其他可根据临床前药动学实验动物的选择原则进行。即：

1. 首选动物尽可能与药效学和毒理学研究所用的动物一致。

2. 尽量在清醒状态下进行实验，最好从同一动物多次采样。

3. 创新药物应选用两种或两种以上的动物，包括啮齿类和非啮齿类。其主要目的是了解药动学特性是否存在明显的种属差异。其他类型的药物可选用一种动物，首选非啮齿类，如犬。

4. 实验中应注意雌雄兼用，目的是了解药动学是否有明显的性别差异。如有明显的性别差异，应分别研究雌雄动物的药动学。

选择的给药途径和方式，应尽可能与临床用药时一致。

（三）药物的分布

1. 概述　分布是指药物吸收后随血液循环到达各组织器官的过程。药物吸收后可不均匀分布到多个组织器官，各组织器官的药物量是动态变化的。药物作用的快慢和强弱，主要取决于药物分布进入靶器官的速度和浓度。药物的分布速率主要取决于药物的理化性质、器官血流量以及膜的通透性。药物分布不仅与药物效应有关,而且与药物毒性关系密切,对安全有效用药有重要意义。影响药物分布的主要因素有血浆蛋白结合率、细胞膜屏障(血脑屏障、胎盘屏障、血眼屏障等)、体液的 pH 和药物的解离度、器官血流量以及膜的通透性、药物与组织的亲和力以及药物转运体等。

2. 药物的组织分布实验　对临床前药动学的新药研究与评价中,药物的组织分布实验是一个重要的指标。

动物的组织分布实验一般选用大鼠或小鼠。一般以有效剂量为准,选择一个剂量。在选择分布时间点时,一般参考浓度 - 时间曲线,选 3 个时间点,这 3 个时间点应分别位于吸收分布相、平衡相和消除相,每个时间点至少使用 5 只动物。若某组织的药物浓度较高,应增加观测点,进一步研究该组织中药物消除的情况。在选择待测组织时,要注意至少测定药物在心、肝、脾、肺、肾、胃肠道、生殖腺、脑、体脂、骨骼肌等组织的浓度,以了解药物在体内的主要分布组织。要特别注意药物浓度高、蓄积时间长的组织和器官,以及在药效或毒性靶器官的分布,如对造血系统有影响的药物,应考察其在骨髓的分布等。如果某组织的药物浓度较高且持续时间长,但临床上又要长期持续用药,此时要研究该药的毒理学意义及预测体内蓄积所导致的后果。对于单剂量给药后有明显的蓄积倾向,但临床需要长期给药的药物,应该考虑进行多次给药后的组织分布研究,目的是了解多次给药后药物在体内的蓄积情况。此外,进行组织分布实验,必须注意取样的代表性和一致性。

同位素标记物的组织分布实验,应提供标记药物的放化纯度、标记率(比活性)、标记位置、给药剂量等参数;提供放射性测定所采用的详细方法,如分析仪器、本底计数、计数效率、校正因子、样品制备过程等;提供采用放射性示踪生物学实验的详细过程,以及在生物样品测定时对放射性衰变所进行的校正方程等。此外,还要尽可能提供给药后不同时相的整体放射自显影图像。

3. 血浆蛋白结合率　血浆蛋白结合率对新药研究与评价来说是不可或缺的。它的重要性和临床意义表现在以下几个方面。

(1)药物与血浆蛋白结合的饱和性:当一个药物结合血浆蛋白达到饱和以后,再继续增加药物剂量,游离型药物可迅速增加,导致药物作用增强,可能发生明显的中毒反应。

(2)药物与血浆蛋白结合的竞争性抑制现象:联合用药时,不同药物与血浆蛋白的结合可能发生相互竞争,使其中某些药物游离型增加,药理作用增强而出现中毒反应。如血浆蛋白结合率为 99% 的 A 药与血浆蛋白结合率为 98% 的 B 药合用时,前者被后者置换使血浆蛋白结合率下降 1% 时,可使游离型的 A 药由原来的 1% 升高到 2%,即具有药理活性的游离型 A 药的浓度在理论上可达 2 倍,可能导致 A 药的毒性反应。因此,两种蛋白结合率高的药物联合应用时,在蛋白结合位点上产生的竞争性抑制现象才有临床意义。

(3)疾病对药物与血浆蛋白结合的影响:当血液中血浆蛋白过少,如慢性肾炎、肝硬化、尿毒症时,可与药物结合的血浆蛋白含量下降,也容易由于游离型药物增多而中毒。

然而,药物在血浆蛋白结合部位上的相互作用并非都有临床意义。一般认为,对于血浆蛋白结合率高、分布容积小、消除慢或治疗指数低的药物,血浆蛋白结合率的变化有临床意义,此时一定要注意对剂量进行调整。

4. 血浆蛋白结合实验　常用的药物与血浆蛋白结合实验方法很多,如平衡透析法、超过滤法、分配平衡法、凝胶过滤法、光谱法等。根据药物的理化性质及实验室条件,可选择使用一种方法进行至少 3 个浓度(包括有效浓度)的血浆蛋白结合实验,每个浓度至少重复实验 3 次,以了解药物的血浆蛋白结合率是否有浓度依赖性。

因为只有游离型药物才能通过细胞膜向组织扩散,被肾小管滤过或被肝脏代谢,因此药物与血浆蛋白的结合会明显影响药物分布与消除的药动学过程,并降低药物在靶部位的作用强度。建议根据药理毒理研究所采用的动物种属,进行动物血浆蛋白结合率与人血浆蛋白结合率比较实验,以预测和解释动物与人在药效和毒性反应方面的相关性。

对血浆蛋白结合率高于 90% 以上的药物,应该开展体外药物竞争结合实验,即选择临床上有可能合并使用的高血浆蛋白结合率药物,考察其对所研究药物的血浆蛋白结合率的影响。这对指导临床合理联合用药有非常重要的意义。

(四)药物的代谢

1. 概述　代谢(生物转化)的定义是指药物在体内发生化学结构的改变。代谢过程一般分为两个时相进行,即 I 相反应(氧化、还原、水解)和 II 相反应(与葡糖醛酸、硫酸、醋酸、甲基以及某些氨基酸等结合反应)。代谢的主要部位是肝脏。肝脏外组织如胃肠道、肾、肺、皮肤、脑、肾上腺、睾丸、卵巢等也能不同程度地代谢某些药物。药物在体内的代谢必须在酶的催化下才能进行。这些催化酶又分为两类,即专一性酶(如胆碱酯酶、单胺氧化酶等)和非专一性酶(肝细胞微粒体混合功能氧化酶系统,即肝药酶,主要是细胞色素 P450,简称 CYP)。很多药物是 CYP 的诱导剂或抑制剂,调节药物的代谢过程。影响代谢的因素有遗传、环境、生理和营养状态、疾病等。绝大多数药物经过代谢后,药理活性都减弱或消失,称为失活;有极少数药物被代谢后才出现药理活性,称为活化。很多药物经代谢生成的代谢物通常是失去药理活性,水溶性加大,易从肾或胆汁排出,因此起到了解毒作用。代谢是许多药物消除、解毒的重要途径。

2. 创新性药物的代谢研究　对于创新性的药物,应该了解其在体内的代谢情况,包括代谢类型、主要代谢途径及其代谢酶。对于新的前体药物,除对其代谢途径和主要活性代谢物结构进行研究外,还应对原型药和活性代谢物进行系统的药动学研究。而对主要在体内以代谢消除为主的药物(原型药排泄 < 50%),其代谢研究可分为两个阶段,即临床前可先采用色谱法或放射性核素标记法分析和分离可能存在的代谢产物,然后用色谱 - 质谱联用等方法初步推测其结构。如果 II 期临床研究提示其在有效性和安全性方面有开发前景,在申报生产前进一步研究并阐明主要代谢产物的可能代谢途径、结构及代谢酶。但当多种迹象提示可能存在有较强活性的代谢产物时,应尽早开展活性代谢产物的研究,以确定开展代谢产物动力学实验的必要性。

对于创新性的药物,还应观察其对药物代谢酶(特别是 CYP 同工酶)的诱导或抑制作用。在临床前阶段可以用底物法观察对动物和人 CYP 同工酶的抑制作用,比较种属差异。而观察药物对 CYP 同工酶的诱导作用时可采用整体动物,了解多次给药后的 CYP 同工酶或在药物反复作用后的肝细胞(首选人肝细胞)中 CYP 同工酶活性的变化,以了解该药物是否存在潜在的代谢性相互作用。

3. 创新性药物代谢研究的常用方法

(1)动物的选择:创新性药物的体内代谢研究一般选用两种或两种以上的动物,其中一种为啮齿动物,常选用大鼠;另一种为非啮齿动物,一般选用犬。在了解药物的主要代谢方式、途径、代谢产物时确定是否存在明显的种属差异。

(2)分析方法:体内方法一般采用色谱法分离和分析血、尿、粪等生物样品,如发现有代谢产物产生，可选用色谱-质谱联用或色谱-核磁联用方法等进一步确定主要代谢产物的化学结构。如果毒性、药效等与血药浓度无相关性，应该阐明是否存在活性代谢产物，必要时针对代谢物的活性和毒性作进一步的研究。体外方法常选用 CYP 同工酶、肝切片、肝灌流以及肝细胞培养等。这些体外方法的优点是可进行高通量筛选，适合于创新药物的早期药动学研究；缺点是与体内代谢实验结果有时存在不一致性，因此有时仅用于预测体内代谢筛选实验。

（五）药物的排泄

1. 概述　排泄是指药物及其代谢物通过排泄器官被排出体外的过程。排泄是药物最后彻底消除的过程。肾脏是最主要的排泄器官，非挥发性药物主要由肾脏随尿排出；气体及挥发性药物则主要由肺随呼气排出；某些药物还可通过胆汁、乳腺、汗腺、唾液腺及泪腺、头发、皮肤等排出体外。药物及其代谢产物经肾脏排泄有三种方式：肾小球滤过、肾小管主动分泌和肾小管被动重吸收。前两个过程是血中药物进入肾小管腔内，后一个过程是将肾小管腔内的药物再转运至血液中。某些药物经肝脏转化为极性较强的水溶性代谢产物，也可自胆汁排泄。药物从胆汁排泄是一个复杂的过程，包括肝细胞对药物的摄取、贮存、转化及向胆汁的主动转运过程。药物的理化性质及某些生物学因素能影响上述过程。对于从胆汁排泄的药物，除需要具有一定的化学基团及极性外，对其分子量有一定阈值的要求，在大鼠，药物的相对分子质量需超过 325；在豚鼠及兔，其相对分子质量需超过 400；在人体，需超过 500。相对分子质量低（200～400）的药物主要从尿排出，相对分子质量超过 5 000 的大分子化合物难以从胆汁排出。药物经胆汁排泄的种属差异很大，从动物实验所取得的实验结果不宜外推于人。因此，在新药研究与评价中一定要注意。

2. 药物排泄研究方法

（1）药物经尿和粪排泄：一般采用小鼠或大鼠，将动物放入代谢笼内，选定一个有效剂量给药后，按一定的时间间隔分段收集尿或粪的全部样品，测定药物浓度。粪样品晾干后称重，按一定比例制成匀浆，记录总体积，取部分样品进行药物含量测定。计算药物经此途径排泄的速率及排泄量，直至收集到的样品测定不到药物为止。每个时间点至少有 5 只动物的实验数据。应采取给药前尿及粪样，并参考预实验的结果，设计给药后收集样品的时间点，包括药物从尿或粪中开始排泄、排泄高峰及排泄基本结束的全过程。

（2）药物经胆汁排泄：一般用大鼠在乙醚麻醉下行胆管插管引流，待动物清醒后给药，并以合适的时间间隔分段收集胆汁，进行药物测定。

在上述实验方法中，应详细记录药物自粪、尿、胆汁排出的速度及总排出量（占总给药量的百分比），从而提供物质平衡的数据。

二、药物代谢动力学速率过程

（一）药动学模型

1. 房室模型及其确立　在新药研究与评价临床前药动学行为时，为了定量地描述药物体内过程的动态变化规律，常借助数学的原理和方法来系统地阐明体内药量随时间变化的规律。因此，要确立药动学的房室模型。常见的有一室模型、二室模型和三室模型等，分别有相应的数学方程式，求得一系列的药动学参数，用于新药研究与评价，从而指导新药开发，为临床合理用药提供参考依据（图 6-3）。

最佳房室数的确定原则为：①希望测定值能够均匀而随机地分布在拟合曲线的两侧；

②适当地使残差平方和（S）或加权残差平方和（S_w）达到最小；③最低赤池信息量准则（AIC）估计（minimum AIC estimation，MAICE）。

常用的确定房室数的具体方法如下：

（1）血药浓度 - 时间散点图判断法：将静脉注射后血药浓度（C）对时间（t）在半对数坐标纸上绘出散点图，由散点图形估计房室数。如各数据点可用一条直线拟合，可初估为一室模型，拟合单指数方程；如图形在一处或两处出现转折，血药浓度呈现先快后慢的衰减曲线，可初估为二室或三室模型（图 6-3），拟合双指数或三指数方程。散点图法简单，但比较粗糙，不够准确，需采用以下方法进一步确证。

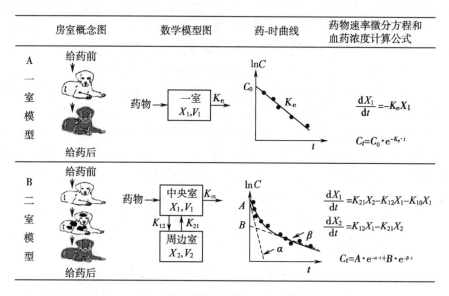

图 6-3　药物代谢动力学的房室模型

（2）残差平方和或加权残差平方和判断法：将血药浓度 - 时间数据分别按一室、二室或三室模型拟合，求出相应的血药浓度 - 时间方程式，然后按此方程式计算出不同时间的理论血药浓度，称之为计算值，实测值与计算值之差称为残差。按方程式求出残差平方和或加权残差平方和。残差平方和越小，说明计算值与实测值契合程度就越高，因此，拟合的房室模型中，残差平方和或加权残差平方和最小者即为所求的房室模型。

$$C_t = \sum_{j=1}^{N} X_j \cdot e^{-\lambda_j t} \qquad \text{式（6-1）}$$

$$S = \sum_{i=1}^{M} \left(C_i - \hat{C}_i \right)^2 = \sum_{i=1}^{M} \left(C_i - \sum_{j=1}^{N} X_j \cdot e^{-\lambda_j t_i} \right)^2 \qquad \text{式（6-2）}$$

$$S_w = \sum_{i=1}^{M} \left(C_i - \sum_{j=1}^{N} X_j \cdot e^{-\lambda_j t_i} \right)^2 \cdot W_i \qquad \text{式（6-3）}$$

式（6-1）～式（6-3）中，N 为房室数，j 为房室序数，i 为采样序数，X_j、λ_j 为待定参数，C_t 为 t 时刻血药浓度，C_i 为第 i 次取样时的血药浓度实测值，$\hat{C}_i$ 为第 i 次取样时的血药浓度的理论计算值，S 为残差平方和，S_w 为加权残差平方和，W_i 为权重系数，M 为采血次数。

（3）拟合度（r_1^2）判断法：根据实测值与计算值按公式求得 r_1^2，在所拟合的房室模型中，r_1^2 值大的为最佳房室模型。

$$r_1^2 = \frac{\sum\limits_{i=1}^{N} C_i^2 - \sum\limits_{i=1}^{N} (C_i - \hat{C}_i)^2}{\sum\limits_{i=1}^{N} C_i^2} \qquad \text{式(6-4)}$$

（4）F 检验判断法：F 检验是对全部回归系数进行一次性显著性检验，其目的是检验回归方程在整体上是否显著成立。F 值按下式计算：

$$F = \frac{S_{w1} - S_{w2}}{S_{w2}} \times \frac{df_2}{df_1 - df_2} \quad (df_1 > df_2) \qquad \text{式(6-5)}$$

式（6-5）中，S_{w1} 及 S_{w2} 分别为第一种和第二种模型的加权残差平方和，df 为自由度，即各自的实验数据点的数目减去参数的数目，静脉注射一室（$C = C_0 e^{-kt}$）、二室（$C = Ae^{-\alpha t} + Be^{-\beta t}$）及三室（$C = Ae^{-\alpha t} + Be^{-\beta t} + Ge^{-\gamma t}$）模型的血药浓度 - 时间方程式各需确定 2、4、6 个参数。如某实验测得 12 个实验数据点，则上述三种模型的 df 分别为 10、8、6。如算得的 F 值比相应自由度的 F 界值（5% 显著水平）大，便可认为将参数的数目从 i 增至（$i+1$）是有意义的。

（5）AIC 判断法（Akaike's information criterion）：该法由日本统计学家赤池弘次（Akaike）提出，他从信息理论出发，提出一种信息标准（information criterion），以便对信息量作出数字上的表达。Akaike 及 Tanabe 根据随机误差遵从 Gaussion 分布的假设，以下列方程式定义 AIC：

$$\text{AIC} = N \cdot \ln(Re) + 2P \qquad \text{式(6-6)}$$

式（6-6）中，N 为实验数据点的数目，P 为拟合的房室模型的相应数学方程式中参数数目（$P = 2n$，n 为房室数），Re 为加权残差平方和（与方程式 6-3 中 S_w 含义相同）。

AIC 小者为最佳房室模型。AIC 最小的数学方程式被认为是对血药浓度时程的最佳表达，这种统计学方法谓之最低 AIC 估计（minimum AIC estimation，MAICE）。对于 MAICE 来说，不要求进行 F 检验及显著水平测定。如按 Re 及 AIC 判断结果不一致，而 Re 相差不大时，以 AIC 为判定标准。

2. 生理药动学模型（physiologically based pharmacokinetic model） 房室模型没有考虑到机体的生理、生化、解剖等因素，因此是抽象的，在应用上有其局限性。生理药动学模型是建立在机体的生理、生化、解剖和药物热力学性质基础上的一种整体模型。通常将每个组织器官作为一个单独的房室看待，房室间模拟生理情况，以血液循环连接并考虑下列生理、生化、解剖学参数：①组织大小、血流灌注速率和肾小球滤过率；②酶活性参数（V_{max}，K_m）；③药物热力学性质如脂溶性、电离性等；④药物与机体相互作用性质，如膜通透性、药物与血浆蛋白结合率以及药物与组织亲和力等。因此这种模型与机体的生理、生化和解剖学联系在一起。理论上，该模型有下列功能：①预测任何组织器官中药物浓度及代谢产物的经时过程；②定量地描述病理情况下药物的体内过程变化；③将在动物中获得的结果外推至人，从而预测药物在人体的药动学过程。这些功能在新药研究与评价中具有非常重要的意义。

（二）消除过程

在新药研究与评价中，确定药物的消除过程对确定给药方案、剂量调整以及安全合理用药有重要的指导意义。按药物转运速度与药量或浓度之间的关系，药物在体内的消除过程可分为一级动力学、零级动力学和米氏动力学过程。从药物安全性的角度出发，在新药开发过程中，不希望药物的消除过程为零级动力学。消除过程的比较见表 6-1。

如表 6-1 所述，产生零级动力学过程的主要原因是药物代谢酶、药物转运体以及药物与血浆蛋白结合的饱和过程。因此,零级动力学过程有主动转运的特点,任何耗能的逆浓度梯度转运的药物,因剂量过大均可超负荷而出现饱和限速,称之为容量限定过程(capacity-limited rate process)。如乙醇、苯妥英钠、阿司匹林、双香豆素和丙磺舒等可出现零级动力学过程。按零级动力学过程消除的药物,在临床上增加剂量时,有时可使血药浓度突然升高而引起药物中毒,因此对于这类药物,临床上增加剂量给药时一定要更加注意。

表6-1　药物消除过程的比较

	一级动力学	零级动力学
动力学特点	线性动力学,药量呈指数衰减,即等比转运	非线性动力学按恒量转运,即等量转运
半衰期、总体清除率等参数	恒定,与剂量或药物浓度无关	不恒定,与剂量或药物浓度有关
曲线下面积(AUC)	与所给予的单一剂量成正比	与所给予的单一剂量不成正比
产生原因	转运为简单扩散	药物代谢酶、药物转运体以及药物与血浆蛋白结合的饱和过程等

　　米氏动力学(Michaelis-Menten kinetics)过程是一级动力学与零级动力学互相移行的过程。此过程在药物浓度较高时是零级动力学过程,而在低药物浓度时是一级动力学过程,在临床上具有米氏动力学过程特点的药物有乙醇、苯妥英钠、阿司匹林、乙酰唑胺、茶碱、保泰松等。零级动力学过程与米氏动力学过程又称非线性动力学过程,由于该过程半衰期等动力学参数随剂量增加而改变,故又称剂量依赖性过程。

　　在临床前药动学研究中,为确定新药在动物体内的消除过程,药动学研究应设置至少三个剂量组,其高剂量最好接近最大耐受剂量,中、小剂量根据动物有效剂量的上下限范围选取。主要考察在所试剂量范围内,药物体内的药动学过程是属于线性还是非线性,以利于解释药效学和毒理学研究中的发现,并为新药的进一步开发和研究提供信息。

　　认识和掌握非线性动力学特点在临床前药动学研究中对新药研究与评价具有极其重要的意义。

(三)药动学参数

　　在临床前药动学研究中,要根据实验中测得的各受试动物的血药浓度-时间数据,求得受试药物的主要药动学参数,作为新药研究与评价的重要依据。静脉注射给药,应提供 $t_{1/2}$(消除半衰期)、V_d(表观分布容积)、AUC(曲线下面积)、Cl(清除率)等参数值;血管外给药,除提供上述参数外,尚应提供 C_{max}(药峰浓度)和 T_{max}(达峰时间)等参数,以反映药物吸收的规律。另外,提供统计矩参数,如:平均滞留时间(MRT)、AUC$_{(0-t)}$ 和 AUC$_{(0-\infty)}$ 等,这些统计矩参数对描述药动学特征也是有意义的。

第二节　临床前药物代谢动力学研究的生物样品检测技术验证

一、生物样品及常规样品检测验证

(一)生物样品

常用的生物样品有全血、血清、血浆、尿、粪、淋巴液、唾液、胆汁、脑脊液、各种组织等。这些生物样品的特点是取样量少、药物浓度低、干扰物质（包括外源性物质和内源性物质）多、个体差异大，因此必须根据待测药物的化学结构、生物介质和预期的浓度范围，建立适宜的生物样品检测方法，并对所建立的方法进行验证（validation）。方法学验证是整个药动学研究的基础。所有药动学研究结果，都依赖于生物样品的测定。只有可靠的方法才能得出可靠的结果。通过准确度、精密度、特异性、灵敏度、重现性、稳定性等研究建立了测定方法，得到了标准曲线后，在检测过程中还应进行方法学质控，制备随行标准曲线并对质控样品进行测定，以确保检测方法的可靠性。

（二）常规样品检测验证方法

1. 特异性（specificity）　即证明所测定的物质是预期分析物质，内源性和外源性物质都不得干扰样品的测定。如对于色谱法，在验证特异性时，要提供至少 6 个不同个体的 3 个色谱图：①空白生物样品；②空白生物样品 + 对照物；③用药后的生物样品。

2. 标准曲线（calibration curve）　即测定待测物的浓度与仪器响应值的相关性。用回归分析方法（如加权最小二乘法）获得至少 5 个浓度的标准曲线。标准曲线的浓度范围为定量范围。不允许将定量范围外推求算未知样品浓度。

3. 精密度（precision）与准确度（accuracy）　精密度即在确定的分析条件下，同一介质中相同浓度样品的一系列测量值的分散程度。用质控样品的批内和批间相对标准差（RSD）表示。RSD 一般应小于 15%，在定量下限附近 RSD 一般应小于 20%。准确度指的是在确定的分析条件下，测得的生物样品浓度与真实浓度的接近程度。重复测定已知浓度样品可获得准确度。准确度一般应在 85%～115%，在定量下限附近应在 80%～120% 的范围内。

4. 定量下限（lower limit of quantitation，LLOQ）　即标准曲线的最低浓度点。要求至少能满足测定 3～5 个半衰期时样品中的浓度。其准确度应在真实浓度的 80%～120%，RSD 应小于 20%。应经至少 5 个标准样品的测试证明。

5. 稳定性（stability）　即对含药生物样品在室温、冰冻或冻融条件下以及不同存放时间进行稳定性考察，以确定生物样品的存放条件和时间。

6. 回收率（recovery）　可分为提取回收率（萃取回收率）和加样回收率。提取回收率是绝对回收率，是用药品加血浆经萃取处理后的进样峰面积除以该药品溶液直接进样峰面积的比值。加样回收率是相对回收率，是在已知浓度样品中加入药物计算回收率。应考察高、中、低 3 个浓度的提取回收率。其结果应精密和可重现。

7. 重现性（replication）　即不同实验室间测定结果的分散程度，以及相同条件下分析方法在间隔一段短时间后测定结果的分散程度。

8. 灵敏度（sensibility）　生物样品分析方法的灵敏度通过标准曲线来表征，主要包括定量下限和浓度 - 响应函数。

二、常用的生物样品检测方法

在临床前药动学研究中常用的生物样品药物分析方法包括色谱法、放射性核素标记法、免疫学和微生物学等方法。应根据受试物的性质，选择特异性好、灵敏度高的测定方法。色谱法包括高效液相色谱法（HPLC）、气相色谱法（GC）和色谱 - 质谱联用法（如 LC-MS、LC-MS/MS、GC-MS、GC-MS/MS 方法）。在需要同时测定生物样品中多种化合物的情况下，LC-MS/MS 和 GC-MS/MS 等联用方法在特异性、灵敏度和分析速度方面有更多的优点。

对于前体药物或有活性(药效学或毒理学活性)代谢产物的药物,建立方法时应考虑能同时测定原型药和代谢物,以考察物质平衡(mass balance),阐明药物在体内的转归。在这方面,放射性核素标记法和色谱-质谱联用法具有明显优点。

应用放射性核素标记法测定血药浓度可配合色谱法,以保证良好的检测特异性。如某些药物难以用上述的检测方法,可选用免疫学或生物学方法,但要保证其可靠性。

放射免疫法和免疫酶标法具有一定特异性,灵敏度高,但原型药与其代谢产物或内源性物质常有交叉反应,需提供证据说明其特异性。

生物学方法(如微生物法)常能反映药效学本质,但一般特异性较差,应尽可能用特异性高的方法(如色谱法)进行平行检查。

常用的生物样品检测方法及其性能比较见表6-2。

表6-2 常用的生物样品检测方法及其性能比较

分析原理		最低检测限/ng	精密度	专一性	价格	缺点
光谱法	比色法	>1 000	+	−	−	专属性差,灵敏度差
	紫外分光光度法	100	++	−	−	专属性差,易被干扰
	荧光分析法	1~10	++	±	−	易被干扰,荧光稳定性、荧光熄灭、散射光等影响荧光强度
	原子吸收分光光度法	1	++	+	+	仅用于无机元素分析,不能同时进行元素分析,标准曲线线性范围窄
色谱法	薄层色谱法	1~10	+	++	+	重现性差,色谱板不易保存
	气相色谱法	0.01~1	++	+++	+	要求待测物有挥发性和热稳定性
	高效液相色谱法	0.01~1	+++	+++	++	待测物需达到基线分离,比液相色谱-质谱联用法费时
	色谱-质谱联用法	0.001	+++		++++	流动相中盐干扰测定
	高效毛细管电泳法	0.001	−		++	重现性差,操作较烦琐
免疫法	放射免疫法	0.001	+	++	++	抗体的特异性不稳定,抗体易受代谢物干扰,需放射性核素防护设施
	免疫酶标法	0.001	++	++	++	样品中酶抑制剂干扰
	测定荧光免疫法	0.001	++	++	+++	
	荧光偏振免疫法	0.1~10	++	++	+++	局限于测定分子量小于160kD的抗原;对于不同的抗原,首先要制备或得到相应的单克隆或多克隆抗体

续表

	分析原理	最低检测限 /ng	精密度	专一性	价格	缺点
其他分析法	微生物测定法	> 1 000	--	-	-	专属性、灵敏度和选择性差
	电化学分析法	0.1~1	+	+	-	仅用于离子的测定

注:由低到高的评价顺序为 --, -, ±, +, ++, +++, ++++。

第三节　临床前药物代谢动力学研究的药物
相互作用

2001 年 8 月 8 日拜耳公司宣布在全球停止销售调血脂药西立伐他汀。这是因为西立伐他汀与贝特类调血脂药吉非贝齐联合应用后可发生严重的药物相互作用(drug interaction),导致肌病 / 横纹肌溶解的危险性增加。每年,国际上因药物毒性以及严重不良反应而撤出销售市场的药物屡见不鲜,其中由于药物相互作用而撤出的上市新药有增加的趋势。因此在新药研发阶段,为了避免候选药物(candidate)在临床研究阶段或在上市后因药物相互作用而影响人民的健康甚至危及生命,许多国家和地区根据自己的国情和制药工业的发展制定了相应的政策法规。其中,欧盟 EMEA/CPMP 1998 年 6 月正式颁布实施的《药物相互作用研究指导原则》就药物开发过程中针对药物相互作用研究作了比较详细的阐述。2006 年9 月美国 FDA、药物评价和研究中心(CDER)及生物制品评价和研究中心(CBER)共同发布了《药物相互作用研究 - 实验设计、数据分析及其在剂量调整和处方标签中的应用(草案)》,为新药和新生物制品的研发者提供了药物代谢和药物转运方面的体内、体外药物相互作用研究规范。很多国家相关部门建议新药研究单位在新化学实体(new chemical entity, NCE)研究早期,要进行药物相互作用的研究,目的是早期发现不良药物相互作用,避免药害事件发生。

一、药物相互作用的概念和内容

药物相互作用是指一种药物改变了同时服用的另一种药物的药理效应。其结果是一种药物的效应加强或削弱,也可能导致两种药物的效应同时加强或削弱。针对药物相互作用的临床结果,可分为对临床疗效有益相互作用和不利相互作用。有益相互作用可因提高临床疗效、减少不良反应、节约药物、降低药物治疗费用等而被临床积极利用;不利相互作用则可导致疗效降低、无效、发生药品不良反应甚至药物毒性增加。药物相互作用有三种作用方式:药动学方面的药物相互作用、药效学方面的药物相互作用和体外药物相互作用(如配伍禁忌)。广义上讲,药物相互作用中的药物也可以是药物以外的化学物质,这些化学物质还可以包括烟酒等嗜好品、滥用的毒品、食品或保健品中的某种化学成分、食品添加剂或其中的农药残留、污染物等。

二、临床前药物代谢动力学研究的药物相互作用

（一）影响吸收的药物相互作用

影响药物吸收的药物相互作用将导致药物的吸收速率或吸收程度发生改变，或对两者均产生影响。一般认为，当药物吸收程度的改变在 20% 以上时有临床意义。联合用药时，药物在吸收过程中的任一环节都可能发生药物相互作用而影响其吸收。由于小肠是口服药物吸收的主要部位，因此药物在小肠的药物相互作用最常见。

1. 物理性药物相互作用　四环素类、氟喹诺酮类、磷酸盐类、头孢地尼、左甲状腺素钠、青霉胺等药物如果同时与含有多价金属离子（钙、镁、铝、铋、铁）的药物服用，将在胃肠道内形成难溶解的螯合物而影响合用药物的吸收。如四环素与硫酸亚铁同时服用，可导致四环素的血药浓度明显降低，生物利用度下降。调血脂药考来烯胺对酸性分子具有很强的静电引力，易与阿司匹林、洋地黄毒苷、地高辛、甲状腺素等结合成难溶性复合物，妨碍后者吸收。活性炭、蒙脱石、白陶土、氢氧化铝、铝碳酸镁、三硅酸镁复方制剂等均可吸附多种药物，使并用药物的吸收减少，生物利用度降低。如蒙脱石对碱性药物（如雷尼替丁）和两性药物（如氧氟沙星、诺氟沙星、环丙沙星、司帕沙星）具有较强的吸附性，影响这些药物的吸收。

2. 生物学性药物相互作用

（1）胃肠道 pH 的改变：可使某些药物的解离度或溶解度发生变化，从而影响其吸收。如水杨酸类药物与碳酸氢钠同时服用时，可因为碳酸氢钠升高了胃内的 pH 而使弱酸性药物水杨酸的吸收减少。

（2）胃排空的速度：能影响药物到达小肠的时间，因此可影响药物的吸收。如抗胆碱药物阿托品、溴丙胺太林、抗组胺药等可以延缓胃排空，使一些药物进入小肠的速度减慢，从而使药物的达峰时间延迟，抑制了药物的吸收速度。

（3）胃肠道转运体：小肠转运体按其对药物吸收的作用可分为两类，包括①介导药物吸收的转运体，包括有机阴离子转运多肽（organic anion-transporting polypeptide, OATP）、寡肽转运体 1（oligopeptide transporter 1, PEPT1）和多药耐药蛋白 1（multidrug resistance protein 1, MRP1）；②介导药物排泌的转运体，包括 P 糖蛋白（P-glycoprotein, P-gp）、多药耐药蛋白 2（multidrug resistance protein2, MRP2）和乳腺癌耐药蛋白（breast cancer resistance protein, BCRP）等。β- 内酰胺类抗生素与寡肽均为 PEPT1 的底物，二肽、三肽与 β- 内酰胺类抗生素合用时，由于竞争性与小肠上皮细胞的 PEPT1 结合，可相互抑制对方从小肠的吸收。如头孢氨苄与二肽 JBP485（羟脯氨酸 - 丝氨酸）同时给大鼠口服时，可使头孢氨苄的 AUC 和 C_{max} 显著下降（图 6-4A），而相同剂量的两者同时静脉注射时则头孢氨苄的血药浓度不被影响（图 6-4B）。这是因为两者竞争性抑制胃肠道的转运体 PEPT1，从而使头孢氨苄的吸收明显减少。地高辛是 P-gp 底物，奎尼丁、维拉帕米、硝苯地平、胺碘酮、克拉霉素、罗红霉素和伊曲康唑等均为 P-gp 的抑制剂，当地高辛与这些 P-gp 抑制剂合用时，由于地高辛的外排被 P-gp 抑制剂所抑制，可导致地高辛吸收增加，血药浓度增加 50%～300%，极易导致地高辛中毒。

3. 在新药研究与评价中设计吸收过程中药物相互作用实验时的注意事项

（1）主要关注胃肠道吸收的药物相互作用，同时应注意非口服给药时也会有胃肠道吸收。

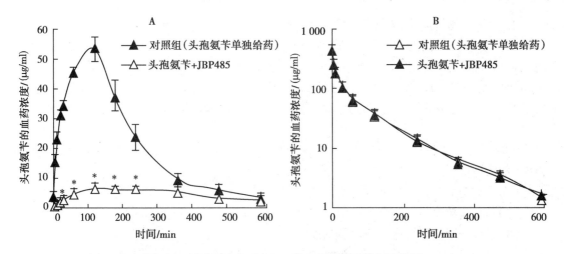

图 6-4　头孢氨苄与 JBP485 在大鼠胃肠道的相互作用

（2）设计药物相互作用实验时应注意 P-gp 等外排性转运体对药物吸收的影响。

（3）体外实验对研究转运机制或药物复杂结合 / 螯合可能性有帮助。目前，体外吸收实验已经证实对了解体内吸收的帮助有限，因而可能存在的相互作用应在体内实验中证实。

（4）新的口服制剂或改变释放剂型（缓、控释等）的药物均应研究食物对其的作用。

（5）在进行药物相互作用实验时，要考虑相互作用药物的特点，如影响药物吸收的因素（包括食物作用）；药物及其制剂的理化特点（pH 依赖性、水溶性等）；药动学特点（特殊吸收机制、生物利用度、最大吸收、首过效应、胆汁分泌、肝肠循环等）；药效学特点（胃肠道生理的特殊作用如胃排空、胃动力等）；毒性，如损伤胃黏膜等。

（6）在药物开发早期就优先考虑食物相关的相互作用，以便获得有助于Ⅱ、Ⅲ期临床试验设计的信息。

（7）对食物敏感的剂型尽量不用。

（8）只要可能就要明确导致相互作用的因素和机制。

（二）影响分布的药物相互作用

药物相互作用中改变分布的最常见方式是从血浆蛋白上置换出药物。

1. 竞争血浆蛋白结合位点　药物进入血液循环后，大部分药物或其代谢产物可不同程度地与血浆蛋白发生可逆性结合。同时应用两种或多种药物时，这些药物有可能在蛋白结合部位发生竞争。结合力强的药物将结合力弱的药物置换为游离型，理论上使其药理活性增强，即在剂量不变的情况下，由于血浆蛋白结合的置换作用，使药物的作用或毒性增强。蛋白结合的置换作用仅对蛋白结合率高（如超过 90%）的药物有临床意义，而对蛋白结合率低的药物不产生因置换作用所致的药物中毒。如蛋白结合率为 97% 的华法林，其游离型药物仅有 3%，此时如果用一种蛋白结合率高达 99.8% 的药物与其竞争蛋白结合位点，若仅置换出 3%，则华法林的抗凝效果将加倍。

2. 竞争组织蛋白结合位点，改变组织分布量　药物相互作用也可发生于组织蛋白结合位点上，置换下来的游离药物可返回到血液中，使血药浓度升高。药物的组织置换较血浆蛋白置换要少，仅有少数药物可产生组织蛋白置换作用。如奎尼丁能将地高辛从心肌组织的结合位点上置换下来，使地高辛的血药浓度从 1.1ng/ml 升高至 2.0ng/ml，半衰期从 46~49 小时延长至 72~76 小时，导致地高辛中毒。

3. 竞争药物转运体,改变药物的组织分布 两种药物竞争转运体,可发生组织分布的药物相互作用。如止泻药咯哌丁胺作用于胃肠道的阿片受体起到止泻作用,虽是 P-gp 的底物,但单用时由于血脑屏障 P-gp 的外排作用,脑内药物浓度很低,不产生呼吸抑制。但与 P-gp 抑制剂奎尼丁合用时,由于奎尼丁抑制了中枢 P-gp 外排咯哌丁胺的作用,导致咯哌丁胺的脑内浓度明显增加。咯哌丁胺作用于中枢的阿片受体后可导致严重呼吸抑制等神经毒性。

4. 在新药研究与评价中设计分布药物相互作用实验时的注意事项 在新药研究与评价中,如发现有以下情况,应做置换性药物相互作用研究。

(1)药物与血浆蛋白呈非线性蛋白结合。

(2)治疗指数窄。

(3)治疗浓度时与人血浆蛋白有高度结合(＞95%)。

(4)占据大多数结合位点(如最大推荐剂量时血浆治疗浓度＞血浆结合容量)。

(5)一次性用药或初始用药(首剂/负荷量)后药物分布容积小(＜10L/70kg)。

(6)静脉用药呈高代谢摄取比(metabolic extraction ratio)。

(7)游离血浆药物浓度与全血浓度不平行。

分布药物相互作用实验应进行体内实验。如进行体外实验,则代谢活性产物对药物相互作用的可能影响应被考虑在内。

(三)影响代谢的药物相互作用

影响药物代谢而产生的药物相互作用约占药动学相互作用的 40%,是临床最常见、最容易导致药物中毒反应的一类药物相互作用。这类药物相互作用主要由 CYP 所介导。药物对 CYP 的影响可分为酶抑制作用(enzyme inhibition)和酶诱导作用(enzyme induction)。一般来说,酶抑制作用的临床意义大于酶诱导作用。

1. 代谢的药物相互作用类型

(1)酶抑制作用:酶抑制作用的类型包括竞争性抑制(competitive inhibition)、非竞争性抑制(noncompetitive inhibition)、反竞争性抑制(uncompetitive inhibition)、不可逆性抑制作用(irreversible inhibition)等。

在竞争性抑制中,抑制剂的 K_i 必须数倍于 K_m 时,体内药物相互作用才可能发生。动力学特点为:当有足量的抑制剂存在时,K_m 增大,V_m 不变,因此 K_m/V_m 也增大,表观 K_m 随抑制剂浓度的增加而增大。抑制程度与抑制剂浓度成正比,与底物浓度成反比。如同为 CYP2D6 底物的丙米嗪和地昔帕明,在与氟西汀合用时,前两种药物的浓度均升高几倍,因此在临床上联合应用这些药物时,一定要注意适当减量。

非竞争性抑制的动力学特点为:当有抑制剂存在时,K_m 不变而 V_m 减小,K_m/V_m 增大。表观 V_m 随抑制剂浓度的加大而减小。抑制程度只与抑制剂浓度成正比,而与底物浓度无关。例如,地拉韦啶对 CYP2C19 介导的 S-美芬妥英的 4'-羟化反应的抑制作用为非竞争性抑制作用。

抑制剂不与游离酶结合,而和酶-底物中间复合体结合,但酶-抑制剂-底物复合体不能释放出产物,此为反竞争性抑制。其动力学特点为:当抑制剂存在时,K_m 和 V_m 都减小,因此 K_m/V_m 不变。有抑制剂存在时,表观 K_m 和表观 V_m 都随抑制剂浓度的增加而减小。抑制程度既与抑制剂浓度成正比,也和底物浓度成正比。例如,美洛昔康对 CYP3A4 介导的奎尼丁 3-羟化反应的抑制作用为反竞争性抑制作用。临床研究表明,反竞争性抑制并不多见,因为体内出现酶与底物饱和的现象并不常见。另外,当底物的浓度远低于反应的 K_m 值时反竞争性抑制不具明显的临床意义。

如果药物破坏了肝药酶结构或修饰蛋白质,则可造成不可逆的抑制。酶代谢作用的恢复时间取决于新酶的合成,而不是像可逆性抑制那样取决于抑制剂的解离和消除。不可逆性抑制作用由 CYP 介导生成的具有反应活性的代谢物引起,分为两种类型。第一种与 CYP 形成代谢中间体复合物(metabolite-intermediate complex)有关,例如红霉素抑制 CYP3A 所产生的抑制作用;第二种是由活性中间体对 CYP 的共价修饰作用引起。如氯霉素通过对 CYP 蛋白质的共价修饰而抑制 CYP2C9,炔雌醇通过对血红素的共价修饰而抑制 CYP3A4 等。

(2)酶诱导作用:肝脏 CYP 受某些药物(如巴比妥类、利福平等)诱导后活性增强,从而可以增加药物代谢的速率,这一过程称为肝药酶诱导。能够促使肝药酶活性增强的药物称为肝药酶诱导剂。加入酶诱导剂可使该酶的底物浓度降低,代谢产物浓度升高。酶诱导的结果一般是导致目标药的药效减弱,但如果药物的效应是由其活性代谢物引起,则可导致药效增强。酶的诱导剂还能促进自身代谢,连续用药可因自身诱导而使药效降低。具有酶诱导作用的临床常用药物有苯巴比妥和其他巴比妥类药物、苯妥英钠、卡马西平、利福平、水合氯醛等多种药物,这些药物的共同特点是:亲脂、易与 CYP 结合并具有较长的半衰期。

2. 设计代谢药物相互作用实验时的注意事项　各国的新药开发相关监管机构提倡研究性新药的代谢应在药物的研发过程中确定,该新药与其他药物的药物相互作用应作为对其安全性和有效性进行充分评估的组成部分而予以探索。

在新药开发阶段,在临床前药动学研究中,针对药物相互作用,一般通过高通量的测试技术,采用人肝细胞、微粒体成分、转染人类基因的细胞系、重组 CYP 方法进行酶抑制、酶诱导作用的筛选。当获得了临床前的动物实验数据后,结合体外研究的结果,如酶抑制常数 K_i、抑制剂浓度等数据,可以预测药物在人体内可能发生的药物相互作用。另外,还可以研究药物相互作用机制,从作用机制上排除容易发生药物相互作用的新化学实体进入临床研究。

3. 代谢性药物相互作用的预测　在临床前药动学研究中,如果能预测到可能发生的代谢性药物相互作用,则可避免药物联合应用导致的不良反应或毒性反应,对开发安全、高效的新药有重要的指导意义。预测的方法有很多,体外筛选法被认为是较安全、高通量的常用方法。

(1)体外筛选法及其局限性:常用的体外实验方法有杂合表达的酶、微粒体、肝及肾脏薄切片、分离培养的肝细胞、膜囊、重组人 DNA 转染细胞等估测 CYP 及药物转运体对药物相互作用的影响。人肝细胞是常用的方法,但是如果药物相互作用的抑制作用仅与 CYP 有关,则采用杂合表达的酶系较好。然而当抑制作用还有其他因素参与时,一般采用新鲜制备或冷藏保存的人肝细胞进行研究;杂合表达的酶系的优点是可以进行单一代谢酶的抑制研究,可获得准确的酶动力学参数。此外还可以用高通量的方式进行筛选。值得提及的是,在使用单一酶时,要考虑该单一酶对药物代谢的总体贡献;人肝微粒体等肝亚细胞成分以其易于制备、可长期保存等优点在抑制实验中被广泛利用。其缺点是无法区别因酶合成或降解速率变化引起的酶抑制。因为这种变化的原因可能是酶自身所致,也可能是由辅酶变化所引起。此外,人肝微粒体的来源不同,其含有的 CYP 同工酶的数量和活性可能有较大差异。体外筛选法对评价药物相互作用有其局限性。这些局限性表现在以下几个方面：①多数体外筛选法只能用来估测抑制作用而不能预测诱导作用；②对于既可以影响多种代谢途径又可以诱导酶的抑制剂来说，体外的预测可能与临床的实际情况有差异；③体外筛选法鉴别出的抑制剂可能只在高浓度时才能抑制酶或转运体；④因为不是经常能预测到药物或代谢产物在体内某一特定位置的浓度，故确定研究结果的临床意义有困难；⑤疾病状态、器官功能低下、肥胖、吸烟等环境因素、遗传以及性别等生理/病理因素对CYP及药物转运体有影响，从而对预测的准确性有干扰。很多研究者根据药物代谢清除率和总体清除率的比值以及药物代谢酶的数量制定了评价潜在的药物相互作用的策略，这些策略在临床前药动学研究中对新药研究与评价有参考意义（表6-3）。

表6-3 评价潜在的药物相互作用的策略

项目	体外研究结果	代谢相关的相互作用危险性评价	是否需要临床研究
涉及的CYP同工酶	$Cl_{代谢}/Cl_{总}$比值低或没有CYP代谢	无	否
	由1种CYP酶代谢	危险	是
	由几种CYP酶代谢	无	否
CYP抑制	没有抑制	无	否
	抑制至少1种CYP酶	如肝脏底物浓度$\geq K_i$时存在危险	是
	如果$IC_{50} \leq 100\mu mol/L$需要测定$K_i$	如肝脏底物浓度$\leq K_i$	否
CYP诱导	没有诱导	无	否
	诱导至少1种CYP酶	危险	是

注：Cl表示清除率，$Cl_{代谢}$表示代谢清除率，$Cl_{总}$表示总清除率。

（2）体外代谢数据预测临床代谢性药物相互作用：利用酶活性位点抑制剂的浓度 [I] 以及抑制速率常数 K_i 来计算合用抑制剂和不合用抑制剂时目标药的 AUC 比值，从而进行体内药物相互作用预测，是美国FDA所推荐的预测有无药物相互作用的方法。

预测抑制剂与目标药的体内代谢性药物相互作用常利用下式：

$$R = \frac{AUC'}{AUC} = 1+[I]/K_i \qquad \text{式（6-7）}$$

式（6-7）中，AUC′表示合用抑制剂时目标药的药曲线下面积，AUC 表示单用目标曲线下面积。目前对 [I] 尚无直接的测定方法，但是可以采用以下数据进行估算，如血浆药物总浓度、血浆游离药物浓度、肝组织-血浆分配比与血浆药物总浓度的乘积、肝内游离药物最大浓度等。应用式（6-7）进行体内药物相互作用预测有下列条件限制：①假设目标药的酶动力学为一级动力学；②酶抑制作用类型为可逆性抑制。若为不可逆性抑制，则会低估 R 值；③目标药清除依赖于 CYP 酶活性。若目标药的肝清除是血流限速型，特别是静脉给予肝清除率高的药物如利多卡因时，则模型不适用；④不考虑小肠壁 CYP 与 P-gp 对目标药系统前清除的影响；⑤若抑制剂同时还具备 CYP 诱导作用，则预测的准确性降低。如利托那韦除对 CYP3A4 和 CYP2D6 有抑制作用外,还对 CYP1A2 和 CYP2C9 有诱导作用,此时预测的可信度降低。

美国 FDA 建议,在开展某项药物临床试验前应进行 CYP1A2、CYP2C9、CYP2C19、CYP2D6、CYP2E1、CYP3A4 相关的体外抑制实验,获得 $[I]/K_i$ 数据。根据表 6-4 判断 $[I]/K_i$ 值与体内药物相互作用的可能性。

表 6-4　预测体内药物相互作用的判断标准

项目	$[I]/K_i$		
	< 0.1	0.1～1.0	> 1.0
药物相互作用风险性	低	中等	高
代谢性药物相互作用	可免做	推荐做	应进行人体研究

表 6-4 提示,在分析药物相互作用风险时,要综合考虑 CYP 的抑制能力和药物浓度。如果药理作用的浓度与药物相互作用的浓度非常接近,药物相互作用就比较容易发生。

如果药物在体内的消除主要为代谢消除时($>50\%$),发生代谢相关的药物相互作用的概率比较大。相反,如果药物在体内不经过代谢消除,或代谢消除只占体内消除的一小部分,则不易发生药物代谢方面的药物相互作用。

在新药开发的不同阶段,药物相互作用筛选方法和模式是不同的,所要求的化合物的数量也是有很大差别的。表 6-5 介绍了理想化的药物相互作用筛选模式。

表 6-5　理想化的药物相互作用筛选模式

抑制	新药发现阶段	化合物数量	诱导
依靠预测的 K_i 值进行虚拟计算筛选	虚拟计算筛选阶段	极大	依靠受体结合(如 PXR)的预测进行虚拟筛选
使用重组 CYP 和荧光底物进行筛选(测定 IC_{50})	先导化合物优化阶段	大	使用受体基因或受体结合实验进行初筛(测定 EC_{50})
使用人肝微粒体和 LC-MS 再次进行筛选(测定 K_i)	先导化合物优化阶段	大	使用原代肝细胞测定 EC_{50}(使用 RT-PCR 或高通量活性测定)
动物体内实验(体外 K_i 与抑制剂 PK 进行比较)	动物实验阶段	少	体内动物模型(比体外 EC_{50} 和诱导剂的 PK)

注:K_i 表示抑制速率常数;IC_{50} 表示半数抑制浓度;EC_{50} 表示半数有效浓度。

(四)影响排泄的药物相互作用

药物的肾排泄和胆汁排泄是主要排泄途径。对于那些从肾、胆汁排泄是主要消除途径的药物来说,药物相互作用对临床治疗的影响更大,因此在新药开发的早期阶段就应提高警惕。

1. 主要经肾排泄的药物相互作用

（1）干扰肾小管分泌：很多药物（包括代谢物）通过肾小管主动转运系统分泌后由尿排出体外。联合用药时，如果两种或多种药物同时经肾小管的相同转运体分泌，则会由于竞争性抑制作用减少自身和其他药物的排泄。在常见的肾脏转运体中，有机阴离子转运体（organic anion transporter, OAT）和有机阳离子转运体（organic cation transporter, OCT）对肾排泄药物起了重要的作用。OAT 的主要功能是在肾脏主动分泌弱酸性药物，如甲氨蝶呤、西多福韦、阿德福韦、阿昔洛韦、更昔洛韦、丙磺舒、氨苯砜、β- 内酰胺类和非甾体抗炎药等。OCT 主动分泌弱碱性药物如齐多夫定、拉米夫定、沙奎那韦、茚地那韦、利托那韦、奈非那韦、普鲁卡因、普鲁卡因胺、氯苯那敏等。法莫替丁的肾小管主动分泌主要经 OAT3 介导，小部分经 OCT2 介导。法莫替丁与丙磺舒合用时，由于丙磺舒能竞争性抑制 OAT3 活性，导致法莫替丁的肾清除明显降低。法莫替丁给药量的 80% 以原型从尿中排泄，肾清除率下降会导致药物在血中蓄积，严重时可导致药物中毒。此外，丙磺舒还能竞争性地抑制青霉素（图 6-5）、阿司匹林、头孢噻吩、吲哚美辛、对氨基水杨酸等药物自肾小管分泌，减少了这些药物的尿中排泄，因此可使这些药物血中浓度升高。利尿药呋塞米可抑制尿酸在肾小管的分泌，使其在体内蓄积，诱发痛风。奎尼丁与地高辛同时给药时，地高辛的血药浓度明显升高。以前认为奎尼丁抑制了地高辛的蛋白结合和代谢，从而使地高辛的血药浓度增加。最近的研究表明，奎尼丁抑制了肾近端小管上皮细胞的转运体 MDR1（P-gp），使地高辛经 MDR1 的分泌受到抑制，重吸收增加，因此导致地高辛的血药浓度明显升高。

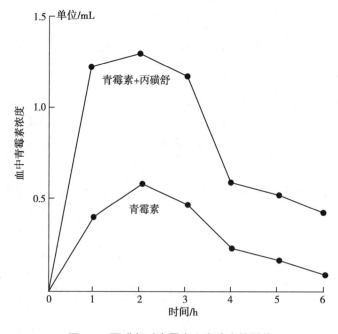

图 6-5 丙磺舒对青霉素血中浓度的影响

近年来，药物转运体介导的药物相互作用越来越多地被临床药物治疗所重视。在诸多的药物转运体中，有人发现 P-gp 介导的药物相互作用出现频率最高（表 6-6）。

表 6-6　常见药物转运体介导药物相互作用发生的频率(n ≈ 1 000)

转运体	发生药物相互作用的百分比 /%	转运体	发生药物相互作用的百分比 /%
P-gp	43	OCT	10
OAT	22	PEPT1-2	7
MRP1-3	15	BCRP	3

（2）改变尿液 pH 而影响肾小管重吸收：苯巴比妥是弱酸性药物，尿液的 pH 对苯巴比妥的排泄影响较大。用碳酸氢钠碱化尿液，使苯巴比妥的解离增多，肾小管的重吸收减少，可以加速苯巴比妥从尿中的排泄。在临床上改变尿液 pH 是解救药物中毒的有效措施。如苯巴比妥、水杨酸等弱酸性药物中毒时，用药物碱化尿液可使中毒药物的重吸收减少，排泄增加而解毒。

2. 主要经胆汁排泄的药物相互作用　很多药物经药物转运体的主动转运由胆汁排泄。目前已知在人的胆管存在很多转运体，如 OAT 和 OCT，此外还有 MDR1、MRP2、BSEP、BCRP 等。

7- 乙基 -10- 羟基喜树碱（ SN-38 ）是抗癌药伊立替康的活性代谢产物。SN-38 经肝脏 UGT 灭活生成 SN-38 葡醛酸苷（ SN-38G ）。伊立替康、SN-38 和 SN-38G 经胆汁分泌进入肠道。SN-38 直接作用于肠道上皮细胞产生损害作用是引起伊立替康肠毒性的主要原因。MRP2 是参与 SN-38 和 SN-38G 胆汁排泄的主要转运体，因此伊立替康合用 MRP2 的其他阻断剂可以减少 SN-38 的胆汁排泄，从而降低肠毒性。

四溴酚酞磺酸钠（ bromsulphalein, BSP ）、吲哚菁绿（ indocyanine green ）为迅速从胆汁排泄的肝功能检查药。这两个药物的胆汁排泄可被同样经胆汁排泄的丙磺舒和利福平所抑制。

3. 在新药研究与评价中设计肾排泄药物相互作用实验的指征

（1）当原型药和有药理活性的毒性代谢产物的重要消除途径为肾脏时。

（2）当原型药和有药理活性的毒性代谢产物通过主动分泌排泄或有重要意义的重吸收时。

（3）虽然尿排泄不是药物的主要消除途径，但该药治疗指数窄时。

（4）在设计药物相互作用实验时应注意，当药物的 pK_a 在 7.5～10.5（碱性药）或 3.0～7.5（酸性药）时，pH 的改变对药物相互作用的发生可能有显著的临床意义。

（5）在药物的两种分泌途径中，对药物相互作用而言，酸性的一种在临床上更为重要。

（6）先进行体外实验，然后再进行体内实验验证是否有肾主动排泄的药物相互作用。

4. 在新药研究与评价中设计胆汁排泄药物相互作用实验的注意事项　如经胆汁排泄是药物的重要消除途径，当肝脏排泄能力存在饱和的情况下，药物可能会通过相互竞争胆汁排泄而发生药物相互作用（如利福平）。此时还应考虑药物在肝肠循环中可能存在药物相互作用。

第四节　临床前药物代谢动力学研究的高通量预测方法

一、新药发现阶段高通量 ADME 研究的意义

有资料表明,考虑到研发新药的周期(平均 12 年)、费用(约 10 亿美元)以及成功率(约 1/10 000～30 000),开发一个新药所需投入的时间和财力相当巨大。然而,即使是上市的药物也可能因一系列原因被迫撤市。在诸多的原因中,由于 ADME 而不得不撤市的药物在 1990 年多达候选药物的 40%。尽管在 2000 年的统计结果中,因为 ADME 而撤市的比例下降到 10% 以下,但是在高投入、高风险的新药研发过程中提高研发的成功率,将失败的概率降低到最小无疑是利国利民的福音。因此,在临床前药动学研究中开发高通量的 ADME 研究方法,及时发现问题,对提高新药开发的成功率,避免人力物力的浪费具有极为重要的意义。

二、高通量筛选及高通量 ADME 研究方法

高通量筛选(high throuput screening, HTS)技术是指以分子水平和细胞水平的实验方法为基础,以微板形式作为实验工具载体,以自动化操作系统执行实验过程,以灵敏快速的检测仪器采集实验结果数据,用计算机对实验数据进行分析处理,同一时间对千万样品进行检测,并以相应的数据库支持整体系运转的技术体系。

常用的筛选模型都在分子水平和细胞水平,观察的是药物与分子靶点的相互作用,能够直接认识药物的基本作用机制。高通量筛选技术与传统的药物筛选方法相比有反应体积小、自动化、灵敏快速检测、高度特异性等优点。

高通量筛选技术体系由下列内容组成:①化合物样品库,化合物样品主要有人工合成和从天然产物中分离纯化两个来源。其中人工合成又可分成化学合成和组合化学合成两种方法。②自动化的操作系统,该系统利用计算机通过操作软件控制整个实验过程。操作软件采用实物图像代表实验用具,简洁明了的图示代表机器的动作。自动化操作系统的工作能力取决于系统的组分,根据需要可配置加样、冲洗、温解、离心等设备以进行相应的工作。③高灵敏度的检测系统,检测系统一般采用液闪计数器、化学发光检测计数器、宽谱带分光光度仪、荧光光度仪等。④数据库管理系统,数据库管理系统承担样品库的管理、生物活性信息的管理、对高通量筛选的服务管理以及药物设计与药物发现 4 个主要管理功能。

在新药研发阶段常用的高通量 ADME 研究方法主要有三种,即虚拟法(in silico)或称计算法(computational method)、体外(in vitro)法和体内(in vivo)法。

(一)虚拟法高通量筛选

虚拟法即替代具体实验的计算机模拟法。这种方法用于早期 ADME 研究,具有高通量的特点。如根据以下方法可预测小肠吸收。

1. 根据 Lipinski 五规则　该方法的出发点是通过化合物的结构预测口服药物在胃肠道的溶解度、解离度及跨膜吸收的能力。根据 Lipinski 五规则,在化合物结构中将 N 和 O 原子看作是氢键的受体,将 N—H、O—H 基团作为氢键的供体,通过软件计算醇水分配系数,根据下列条件判断:①氢键供体数 > 5;②氢键受体数 > 10;③醇水分配系数 logP > 5;

④分子量＞500Da。如果一个候选物满足上述两个以上条件，则这个候选物将被"亮黄牌警告"，即其成药性有疑问。该方法的优点是便捷、利于理解和智能化，目前已经成为很多国际知名制药公司的标准筛选规则。其缺点是有局限性、有假阳性出现。利用Lipinski五规则对类药性数据库（drug-likeness database）中的记录进行测试，有76.36%的已知化合物符合Lipinski五规则。值得提及的是，该方法不适合预测有主动转运机制的口服药物。

2. 根据Lipinski五规则+亲脂性和分子大小 该方法根据Lipinski五规则，再结合亲脂性和分子大小信息，判断候选物口服吸收时被动吸收情况。具体方法是，将候选物的内在亲脂性logD与计算分子折射率（测定分子大小的参数）绘图，分成4个象限，如候选物位于第1和第3象限，则表示候选物有适当的亲脂性，可进行跨膜转运；如在第2象限，则说明化合物的分子小、亲水性强，可通过细胞间隙吸收；若在第4象限，则表示候选物分子量大、亲水性强，因此跨膜吸收困难。这种方法根据候选物所在的象限不同可对其跨膜通透性作出预测。

虚拟法高通量筛选在预测药物相互作用方面已经取得了很大的进展，比较突出的是对CYP3A4、CYP2D6、CYP2C9等的预测。此外，虚拟法还可用来预测药物是否可通过血脑屏障等。

据统计，目前虚拟法的预测能力可在60%～90%。将来还需要用更多不同结构的候选物对各种模型进行验证。此外，尚需阐明候选物在体内的ADME机制，建立机制模型进行预测。

（二）体外法高通量筛选

体外法主要有两个优点：一是可采用微量化、自动化等研究手段建立高通量模型；二是可用人体组织或细胞成分进行研究，因此具有重要的临床意义，可提高新药开发的成功率。体外法的缺点是缺乏体内的生理、生化环境以及多种体内影响因素。作为一个早期药物筛选的强大工具，高通量技术已经广泛地运用于先导化合物的发现和优化过程中，并使快速有效地筛选大批量化合物成为可能。高通量ADME筛选技术主要基于高效检测技术，如色谱、质谱、生物发光及化学发光等技术。目前，高通量筛选技术主要应用于药物吸收、药物转运、代谢酶抑制或诱导筛选评价中。

1. 体外药物吸收 Caco-2细胞模型是近二十几年来国内外广泛采用的一种研究药物小肠吸收的体外模型，具有方法相对简单、重复性好、应用范围较广的特点。该细胞为人的结肠癌细胞，与人小肠上皮细胞在形态学上相似，具有相同的细胞极性，连接紧密，并含有与小肠刷状缘上皮细胞相关的酶系，因此其结构和功能都类似于人小肠上皮细胞。美国FDA已将Caco-2细胞模型作为新药筛选模型，如新药口服吸收评价、药物研发前期化合物肠渗透性的筛选及药物小肠吸收机制研究等。现在Caco-2细胞模型已经成为一种预测药物在人体小肠吸收以及研究药物转运机制的标准筛选工具。然而由于Caco-2细胞的培养时间较长（一般需要培养21天），尽管有很多上述优点，还不能完全满足高通量筛选的条件。为了缩短Caco-2细胞的培养时间，近年来出现多种改良方法，比如在培养基中添加含铁血清、生长因子、激素等促分化成分，增加接种密度，与成纤维细胞共培养，来优化Caco-2细胞的培养条件，这些方案已经显著缩短了培养时间，提高了筛选效率。

2. 体外药物代谢 药物代谢酶主要包括Ⅰ和Ⅱ相代谢酶，其中CYP是参与药物代谢反应最多且研究最广泛的代谢酶。药物代谢的体外研究方法可以排除体内复杂因素的干扰,为药物的代谢稳定性评价提供重要技术手段。目前,体外药物代谢模型主要包括:组织微粒体、重组单酶和肝细胞等,其中微粒体是最常用的体外药物代谢研究的酶源模型。目前,关于不同 CYP 同工酶的特异性探针底物和抑制剂的报道日趋完善,这些特异性的工具分子对于实现代谢酶介导的药物相互作用风险的早期高通量筛选评价起到至关重要的作用。主要 CYP 同工酶的常见探针底物及其检测方法如表 6-7 所示。

表 6-7 常见药物代谢酶的探针底物及检测方法

代谢酶	探针底物	检测方法
CYP1A2	非那西汀(phenacetin)	LC-MS/MS
	NCMN	荧光
	虫荧光素 1A2(luciferin-1A2)	化学发光
CYP2A6	香豆素(coumarin)	LC-MS/MS 或荧光
CYP2B6	安非他酮(bupropion)	LC-MS/MS
	虫荧光素(luciferin-2B6)	化学发光
CYP2C8	阿莫地喹(amodiaquine)	LC-MS/MS
CYP2C9	甲苯磺丁脲(tolbutamide)	LC-MS/MS
	虫荧光素 H(Luciferin-H)	化学发光
CYP2C19	S-美芬妥英(S-mephenytoin)	LC-MS/MS
	虫荧光素(luciferin-H EGE)	化学发光
CYP2D6	右美沙芬(dextromethorphan)	LC-MS/MS
	虫荧光素 ME EGE(luciferin-ME EGE)	化学发光
CYP2E1	氯唑沙宗(chlorzoxazone)	LC-MS/MS
CYP3A4	咪达唑仑(midazolam)	LC-MS/MS
	虫荧光素 IPA(luciferin-IPA)	化学发光
CYP3A5	五味子酯戊(schisantherin E)	LC-MS/MS

注:NCMN:N-(3-丙羧基)-4-甲氧基-1,8-萘酰亚胺。

3. 体外药物转运 转运体介导的药物转运在药物的高通量筛选中意义重大。针对不同转运体的特异性探针底物和抑制剂在评价转运体介导的药物相互作用风险的早期高通量筛选评价发挥重要作用。主要药物转运体的常见探针底物及其检测方法如表 6-8 所示。

表 6-8 常见药物转运体的探针底物及检测方法

转运体	探针底物	检测方法
OAT1	对氨基马尿酸(para-aminohippurate)	LC-MS/MS
	6-羧基荧光素(6-carboxyfluorescein)	荧光
OAT3	雌酮-3-硫酸(oestrone-3-sulphate)	LC-MS/MS
	6-羧基荧光素(6-carboxyfluorescein)	荧光
OATP1B1	匹伐他汀(pitavastatin)	LC-MS/MS
	8-荧光素-环腺苷酸(8-FcA)	荧光

续表

转运体	探针底物	检测方法
OATP1B3	匹伐他汀（pitavastatin）	LC-MS/MS
	8-荧光素-环腺苷酸（8-FcA）	荧光
OCT2	二甲双胍（metformin）	LC-MS/MS
PEPT1	氨基乙酰基肌氨酸（glycylsarcosine）	LC-MS/MS
P-gp	地高辛（digoxin）	LC-MS/MS
	罗丹明123（rhodamine 123）	荧光
MRP2	谷胱甘肽（glutathione）	LC-MS/MS
	谷胱甘肽甲基荧光素（glutathione methylfluorescein）	荧光
BCRP	米托蒽醌（mitoxantrone）	LC-MS/MS 或荧光

（三）体内法筛选

体内法进行 ADME 筛选实验是一种低通量方法，即耗时、所需样品数量大、费用高。但是体内法存在体外法所不具有的生理、生化环境以及多种体内影响因素。较体外法更接近人体的生理情况，因此体内法在新药研究中是不可缺少的重要实验方法。如口服和静脉给药后测定药物生物利用度的实验、在体小肠灌流实验了解药物的小肠吸收等为体内研究药物吸收的方法。体内法研究 ADME 时，为了提高其通量，一般采用两种方式：一是提高分析速度。这就需要高速、高灵敏度的分析测试仪器，如液相色谱-质谱联用方法等；二是减少样品数量。一般可通过盒式给药（cassette dosing）的方法减少样品数量，即给动物同时服用几种药物，按常规取样时间取血，一次取样量就可以通过高速、高灵敏度的仪器同时检测出。该法的缺点是不能排除药物在体内发生的药物相互作用。组合给药需要考虑每组实验的药物如何组合才利于给药和检测。在给药方面，要求将相同或者理化性质相似的药物放在一组，以方便该组药物的溶解及给药，同时降低检测条件的摸索难度。在分析检测方面，如果需要对血样进行质谱分析，则分子量相同或者可能产生相同分子量碎片的化合物不宜放在同一组，不同电离模式的化合物也不宜放在同一组。另外，还应在候选药物组中加入一个已知药动学参数的化合物，用其来检测组内其他化合物的药动学行为是否正常；在盒式给药法中，还有一种方式是将数个含有不同药物的样品混合后同时测定，也可以将给药后不同时间的血样等量混合来粗略估计 AUC。这种方法的不足之处也是因为可能发生药物相互作用而影响各个药物检测的准确性。

（四）高通量筛选的局限性

高通量筛选作为药物筛选以及 ADME 筛选的一种方法，并不是十全十美，尤其在中药研究方面，凸显了高通量筛选的局限性。其一，高通量筛选所采用的主要是分子、细胞水平的体外实验模型，因此任何模型都不可能替代药物在生理、病理以及体内调节因素条件下的药理作用及其机制；其二，虽然高通量筛选技术用于快速鉴别先导化合物，但通过组合化学构建的化合物库存在结构多样性差的问题，因此降低了化合物开发的成功率；其三，目前所建立的高通量筛选技术多数与所实验的化合物结构类别有关，因此缺乏通用性。

　　尽管高通量筛选技术还有不完善的地方,但是随着我们对高通量筛选技术,特别是对ADME筛选研究的不断深入探讨,高通量筛选这一项新技术必将在未来的临床前药动学研究中发挥越来越重要的作用。

第五节　临床前药物代谢动力学在新药开发中的应用

　　在创新药物研发的三个阶段,即药物发现(discovery)、临床前研究(pre-clinical study)和临床研究(clinical study)阶段严格把握临床前药动学研究的ADME过程,对候选药物进行ADME的综合评价,预测和完善化合物的最佳结构,已经成为新药研究中的一个非常重要的内容。可以说,临床前药动学研究贯穿于创新药物研发的各个阶段。

一、药物发现阶段与临床前药物代谢动力学

　　在新药开发的初期,在先导化合物的筛选阶段就要考虑药动学的ADME过程。如考虑先导化合物的化学结构,利用虚拟法高通量筛选技术,判断先导化合物的理化性质、脂溶性、膜通透性等,推测该先导化合物的胃肠道吸收,然后可以通过定向结构改造来改变药物的药动学特征,使其利于胃肠道吸收,加大该先导化合物的成药性。此外,代谢途径是否复杂也会影响一个先导化合物的成药性,因为代谢途径复杂的药物将增加不同种属及不同人群间的药效与毒性的不可预测性,给进一步的研究和开发带来困难和风险。

二、临床前研究阶段与临床前药物代谢动力学

　　动物体内药动学研究是临床前药动学研究的主体,也是药理和毒理研究的重要组成部分。临床前药动学研究为临床试验提供了丰富的药动学信息。在某种程度上,临床前药动学研究结果可以用来解释药理及毒理研究结果的机制,并可以作为增强疗效和减少毒性、降低副作用的参考。在新药的药理及毒理研究阶段,药物的转运方式、药物转运体的介导、代谢酶的诱导和抑制、排泄途径的影响等均左右着新药的评价,并可在此阶段根据ADME的研究结果判断是否有价值作进一步开发。在药效学方面,临床前药动学研究可提供药物浓度与药效的关系,说明药效反应的种属差异在药动学方面的原因,提供药物分布与药效的关系,解释不同给药途径与药效的关系等;在毒理学方面,临床前药动学研究可提供药物浓度与毒性反应的毒物代谢动力学关系,提示可能的毒性靶器官等。对于创新药物,特别是作为前药的创新药物,临床前要进行药物代谢研究。如果在体内产生药效和毒性的有效成分是其活性代谢产物,临床前还需要对其活性代谢产物的结构、数量、代谢途径等进一步深入研究。但是对代谢的目的仅仅是消除,代谢物不具有生物活性且以代谢消除为主的药物,代谢物的定量等部分研究可在临床试验期间完成。

三、临床研究阶段与临床前药物代谢动力学

　　在临床前药动学研究中所获得的药动学参数(如清除率、半衰期、分布容积等)、代谢信息(如代谢途径、代谢产物、代谢酶等)可为设计和优化临床给药方案提供相关的依据。对代谢酶的影响、药物相互作用等研究,根据药物的具体情况,有些研究可在临床试验前完成,有些也可在临床试验期间完成,并且需要结合临床研究的一些结果进行实验设计和综

合评价。例如,在人体药动学研究中如果发现有明显的种族差异,或与动物研究结果相比,有显著的种属差异,这时可能需要回返到代谢途径和代谢酶的研究,将其结果用于临床种族差异或种属差异的解释。如果在Ⅲ、Ⅳ期临床试验中发现研制药物与其他药物有药物相互作用,这时可能需要返回来考察药物对代谢酶的诱导或抑制作用、药物与血浆蛋白结合作用等。另外,通过代谢研究,可提示代谢的种属差异,为合理选择安全性评价的动物提供依据。若发现在人体内产生的主要代谢产物在动物体内缺如,则需要对该代谢产物进行安全性评价。

(吴敬敬 刘克辛)

参 考 文 献

[1] 刘昌孝. 药物评价学. 北京:化学工业出版社,2006.

[2] 魏敏吉,赵明. 创新药物药代动力学研究与评价. 北京:北京大学医学出版社,2008.

[3] 刘克辛. 临床药物代谢动力学. 3版. 北京:科学出版社,2016.

[4] ZHANG J, WANG C, LIU Q, et al. Pharmacokinetic interaction between JBP485 and cephalexin in rats. Drug Metab Dispos, 2010, 38(6): 930-938.

[5] 刘克辛. 药理学. 2版. 北京:高等教育出版社,2019.

[6] ZHANG Q, LIU Q, WU J, et al. PEPT1 Involved in the uptake and transepithelial transport of cefditoren in vivo and in vitro. Eur J Pharmacol, 2009, 612(1-3): 9-14.

[7] BERTRAND M, JACKSON P, WALTHER B. Rapid assessment of drug metabolism in the drug discovery process. Eur J Pharm Sci, 2000, 11(Suppl 2): S61-S72.

[8] RODRIGUES A D, LIN J H. Screening of drug candidates for their drug--drug interaction potential. Curr Opin Chem Biol, 2001, 5(4): 396-401.

[9] WALKER W F, HUNTER R B. Oral administration of procaine penicillin with and without benemid p(di-n-propylsulphamyl)benzoic Acid. The Lancet, 1951, 258(6673): 104-106.

[10] TESTA B, WATERBEEMD V H. 药物的吸收、分布、代谢、排泄及毒性的研究方法. 张礼和译. 北京:科学出版社,2007.

[11] WALSKY R L, OBACH R S. Validated assays for human cytochrome P450 Activities. Drug Metab Dispos, 2004, 32(6): 647-660.

[12] DAI Z R, GE G B, FENG L, et al. A highly selective ratiometric two-photon fluorescent probe for human cytochrome P450 1A. J Am Chem Soc, 2015, 137(45): 14488-14495.

[13] CALI J J, MA D, WOOD M G, et al. Bioluminescent assays for ADME evaluation: dialing in CYP selectivity with luminogenic substrates. Expert Opin Drug Metab Toxicol, 2012, 8(9): 1115-1130.

[14] WU J J, CAO Y F, FENG L, et al. A naturally occurring isoform-specific probe for highly selective and sensitive detection of human cytochrome P450 3A5. J Med Chem, 2017, 60(9): 3804-3813.

[15] GIACOMINI K M, HUANG S M, TWEEDIE D J, et al. Membrane transporters in drug development. Nat Rev Drug Discov, 2010, 9(3): 215-236.

[16] FORSTER F, VOLZ A, FRICKER G. Compound profiling for ABCC2(MRP2)using a fluorescent microplate assay system. Eur J Pharm Biopharm, 2008, 69(1): 396-403.

[17] WANG X, HAN L, LI G, et al. From the cover: identification of natural products as inhibitors of human organic anion transporters(OAT1 and OAT3)and their protective effect on mercury-induced toxicity. Toxicol Sci, 2018, 161(2): 321-334.

[18] WEAVER J L, PINE P S, ASZALOS A, et al. Laser scanning and confocal microscopy of daunorubicin, doxorubicin, and rhodamine 123 in multidrug-resistant cells. Exp Cell Res, 1991, 196(2): 323-329.

第七章

临床前一般毒理学评价

临床前毒理学评价是新药评价的核心内容之一,药物毒性的大小直接影响药物能否进入临床试验,以及是否具有新药开发价值。

第一节　临床前毒理学评价概述

临床前毒理学主要研究药物经口服、注射等不同途径进入机体后所产生的毒性反应,通过引起毒性作用的药物最低剂量及剂量-毒性关系、毒性反应类型及程度、毒性反应出现时间和持续时间、死亡情况、半数致死量或最大耐受量等指标,对药物的安全性作出评价。一般包括单次给药毒性实验、反复给药毒性实验、局部毒性实验、特殊毒性实验及毒物代谢动力学实验等。药物常用的一般毒理学评价依据药物暴露的时间,可分为急性毒性、亚急性毒性和慢性毒性。

一、毒理学评价的发展历程

新药非临床毒理学评价体系的建立、发展与完善,是人类对新药毒理学认识与发展的过程,其中折射着药物对机体严重损伤带给人类的一次次的伤害。1937 年,美国 Massengill 公司用乙二醇代替丙二醇制备磺胺酏剂,未进行任何动物毒性实验而造成 107 人死于肾衰竭;1954 年,法国的有机锡胶囊致 102 人死亡、百余人视力障碍事件则起因于急性毒性实验观察时间仅为 24 小时;1961 年,闻名的"反应停事件",即孕妇服用了止吐安眠药——沙利度胺(thalidomide,俗称"反应停"),导致四肢短小甚至无四肢畸形儿的出生,其原因是未全面检测其可能产生的毒性作用,且当时没有全面的致畸检测方法;1966—1972 年,日本发生的氯碘喹啉事件则源于长期毒性实验评价机制的缺陷致使千人失明或下肢瘫痪。这些惨痛的教训促进了人们对于新药临床前安全性评价的认识及其相应法规的建立,人类以高昂的代价促成了 1964 年《世界医学协会赫尔辛基宣言》的问世,即著名的"赫尔辛基宣言"。该宣言制定了涉及人体对象为医学研究的道德原则,是一份包括以人作为受试对象的生物医学研究的伦理原则和限制条件,它规定了以人体为对象进行生物医学研究应在充分的实验室工作、动物实验结果,以及对科学文献全面了解的基础上进行。

随后,建立与完善新药评价体系成为世界各国的共识。1972 年,新西兰最早立法要求所有进行科学实验研究的实验室进行注册,即开始对药物非临床研究质量进行管理规范要求。1973 年,丹麦提出类似的《国家实验理事会法案》;1976 年,美国开始试行《药物非临床研究质量管理规范》(*Good Laboratory Practice*, GLP);1979 年,美国食品药品管理局颁布世界第一部药物安全性评价研究规范生效,即《药品非临床安全性研究质量管理规范》。之后其他国家也纷纷进行了 GLP 立法,如英国(1982 年)、日本(1982 年)、法国(1983 年)、瑞典(1985 年)、西班牙(1985 年)、荷兰(1986 年)、意大利(1988 年)、比利时(1988 年),以及德国、加拿大和瑞士等。从此,GLP 成为国际通行的药物非临床安全性研究的规范。

我国自 1985 年实施《新药审批办法》,1994 年开始实施《药物非临床研究质量管理规定(试行)》。药物非临床安全性评价中的急性毒性实验及长期毒性实验等要遵循该规范的要求。我国现行《药物非临床研究质量管理规范》于 2017 年 9 月 1 日起实施,包括 11 章 50 条。其内容依据《中华人民共和国药品管理法》及《中华人民共和国药品管理法实施条例》,对药物非临床安全性评价研究工作进行规范,包括对组织机构和工作人员、实验设施、仪器设备、实验材料、实验系统、标准操作规程、研究工作的实施、质量保证和资料档案等均有明确的规定,以此保证新药实验及其资料的真实性、完整性和可靠性,为提高药物非临床研究的质量和人民用药安全提供保障。

二、临床前一般毒理学研究与评价的常见术语

临床前一般毒理学评价主要是观察和检测药物对机体损害及影响的综合表现,主要包括急性毒性实验、长期毒性实验及局部用药毒性实验等。

新药一般毒理学常用术语如下:

1. 最小致死剂量(minimum lethal dose,MLD)　是指受试药物引起个别动物死亡的最小剂量。

2. 半数致死量(half lethal dose,LD$_{50}$)　是指在一定实验条件下受试动物中药物引起 50% 个体死亡的剂量。LD$_{50}$ 反映了受试动物对药物的平均耐受水平,是用于评价急性毒性大小的重要参数。通常 LD$_{50}$ 数值越小,表示药物毒性越强;而 LD$_{50}$ 数值越大,则药物毒性越低。

3. 最大耐受量(maximal tolerance dose,MTD)　亦称作最大非致死剂量(maximal non-lethal dose,LD$_0$),是指受试药物不引起动物死亡的最大剂量。

4. 最大给药量(maximal feasible dose,MFD)　是指单次或 24 小时内多次(2~3 次)给予受试动物的最大给药剂量。一般用于最大给药量实验,即采用合理的给药浓度及合理的给药容量,以允许的最大剂量给予受试动物,观察动物出现的反应。

5. 最大无毒性反应剂量(no observed adverse effect level,NOAEL)　是指在一定时间内,受试药物按一定方式接触机体,应用灵敏的现代检测方法和观察指标未发现药物对机体损害的最高剂量。

6. 最小毒性反应剂量　是指受试动物出现药物毒性反应的最小剂量。

三、临床前一般毒理学研究与评价的意义

新药临床前一般毒理学评价的目的是在非临床条件下通过毒理学实验,观察药物的毒性反应及其产生反应的剂量等,预测临床用药可能出现的毒性反应,为支持进一步的临床试验提供依据,为临床患者和亚健康者的用药安全奠定基础。通过临床前毒理学评价等能发现和明确的问题如下:

1. 探索毒性剂量　毒理学评价不仅能测出急性毒性的 LD$_{50}$,概要地了解受试药物单次给药的毒性剂量,而且也能了解连续长期给药产生毒性反应的剂量。

2. 确定安全剂量范围　通过毒理学评价,可确定单次或多次给药有效且不产生毒性反

应和不良反应的剂量范围,即动物用药的安全范围。

3. 发现毒性反应　通过毒理学评价中动物出现的毒性症状,能初步确定受试药物毒性反应类型,为确定临床适用人群提供依据,为临床用药的不良反应监测提供方向,以预防毒性反应等的发生。

4. 探寻毒性作用的靶器官　通过毒理学评价能发现新药毒性作用的靶器官,可为药物毒性作用的防治提供依据,并有可能为开发新药提供线索。

5. 探明毒性作用的可逆性　在毒理学评价中发现动物出现毒性反应,应观察其能否恢复,即是否为可逆性的毒性反应。

6. 寻找解救措施　研究毒理学评价中的毒性作用,寻找其解救措施,这对于临床用药尤其是安全范围小的药物尤为重要。

第二节　急性毒性实验

急性毒性实验(acute toxicity test)也称为单剂量毒性实验(single dose toxicity test),是新药研发过程中了解和初步阐明药物毒性作用必须进行的实验,是药学研究阶段进入临床试验阶段重要的必经之路。急性毒性实验具有简单易行、经济省时等特点,常作为新药药效学、长期毒理学实验以及进一步开发研制的基础。

动物的急性毒性实验一般于新药开发研究的早期阶段进行,主要是观察一次或24小时内多次给予动物受试药物后,一定时间内所产生的毒性反应。通过观察毒性反应症状、症状严重程度及症状出现和消失的时间、动物死亡率,以及由此计算出的药物 LD_{50} 等参数,判断受试药物的急性毒性。

一、目的与意义

急性毒性实验是新药开发研究必须首先进行的毒理学观察指标,拟用于临床试验的药物均需要进行动物的急性毒性实验,实验的目的与意义如下:

1. 揭示新药的急性毒性作用　任何药物达到一定剂量均会对机体产生毒性作用,急性毒性实验可观察24小时内一次或多次给予药物后动物的中毒症状及特征、死亡情况,明确剂量-毒性反应关系,预测受试药物对人体可能产生的危害,推测受试药物毒性发生的速度和持续时间等。一般以急性毒性实验中得出的 LD_{50} 及中毒死亡的起始时间、最长致死时间和平均致死时间等作为药物间毒性作用比较的指标。一般毒性大、起效迅速的药物导致动物死亡较快,而毒性小、起效缓慢的药物则引起动物死亡相对缓慢。

2. 确定新药的毒理学研究参数　从急性毒性实验可获得受试药物对动物的 LD_{50} 。一般药物的 LD_{50} 越小其毒性越大,对人体产生危害的可能性越大。但单纯用 LD_{50} 衡量药物的安全性会导致药物评价的片面性,例如 A 药的 LD_{50} 值小于 B 药,说明 A 药的毒性比 B 药大,但同时 A 药的半数有效量(median effective dose, ED_{50})很小,无临床应用价值,提示评价药物要综合考虑药物的安全有效性,一般采用治疗指数(therapeutic index, TI)、安全范围(safety margin, SM)等指标。治疗指数是指 LD_{50} 和 ED_{50} 的比值,即 $TI=LD_{50}/ED_{50}$;安全系数(safety index, SI)是指基本无害量(LD_5)与基本有效量(ED_{95})的比值,即 $SI=LD_5/ED_{95}$;可靠安全系数(certain safety factor, CSF)是指 LD_1 与 ED_{99} 的比值,即 $CSF=LD_1/ED_{99}$,安全范围(safety margin, SM)=($LD_1/ED_{99}-1$)×100%,这些药物评价指标中均涉及 LD_{50} 、 LD_5 等毒理学指标,可通过急性毒性实验获得。

3. 为临床毒性不良反应的监测提供参考 通过急性毒性实验,可根据受试药物的中毒症状及病理学检查等,了解急性毒性作用的主要靶器官等,为受试药物的毒理学研究提供初步的实验数据,并可以为长期毒性实验的剂量选择等提供参考。急性毒性实验所获得的信息对长期毒性实验剂量的设计和某些药物 I 期临床试验的剂量选择具有重要参考价值,可为生殖毒性实验、致突变实验等实验设计提供剂量选择依据和有关毒性反应数据,并能提供一些与人类药物过量急性中毒相关的信息。

4. 提供新药急性中毒治疗和中毒机制的可能线索 根据急性毒性实验中观察到的中毒症状及主要毒性作用靶器官信息,可预测药物中毒的可能机制,为进一步阐明药物的中毒机制提供线索,并可推测受试药物急性中毒的可能解救措施。

二、基本原则

依据《中华人民共和国药品管理法》规定,新药的急性毒性实验必须遵循的要求:一是必须执行《药物非临床研究质量管理规范》的要求,需在符合 GLP 规范的实验室内进行。二是实验应遵循"具体问题具体分析"(case by case)的原则,依据受试化学药结构、中药和天然药物的成分、给药方式、临床适应证特点及实验目的,有针对性地设计合理的实验方案,选择适宜的实验方法,作出客观全面的评价。三是实验应按照随机、对照和重复的原则进行。

三、主要内容与基本要求

(一)实验动物

1. 动物的种属选择 动物种属的选择是动物急性毒性实验成功与否的关键因素。所选动物应具有明确的来源、品系及遗传背景,并具有实验动物质量合格证。为了更好地预测新药对人体的危害,一般化学药、中药或天然药物的急性毒性实验要求至少选用两种哺乳动物,即一种啮齿类加一种非啮齿类动物,应尽量选择药物毒性反应与人相近似的动物,其中啮齿动物一般选用成年小鼠或大鼠,非啮齿动物可选用成年比格(beagle)犬。未选用非啮齿动物进行实验需特别说明实验的合理性。

受试动物选择应注意的情况是:①当受试药物是未在国内上市销售的由中药、天然药物组成的非注射途径给药的复方制剂,如其组方符合中医药理论,有一定的临床应用,则可用一种动物按照拟临床给药途径进行急性毒性反应的观察;如药物为天然药物复方制剂,则需采用啮齿动物加非啮齿动物两种,按照拟临床给药途径进行急性毒性反应;②当受试药物为国内已上市的中药或天然药物,拟改变给药途径时,可选用一种啮齿动物和/或非啮齿动物,对两种给药途径的急性毒性反应进行比较;③当受试药物为国内已上市药品改变剂型或生产工艺的中药或天然药物复方制剂,可选用一种动物,采用临床拟采用给药途径对比两种制剂急性毒性反应的差别;④当受试药物是未在国内上市的非注射给药复方制剂,其中含有天然药物、有效成分或化学药时,需对制剂所含药用成分进行急性毒性的药物相互作用实验。

2. 动物的性别与年龄 一般选用两种性别的动物,雌雄各半用于实验。如实验只采用单一性别动物,须说明理由。如受试药物临床为单一性别用药,可选用相对应的单一性别的啮齿动物和/或非啮齿动物进行实验。在受试动物的年龄选择方面,因未成年的动物与成年动物的肝药酶活性差别较大,会对受试药物的代谢产生影响,故一般选用成年动物用于急性毒性实验。一般小鼠选用 6～8 周龄,体重在 18～22g;大鼠选用 6～8 周龄,体重为 120～150g,同批次实验中动物体重相差应小于 20%。一般只在受试药物拟用于儿童的情况下采用幼年动物进行实验,但需在报告中特殊说明其应用合理性。

3. 动物的饲养条件　应严格遵循 GLP 的规定。动物饲养室应通风良好,保证换气次数和气流速度,其目的在于维持动物的散热、通风换气和排出废物,同时又不影响室内的温度、湿度等条件;大鼠、小鼠要求的光照规律为 12 小时明、12 小时暗,因光照会通过动物的生物节律而对动物产生影响,一般采用人工昼夜方式控制昼夜节律。饲养动物的环境应采用清洁级及无特定病原体(specific pathogen free,SPF)级实验设施,分为屏障区与非屏障区;饲养室的温度、湿度要适中且稳定,动物体温波动应保持在 1.5℃ 以内,湿度宜控制在 30%～70%。室内噪声最好控制在 50dB 以下;动物的饲料中脂肪、蛋白质和碳水化合物等营养成分要符合动物的各种生理需求,且应清洁、无霉变;饮水洁净,防止病原微生物、重金属或其他有毒物质对水的污染。

4. 动物的数量与分组　依据动物的种属和急性毒性实验研究目的确定。急性毒性实验需设置空白和/或溶媒(辅料)对照组,动物分组遵循随机原则,可依据动物性别、体重随机分组,避免不均衡分组造成的人为误差。动物数量应符合实验方法及其结果评价的需要,应以获得尽量多的信息并使用尽量少的动物为原则。

(二)受试药物与给药方案

1. 受试药物　用于急性毒性实验受试药物的样品质量和稳定性应与药效学、长期毒性实验及临床试验相一致,制备工艺应稳定,并符合临床试验用质量标准的规定,中药或天然药物一般应是中试及以上规模的样品。实验中所用的受试药物应注明名称、来源、批号、含量(或规格)、保存条件及配制方法等,并附有化学药的自检报告或中药和天然药物的质量检验报告;所用溶媒和/或辅料应标明名称、批号、规格、生产厂家等。

2. 给药途径与剂量　急性毒性实验的给药途径应包括临床拟采用途径,以及能使原型药物较完全进入循环的给药途径。如采用口服给药,在给药前应有一段时间禁食(不禁水),如 12 小时,这样可减少胃内容物及食物吸收过程对受试药物吸收和毒性等的影响。应注意啮齿动物禁食时间长短会影响受试物吸收和药物代谢酶活性,从而引起药物毒性暴露的变化。

受试药物应设置随剂量增加从未见毒性反应至出现严重毒性反应或死亡的各组。不同剂量给予受试药物通常采用容量相同、浓度不同的给药方法。一般采取单次或 24 小时内多次给予受试药物的方式。

(三)观察指标与期限

动物在进行急性毒性实验前应预先观察饲养 1 周,一般给药后几小时内应严密观察,观察的间隔时间应适当,之后可依据具体情况适当延长观察时间,连续观察至少 14 天。给药前后对动物的一般状况、毒性反应症状及死亡时间等指标要密切观察并记录,具体观察指标如下:

1. 一般指标　包括动物的体重、进食和进水的情况,动物的外观、行为、对刺激的反应、分泌物、排泄物及死亡数量等。其中动物体重的变化在给药前、观察期间、实验结束、动物死亡或濒死时均应称重并记录。

2. 毒性反应　给药后注意观察动物毒性反应出现的时间及其持续时间、严重程度等。

观察的毒性症状及可能的毒性作用靶器官包括：

（1）鼻孔呼吸阻塞、呼吸频率和深度改变、体表颜色改变

1）出现腹式呼吸：吸气时腹部塌陷明显。提示可能涉及呼吸中枢、肋间肌麻痹和胆碱能神经麻痹。

2）喘息：观察到用力深吸气，吸气声明显，提示可能涉及呼吸中枢、肺水肿、呼吸道分泌物蓄积和胆碱能神经功能增强。

3）呼吸暂停：可见用力呼吸后短暂的呼吸停止，可能涉及呼吸中枢和肺心功能不全。

4）发绀：可见尾部、口和足垫呈现蓝紫色，提示可能心肺功能不足和肺水肿。

5）呼吸急促：呼吸浅快，提示呼吸中枢刺激和肺心功能不全。

6）鼻分泌物：红色或无色鼻分泌物，提示肺水肿和出血。

（2）运动功能：动物可出现运动频率和特点的改变，具体如下：

1）自发活动、探究、梳理毛发、运动增加或减少：可能涉及中枢神经系统和躯体运动。

2）困倦：可见动物昏睡状态，但易警醒而恢复正常活动，可能涉及睡眠中枢。

3）正常反射和翻正反射消失：可能涉及中枢神经系统（central nervous system，CNS）、感官和神经肌肉障碍。

4）麻醉：正常反射和疼痛反射消失，提示 CNS 和感官功能障碍。

5）动物僵住：保持原姿势不变，提示可能 CNS、感官、神经肌肉和自主神经功能功能障碍。

6）运动失调：可见动物活动时运动不协调，但未见痉挛、局部麻痹和强直，可能涉及 CNS、感官和自主神经功能。

7）异常运动和俯卧：异常运动是指动物痉挛、足尖步态、踏步、忙碌和低伏；俯卧是指腹部贴地和不移动，二者均可能涉及 CNS、感官和神经肌肉功能变化。

8）震颤：可见四肢和全身的颤抖和震颤，可能涉及神经肌肉和 CNS 功能障碍。

9）肌束颤动：可见背部、肩部、后肢和足部肌肉局部的运动，可能涉及神经肌肉、CNS 和自主神经功能。

（3）惊厥（抽搐）：出现随意肌明显的无意识收缩或惊厥性收缩，可能为受试药物引起 CNS、神经肌肉或自主神经的功能异常及呼吸衰竭所致。具体表现如下：

1）阵挛性抽搐：肌肉收缩和松弛交替性痉挛。

2）强直性抽搐：可见肌肉持续性收缩，后肢僵硬性伸展。

3）强直 - 阵挛性抽搐：以上两种类型交替出现。

4）昏厥性抽搐：可见阵挛性抽搐伴有喘息和发绀。

5）角弓反张：动物强直性发作，出现背部弓起、头抬起向后状。

（4）反射情况

1）角膜眼睑闭合和基本反射：接触动物角膜可引起眼睑闭合，基本反射是指轻轻敲击外耳内侧引起外耳扭动，均可能涉及感官或神经肌肉等功能障碍。

2）翻正反射变化：可能提示 CNS、感官和神经肌肉功能障碍。

3）牵张反射和惊跳反射：牵张反射是指动物后肢从某一表面边缘掉下时收回的能力，惊跳反射是指动物对触摸和噪声等外部刺激的反应。出现上述指征可能是受试药物导致的感官或神经肌肉等功能障碍。

4）对光反射（瞳孔反射）：见光时瞳孔收缩，可能是感官、神经肌肉和自主神经功能障碍。

（5）眼检指征：观察动物给予受试药物后出现以下指征。

1）流泪：眼泪过多，泪液清澈或有色。

2）缩瞳或散瞳：无论有无光线，瞳孔可缩小或扩大。

3）眼球突出：眶内眼球异常突出。

4）上睑下垂或上睑松弛：上睑下垂，刺激后不能恢复正常；以上指征均提示自主神经功能障碍。

5）血泪：可能影响动物的自主神经或引起出血和感染，或受药物代谢影响。

6）结膜浑浊、虹膜炎和结膜炎：提示有眼部刺激（激惹）症状。

（6）心血管指征：实验期间观察、记录动物的心动节律、搏动频率及血管舒缩的影响，具体如下：

1）心动过缓或心动过速：提示影响自主神经功能和心肺功能。

2）血管扩张：表现为皮肤、尾、舌、耳、足垫、结膜、阴囊发红和体热，提示自主神经和 CNS 受影响，或心输出量增加、环境温度高。

3）血管收缩：表现为皮肤苍白、体凉等，提示自主神经和 CNS 受影响，或心输出量降低、环境温度低。

4）心律不齐：提示受试药物影响 CNS、自主神经系统，以及引起肺心功能低下和心肌损伤。

（7）唾液分泌：唾液分泌过多提示自主神经功能障碍。

（8）竖毛：毛囊竖毛肌收缩可能涉及自主神经功能障碍。

（9）痛觉丧失：提示影响感官和 CNS 功能。

（10）肌张力：肌张力降低与增高均提示自主神经受影响。

（11）胃肠指征：如出现动物的排便干硬或水样便则提示影响了自主神经和胃肠动力，引起便秘或腹泻；如出现呕吐提示影响了感官、CNS 和自主神经（大鼠无呕吐反射）；如出现多尿、红色尿提示肾脏损伤；尿失禁提示自主神经功能障碍。

（12）皮肤：观察给予受试药物后动物皮肤有无红斑及水肿，如出现水肿，提示药物有刺激性、肾衰竭、组织损伤或者动物长时间不活动；如出现红斑提示药物对皮肤有刺激性或可能引起炎症和过敏。

3. 动物死亡情况 在急性毒性实验期间需及时记录所有死亡动物的死亡时间、濒死前反应、出现的症状，以及症状起始的时间、严重程度和持续时间等，以初步判断受试药物引起动物的急性毒性反应，以及毒性反应的靶器官。

4. 病理学检查 所有的实验动物均应进行大体解剖，包括因濒死而安乐死的动物和死亡动物，观察组织器官有无体积、颜色、质地等的改变。对有疑问或确有病理学改变的组织器官进行组织病理学检查，并做好相应的实验记录。

四、结果分析与评价

1. 依据所观察到急性毒性反应的各项指标，分析毒性反应在不同剂量时的发生率及严重程度，研判每种毒性反应的剂量 - 反应与时间 - 反应关系。

2. 判断毒性反应可能涉及的组织、器官或系统。根据所发生的毒性反应，预测可能涉及的组织、器官或系统；进一步根据大体解剖中肉眼可见的病变和组织病理学检查初步确定可能的毒性作用靶器官。

3. 根据所得急性毒性实验结果,确定受试药物无毒性反应的剂量或最小毒性反应剂量、最大耐受量、最小致死量等;对于需要测定 LD_{50} 的药物,应计算 LD_{50},初步推测受试药物的安全范围。

应根据实验结果对急性毒性进行综合全面的评价,判断所出现的毒性反应与药物作用的相关性,综合分析受试药物的安全范围、毒性反应的严重程度及其可逆性,初步推测其毒性作用靶器官及可能的解救措施。

急性毒性实验的总结报告中应包括摘要、供试品、实验动物、实验环境、给药方法、观察方法等实验基本情况,同时应将观察到的毒性反应症状及出现的时间、严重程度、持续时间,以及体重变化、病理组织学变化和死亡出现的时间等记入报告中,其中组织病理学检查应有报告及病变组织的病理照片,报告中应附有病理学检查负责人签名和药品注册申请人盖章。

五、实验方法

依据受试药物的特点,可选择如下国内外常用的实验方法进行急性毒性实验。

(一)半数致死量(LD_{50})法

LD_{50} 测定是经典的急性毒性实验方法。在急性毒性实验中,最小致死量是药物引起动物死亡的最小剂量,但由于药物的性质、给药方法和个体差异等原因,每只动物的最小致死量可能会差异很大,因此,常用受试动物的 LD_{50} 来表示。其测定方法如下:

1. 预实验 预实验的目的是找出 0～100% 致死的剂量范围。一般应通过了解受试药物的化学结构和理化性质的资料及文献,以及查阅与受试药物化学结构近似或有共性基团化合物的毒理学资料,确定预实验的剂量范围。预实验一般每组 4 只动物,按照一定的剂量比(如 1∶10)递增或递减给药,给药后观察、记录动物的死亡数,找出 4/4 和 0/4 死亡的剂量组。两组之间按一定的剂量比进行重复实验,以此测得受试药物引起 100% 与 0 动物致死的剂量为实验的上限剂量(the minimum lethal dose, D_m)与下限剂量(the maximum non lethal dose, D_n)。

2. 正式实验 在预实验 D_n 和 D_m 剂量范围内按等比设计 5～7 个剂量组,其剂量组间比值一般在 1∶0.65～1∶0.85 的范围内。每组动物 20 只,雌雄各半,按照预实验的给药途径分别给药,连续观察至少 14 天,并记录动物的死亡情况及出现的毒性反应症状等,计算受试药物的 LD_{50}。

观察的指标包括一般指标(如动物外观、行为、对刺激的反应、分泌物和排泄物等)、动物死亡情况(死亡时间、濒死前反应等)、动物体重变化(给药前、实验结束处死动物前各称重一次,观察期间可多次称重)等。记录所有动物的死亡情况、出现的症状,以及症状起始的时间、严重程度、持续时间等。

3. 计算方法 LD_{50} 的计算方法可采用改良寇氏法、简化概率单位法、序贯法、孙瑞元点斜法和 Bliss 法等多种计算方法,其中 Bliss 法是相对精确且简单的计算方法,可用于 LD_{50} 的计算。

Bliss 法一般要求实验组间的剂量比相等,各组实验动物数量相等,各组动物死亡率半数应分别分布于 10%～50% 与 50%～90%。而改良寇氏法除要求各组动物数相等、组距等比外,还要求死亡率呈正态分布,最低剂量组死亡率 < 20%,最高剂量组死亡率 > 80%。

通过 LD_{50} 的测定,可获得受试药物的 LD_{50}、95% 可信限及量效关系斜率等相关数据信息。

(二)最大给药量法

在新药急性毒性实验中可能会出现无法测出受试药物 LD_{50} 的情况,一般会出现于某些毒性较低的药物。此时则应进行最大给药量实验,即受试药物在合理的最大容量和最高浓度条件下,以允许的最大剂量单次或 24 小时内多次给予受试动物,不产生动物死亡的药物剂量,以总给药量表示。一般在实验中会采用与受试药物临床试验相同的给药途径,剂量一般不超过 5g/kg,口服给药的小鼠数量至少为 20 只,雌雄各半,通常灌胃给药,容量一次不超过 0.4ml/10g。连续观察 14 天,记录一般状态指标和毒性反应情况。

(三)近似致死剂量法

主要用于非啮齿动物的急性毒性实验,一般采用 6 只健康的 beagle 犬(4～6 月龄)或猴(2～3 岁)进行实验,尽量采用与临床用药相同的给药途径,根据已有的参考资料设计可能导致动物死亡的剂量范围,设计 10～20 个给药剂量组,各剂量间按照 50% 递增。每间隔一个剂量给予一只动物,给受试药物后观察 14 天,找出最小致死剂量和最大非致死剂量,按照此二剂量之间的剂量给予一只动物,如该动物未死亡,此剂量与最小致死剂量之间的范围即为近似致死剂量范围;如该动物死亡,此剂量与最大非致死剂量之间的范围即为近似致死剂量范围。

(四)固定剂量法

固定剂量实验(fixed-dose procedure)最初于 1984 年由英国毒理学会提出,不以死亡作为观察终点,以明显的毒性体征作为终点进行评价。实验一般选用大鼠,具体方法为在 5mg/kg、50mg/kg、500mg/kg 和 2 000mg/kg 4 个固定剂量中选择一个作为初始剂量,给药前禁食 6～12 小时,给药后禁食 3～4 小时,一般无雄性动物更敏感则选择雌性动物进行预试,一只动物单次给予一个剂量,如未发生毒性反应,则升高一个剂量预试,如出现严重的毒性反应,则降低一个剂量预试。如实验结果出现 2 只动物均存活,则可在这两个固定剂量之间选择一个中间剂量预试(一般不超过 5 只动物)。每个剂量实验应间隔 24 小时以上进行,给予受试药物后观察 7 天,如毒性反应尚存,则继续观察 7 天。通过预实验可在上述四个固定剂量中找出既可产生明显毒性但又不引起死亡的受试药物剂量,随后进行正式实验。每个剂量组至少 10 只动物,雌雄各半。给予受试药物后至少观察 14 天,记录急性毒性反应的各项观察指标,包括体重、皮肤、黏膜、毛色、眼睛、呼吸、循环、自主活动和 CNS 行为等表现,以及动物死亡时间。所有实验动物均应进行尸检,发现异常器官行组织病理学检查。实验结果参考表 7-1 进行评价。

表 7-1　固定剂量实验结果评价表

剂量 / (mg/kg)	实验结果		
	存活数 < 100%	100% 存活毒性表现明显	100% 存活无明显中毒表现
5	高毒($LD_{50} \leq 25mg/kg$)	有毒(LD_{50} 25～200mg/kg)	用 50mg/kg 实验
50	有毒或高毒 用 5mg/kg 实验	有害(LD_{50} 200～2 000mg/kg)	用 500mg/kg 实验
500	有毒或有害 用 50mg/kg 实验	$LD_{50} > 2 000mg/kg$	用 2 000mg/kg 实验
2 000	用 500mg/kg 实验	该化合物无严重急性中毒的危险性	

第三节　长期毒性实验

长期毒性实验是指反复多次给予动物受试药物,观察该药所引起动物的毒性反应,是新药临床前一般毒理学评价的核心内容。长期毒性实验具有实验周期长、耗资多及结果重要等特点,故一般应于综合分析新药的主要药效学和急性毒性实验结果,发现药物具有开发研究价值后进行,是新药研发从药学研究阶段进入临床试验研究阶段的重要环节。

一、目的与意义

在新药研制开发的过程中,长期毒性实验可为临床试验观察、临床用药及药品上市后的不良反应监测提供实验依据。主要目的及意义如下:

(一)确定毒性反应及其特征

通过重复给予动物受试药物,可以发现长期重复给药引起的动物毒性反应,预测受试药物可能对人体产生的有害作用,以及可能引起的临床不良反应,包括不良反应的性质和程度等,为临床试验及临床用药过程提供需重点监测的症状、体征及检测指标等,以减少或预防不良反应的发生。

(二)发现毒性作用的靶器官或靶组织

在反复多次给予受试药物后,通过对受试动物的大体观察及病理组织学检查,检测重要脏器(心、肝、脾、肺、肾、脑)和靶器官的脏器重量和系数等,可发现受试药物毒性作用的靶器官或组织,以了解药物在动物组织器官的蓄积作用,为临床用药不良反应的监测提供可靠的参考依据。

(三)推测临床用药的安全范围

根据长期毒性实验所得数据,可了解实验动物长期给药后对受试药物能耐受的剂量范围,能了解多次给药时对机体产生毒性作用的剂量 - 反应关系和时间 - 反应关系等参数,了解多次给药时产生毒性反应的剂量范围,为推测临床试验的起始剂量和重复用药的安全剂量提供实验依据;亦可据此确定未观察到临床不良反应的剂量水平,即最大无毒性反应剂量。

(四)为临床试验和临床不良反应监测及防治提供参考

根据长期毒性实验中动物各项指标的实验数据,预测受试药物对于机体的毒性反应是否可以恢复、恢复程度及恢复时间等,为临床试验及临床合理用药提供重点观察和监测的毒性反应指标,并可判断对机体可能产生毒性作用的可逆性及其可逆程度。

(五)寻找受试药物中毒的解救措施

通过长期毒性实验中动物所表现出的毒性反应及其靶器官,可为确定受试药物中毒的解救措施提供依据。

二、基本原则

依据《中华人民共和国药品管理法》的规定,药物的长期毒性实验必须执行《药物非临床研究质量管理规范》。需要遵循的原则如下:①整体性原则——长期毒性实验应与药效学、药动学及其他毒理学实验设计和实验结果相互关联、相互印证、相互补充和说明。②具体问题具体分析原则——依据受试药物的理化特性、作用特点、临床适应证和用药人群,以及同类化合物国内外的临床应用情况等综合研判。③随机、对照、重复原则——长期毒性实验设计应遵循"随机、对照、重复"的原则。

三、主要内容与基本要求

（一）实验动物

1. 动物的种属选择　用于长期毒性实验的动物应符合动物相关规定的等级要求。如无特殊要求一般选择正常、健康和未孕的成年动物进行，动物的来源、品系及遗传背景应清楚，并具有实验动物质量合格证。用于受试药物长期毒性实验的理想动物应具备以下特点：一是受试药物在动物体内的生物转化与人体相近似；二是动物对受试药物敏感；三是应已具有大量可供参考的实验研究数据。一般长期毒性实验应采用啮齿动物与非啮齿动物两种，前者一般采用大鼠，后者一般选用 beagle 犬或猴，生物制品类新药多采用猴，对预先采用体外实验体系筛选实验动物的种属或品系予以鼓励。如果受试药物的临床用药人群是儿童、孕妇或老人，则可根据具体情况采用相应的动物进行实验。必要情况下也可选用疾病模型动物进行实验。

2. 动物的性别与年龄　一般情况下，长期毒性实验选用的动物均应为雌雄各半，一般选用大鼠为 6～9 周龄，beagle 犬为 6～12 月龄，猴为 3～5 岁。同一批次实验动物体重差异应小于本次实验动物平均体重的 20%。

3. 动物的饲养条件　应符合 GLP 的要求，进行长期毒性实验期间动物的饲养亦应置于具有动物实验合格证的饲养室。室内温度、光照、洁净度、湿度、通风均需符合 GLP 要求，并记录于毒理学评价资料中；饲料应配方合理，注明保质期；鼠笼及垫料需灭菌消毒。实验前啮齿动物宜观察饲养 5 天以上，非啮齿动物宜驯养观察 1～2 周。

4. 动物的数量与分组　长期毒性实验选用的动物数量需满足实验中所检测指标与结果评价的要求。一般情况下大鼠每组 20～60 只，beagle 犬或猴为每组 6～12 只。如长期毒性实验周期在 3 个月之内，则啮齿动物每组数量不少于 20 只，非啮齿动物每组数量 6 只；实验周期为 3 个月以上，则啮齿动物每组数量应至少 30～40 只，非啮齿动物每组数量至少 6 只。

长期毒性实验动物的分组应设置溶媒对照组和给药组，一般要分别给予动物受试药物的高、中、低三个剂量。动物分组应按随机的原则，每只动物都有同等机会被分配至各个实验组或对照组中，以避免因动物个体差异造成各组之间的差别。

（二）受试药物与给药方案

1. 受试药物的要求　用于长期毒性实验的受试药物应选用制备工艺稳定、符合临床试验用质量标准规定的药品，需标明产品的质量标准，避免在长期毒性实验过程中更换不同质量标准的样品用于实验，同时亦应在新药的药效学、一般药理学、药动学与毒理学实验中选用相同质量标准的同一批号的样品，中药、天然药物一般采用中试样品。在毒理学资料中应注明受试药物包括辅料、溶媒的名称、来源、批号、规格、保存条件及配制方法等。

2. 给药剂量的设计　长期毒性实验中受试药物给药组剂量设置的原则为低剂量组一般无毒性反应出现，并高于同种动物药效学实验的等效剂量，高剂量组应出现明显的毒性反应，中剂量组的毒性反应程度应介于低剂量和高剂量组之间。给药各剂量组应采用等容量、不同浓度给药的方法。实验期间给药剂量应根据动物体重的变化相应调整，一般情况每周应根据体重变化调整 1 次给药剂量。

3. 给药途径的确定　一般受试药物的给药途径确定的原则是与临床拟定给药途径相同。常见的给药途径如下：

（1）口服给药：如受试药物临床拟定给药途径为口服给药，则可采用灌胃方式给予药物，大鼠的通常灌胃量为 1~4ml，最大耐受量为 5ml。如将受试药物加入饲料，则一般不应超过饲料量的 10%，并需排除饲料本身、饲料加工工艺及饲料添加剂等对受试药物的影响；可采用单笼饲养以排除动物间食用含受试药物饲料的不均一性。

（2）注射给药：长期毒性实验大鼠的静脉注射给药途径可改为腹腔注射、肌内注射或皮下注射途径。一般大鼠一次的注射量为每 100g 体重 0.1~0.2ml；大鼠注射给药的最大容量一般为皮下注射 5ml、肌内注射 0.5ml、腹腔注射 2ml、静脉注射 4ml；犬的最大容量为皮下注射 100ml、肌内注射 4ml、静脉注射 100ml。

（3）其他给药途径：临床拟采用的给药途径如果在动物上较难实施则应选用相似的给药途径，如临床给药途径为吸入给药等则可考虑采用其他的给药途径代替。

4. 给药频率与期限　一般长期毒性实验的受试动物应每天同一时间给药，当给药期限超过 3 个月时，可每周给药 6 天，间隔 1 天。特殊类型的药物可依据受试药物的具体特点设计给药频率。

给药期限常依据拟定的临床疗程、临床适应证和用药人群确定，具体要求如下：

（1）受试药物临床单次给药：啮齿及非啮齿类进行 2 周的长期毒性实验可支持其进行临床试验和生产。

（2）受试药物临床疗程为 2 周~1 个月：啮齿及非啮齿类 1 个月长期毒性实验可支持Ⅱ期临床试验，3 个月长期毒性实验可支持Ⅲ期临床试验及受试药物生产。

（3）受试药物临床疗程为 3 个月以内：啮齿及非啮齿类 3 个月长期毒性实验可支持受试药物Ⅱ期临床试验，延长至 6 个月则可支持受试药物Ⅲ期临床试验及受试药物生产。

（4）受试药物临床给药疗程为 6 个月以内：啮齿及非啮齿类进行 6 个月的长期毒性实验能支持受试药物Ⅱ期临床试验；啮齿类 6 个月、非啮齿类 9 个月的长期毒性实验才可支持受试药物Ⅲ期临床试验及受试药物生产。

（5）受试药物临床给药疗程超过 6 个月：啮齿动物需 6 个月、非啮齿动物需 9 个月的长期毒性实验才能支持受试药物Ⅱ期、Ⅲ期临床试验及生产。

（三）观察指标与时间

长期毒性实验指标的观察应贯穿于实验的全过程。

1. 实验指标观察时间　可分为四个时间段，包括①实验前观察指标：为受试动物的外观体征、行为活动、摄食量和体重检查，非啮齿动物应进行 2 次体温、心电图、血液学和血液生化学指标等的检测。②实验期间检测指标：实验期间检测时间和检测次数的原则是应尽早发现毒性反应，并确定观察指标的变化与给药期限的关系。指标包括动物外观体征、行为活动、摄食量、体重、粪便性状、给药局部反应、血液学指标和血液生化学指标等。非啮齿动物需进行体温、心电图、眼科检查和尿液分析。③实验结束后观察指标：需对动物（除恢复期观察动物外）进行大体解剖，称重主要脏器并计算脏器系数。对剖取脏器标本行组织病理学检查；如发现有异常变化，应附有相应的组织病理学照片。非啮齿动物对照组和各给药组主要脏器组织均应进行组织病理学检查；啮齿动物对照组和高剂量给药组动物，以及剖检异常者应详细检查，如某一组织发生病理改变，其他剂量组动物的该组织也应进行组织病理学检查。病理学检查报告应经检查者审阅签名和病理检查单位盖章。④恢复期的观察指标：给药结束后对部分动物的恢复期观察，旨在了解毒性反应的可逆程度和可能出现的延迟性毒性反应。应根据受试物的药动学特点、靶器官或靶组织的毒性反应和恢复的具体情况确定，一般不少于4周。

2. 观察指标

（1）一般检查：长期毒性实验的症状发生速度不一。因此，在给药开始1周内需严密观察，以后每天至少观察一次行为活动、外观体征、粪便性状等变化。体重是反映动物生长和一般健康状况的指标，也是间接反映毒性反应的敏感指标，故每周至少称量并记录1次体重变化；同时按照体重调整给药剂量。摄食量的测定应与体重变化同步测定，如果受试药物可能影响饮水量与尿量，或受试药物掺入饮水给药时，应测定摄水量。给药局部的反应亦应每天观察。

（2）实验室检查指标

1）血液学指标：主要为常规的血液学检测指标，包括红细胞计数、血红蛋白、红细胞容量、平均红细胞容量、平均红细胞血红蛋白、平均红细胞血红蛋白浓度、网织红细胞计数、白细胞计数及其分类、血小板计数及凝血酶原时间等。当受试药物直接或间接影响血液系统时可引起血液学常规检测指标的变化。

2）血液生化学指标：血液生化检测指标反映动物体内各系统、各组织器官的功能状态或受损情况，一般包括谷草转氨酶、谷丙转氨酶、碱性磷酸酶、肌酸磷酸激酶、尿素氮、肌酐、总蛋白、白蛋白、血糖、总胆红素、总胆固醇、甘油三酯、γ-谷氨酰转移酶（非啮齿动物）以及钾、钠和氯离子浓度等。其中谷草转氨酶、谷丙转氨酶反映肝功能的损伤情况；碱性磷酸酶变化主要见于肝胆、骨骼疾病和肿瘤等；肌酸磷酸激酶主要反映心肌损伤程度；尿素氮、肌酐是肾脏功能受损的重要指标；总蛋白、白蛋白改变可见于肝脏和肝外疾病；总胆红素异常是肝胆疾病的反映；总胆固醇、甘油三酯升高提示高脂血症；γ-谷氨酰转移酶是肝脏疾病鉴别诊断的指标。

3）尿液分析指标：包括尿液的外观、pH、比重，以及尿糖、尿蛋白、尿胆红素、尿胆原、酮体及白细胞含量等指标，以反映心脏、肾脏和内分泌系统等功能的改变。

（3）组织病理学检查的脏器组织

1）脏器称重及计算脏器系数：在长期毒性实验结束时，应观察动物皮肤、口、鼻、眼、耳等外观，并应观察组织器官的位置、形状大小、颜色硬度及剖切面等是否出现异常情况。并剖取各组动物的脏器称重。脏器系数是毒理实验中常用的指标，简单易测，较为敏感。正常时脏器系数较恒定，但受试动物受损脏器的重量可发生改变，故脏器系数也随之而改变。脏器系数增大提示脏器充血、水肿或增生肥大等；脏器系数减小提示脏器萎缩及其他退行性改变。需在实验结束后称重并计算脏器系数的器官包括脑、心脏、肝脏、肾脏、肾上腺、胸腺、脾脏、睾丸、附睾、卵巢、子宫和肺脏。对急性毒性实验中已发现的、可能的毒性作用靶器官应予以重点观察和检查。

2）组织病理学检查：病理组织学检查是长期毒性实验中的一项重要检测指标。长期毒性实验不同组别的动物均应进行病理组织学检查，此外还应包括反复给药期间死亡或濒临死亡的动物。长期毒性实验中需进行组织病理学检查的组织或器官包括脑（大脑、小脑、脑干）、脊髓（颈、胸、腰段）、垂体、胸腺、甲状腺、甲状旁腺、食管、唾液腺、胃、小肠和大肠、肝脏、胆囊、肾脏、肾上腺、脾脏、胰腺、气管、肺、主动脉、心脏、附睾、睾丸、前列腺、卵巢、子宫、乳腺、坐骨神经、膀胱、眼（眼科检查发现异常时）、视神经、骨髓、淋巴结（包括给药局部淋巴结、肠系膜淋巴结)以及给药部位的局部组织等。病理切片原则上需观察同一组织器官的不同层面;重点切片观察高剂量组动物及解剖检查发现异常的组织器官。

四、结果分析与评价

长期毒性实验结果的分析与评价是长期毒性实验的重要组成部分,是科学分析和评价受试药物对动物毒性反应的基础。

1. 正确研判实验数据的意义　长期毒性实验结果经统计学处理后多以均值呈现。值得注意的是,具有统计学意义并不一定具有生物学意义,应综合考量数据的统计学意义和生物学意义,依据剂量 - 反应关系及其他参数的改变等作出研判。一般地,啮齿动物长期毒性实验中的均值意义大于单个动物数据的意义,而单个非啮齿动物的数据常具有重要的毒理学意义,应与给药前、对照组、实验室背景数据等多方面对比分析,以获取反复给药后有关毒性反应有价值的信息。

2. 正确研判毒性反应　反复给予受试药物后具有统计学意义的数据应结合药物剂量 - 反应曲线、组内动物数据变化幅度和数据的性别差异等,综合其他毒理学检测指标的关联性,推测研判药物的毒性反应及毒性作用的靶器官或靶组织等。

3. 综合评价　因物种和种属的差异、剂量的差异及代谢过程的差异等,动物长期毒性实验的结果一般不会完全再现于人体临床试验,但将为临床试验提供重要的观察指标。长期毒性实验是受试药物临床前一般毒理学评价的重要组成部分,结合受试药物的药学、药效学、药动学及其他毒理学实验多种数据结果研判,综合评价出受试药物的毒性反应的性质和程度、靶器官等,确定安全范围和临床需要重点监测的指标,探索可能的毒性作用机制以及临床解救措施。

五、毒物代谢动力学

毒物代谢动力学(toxicokinetics)简称为毒代动力学,是新药临床前一般毒理学评价的一个重要组成部分,是指运用药动学的原理、技术与方法,在毒性剂量下探究药物在动物体内的吸收、分布、代谢、排泄过程及其特点,定量地研究药物毒性的发生和发展规律,可为急性和长期毒性实验的剂量设计、揭示毒性反应产生的靶器官和原因,以及为新药临床用药、防止毒性反应的发生提供科学的依据。

(一)目的与意义

毒物代谢动力学不同于药动学(pharmacokinetics),其主要区别是实验中所选用剂量远远高于临床常用剂量,且一般为重复多次给药,会引起药物在体内不同于正常剂量下的药物代谢变化,表现为药物的溶解性、稳定性及吸收、消除、蛋白结合率和代谢等过程产生变化,其旨在阐明药物毒性发生和发展的动态变化规律;而药动学是在治疗剂量下研究药物在体内的基本药动学变化规律,目的在于指导临床的合理用药。因此,毒物代谢动力学的非临床研究资料不能完全依赖于药动学的实验资料,需要在新药的研究中单独或结合毒性实验进行,如与药物毒性实验同时进行即为伴随毒物代谢动力学(concomitant toxicokinetics)。

毒物代谢动力学对于新药非临床研究的目的与意义如下:

1. 通过给予动物受试药物的毒性剂量,获得引起毒性反应量效关系和时效关系的实验数据,探讨给药剂量、药物在体内的浓度和毒性反应之间的关系。

2. 通过计算毒物代谢动力学各项参数,推测受试药物毒性作用的靶器官,可为中毒机制的研究提供实验依据,发现毒性剂量下药物体内代谢的某些特点。

3. 可探明受试药物在动物体内的毒性作用来源于原型药物还是其代谢产物的作用。

4. 通过分析和比较动物毒性反应剂量与临床拟用剂量,为临床安全用药及预防毒性反应的发生提供参考。

5. 为临床前毒理学实验研究提供包括动物种属、实验剂量和给药方案设计等方面的参考。

6. 初步明晰药物毒性实验中出现中毒症状与剂量之间的关系,为预测毒理学结果与临床用药安全性之间的关系提供资料。

7. 明确重复用药对毒物代谢动力学特征的影响。

(二)基本原则

毒物代谢动力学实验必须在 GLP 实验室完成,按照 GLP 进行,亦应遵循具体问题具体分析的原则。通常可与药物毒性实验伴随进行。

(三)主要内容

毒物代谢动力学的主要研究内容包括单剂量、多剂量、长期毒性、组织分布、生殖毒性、遗传毒性及致癌毒性等的毒物代谢动力学研究。其具体研究内容如下:

1. 研究不同剂量单次给药的毒物代谢动力学,探讨大剂量条件下对药物吸收、分布及消除动力学的影响。

2. 研究反复多次给药的毒物代谢动力学,探讨毒物代谢动力学特征可能发生的改变。

3. 在毒性实验过程中进行毒性血药浓度监测,确证动物体内实际的药物水平,并测定可能存在的药物蓄积。

4. 研究年龄对毒物代谢动力学的影响。

5. 在不同种属动物进行研究,以保证人用药的合理性和安全性。

(四)实验方案

用于毒物代谢动力学的动物、给药途径及药物剂型尽可能与药效学、毒理学实验相一致,药物中毒程度可用原型药物或其特定代谢产物的血浆(血清或全血)浓度或 AUC 表示。采样时间点应满足药物中毒评估的要求,应达到所需的频度,但不可太过频繁以免干扰正常的研究,并引起动物过度的生理应激反应。毒性研究中剂量水平的设置主要由受试种属的毒性和药理学效应所决定。实验所获数据应能对中毒量进行有代表性的评价。

在实验中应进行毒性作用复杂因素探索,考虑药物与蛋白结合、组织摄取、受体性质和代谢途径上的种属差异,如对于蛋白结合率高的药物,用游离型药物浓度来表示中毒量更为恰当等。当血浆浓度相对较低时,特定的组织或器官中也可能会有药物和/或其代谢产物的存在。

1. 动物选择　尽可能与药效学、毒理学实验相一致,以利于比较相同动物的临床拟用剂量与毒性剂量全身暴露时代谢动力学的异同点。动物通常可选用非啮齿类和啮齿动物,包括小鼠、大鼠、犬、猴、兔等,雌雄各半。动物的数量应能满足实验结果分析和评价的要求,最好从同一动物多次采样,亦可用多动物合并样本。

2. 给药途径及剂量的确定　一般应选用与临床拟用给药途径一致的给药方式,最好与已完成的药效学及毒理学实验的给药途径相一致。当临床给药途径为吸入、体表或非肠道释放等方式时,毒物代谢动力学实验给药途径的确定应具有与受试药物拟推荐给药途径相似的动力学特征。

毒物代谢动力学实验组的剂量设计一般应包括高、中、低3个剂量组。低剂量一般应超过临床拟推荐剂量中最高用量，应为无毒性反应的剂量；高剂量组一般应出现少数动物因毒性反应而死亡的情况；中剂量应为低剂量或高剂量的适当倍数，以探讨剂量-毒性效应关系。给药期限一般与毒性研究的时程一致。

3. 检测方法的确立　一般应采用特异性好、灵敏度高，并具有足够准确度和精密度的方法。一般依据受试药物生物转化和动物种属差异的情况确定分析药物和检测生物体液或组织的方法。

4. 取样时间点的确定　采集动物体液的时间点应适当间隔，以免引起动物过度生理应激反应或不足以评估药物的毒物代谢动力学。应考虑药物的吸收相、平衡相和消除相，以获得浓度-时间曲线。时间点可根据预实验或由相同动物模型的研究推测出，亦可由早期毒性研究的动力学数据为基础，亦可根据预实验或剂量-毒性效应研究，以及在相同动物模型资料的推测进行研究。每只动物采血总量不能超过血量的15%～30%。

5. 检测目标物的选择　毒物代谢动力学应根据具体受试药物的生物转化情况，选择检测受试原型药物或活性代谢产物。如果已知受试药物可被转化为具有药理或毒理活性的代谢产物，则应将受试药物的主要代谢产物血浆或组织浓度确定为测定目标物。

6. 数据评价　在毒物代谢动力学综合报告中应选用的参数通常包括：

（1）半衰期（$t_{1/2}$）：通常指血浆消除半衰期，即药物在血浆中浓度降低一半所需的时间。

（2）药峰浓度（peak concentration，C_{peak} 或 C_{max}）：即最高血药浓度。

（3）达峰时间（peak time，T_{peak}，或 T_{max}）：指血浆中药物浓度达到最高峰的时间（单位为 min 或 h）。

（4）浓度-时间曲线（$C\text{-}t$ 曲线）：以血药浓度为纵坐标，以时间为横坐标作图，即为时量曲线（$C\text{-}t$ 曲线），指血药浓度（C）随时间（t）发生变化的规律。

（5）曲线下面积（AUC）：由浓度-时间曲线与坐标横轴围成的面积称为曲线下面积（area under the curve，AUC），与药物吸收的总量成正比。

（6）生物利用度（bioavailability）：是指药物经血管外给药后能被吸收进入体循环的百分数，反映药物吸收速度对药效的影响，包括绝对生物利用度（absolute bioavailability）、相对生物利用度（relative bioavailability）。

（7）血浆清除率（plasma clearance，Cl）：是肝、肾和其他器官的药物清除率的总和，指单位时间内多少容积血浆的药物被清除彻底。

（8）消除速率常数（K_e）：单位时间内药物消除的百分速率称消除速率常数。

（9）表观分布容积（apparent volume of distribution，V_d）：指体内药物均匀分布时，由血药浓度推算得到的药物占据的体液容积。V_d 的大小和药物分布的广泛程度呈正比关系，其反映药物分布到体内各部位的能力，以及药物剂量与血药浓度的关系。

7. 总结报告　毒物代谢动力学实验报告是对获取的毒物代谢动力学数据、毒性效应结果的评价，以及应用毒物代谢动力学资料对毒理学结果进行解释的综合报告。报告可提供毒物代谢动力学研究分析方法的概述，选择测定目标物和药物的依据。

（五）生物样品的药物分析方法

应根据受试药物的性质，选择特异性好、灵敏度高的测定方法。受试生物样品的药物分析方法较多，包括色谱法、放射性核素标记法、免疫学和微生物学方法等。

色谱法包括高效液相色谱法（HPLC）、气相色谱法（GC）和色谱-质谱联用法（如 LC-

MS、LC-MS/MS、GC-MS、GC-MS/MS 等）。在需要同时测定生物样品中多种化合物的情况下，LC-MS/MS 和 GC-MS/MS 联用法在特异性、灵敏度和分析速度方面会有更多的优点。

对于前体药物或有活性代谢产物的药物，选择方法时应考虑能同时测定原型药和代谢物，以能够阐明药物在体内的转归途径为主。放射性核素标记法和色谱 - 质谱联用法具有明显优点。

应用放射性核素标记法测定血药浓度可配合色谱法，以保证良好的检测特异性。如某些药物难以用上述的检测方法，可选用免疫学或生物学方法，但要保证其可靠性。

放射免疫法和免疫酶标法具有一定特异性，灵敏度高，但原型药与其代谢产物或内源性物质常有交叉反应，需提供证据说明其特异性。

生物学方法（如微生物法）常能反映药效学本质，但一般特异性较差，应尽可能用特异性高的方法（如色谱法）进行平行检查。

生物样品测定的关键是方法学的确证。只有可靠的方法才能获得可靠的结果。通过准确度、精密度、特异性、灵敏度、重现性、稳定性等研究筛选建立测定方法，绘制标准曲线后，还应进行方法学质控，制备随行标准曲线并对质控样品进行测定，才能基本确保检测方法的可靠性。

第四节　局部毒性实验

局部毒性作用是指受试药物经眼、耳、鼻、呼吸道、皮肤、直肠和阴道等非口服途径给药，造成的用药局部组织或器官的毒性反应等。一般在新药临床前安全性评价的局部毒理学实验中常见的有皮肤用药、眼用药、滴鼻剂和吸入剂、直肠和阴道用药的毒性实验等。

局部用药实验管理需执行《药物非临床研究质量管理规范》，实验设计遵循随机、对照、重复的原则，实验方案要结合药学、药效学及其他毒理学和临床应用等情况，既要体现整体性和综合性原则，又要具体问题具体分析，体现受试药物的特点。

一、皮肤用药的毒性实验

皮肤覆盖于人体的整个体表组织，由表皮、真皮和皮下组织构成，皮肤除具有保护、体温调节、分泌与排泄功能外，也具有吸收功能。皮肤的吸收一般有两条途径，一是某些物质透过角质层，进入角质形成细胞内，然后再通过其他各层而吸收；二是少量大分子物质及不易通透的水溶性物质可通过毛、皮脂腺和汗腺被吸收。吸收后经血液循环输送至全身发挥作用。

皮肤给药是将药物通过皮肤渗透进入体内发挥作用的给药途径，其不需经肝脏代谢而直接起作用。用于皮肤的给药剂型有溶液、洗剂、醑剂、冷霜制剂、软膏、硬膏、涂膜制剂及透皮贴剂等，这些外用药物是将基质与药物用适宜的工艺过程制成专供外用的半固体或近似固体的一类制剂。此类制剂可对皮肤起保护作用，或对皮肤和 / 或黏膜发挥局部治疗作用，也有的透过皮肤或黏膜发挥全身治疗作用。近年新型给药系统——透皮给药系统或经皮吸收制剂因其可持续控制给药速度和给药灵活等优点已成为新药剂型研究的热点。但长期的皮肤用药观察表明，用于皮肤的药物可对皮肤产生刺激性，甚至引起毒性反应等，一般表现为原发性刺激（皮肤结构改变、皮炎和皮肤色素沉着）、药疹、光敏反应、过敏反应、药物超敏反应综合征、氨苯砜综合征/砜综合征、红人综合征,以及经皮吸收产生的全身中毒反应、化学物质对皮肤附属器官的影响和致癌反应等。

(一)急性毒性和长期毒性实验

其基本原则遵循《药物单次给药毒性研究技术指导原则》《药物重复给药毒性实验技术指导原则》。

1. 实验动物及实验准备　常用动物为成年健康的家兔、豚鼠和大鼠等,雌雄各半。实验前 24 小时将动物背部脊柱两侧脱毛,脱毛面积应为体表面积的 10% 左右。作为完整皮肤检测的动物应在脱毛 24 小时后确认脱毛部位皮肤完好未受损伤;作为破损皮肤的动物需在其脱毛部位消毒皮肤后,用消毒的手术刀作"#"字形划破或用砂纸摩擦皮肤,手术操作需尽量保持动物皮肤损伤的程度一致。

2. 受试药物　受试药物的剂型原则上应与临床用药制剂一致,并符合临床用质量标准的规定,其中辅料和杂质等的名称和量应尽可能明确,所用辅料、溶剂等应符合实验要求。如为粉末,则应采用适当的赋形剂(羊毛脂或凡士林等)混匀应用。

3. 皮肤用药急性毒性实验方案　目的主要是观察动物的完整皮肤和破损皮肤在一定时间内单次或 24 小时内多次接触受试药物后机体所产生的毒性反应。

(1)给药方法及疗程:一般按照完整皮肤和破损皮肤分别设置空白对照组、阳性药物组及受试药物高、中、低 3 个剂量组,如给药时需混合赋形剂,则需增设赋形剂对照组。受试药物的剂量根据其毒性及预实验确定,可按全身给药的原则设置。受试药物按照不同剂量直接或加入赋形剂涂抹于脱毛皮肤处,且保证受试药物与皮肤接触良好。涂抹后可采用适当的方法固定,如用无刺激性纱布、胶布或有孔尼龙绷带等固定,可单笼饲养以防止动物互相舔食受试药物。一般受试药物与皮肤接触不超过 24 小时,给药 24 小时后可用温水或无刺激性的溶剂去除残留受试药物。

(2)观察指标与记录:给予受试药物后每天需观察动物的全身中毒症状及死亡情况,连续观察 7～14 天。记录动物的体重、皮肤、毛发、眼睛和黏膜等一般状态的变化,同时重点观察呼吸、循环和中枢神经系统以及自主活动等的改变,对其中死亡的动物及时进行尸检,发现肉眼可见的病变应进行病理组织学检查。将给药组的实验结果与对照组相比较,以判断受试药物的毒性作用。

4. 皮肤用药长期毒性实验方案　皮肤用药长期毒性实验目的是观察动物皮肤长期、反复、多次接触受试药物,因皮肤渗透或吸收作用而产生的机体毒性反应及其程度。

(1)给药方法及疗程:一般按照完整皮肤和破损皮肤分别设置空白对照组、阳性药物组及受试药物高、中、低 3 个剂量组,如给药时需混合赋形剂,则需增设赋形剂对照组。受试药物的高剂量组应是使动物产生严重毒性反应或有少数动物死亡的剂量,低剂量组一般近似于或稍高于药效学的有效剂量。受试药物的涂抹及固定方法同皮肤急性毒性实验。给药疗程为每天 1 次,每次保证接触时间为 6 小时,连续给药时间参考长期毒性实验部分。停药后部分动物继续观察 14 天。

(2)观察指标与记录:给予受试药物后每天观察动物的全身症状、皮肤症状及动物死亡情况,实验结束应按照全身给药长期毒性实验的要求检测血液学、血液生物化学及组织病理学的变化,并进行受试药物涂抹局部的皮肤病理组织学检查。根据实验结果提供受试药物局部给药的安全剂量、中毒剂量、毒性作用表现和靶器官以及毒性反应的可逆程度等数据。

（二）皮肤刺激性实验

本实验目的是观察动物皮肤接触受试药物后产生刺激性反应的情况。刺激性是指非口服给药制剂经皮肤给药后给药部位产生可逆性炎症反应,刺激性实验是观察受试动物的血管、肌肉、皮肤、黏膜等部位接触受试物后是否引起红肿、充血、渗出、变性或坏死等局部反应。经皮给药制剂及可能接触皮肤的非口服给药制剂均须进行皮肤刺激性实验,如已采用与拟进行临床研究的相同制剂在急性毒性实验、长期毒性实验或皮肤过敏性实验中评价过皮肤刺激性,可不必单独进行皮肤刺激性实验。

1. 实验动物　实验动物根据拟采用的实验模型和观察指标确定,一般常选择成年健康的家兔,亦可选用小型猪等,每组动物4～8只,雌雄各半。

2. 受试药物　受试药物的剂型原则上应与临床用药制剂一致。

3. 实验方案

（1）动物准备:同皮肤急性毒性实验的皮肤准备方法。一般需进行相同备皮面积的正常皮肤和破损皮肤的局部刺激实验,破损皮肤实验的破损程度一般以损伤表皮层为限。

（2）给药方法及疗程:给药途径原则上应与临床给药途径一致,但设计给药容积和频率时,应考虑所选用动物模型给药部位的解剖和生理特点。受试药物以溶媒和/或赋形剂作为阴性对照,按照不同剂量直接或加入赋形剂后,涂抹于脱毛备皮处,涂抹后敷料覆盖固定,可采用无刺激性胶布和绷带固定,贴敷时间至少4小时;多次给药应连续在同一部位给药,每次给药时间相同,期限不超过4周。

4. 观察指标与记录　在自然光线或全光谱灯光下观察动物的血管、肌肉、皮肤、黏膜等部位接触受试药物后引起红肿、充血、渗出、变性或坏死等局部反应,同时观察受试动物的一般状态、行为和体征等;组织病理学检查应描述给药部位的组织病理学变化,要留存病理学照片。

5. 观察期限与评价　单次给药皮肤刺激实验,去除药物后30～60分钟、24小时、48小时和72小时涂抹药物皮肤局部的红斑、水肿等反应情况,按照评分标准进行评分,并进行停药后恢复期的观察。如皮肤有持久性损伤,则需延长观察期限以评价损伤的恢复情况等。多次给药制剂一般每天给药一次,观察时间点为每次去除药物后1小时、每次给药前以及末次贴敷给药后0.5～1、24、48和72小时进行观察和记录,观察指标为红斑及水肿、涂敷部位的色素沉着、出血点、皮肤粗糙或皮肤菲薄情况,以及发生时间及消退时间,并对红斑及水肿进行评分。单次给药皮肤刺激实验,按照表7-2进行评分,计算各组每一时间点评分的均值;多次给药时要在计算每一时间点各组积分均值后,计算观察期限内每只动物刺激积分均值,按照表7-3进行评价。

表7-2　皮肤刺激反应评分标准

	刺激反应	评分分值
红斑	无红斑	0
	轻度红斑(勉强可见)	1
	中度红斑(明显可见)	2
	重度红斑	3
	紫红色红斑到轻度焦痂形成	4

续表

刺激反应		评分分值
水肿	无水肿	0
	轻度水肿(勉强可见)	1
	中度水肿(明显隆起)	2
	重度水肿(皮肤隆起1mm,轮廓清楚)	3
	严重水肿(皮肤隆起1mm以上并有扩大)	4
最高总分值		8

表7-3 皮肤刺激强度评价标准

刺激性评分分值	评价	刺激性评分分值	评价
0~0.49	无刺激性	3.00~5.99	中度刺激性
0.50~2.99	轻度刺激性	6.00~8.00	重度刺激性

(三)过敏性实验

皮肤用药过敏性实验是观察机体受同一抗原再次刺激后所产生的特异性免疫反应,一般表现为皮肤组织损伤或生理功能紊乱。

1. 实验类型 通常依据受试药物特点、临床适应证、给药途径、过敏反应机制及影响因素等确定要观察过敏性实验的类型,具体如下:

(1)局部给药的注射剂和透皮吸收剂应观察Ⅰ型过敏反应,其中注射剂应进行全身主动过敏实验(active systemic anaphylaxis, ASA)及被动皮肤过敏实验(passive cutaneous anaphylaxis, PCA);而透皮吸收剂应进行主动皮肤过敏实验(active cutaneous anaphylaxis, ACA)。

(2)吸入途径药物:一般采用豚鼠吸入诱导和刺激实验。

(3)黏膜给药:根据受试药物特点,参照经皮给药过敏性实验方法。

(4)重复给药:一般观察Ⅱ和Ⅲ型过敏反应,指标包括症状、体征、血液系统、免疫系统及相关病理组织学改变等。

(5)经皮给药制剂(包括透皮剂):一般需进行Ⅳ型过敏反应实验,包括豚鼠最大化实验(guinea pig maximization test, GPMT)、豚鼠 Buehler 实验(BT)、小鼠局部淋巴结实验(murine local lymph node assay, LLNA)等。

2. 实验方法 一般实验中选择包括临床最高给药浓度的多个剂量,设立阳性对照组和阴性对照组。具体方法如下:

(1)全身主动过敏实验(ASA)

1)实验动物:一般选用豚鼠,每组至少6只;阴性对照组给予同容积溶媒,阳性对照组可给予牛血清白蛋白、卵白蛋白或已知的致敏阳性物。

2)实验方案:选用腹腔、静脉或皮下注射给予受试药物(给药容积0.5ml),隔天一次,共给药3次,末次注射后第14天、第21天分别快速静脉注射致敏剂量的2倍药物进行攻击。

3)观察指标及期限:观察给药即刻至30分钟动物的反应,包括症状出现及消失的时间,一般观察3小时。致敏期间每天观察动物的症状,记录首末次致敏和激发当天动物体重。依照表7-4评判全身过敏反应发生的程度,计算其发生率。

表 7-4　全身致敏性评价标准

过敏反应症状		评价标准
正常	−	过敏反应阴性
不安宁、竖毛、发抖、搔鼻	+	过敏反应弱阳性
喷嚏、咳嗽、呼吸急促、排尿、排粪、流泪	++	过敏反应阳性
呼吸困难、哮鸣音、紫癜、步态不稳、跳跃、喘息、痉挛、旋转、潮式呼吸	+++	过敏反应强阳性
死亡	++++	过敏反应极强阳性

（2）主动皮肤过敏实验（ACA）

1）实验动物：一般选用豚鼠。

2）受试药物：需与临床拟用制剂一致，当受试药物为固体粉末时，需与适量水或赋形剂混匀。

3）实验方法：致敏接触期间，受试药物在皮肤应停留 6 小时，并保证接触皮肤的范围。

4）观察指标与期限：一般于第 0、7 和 14 天给药，末次给药后 14 天，再次给药激发。给药 6 小时后，观察 72 小时内皮肤过敏反应情况，并按表 7-5 评分，并计算发生率。同时，应观察动物是否有哮喘、站立不稳或休克等全身过敏反应。皮肤致敏性评价依据致敏发生率（%）确定，一般致敏率 0～10% 为无致敏性，致敏率 11%～30% 提示轻度致敏性，31%～60% 说明中度致敏性，致敏率 61%～80% 为高度致敏性，致敏率 81%～100% 显示极度致敏性。

表 7-5　皮肤过敏反应程度的评分标准

皮肤过敏反应		分值
红斑	无红斑	0
	轻度红斑，勉强可见	1
	中度红斑，明显可见	2
	重度红斑	3
	紫红色红斑到轻度焦痂形成	4
水肿	无水肿	0
	轻度水肿，勉强可见	1
	中度水肿，明显可见（边缘高出周围皮肤）	2
	重度水肿，皮肤隆起 1mm，轮廓清楚	3
	严重水肿，皮肤隆起 1mm 以上或有水疱或破溃	4
最高总分值		8

（3）被动皮肤过敏实验（PCA）

1）实验动物：一般选用大鼠或小鼠，亦可根据实验需要选用豚鼠，每组至少 6 只。选择动物应注意 IgE 的出现时间，不同种属动物接受含 IgE 抗体血清后，至能够应答抗原反应产生过敏反应的时间不同，选择动物时需注意激发时间选择是否合理。

179

2）实验方法：选择静脉、腹腔或皮下注射等，隔天一次，给药 3～5 次；末次给药后第 10～14 天致敏，于备皮处皮内注射合适稀释度的致敏血清 0.1ml，24 或 48 小时后，静脉注射与致敏剂量相同的激发抗原及等量 0.5%～1% 伊文思蓝染料共 1ml。30 分钟后测量皮肤内层斑点大小，直径大于 5mm 者为阳性。

（4）豚鼠封闭性斑贴实验和最大化实验（GPMT）

1）实验动物：选择成年豚鼠，雌雄各半。封闭性斑贴实验的受试药物组 20 只，对照组至少 10 只；最大化实验的受试药物组 10 只，对照组至少 5 只。

2）受试药物和阳性对照物：阳性对照物常选用疏基苯并噻唑、苯佐卡因、二硝基氯苯、331 环氧树脂或其他阳性对照物等，一般轻度和中度的致敏剂在加佐剂的实验中至少 30%、不加佐剂实验中至少 15% 应有反应。

3）实验方案：实验分组一般分为阴性对照组、给药组和阳性对照组，应设立溶媒对照组。

封闭性斑贴实验：致敏剂量一般应足以引起轻微的刺激性，激发剂量为不产生刺激性的最高剂量。在给予受试药物前 24 小时将豚鼠背部脊柱两侧左、右各 3cm×3cm 的范围脱毛，将受试药物均匀涂抹于脱毛区致敏，并采用适当方法固定。在给药后第 0、6～8 天和 13～15 天继续用封闭片分别局部给药，当给药后第 27～28 天时于未给药的肋腹部贴 6 小时以激发。去除药物 24 和 48 小时后读取结果。

最大化实验（GPMT）：致敏剂量一般应足以产生轻 - 中度、全身能很好耐受的皮肤刺激性，激发剂量为不产生刺激性的最高剂量。采用皮内注射给予药物，使用或不使用佐剂进行诱导，局部诱导 5～8 天后，第 20～22 天给予激发剂量 24 小时，在去除药物后 24 和 48 小时后观察结果。

4）观察指标与记录：一般应测定和记录实验开始及结束时的动物体重。致敏后 1、24 小时及激发后 24、48 小时分别观察皮肤红斑、水肿等过敏性反应，按表 7-6 标准进行评分，根据皮肤过敏性评价标准确定过敏性反应的严重程度。皮肤过敏性评价标准中致敏率 0～8% 为Ⅰ级，弱致敏反应，9%～28% 为Ⅱ级，轻度致敏反应；29%～64% 为Ⅲ级，中度致敏反应；65%～80% 为Ⅳ级，强致敏反应；81%～100% 为Ⅴ级，极强致敏反应。

表 7-6　皮肤反应评分标准

皮肤反应强度		积分
红斑形成	无红斑	0
	轻微可见红斑	1
	中度红斑	2
	重度红斑	3
	水肿性红斑	4
水肿形成	无水肿	0
	轻度水肿	1
	中度水肿	2
	重度水肿	3
总积分		7

二、眼用药刺激性实验

眼是机体的视觉感觉器官,包括眼球及其附属器,眼球又分为眼球壁和眼内容物,眼球壁外层中间由镶有角膜的巩膜构成,中层由虹膜、睫状体和脉络膜组成,视网膜位于眼球壁的内层。眼内容物包括晶状体、房水和玻璃体。

药物全身或局部长期大剂量应用时,可能会对眼产生严重的或不可逆的损害。药物对眼的毒性作用可损伤角膜、虹膜、房水、睫状体、晶状体、视网膜与视神经等的生理功能,毒性作用类型可表现为染色和沉着、变态反应、刺激性炎症、腐蚀灼伤、眼睑损害、眼球运动障碍、晶状体混浊或白内障、视网膜和视神经病变等。其中有些是药物直接接触眼引起的刺激性作用,表现为急、慢性炎症;如经眼吸收则可产生全身毒性作用;如局部应用青霉素、氯霉素、四环素、庆大霉素和新霉素可引起过敏性结膜炎、眼睑红肿、眼球结膜充血等;抗癌药白消安可产生晶状体混浊或白内障;甾体抗炎药糖皮质激素类药物可引起白内障、诱发青光眼等;解热镇痛药阿司匹林可致变应性结膜炎、结膜下出血、复视和视力减弱等。

眼局部用药刺激性实验的目的在于局部用药后观察受试药物对眼所产生的刺激性反应。

1. 实验动物　选用成年健康家兔,预先筛选剔除有眼睛刺激症状、角膜缺陷和结膜损伤的动物。一般每组至少 3 只家兔,可用左右侧自身对比法。

2. 受试药物　受试药物的剂型原则上应与临床用药制剂一致,并符合临床用药质量标准的规定。

3. 实验方案　实验时在一侧眼睛滴入 0.05～0.1ml 或涂敷 0.1g 以内的受试药物,另一侧眼睛滴入溶剂或赋形剂作为对照,滴入药物后闭合眼睑约 10 秒。一般不需冲洗眼睛。

眼局部用药刺激性实验分为单次给药和多次给药,多次给药时每天给受试药物的次数不少于临床用药频率,可连续给予受试药物 2～4 周,一般不超过 4 周。

4. 观察指标与记录　单次用药的眼刺激性实验应于给药后 1、2、4、24、48 和 72 小时观察,多次用药的眼刺激性实验,一般于每天给药前及最后一次给药后 1、2、4、24、48 和 72 小时行眼部检查。如发现严重或持久性的眼睛损伤,可延长观察期至 21 天。

眼刺激性症状的检查一般采用裂隙灯观察及荧光素染色检查。检查时按照下述评分标准观察、记录眼部反应的分值。眼刺激症状结果评价方法为将每一个观察时间每一只动物眼刺激反应分值的总和除以动物数,即得最后分值。按照评价标准(表 7-7)判断受试药物对眼的刺激性程度。按照上述评分标准评分后,眼刺激性评价标准为:0～3 分为无刺激性,4～8 分为轻度刺激性,9～12 分为中度刺激性,13～16 分为强度刺激性。

表 7-7　眼刺激反应分值标准

眼刺激反应		分值
角膜	无混浊	0
	散在或弥漫性混浊,虹膜清晰可见	1
	半透明区易分辨,虹膜模糊不清	2
	出现灰白色半透明区,虹膜细节不清,瞳孔大小勉强可见	3
	角膜不透明,虹膜无法辨认	4

续表

	眼刺激反应		分值
虹膜		正常	0
		皱褶明显加深、充血、肿胀,角膜周围轻度充血,瞳孔对光仍有反应	1
		出血/肉眼可见坏死/对光无反应(或其中一种)	2
结膜	充血(指睑结膜和球结膜)	血管正常	0
		血管充血呈鲜红色	1
		血管充血呈深红色,血管不易分辨	2
		弥漫性充血呈紫红色	3
	水肿	无水肿	0
		轻微水肿(含眼睑)	1
		明显水肿伴部分眼睑外翻	2
		水肿至眼睑近半闭合	3
		水肿至眼睑超过半闭合	4
	分泌物	无分泌物	0
		少量分泌物	1
		分泌物使眼睑和睫毛潮湿或黏着	2
		分泌物使整个眼区潮湿或黏着	3
最大总积分			16

三、滴鼻剂和吸入剂毒性实验

滴鼻剂经鼻给药,由于其具有无胃肠道降解作用,无肝脏首过效应,药物吸收后直接进入体循环及药物吸收迅速等优点,使一些胃肠道难以吸收的药物经鼻给药显著提高了其生物利用度和临床疗效,亦可避免长期皮下注射引起的局部组织过敏、变性或坏死。因此,近年经鼻给药途径取代了一些传统的给药途径。

鼻黏膜分为三部分:前庭部、呼吸部和嗅部,前庭部邻近外鼻孔,其黏膜表面为未角化的复层扁平上皮,固有层的致密结缔组织内有毛囊、皮脂腺和汗腺;呼吸部包括下鼻甲、鼻道和中隔的中下部分,其表面覆以假复层纤毛柱状上皮,固有层结缔组织有较多的黏液腺,分泌黏液经导管排入鼻腔;淋巴组织也较多。嗅部黏膜位于鼻腔顶部,嗅黏膜上皮由支持细胞、基细胞、嗅细胞组成。鼻黏膜的血管丰富,形成海绵组织,易于扩张和收缩。

(一)滴鼻剂和吸入剂的急性毒性实验

本实验目的在于观察滴鼻剂和吸入剂单次给予动物后所引起的毒性反应情况。

1. 实验动物 选用成年健康家兔、大鼠或豚鼠,家兔每组 6 只,大鼠或豚鼠每组 10 只。

2. 受试药物 受试药物的剂型原则上应与临床用药制剂一致,并符合临床用质量标准的规定。

3. 实验方案 一般设置高、中、低 3 个剂量组及空白对照组,如给药时需混合赋形剂,则需增设赋形剂对照组。按照不同剂量滴入或吸入受试药物,应保证受试药物与黏膜接触 4 小时以上。

4. 观察指标与记录 给予受试药物后每天观察动物的全身中毒症状及死亡情况,连续观察 7～14 天。记录动物的体重、眼睛和黏膜等一般状态的变化,同时观察呼吸、循环和中枢神经系统以及自主活动等的改变;对死亡的动物及时进行尸检和病理组织学检查。将给药组的实验结果与对照组相比较以评价受试药物的毒性作用。

(二)滴鼻剂和吸入剂的刺激性实验

实验目的为观察单次或多次滴入、吸入受试药物后动物所产生的刺激性反应。实验动物、受试药物及实验分组同急性毒性实验。

在单次或多次的末次给药后 24 小时内处死动物,手术取出呼吸道局部(鼻、喉、气管、支气管)黏膜组织,观察、记录黏膜的变化,如充血、水肿等。必要时进行病理组织学检查。将给药组的实验结果与对照组相比较以评价受试药物的刺激性反应。

四、直肠与阴道给药毒性实验

直肠和阴道给药作为常规用药的替代途径,具有可避免或减少肝脏首过效应、延长药物作用时间等优点,因此,观察直肠、阴道给药的毒性反应亦为新药安全性评价的内容之一。

(一)直肠、阴道给药的急性毒性实验

本实验目的在于通过一次性经直肠或阴道给予动物受试药物后,观察因药物吸收产生的毒性反应和死亡情况。

一般选用成年健康家兔、大鼠等,家兔每组 6 只,大鼠每组 10 只。按照不同剂量将受试药物置于动物直肠或阴道内,注意防止药物溶解后自然流出。其余同其他给药途径的急性毒性实验。

(二)直肠、阴道给药的刺激性实验

实验目的为观察一次或多次直肠、阴道给予受试药物后动物所产生的刺激性反应。

直肠刺激性实验一般选用兔或犬,阴道刺激性实验一般选择大鼠、兔或犬。给药频率根据临床应用情况,通常每天 1～2 次,至少 7 天。阴道刺激性实验每次给药与黏膜接触至少 4 小时,观察指标包括阴道部位、临床表现(如疼痛症状)和阴道分泌物(如血、黏液)等,给药后动物死亡需检查局部组织有无充血、水肿等,并进行阴道和生殖系统病理组织学检查等。

直肠刺激性实验每次给药与黏膜接触至少 2～4 小时,可封闭一定时间增加药物接触。观察肛门区域和肛门括约肌,以及给药后临床表现(如疼痛症状)和粪便(如血、黏液);死亡动物需检查给药局部组织有无充血、水肿等,同时进行肛周组织的病理组织学检查。

第五节 影响毒性实验的因素

在新药的毒性实验中,动物、受试药物及检测指标构成了毒性实验的主要影响因素。

一、受试药物的影响

新药的毒理学实验对受试药物有着严格的要求,受试药物应具有制备工艺稳定、符合临床试验质量标准规定的特点。

在新药的药效学、急性毒性实验及长期毒性实验中应采用相同工艺生产的受试药物。制药工艺不同的同种药物,服用后血药浓度可能相差数倍,而且所引起的临床疗效也会不

同。如新药研发过程中需中途改变工艺，则必须重新进行已完成的安全性评价实验，或者进行不同工艺生产受试药物的对比实验，以生物利用度等为指标，说明工艺变化对药物各项指标的影响。

受试药物的纯度、杂质、理化性质及溶解度、储存条件等均可对其毒性实验产生影响。提取和纯化等制药工艺可影响药物杂质的含量，杂质可能会影响药物本身的作用，大分子的杂质还可引起过敏反应等；在实验过程中应注意受试药物是否应避光保存，以及是否受温度影响等。如广泛应用的镇静催眠药物地西泮在 37℃ 的环境中药效会降低 25%，而沙丁胺醇气雾剂在高温环境里储存会减少每次喷出的药量。

当受试药物的原料为中药药材时，则应经过生药学专家鉴定，确定药材品种、产地、药用部位和采收季节，以保证中药提取物含量的稳定；中药复方制剂的处方应符合法定标准和中医药理论。

二、给药剂量的影响

剂量的确定在新药毒性实验尤其是长期毒性实验中是决定实验成功与否的关键因素。一般应先查阅文献资料，参考国内外同类药物的相应毒性实验、药动学实验及药效学研究结果，综合临床推荐剂量，确定可能的毒性实验剂量范围。在急性毒性实验中，一般可在此基础上通过预实验找出引起或接近动物全部死亡和零死亡的剂量，以此为根据确定组距，进行正式实验。长期毒性实验剂量设计时可根据受试药物已完成的急性毒性实验等结果推算，如可参考其急性毒性实验的 LD_{50}、最大耐受量、最大有效浓度和半衰期（$t_{1/2}$）、拟用临床剂量以及等效剂量等。

三、实验期限的影响

新药一般毒理学研究与评价的期限十分重要，法国的有机锡胶囊事件主要是因为当时进行的动物急性毒性实验观察时间仅为 24 小时，动物未能表现出明显的神经系统的毒性反应。为此，目前在急性毒性实验中一次性给药后以及长期毒性实验均要求在停药后继续观察 14 天以上，这样可以在停药继续观察期间发现一些延迟出现的严重毒性反应。

四、动物选择的影响

在毒性实验研究中动物的选择是决定实验成败的关键。一般急性毒性和长期毒性实验需在啮齿类和非啮齿类两种动物上进行，前者可以选择大鼠、豚鼠等，此时应考虑受试药物的代谢特征，应选择药物代谢过程与人体内代谢相同或相近的动物用于实验。基因工程生物制品多采用猴进行毒理学实验研究。

动物的饲养管理亦为长期毒性实验的关键影响因素。动物应饲养于具有动物实验合格证及 GLP 认证的动物室。

动物实验的局限性亦为影响毒理学实验的因素之一。实验动物和人对外源化学物的反应敏感性不同。实验动物不能诉说主观感觉的毒性效应，如疼痛、腹胀、疲乏、头痛、头晕、眼花、耳鸣等，而这些反应是许多药物的毒副作用。在实验动物中，可观察到体征而观察不到症状。在毒理学实验中，为了寻找靶器官、剂量等，在少量动物中应用较大剂量、大剂量的受试药可能超出机体的代谢能力，因此，高剂量向低剂量外推存在不确定性。毒性实验应用动物数量较少或有限，难以发现发生率较低的毒性反应，因此，以小数量动物实验结果向大量人群外推存在不确定性。实验动物为实验室培育品系，反应一致并单一，而人群及人种、种族、年老体弱、疾病状态及对化学物易感性存在差异，因此，从实验动物结果向人群外推存在不确定性。

第六节　我国《药物非临床研究质量管理规范》概述

《药物非临床研究质量管理规范》明确了非临床安全性评价研究机构的运行管理，以及非临床安全性评价研究项目实验方案设计、组织实施、执行、检查、记录、存档和报告等全过程的质量管理要求。我国的《药物非临床研究质量管理规范》是根据《中华人民共和国药品管理法》《中华人民共和国药品管理法实施条例》制定，旨在通过规范新药实验及确保数据真实、准确、完整的基础上，保证药物非临床安全性评价研究的质量，以确保公众的用药安全。

现行《药物非临床研究质量管理规范》(GLP)由原国家食品药品监督管理总局颁布，于2017年9月1日起施行。GLP从原45条增加到50条，新增"术语及其定义""实验系统""质量保证""委托方"四个章节，增加了实验数据、机构负责人、实验动物、质量保证等相关要求的内容。

新药的毒理学实验应在经过GLP认证、符合GLP标准的实验室进行。GLP强调具有完善的组织结构和工作人员、实验设施和设备，健全的工作人员岗位职责、标准操作规程，符合要求的供试品和实验系统，规范的文档资料以及独立于研究之外的质量管理。

一、组织机构与人员

完善的组织管理体系和人员是非临床安全性评价研究机构开展非临床安全性评价的必要条件之一，包括机构负责人、质量保证部门和相应的工作人员。具体要求如下：

1. 从事研究的工作人员　要求具备相关的教育或者专业培训背景，具有相应工作需要的知识、工作经验和业务能力，熟练掌握GLP的相关规定及标准操作规程，能够按照要求开展实验并记录原始数据。

2. 机构负责人的职责　负责人全面负责本研究机构的运行管理，确保机构人员、设施、仪器设备及材料符合规范的要求。与委托方签订书面合同后，由机构负责人指定专题负责人、分研究场所机构负责人负责相应实验工作，建立恰当的、符合技术要求的标准操作规程。

3. 工作人员职责　工作人员应清楚自己的职责及所承担的工作内容，严格遵守标准操作规程；依据实验要求制定主计划表、更新和归档工作；开展工作时依据岗位的需要采取必要的防护措施，同时定期进行体检。

4. 质量保证体系　机构内要建有完备的质量保证体系，由独立的质量保证人员履行质量保证职责，监督、保障研究的运行管理符合规范的要求。

二、实验设施

研究机构需建有符合规范要求的研究设施，布局合理，环境条件须满足工作需要。具体要求如下：

1. 动物设施　设施的条件应与所使用的实验动物级别相匹配，应遵循动物伦理学的要求，可依据实验条件需要调控温度、湿度、空气洁净度、通风和照明等，具备清洗消毒设施，以及饲料、垫料、笼具等的存放设施。对于不同种属的实验动物及同一种属不同研究项目的实验动物要进行有效的隔离；对于患病实验动物，或受试物或者对照品含有挥发性、放射性或者生物危害性等物质时应有单独治疗或隔离的设施,同时应具备实验动物的检疫能力。

2. 与受试物和对照品相关的设施　设施应确保受试物和对照品在有效期内保持稳定,受试物和对照品应有接收、保管、配制及配制后制剂保管的独立区域及必要的隔离措施。设施一是要满足不同受试物和对照品对于贮藏温度、湿度、光照等环境条件的要求;二是保管区域与实验区域应有效隔离;三是保管区域应当有必要的安全措施。

3. 档案保管设施　应有档案保存必要的设备,专人保管,未经授权批准的人员不得接触档案;计算机化的档案设施应具有阻止未经授权访问和病毒防护等安全措施。

4. 收集和处置实验废弃物的设施　应有规范地收集和处置实验废弃物的设施,以及暂存或者转运的条件。

三、仪器设备和实验材料

1. 机构应配备完成研究所需的仪器设备,并有标准操作规程详细说明各仪器设备的使用与管理要求。

2. 设备的放置要合理,有定期清洁、保养、测试、校准等的记录;计算机化系统用于数据采集、传输、储存、处理、归档等,需要有保存完整的稽查轨迹和电子签名。

3. 实验受试物和对照品设有专人保管,有完备的有关受试物等特性,以及接收、登记和分发的记录。

4. 所有的试剂和溶液,包括受试物和对照品等均应有标签,标明品名、浓度、贮存条件、配制日期及有效期等;贮存保管应符合条件要求,避免污染或者变质;与溶媒混合时需进行稳定性分析。

四、实验系统

实验动物的管理直接关系到动物实验原始数据的真实性、可靠性、完整性及可溯源性,从而影响到《药物非临床研究质量管理规范》的实施。

1. 实验动物的选择应在关注动物福利,遵循“减少、替代和优化”的原则基础上使用。

2. 实验方案应通过动物伦理委员会的批准。

3. 用于实验的动物要保证健康状态,新进的实验动物应通过隔离和检疫确认其健康状况,如发现或实验过程中出现患病等情况,要及时进行隔离和治疗等处理。

4. 实验前实验动物要有适应期,并做好个体标识。

5. 应保持动物所处的环境及相关用具的清洁和卫生,尤其是实验动物的饲料、垫料和饮水应当定期检验。

6. 实验动物相关的来源、到达日期、数量、健康情况,以及动物饲养室的消杀情况等信息均需详细记录归档。

五、标准操作规程

标准操作规程(standard operation procedure, SOP)是研究机构运行管理及实验操作遵循的程序性文件,每个机构都必须制定与其承担业务相适应的标准操作规程。其主要包括受试物和对照品的接收、标识、保存、处理、配制、领用及取样分析,以及质量保证程序、动物房和实验室的准备及环境因素的调控、实验设施和仪器设备使用与管理、计算机化系统的使用与管理等,尤其是实验动物从进入机构所属设施中开始的所有过程,如实验动物接收、检疫、编号及饲养管理、动物实验操作及观察记录、实验样品采集与各种指标测定等操作技术、濒死或者死亡实验动物的检查与处理、实验动物解剖与组织病理学检查、标本采集和检验、各种实验数据的管理和处理、工作人员的健康管理制度、实验动物尸体及其他废弃物的处理等。

标准操作规程的制定、修订和管理应有完备的程序。一般制定 SOP 时可参考教科书、文献、生产商用户手册等文献资料，由质量保证人员审查、机构负责人审核与批准。SOP 是质量保证部门工作的指导，合理的 SOP 及相关检查表格能帮助质量保证人员避免检查过程中的随意性，为安全性评价工作的良性运行奠定基础。

六、研究工作实施的程序

研究工作开始前，依据研究目的确定实验方案，由质量保证部门审查、专题负责人批准，研究工作实施程序的要素如下：

1. 记录研究工作开始的日期　专题负责人批准实验方案的日期。

2. 标注实验名称或代号　此项研究的所有文件资料、实验记录、所用样品均应标注此名称或代号。

3. 确定实验方案的主要内容　一般应包含研究名称或代号、研究目的、所有参与研究机构和委托方的名称、地址及联系方式。记录受试物和对照品的给药途径、方法、剂量、频率和用药期限，各种指标的检测方法和频率；参加研究的工作人员应当严格执行实验方案和相应的标准操作规程。

4. 记录实验参加人员　应有专题负责人和参加实验的主要工作人员姓名，以及所承担的工作内容。

5. 标明研究所依据的实验标准、技术指南或者文献以及研究遵守的非临床研究质量管理规范。

6. 记录受试物和对照品的名称、缩写名、代号、批号、稳定性、浓度、含量、纯度、组分等有关数据，以及溶媒、乳化剂及其他介质的名称、批号等有关数据。

7. 说明所用实验系统　包括实验系统的种、系、数量、年龄、性别、体重范围、来源、等级及实验系统的识别方法；记录实验的环境条件，包括饲料、垫料、饮用水等的名称或者代号、来源、批号和控制指标。

8. 说明数据统计处理方法和档案的保存地点。

9. 记录实验数据　要及时、直接、准确、清楚和不易消除，有记录日期、记录者签名。发生任何偏离实验方案和标准操作规程的情况，均应记录并报告专题负责人。

10. 病理学同行评议的相关要求　在实验方案或者实验方案变更中详细描述病理学同行评议工作；方案中还应有在同行评议病理学家和专题病理学家意见分歧时的处理程序，如果同行评议专家的结果与专题病理学家的意见有重要变化应在总结报告中加以论述说明。实验记录中应包括完整的病理学同行评议的过程、复查标本和文件记录；同行评议完成后由同行评议病理学家要给出同行评议声明，且需签字注明日期；总结报告中应记录同行评议病理学家的姓名、资质和单位。

七、总结报告

总结报告作为实验研究的全面总结，应由质量保证部门审查、专题负责人签字批准，批准日期即为研究完成的日期。报告主要内容如下：

1. 研究的名称、代号及研究目的。

2. 所有参与研究的研究机构和委托方的名称、地址和联系方式。

3. 研究所依据的实验标准、技术指南或者文献以及研究遵守的非临床研究质量管理规范。

4. 研究起止日期。

5. 专题负责人、主要研究者以及参加工作的主要人员姓名和承担的工作内容。

6. 受试物和对照品的名称、缩写名、代号、批号、稳定性、含量、浓度、纯度、组分及其他质量特性、受试物和对照品制剂的分析结果，研究用的溶媒、乳化剂及其他介质的名称、批号、有关的理化性质或者生物特性。

7. 实验系统的种、系、数量、年龄、性别、体重范围、来源、实验动物合格证号、接收日期和饲养条件。

8. 受试物和对照品的给药途径、剂量、方法、频率和给药期限。

9. 受试物和对照品的剂量设计依据。

10. 各种指标的检测方法和频率。

11. 分析数据所采用的统计方法。

12. 结果和结论。

13. 档案的保存地点。

14. 所有影响本规范符合性、研究数据的可靠性的情况。

15. 质量保证部门签署的质量保证声明。

16. 专题负责人签署的陈述研究符合本规范的声明。

17. 多场所研究的情况下，还应当包括主要研究者签署姓名、日期的相关实验部分的报告。

总结报告被批准后，需要修改或者补充时，应当以修订文件的形式予以修改或者补充，详细说明修改或者补充的内容、理由，并经质量保证部门审查，由专题负责人签署姓名和日期予以批准。为了满足注册申报要求修改总结报告格式的情况不属于总结报告的修订。

八、质量保证

质量保证部门是 GLP 质量控制的关键，负责按照 GLP 原则实施实验研究中的审核和质量控制。研究机构应确保质量保证工作的独立性，质量保证人员应为独立于具体研究之外的人员。质量保证检查可分为基于研究的检查、基于设施的检查及基于过程的检查。

质量保证部门应当对质量保证活动制定相应的标准操作规程，包括质量保证部门的运行、质量保证计划及检查计划的制订、实施、记录和报告，以及相关资料的归档保存等。主要职责如下：

1. 检查　主要对进行 GLP 相关实验的实验室的审查，包括人员组织、设备仪器、SOP 的检查，确定是否符合 GLP 要求。

2. 核查　验证是否遵守 GLP，主要检查：①文书类，包括实验方案、SOP、最终报告等；②记录类如原始记录；③标本、样品等。调查它们的正确性、完整性和适当性。

3. 监测　经常性对于实验的现场进行调查，快速地对于实验发生的情况、过程、职员操作情况和顺序进行调查，确定并且评价是否与实验方案、SOP 一致，以及是否遵守了 GLP 原则。

4. 纪实描述 将调查方法及结果文件化如 SOP、调查结果写成报告等。

5. 报告 对于实验观察、观察结果、指示、建议等活动形成报告,交给机构负责人及专题负责人。

6. 计划 根据调查方案,确定并且掌握质量保证部门工作、职责分工,有计划性地进行质量保证工作。

7. 建议 对于符合 GLP 的问题及相关情报,向机构负责人及职员等提供情报、专业性意见、提供建议及劝告。

8. 证实 保证和验证实验整体的应用术语,主要包括过程、系统、数据的变更等准确性。

9. 评价 综合评价存在的问题,鼓励合理的修改和改进。

10. 报告 将调查的所有记录,包括笔记本、格式化的记录表格、笔记、电子记录等储存归档。

在实验开始之前质量保证部门负责审查实验方案规范性、完整性等,包括对每项实验的实验方案、实验运行、总结报告书(实验报告)、仪器设施、供试品、对照品、试剂、动物饲养实验室环境因素调控、动物饲养、动物检疫、档案、组织人员等项管理及执行的检查,审查相关标准操作规程,确保 SOP 正确制定、分发、保存、实施及执行。SOP 内容应包括所有实验设计、管理、操作和报告的评价程序,规范的管理政策和规程,以及标准化的实验技术与仪器设备等。SOP 应具有逻辑性、正确性、精确性、可操作性,并做到条理化、规范化、形象化。

在实验按计划进行过程中质量保证部门要进行独立的审核及评价,包括基于项目、基于设备与系统、基于实验过程的检查和审核。

在实验结束后质量保证部门需审核最终的报告和原始数据,主要检测点为材料的完整性、数据的可信性、实验方法的正确性、实验数据表述的准确性、证据的真实性等。

九、资料档案

档案主要包括机构档案、研究档案、人员档案及仪器设备档案等。其中,机构资料档案主要包括主计划表、组织机构图、人员档案、实验设施平面图等;研究档案是指每项实验的记录,有实验计划书、最终报告、原始数据等;人员档案包括本实验所有参加人员的教育和专业背景、培训经历等,各岗位人员履行职责情况记录,以及工作期间进行研讨与交流会等;设备档案主要是用于实验的仪器设备的招投标和购买文件、安装调试和验收报告、仪器操作使用手册、使用说明书、保养维修记录及使用记录等,尤其要有仪器的检定 / 校准和验证等的记录。档案要有档案索引以便于检索。

获取或查阅档案资料的人员需获得授权,取阅档案应有记录。专题负责人应确保研究的所有资料及时归档,一般应在实验内容完成不超过两周内整理予以保存。

档案的保存期限要求:如为用于注册申报的研究资料一般在药品上市后保存至少五年;如为未能如期用于注册申报的终止研究的资料,应在总结报告批准日后保存至少五年;其他不属于研究档案范畴的档案资料一般保存至少十年。对于档案保管期满的销毁等处理,均应有准确的记录。

对于实验中的组织器官、电镜标本、血液涂片、受试物和留样样品等的保存期限以能够进行有效评价为准;电子数据资料要在有数据备份的基础上保证其安全性、完整性和可读性。档案整理与保存工作是 GLP 实验室的核心工作之一。研究的资料档案在实验开始即应由机构负责人指定专人负责，按标准操作规程的规定进行管理，要确保资料档案的真实性、完整性、系统性。

（陈 霞）

参 考 文 献

[1] 国家食品药品监督管理局. 化学药物长期毒性试验技术指导原则. [2021-3-29]. https：//www. nmpa. gov. cn/wwwroot/gsz05106/12. pdf.

[2] 国家食品药品监督管理总局. 国家食品药品监督管理总局关于发布药物安全药理学研究技术指导原则等 8 项技术指导原则的通告. [2021-3-29]. Https：//www. cde. org. cn/zdyz/domesticinfopage? zdyzIdCODE= eabe80ebd8d90236c7fde1c5ff8f8999.

[3] 国家食品药品监督管理总局. 药物非临床研究质量管理规范. [2021-3-29]. https：//www. nmpa. gov. cn/directory/web/nmpa/xxgk/fgwj/bmgzh/20170802160401550. html.

[4] 王心如. 中华医学百科全书. 公共卫生学 - 毒理学. 北京：中国协和医科大学出版社，2019.

[5] 彭双清，郝卫东. 药物安全性评价关键技术. 北京：军事医学科学出版社，2013.

[6] 陆国才，袁伯俊. 新药研究与评价. 上海：第二军医大学出版社，2011.

第八章

特殊毒性评价

第一节　特殊毒性评价概述

一、特殊毒性评价的分类

特殊毒性主要包括遗传毒性(致突变)、生殖毒性(致畸)和致癌毒性(致癌)等,是新药安全性评价的主要内容之一,同时也是临床前研究与评价中的重要内容之一。特殊毒性研究就是研究对遗传物质是否有损伤,是否会引起肿瘤、衰老及畸胎等。

特殊毒性实验存在着种属差异性、定性差异、定量差异等。比如:沙利度胺(反应停)对家兔和 7 种灵长类动物致畸,但至少对 10 种品系大鼠、15 种品系小鼠、2 种家犬、3 种田鼠和 8 种灵长类动物不致畸;可的松对家兔和小鼠强力致畸,但对大鼠不致畸;硫唑嘌呤对大鼠不致畸,但对家兔强致畸;氨磺丁脲引起大鼠、小鼠眼畸形,但对家兔却引起脸和内脏畸形。致畸剂量在人与动物、动物与动物间差异明显。目前,已发现 52 种中草药及植物含有促癌物质。如千里光含有的千里光生物碱,槟榔中的槟榔碱,细辛、桂皮、八角茴香中含有的黄樟素,都有致癌活性。有些中草药本身可能没有直接的致癌作用,但当它与其他有致癌作用的药物合用,则可增强致癌物质的作用,使肿瘤发生率显著增高,如巴豆中含有的巴豆油。

因此,通过对药物特殊毒性的研究,可减少或避免致癌毒性、遗传毒性和生殖毒性的产生和发展。因为这些特殊毒性不易察觉,需要经过较长的潜伏期或在特殊条件下才会暴露出来,虽然发生率较低,但造成后果较严重而且难以弥补。可见,研究特殊毒性的意义重大。

二、特殊毒性评价的原则和要求

(一)应遵循实验研究管理规范

药物的遗传、生殖和致癌实验属于安全性评价研究,根据《中华人民共和国药品管理法》的规定,必须执行《药物非临床研究质量管理规范》(*Good Laboratory Practice*, GLP)。

(二)具体问题具体分析原则

特殊毒性实验的设计应该在对受试物认知的基础上,遵循"具体问题具体分析"的原则。根据受试物的结构特点、理化性质、已有的药理毒理研究信息、适应证和适用人群特点,以及临床用药方案选择合理的实验方法,设计适宜的实验方案,并综合上述信息对实验结果进行全面的分析评价。

(三)随机、对照、重复

符合毒理学实验随机、对照、重复的基本原则。

三、特殊毒性评价的内容和步骤

(一)特殊毒性评价的内容

按照新药审评的基本要求,特殊毒性的评价包括以下内容:

1. 遗传毒性实验 细菌回复突变实验、体外哺乳动物细胞染色体畸变实验、哺乳动物细胞微核实验和体内碱性彗星实验等。作用于生殖系统的药物,需进行动物显性致死实验。

2. 生殖毒性实验 在动物生殖过程中的不同阶段给予受试物,观察其对受试动物生殖能力及其子代发育的影响。

3. 致癌实验 所有新化合物都必须进行致癌实验,并要与已知致癌化合物进行比较研究,包括短期致癌实验和长期致癌实验。

(二)特殊毒性评价的步骤

药物特殊毒性的评价是一个长期、细致的过程,不仅在新药上市前需进行必要的临床前动物实验,而且上市后还需经过临床的观察。实验室、临床,反复印证、多次循环,才能使药物的毒性获得比较正确的评价。特殊毒性实验的步骤一般包括以下几方面:

1. 实验条件的遵循 根据《中华人民共和国药品管理法》的规定,毒性实验研究必须执行《药物非临床研究质量管理规范》。

2. 受试物的选择

(1)中药、天然药物:受试物应采用能充分代表临床试验拟用样品和/或上市样品质量和安全性的样品。应采用工艺路线及关键工艺参数确定后的工艺制备,一般应为中试或中试以上规模的样品,否则应有充分的理由。

(2)化学药物:受试物应采用工艺相对稳定、纯度和杂质含量能反映临床试验拟用样品和/或上市样品质量和安全性的样品。

受试物应注明名称、来源、批号、含量(或规格)、保存条件、有效期及配制方法等,并提供质量检验报告。实验中所用溶媒和/或辅料应标明名称、标准、批号、有效期、规格和生产单位等,并符合实验要求。

3. 动物分组和剂量设计 实验组的组数及每组动物数的设定,应以能够科学合理地解释所获得的实验结果,恰当地反映有生物学意义的作用,并符合统计学要求为原则。一般可设三个剂量组,同时应考虑采用合理的空白或阴性对照。必要时还应设阳性对照。小动物每组一般不少于10只,大动物每组一般不少于6只。动物一般要求雌雄各半。选择剂量时,要参考其他毒性实验的结果,还要参考拟推荐临床试用剂量和国外同类药物的毒性剂量综合进行。

4. 给药途径 整体动物实验,首先应考虑与临床拟用给药途径一致。如果有多个临床拟用途径时,分别采用相应的给药途径。对于在动物实验中难以实施的特殊的临床给药途径,可根据受试物的特点选择,并说明理由。

5. 给药频率和期限 根据特殊毒性的实验特点,选择适宜的给药频率和期限,应根据具体情况合理设计给药次数。

6. 检测指标的合理确定 根据特殊毒性实验要求,合理确定检测指标。遗传毒性实验检测指标主要有突变菌落数、染色体结构畸变细胞数和畸变类型;生殖毒性实验检测指标主要有体征和死亡、体重和体重变化、摄食量、动物的睾丸、附睾或卵巢、子宫等器官;致癌实验检测指标主要有血液学指标检测、血液生化指标检测和病理检查等。

7. 实验结果分析和综合评价　根据详细的实验记录,对数据进行定性和定量分析,并选用合适的统计方法。根据统计结果,并结合个体数据和其他安全性实验、有效性实验结果,对其进行综合评价。

8. 资料整理应规范　新药的特殊毒性研究就是要保证临床用药的安全性。实验完成后,要严格按照实验目的和意义、基本原则、基本内容和要求、数据统计及可行性分析、实验中注意的问题等内容进行资料整理。

第二节　遗传毒性实验

一、遗传毒性实验的概念和分类

遗传毒性研究(genotoxicity study)是药物非临床安全性评价的重要内容,与其他研究尤其是致癌性、生殖毒性等研究有着密切的联系,是药物进入临床试验及上市的重要环节。拟用于人体的药物,应根据受试物拟用适应证和作用特点等因素考虑进行遗传毒性实验。

遗传毒性实验是指用于检测通过不同机制直接或间接诱导遗传学损伤的受试物的体外和体内实验,这些实验能检测出 DNA 损伤及其损伤的固定。以基因突变、较大范围染色体损伤或重组形式出现的 DNA 损伤的固定,通常被认为是可遗传效应的基础,并且是恶性肿瘤多阶段发展过程的重要因素(恶性肿瘤发展变化是一个复杂的过程,遗传学改变可能仅在其中起部分作用)。在药物开发的过程中,遗传毒性实验的目的是通过一系列实验来预测受试物是否有遗传毒性,在降低临床试验受试者和药品上市后使用人群的用药风险方面发挥重要作用。

遗传毒性实验方法有多种,根据实验检测的遗传终点,可将检测方法分为三大类,即基因突变、染色体畸变、DNA 损伤;根据实验系统,可分为体内实验和体外实验。体外遗传毒理实验方法包括细菌回复突变实验、体外哺乳动物细胞染色体畸变实验、体外小鼠淋巴瘤细胞 *Tk* 基因突变实验、姐妹染色单体交换实验、体外哺乳动物细胞微核实验、SOS 显色实验、单细胞凝胶电泳技术、V79(CHO)/HGPRT 基因位点突变实验和程序外 DNA 合成实验等。体内实验包括哺乳动物体内微核实验、体内碱性彗星实验、哺乳动物骨髓细胞染色体畸变实验、小鼠精子畸形实验、显性致死实验和小鼠睾丸染色体畸变实验等。由于没有任何单一实验方法能检测出所有的与肿瘤发生相关的遗传毒性机制,因此,通常采用体外和体内实验组合的方法,以全面评估受试物的遗传毒性风险。这些实验相互补充,对结果进行判断时应综合考虑。

二、常用的遗传毒性实验方法

(一)细菌回复突变实验

1. 细菌回复突变实验原理　细菌回复突变实验(bacterial reverse mutation test)利用鼠伤寒沙门菌和大肠埃希菌来检测点突变,涉及 DNA 的一个或几个碱基对的置换、插入或缺失。鼠伤寒沙门菌和大肠埃希菌的实验菌株分别为组氨酸缺陷突变型和色氨酸缺陷突变型,在无组氨酸或色氨酸的培养基上不能生长,在有组氨酸或色氨酸的培养基上才能正常生长。致突变物存在时可以回复突变为原养型,在无组氨酸或色氨酸的培养基上也可以生长。故可根据菌落形成数量来衡量受试物是否为致突变物。

2．细菌回复突变实验方法　可采用标准平板掺入法或预培养法，受试物处理后48～72小时观察结果。每一浓度至少平行三皿。

3．细菌回复突变实验要求及注意事项

（1）菌株选择：组氨酸营养缺陷型鼠伤寒沙门菌和／或色氨酸营养缺陷型大肠埃希菌，至少应包含下述五种菌株组合（除特殊说明外，均为鼠伤寒沙门菌）：① TA98；② TA100；③ TA1535；④ TA1537或TA97或TA97a；⑤ TA102或大肠埃希菌 WP2 uvrA 或大肠埃希菌WP2 uvrA（pKM101）。菌株特性鉴定需符合要求，–80℃或液氮冻存备用。

（2）受试物浓度设置：至少应包含5个可用于结果分析的浓度。最高浓度主要取决于受试物对细菌的毒性和／或溶解度。

（3）代谢活化：一般采用诱导剂，如 Aroclor 1254 或苯巴比妥和 β-萘黄酮联合诱导处理后的哺乳动物肝脏微粒体酶（S9）进行体外代谢活化实验，即在加 S9 和不加 S9 的平行条件下测试。S9 在 S9 混合液中的浓度一般为 5%～30%（V/V）。

（4）对照组设置：代谢活化或非代谢活化条件下，均应设立平行阴性对照组（空白对照和／或溶剂对照）和阳性对照组。阳性对照物应为已知的菌株特异性的阳性致突变剂。

（5）结果判定：结果中应描述各浓度组细菌毒性大小和沉淀情况；结果表示为每皿的回复突变菌落数，并计算各组的均值和标准差。至少在一个菌株上，在有或无代谢活化条件下，受试物所诱发的回复突变菌落数出现浓度依赖性的增加和／或在一个或多个浓度组上出现可重复性的增加，可判定为阳性结果。结果判定时应首先考虑实验结果的生物学意义，统计学分析有助于结果的评价。

（二）体外哺乳动物细胞染色体畸变实验

1．体外哺乳动物细胞染色体畸变实验原理　体外哺乳动物细胞染色体畸变实验（in vitro mammalian chromosomal aberration test）通过检测受试物是否诱发体外培养的哺乳类细胞染色体畸变，评价受试物致突变的可能性。在加入或不加入代谢活化系统的条件下，使培养的哺乳类细胞暴露于受试物中。用中期分裂相阻断剂（如秋水仙素或秋水仙胺）处理，使细胞停止在中期分裂相，随后收获细胞、制片、染色、分析染色体畸变。

2．体外哺乳动物细胞染色体畸变实验方法

（1）处理及细胞收获时间：在代谢活化或非代谢活化条件下，受试物和细胞作用3～6小时，在 1.5 个正常细胞周期时收获细胞；在非代谢活化条件下，受试物和细胞还应持续作用至 1.5 个正常细胞周期时收获细胞。对于某些受试物，与细胞接触时间／收获细胞时间可能要大于 1.5 个正常细胞周期。

（2）读片分析：一般油镜下每种浓度至少观察 300 个分散良好的分裂中期细胞，若观察到大量染色体畸变细胞，分析细胞数可相应减少。应分别记录各组含有结构畸变染色体的细胞数和畸变类型，染色单体型与染色体型畸变应分别记录并记录亚型（断裂、交换）。裂隙应单独记录，但不计入畸变率中。同时应单独记录多倍体和内复制等数目畸变，但不计入畸变率中。

3．体外哺乳动物细胞染色体畸变实验要求及注意事项

（1）细胞选择：可采用哺乳动物或人的细胞进行实验，如经典型霍奇金淋巴瘤（CHL）细胞、中国仓鼠卵巢细胞（CHO 细胞）、人淋巴母细胞（TK6 细胞）、人外周血淋巴细胞等，细胞系需定期检查核型和有无支原体污染等。–80℃或液氮冻存备用。

（2）受试物浓度设置：至少应包含 3 个可用于结果分析的浓度。最高浓度主要取决于

受试物的细胞毒性和/或溶解度。

（3）代谢活化：一般采用诱导剂，如 Aroclor 1254 或苯巴比妥和 β- 萘黄酮联合诱导处理后的哺乳动物肝脏微粒体酶（S9）进行体外代谢活化实验，即在加 S9 和不加 S9 的平行条件下测试。S9 在实验介质中的终浓度一般为 1%～10%（V/V）。

（4）对照组设置：代谢活化或非代谢活化条件下，均应设立平行阴性（空白对照和/或溶剂对照）和阳性对照组。阳性对照物应为已知的阳性诱变剂。

（5）结果判定：结果中应描述各浓度组细胞毒性大小和沉淀情况；结果表示为染色体结构畸变细胞的百分率。受试物在任一处理条件下至少一个浓度时染色体畸变率显著升高，升高具有浓度依赖性，且畸变率在阴性对照历史范围之外，可判定为阳性结果。结果判定时应首先考虑实验结果的生物学意义，统计学分析有助于结果的评价。

如果结果不是明确的阳性或阴性结果，或者为了帮助确定结果的生物学意义，应对数据进行专家同行评议和/或进一步研究。分析更多的细胞（当可行时），或者通过改变实验条件进行重复实验（如改变实验浓度间距、改变代谢活化条件等）可能是有用的。应单独记录多倍体和内复制的发生率。多倍体数目的增加提示受试物可能会抑制有丝分裂或诱导染色体数目畸变。出现染色体内复制的细胞数增多提示受试物可能会影响细胞周期。

（三）体外小鼠淋巴瘤细胞 *Tk* 基因突变实验

1. 体外小鼠淋巴瘤细胞 *Tk* 基因突变实验原理　体外小鼠淋巴瘤细胞 *Tk* 基因突变实验（in vitro mouse lymphoma cell Tk gene mutation assay，MLA）是利用 *Tk* 基因的产物胸苷激酶在体内催化从脱氧胸苷（TdR）生成胸苷酸（TMP）的反应。在正常情况下，此反应并非生命所必需，原因是体内的 TMP 主要来自于脱氧尿嘧啶核苷酸（dUMP），即由胸苷酸合成酶催化的 dUMP 甲基化反应生成 TMP。但如在细胞培养物中加入胸苷类似物（如三氟胸苷，即 trifluorothymidine，TFT），则 TFT 在胸苷激酶的催化下可生成三氟胸苷酸，进而掺入 DNA，造成致死性突变，故细胞不能存活。若 *Tk* 基因发生突变，导致胸苷激酶缺陷，则 TFT 不能磷酸化，亦不能掺入 DNA，故突变细胞在含有 TFT 的培养基中能够生长，即表现出对 TFT 的抗性。根据突变集落形成数，可计算突变频率，从而推断受试物的致突变性。在 *Tk* 基因突变实验结果观察中可发现两类明显不同的集落，即大/小集落（L5178Y 细胞）或正常生长/缓慢生长集落（Tk6 细胞），有研究表明，大集落/正常生长集落主要由点突变或较小范围的缺失等引起，而小集落/缓慢生长集落主要由较大范围的染色体畸变，或由涉及调控细胞增殖的基因缺失引起。

2. 体外小鼠淋巴瘤细胞 *Tk* 基因突变实验方法　一般采用微孔法或软琼脂法进行实验。以微孔法为例：

（1）处理时间：在代谢活化或非代谢活化条件下，一般受试物与细胞作用 3～4 小时。如果作用 3～4 小时后结果为阴性，还需进行在非代谢活化条件下作用 24 小时的附加实验。

（2）突变表达期：受试物与细胞作用结束后，去除受试物，将细胞重悬于培养液中，一般 L5178Y 细胞的突变表达期为 2 天。分别在处理结束后及表达期结束后测定平板接种效率以评价细胞毒性。

（3）突变率测定：表达期结束后，将细胞接种于含有突变选择剂三氟胸苷（TFT）的 96 孔板中进行 TFT 抗性突变集落的测定。如果受试物出现阳性结果，需要对至少一个受试物浓度组（一般为最高浓度）和阴性、阳性对照组分别记录含有大、小集落的孔数；如果为阴性结果，仅需要对阴性和阳性对照组分别记录含有大、小集落的孔数。

3. 体外小鼠淋巴瘤细胞 *Tk* 基因突变实验要求及注意事项

（1）细胞选择：通常采用小鼠淋巴瘤 L5178Y *tk*$^{+/-}$ 3.7.2 C 细胞。细胞系需定期检查核型或有无支原体污染等，必要时进行自发突变细胞的清除。–80℃或液氮冻存备用。

（2）受试物浓度设置：至少应包含 4 个可用于结果分析的浓度。最高浓度主要取决于受试物的细胞毒性和 / 或溶解度。

（3）代谢活化：一般采用诱导剂，如 Aroclor 1254 或苯巴比妥和 β- 萘黄酮联合诱导处理后的哺乳动物肝脏微粒体酶（S9）进行体外代谢活化实验，即在加 S9 和不加 S9 平行条件下测试。S9 在实验介质中的终浓度一般为 1%～10%（*V/V*）。

（4）对照组设置：代谢活化或非代谢活化条件下，均应设立平行阴性（空白对照和 / 或溶剂对照）和阳性对照组。阳性对照物应为已知的阳性诱变剂。

（5）结果判定：结果中应描述各浓度组细胞毒性大小和沉淀情况；结果表示为各浓度组的突变率（mutant frequency, MF）。

MLA 实验中阴性对照组和阳性对照组必须符合一定的标准才可判定 MLA 实验成立。

阴性对照组的突变率、突变选择时的克隆率、悬液增长应满足表 8-1 所列条件：

表 8-1　MLA 成立的阴性对照组标准

参数	软琼脂法	微孔法
突变率（MF）	（35～140）× 10^{-6}	（50～170）× 10^{-6}
克隆率	65%～120%	65%～120%
悬液增长	8～32 倍（3～4 小时处理）	8～32 倍（3～4 小时处理）
	32～180 倍（24 小时处理）	32～180 倍（24 小时处理）

阳性对照组应满足以下条件之一：

1）总突变率绝对增加，比自发背景突变率增加 [即诱导 MF（IMF）] 至少 300 × 10^{-6}，至少 40% 的 IMF 应该在小菌落 MF 中。

2）与同期阴性对照组比较，小菌落 MF 增加至少 150 × 10^{-6}。

MLA 中突变率的增加具有生物学意义的评价标准为，在任何一种实验条件下，如果一个或多个浓度组的突变率增加超过总评价因子（global evaluation factor, GEF）（GEF 为诱导突变率，即高于同期阴性对照的突变率的增加。软琼脂法 GEF 为 90 × 10^{-6}，微孔法为 126 × 10^{-6}），且呈浓度依赖性，判定为阳性结果。如果在所有实验条件下各浓度组的突变率无浓度依赖性增加或突变率的增加未超过 GEF，判定为阴性结果。

如果出现明确的阳性或阴性结果，不需要重复实验。如果结果不是明确的阳性或阴性结果，或者为了帮助确定结果的生物学意义，应对数据进行专家同行评议和 / 或进一步研究。在重复实验中改变实验条件（如改变实验浓度间距、改变代谢活化条件和处理时间等）可能是有用的。

（四）体外哺乳动物细胞微核实验

1. 体外哺乳动物细胞微核实验原理　体外哺乳动物细胞微核实验（in vitro mammalian cell micronucleus test）通过检测处于间期细胞的胞质中微核（micronuclei, MN）形成的频率，评价受试物的遗传毒性。微核可来源于无着丝粒的染色体断片或在细胞有丝分裂后期不能迁往细胞两极的整条染色体。该实验用于检测在细胞暴露受试物期间或暴露后受试物对经历过分裂的细胞诱发断裂和非整倍体作用的活性。允许使用和不使用细胞胞浆移动阻断剂——松胞菌素 B（cytochalasin B，cyto B）两种方式进行实验。在细胞有丝分裂期前加入 cyto B，可阻断细胞质分裂，使细胞为双核细胞，从而可在完成了一次细胞分裂的细胞中进行微核的识别以及微核发生率的选择性分析。如能提供所分析的细胞群发生了有丝分裂的证据，可按不使用 cyto B 进行实验操作。

2. 体外哺乳动物细胞微核实验方法

（1）处理及细胞收获时间：在代谢或非代谢活化的情况下，受试物和细胞作用 3～6 小时，加或不加细胞菌素 B（cyto B）在 1.5～2.0 个正常细胞周期时收获细胞；在非代谢活化条件下，加或不加 cyto B 受试物和细胞还应持续作用至 1.5～2.0 个正常细胞周期时收获细胞。对于某些受试物，与细胞接触时间／收获细胞时间可能要大于 1.5 个正常细胞周期。

（2）读片分析：每个浓度应至少观察 2 000 个双核细胞（加 cyto B）或单核细胞（不加 cyto B），分析微核率。应至少观察 500 个细胞，加 cyto B 时通过分裂阻滞增殖指数（cytokinesis-block proliferation index，CBPI）或复制指数（replication index，RI）来评价其细胞毒性，不加 cyto B 时通过相对细胞增长数（relative increase in cell count，RICC）或相对群体倍增数（relative population doubling，RPD）来评价细胞毒性。

也可采用已经过充分验证的自动化分析系统（如流式细胞术、激光扫描细胞计数仪、图像分析系统）对微核进行检测。

3. 体外哺乳动物细胞微核实验要求及注意事项

（1）细胞选择：可采用哺乳动物或人的细胞进行实验，如 CHL 细胞、CHO 细胞、TK6 细胞、人外周血淋巴细胞等。细胞系需定期检查核型和有无支原体污染等。-80℃或液氮冻存备用。

（2）受试物浓度设置：至少应包含 3 个可用于结果分析的浓度。最高浓度主要取决于受试物的细胞毒性和／或溶解度。

（3）代谢活化：一般采用诱导剂，如 Aroclor 1254 或苯巴比妥和 β- 萘黄酮联合诱导处理后的哺乳动物肝脏微粒体酶（S9）进行体外代谢活化实验，即在加 S9 和不加 S9 的平行条件下测试。S9 在实验介质中的终浓度一般为 1%～10%（V/V）。

（4）对照组设置：代谢活化或非代谢活化条件下，均应设立平行阴性（空白对照和／或溶剂对照）和阳性对照组。阳性对照物应为已知的阳性诱变剂。

（5）结果判定：结果中应描述各浓度组细胞毒性大小和沉淀情况；结果表示为微核率。受试物在任一处理条件下一个或多个浓度组微核率显著增加，增加具有浓度依赖性，且微核率在阴性对照历史范围之外，可判定为阳性结果。结果判定时应首先考虑实验结果的生物学意义，统计学分析有助于结果的评价。如果结果不是明确的阳性或阴性结果，或者为了帮助确定结果的生物学意义，应对数据进行专家同行评议和／或进一步研究。分析更多的细胞（当可行时），或者通过改变实验条件进行重复实验（如改变实验浓度间距、改变代谢活化条件等）可能是有用的。

（五）哺乳动物体内微核实验

1. 哺乳动物体内微核实验原理　哺乳动物体内微核实验（in vivo mammalian erythrocyte micronucleus test）是用于染色体损伤和干扰细胞有丝分裂的化学毒物的快速检测方法。微核是指存在于细胞中主核之外的一种颗粒，大小相当于细胞直径的 1/20～1/5，呈圆形或杏仁状，其染色与细胞核一致，在间期细胞中可以出现一个或多个。一般认为微核是细胞内染色体断裂或纺锤丝受影响而在细胞有丝分裂后期滞留在细胞核外的遗传物质。所以，微核实验能检测化学毒物或物理因素诱导产生的染色体完整性改变和染色体分离改变这两种遗传学终点。

2. 哺乳动物体内微核实验方法

（1）给药方案：根据具体情况选择合适的给药方案，可采用单次给药（或一日内以不超过2~3小时间隔分多次给药）或多次给药（给药间隔为24小时），首选多次给药。受试物的给药途径应尽可能与临床拟用途径相同，阴性对照物应与受试物给药途径一致，阳性对照物的给药途径可以不同于受试物。

（2）采样时间：采样时间根据靶组织中微核出现和消失的动力学特征确定。①如果采用单次给药，应至少采样2次，骨髓采样时间应在给药后24~48小时内，外周血采样时间应在给药后36~72小时内。受试物第一个采样点应包括所有剂量组，第二个采样点可仅包括高剂量组。②如果给药2次（约每24小时给药一次），骨髓采样时间为末次给药后18~24小时，外周血采样时间为末次药后36~48小时。③如果给药3次及3次以上（约每24小时给药一次），骨髓采样时间为末次给药24小时内，外周血采样时间为末次给药后40小时内。

（3）读片分析：每只动物至少计数500个（骨髓）或2 000个（外周血）红细胞以确定未成熟红细胞[嗜多染红细胞（PCE）或网织红细胞（RET）]占总红细胞[未成熟红细胞和正染红细胞（NCE）]的比例；每只动物至少计数4 000个未成熟红细胞以测定未成熟红细胞的微核率。若阴性对照历史数据库的微核率背景值低于0.1%时，需要计数更多的未成熟红细胞。给药组未成熟红细胞占总红细胞的比例不应低于阴性/溶剂对照组的20%。如果给药时间在4周以上，可以直接计数4 000个红细胞中的微核率。

也可采用已经过充分验证的自动化分析系统（如图像分析系统、流式细胞术、激光扫描细胞计数仪）对微核进行检测。当计数CD71$^+$未成熟细胞时，给药组未成熟细胞占总红细胞的比例不得低于阴性/溶剂对照组的5%。

3. 哺乳动物体内微核实验要求及注意事项

（1）动物选择：骨髓实验通常采用小鼠和大鼠，如合适也可选用其他哺乳动物。微核也可通过小鼠外周血中未成熟（如嗜多染）红细胞或大鼠血液新生网织红细胞测定。由于大鼠脾脏可清除血液中的微核化红细胞，若采用大鼠外周血测定微核，需采用具有足够灵敏度的检测方法来测定新生网织红细胞中的微核。

采用健康年轻性成熟动物，啮齿动物给药起始年龄建议为6~10周龄。一般情况下，雌性和雄性动物微核反应相似，故可采用一种性别动物，如雄性。若性别间存在明显的毒性或代谢方面的差异，则应采用两种性别的动物，每组可分析的动物数雌雄至少各5只。如果受试物拟专用于一种性别，可选用相应性别的动物进行实验。起始实验时，动物体重差异应在各性别平均体重的20%之内。

（2）受试物剂量设置：至少应设置3个剂量组。根据相关毒性实验或预实验的结果确定高剂量，高剂量应产生一定的毒性症状（如体重降低、造血系统细胞毒性）或骨髓毒性（如嗜多染红细胞占红细胞总数的比例降低超过50%）。

（3）对照组设置：应设立平行阴性（空白对照和/或溶剂对照）和阳性对照组。阳性对照物应为已知的阳性诱变剂。

（4）结果判定：结果中应描述各剂量组的毒性大小，包括一般症状、死亡情况等，以及PCE/（PCE+NCE）或RET/（RET+NCE）的比例；结果表示为嗜多染细胞微核率（MNPCE）或网织红细胞微核率(MNRET)。受试物至少一个剂量组微核率显著升高,该增加在至少一个采样点具有剂量依赖性,且在阴性对照历史范围之外,可判定为阳性结果。如果结果不是明确的阳性或阴性,或者为了帮助确定结果的生物学意义(如弱的或边缘性增加),应对数据进行专家同行评议和/或进一步研究。有时候需要分析更多的细胞或者改变实验条件进行重复实验。

(六)体内碱性彗星实验

1. 体内碱性彗星实验原理　体内碱性彗星实验(in vivo mammalian alkaline comet assay)的原理是器官或组织经处理(如辐射、重金属等)后,细胞中的 DNA 发生单链或双链断裂,经细胞及其核膜裂解后,DNA 解旋,在电场作用下,DNA 断片迁移出细胞核,形成彗星状的电泳图谱。正常细胞的大分子 DNA 在电场作用下迁移距离较短,DNA 仍保留在细胞核的范围,形成圆形或轻微拖尾的图谱。根据电泳缓冲液的 pH 不同,可分为中性彗星实验(pH=8.4)和碱性彗星实验(pH > 13)。中性彗星实验主要用于检测 DNA 双链的断裂损伤,碱性彗星实验具有更高的灵敏性,可用于检测更少量的单链和双链断裂损伤。

2. 体内碱性彗星实验方法

(1)给药方案:可采用每天给药一次,给药 2 天或更多天。受试物的给药途径应尽可能与临床拟用途径相同,阴性对照物应与受试物给药途径一致,阳性对照物的给药途径可以不同于受试物。

(2)采样:采样时间对于彗星实验非常关键。采样时间由受试物达到靶组织中最大浓度所需的时间,以及诱导 DNA 链断裂但在这些断裂被清除、修复或细胞死亡之前来确定。彗星实验所能检测到的引起 DNA 断裂的一些损伤的持续时间可能非常短,因此,如果怀疑这种短暂的 DNA 损伤,应采取措施确保组织被尽早采样,以减少这种丢失。若可获得,应由药物代谢动力学数据[如血浆或组织浓度达峰时间(T_{max})或多次给药后达到稳态浓度]来确定采样时间。若无药动学数据,采样时间在 2 次或更多次给药的末次给药后的 2~6 小时,或单次给药后的 2~6 小时和 16~26 小时两个时间点。若可获得,靶器官毒性作用表现也可用于选择合适的采样时间。

应明确说明组织选择的合理性,组织选择应根据进行该项实验的理由、受试物已有的药动学(ADME)信息、遗传毒性、致癌性和其他毒性信息等来确定,考虑的重要因素包括受试物的给药途径、预测的组织分布和吸收、代谢的作用、可能的作用机制等。由于肝脏是外源性代谢的主要部位且常常高暴露于受试物和其代谢产物,在缺乏背景信息且未确定特殊关注组织的情况下,可选择肝脏作为研究组织。在一些情况下,可选择受试物直接接触部位进行研究。

(3)样品处理:样品处理过程极为关键,应严格控制实验条件,进行充分的方法学验证。取所选择组织,制备单细胞悬液,单细胞制备后尽快完成制片(理想的是 1 小时内)。所有玻片的裂解条件应保持恒定,低温(约 2~8℃)避光裂解至少 1 小时(或过夜)。强碱条件下(pH ≥ 13),解旋至少 20 分钟,在控制条件下进行电泳。电泳的电压应保持恒定,其他参数的变异应保持在狭窄和特定的范围内;解旋和电泳过程中应维持低温(通常为 2~10℃)。

(4)读片分析:采用自动化或半自动化图像分析系统进行阅片,对彗星进行定量评价。细胞可分为三类:可评分细胞、不可评分细胞和刺猬样细胞(hedgehog)。对可评分细胞(具有清晰的头部和尾部,不干扰邻近细胞)的尾 DNA 百分率 [% tail DNA,也称尾强度百分率(% tail intensity)] 进行评价,来反映 DNA 链断裂。每个动物样本应至少对 150 个可评分细胞进行测定。刺猬样细胞是严重损伤的细胞，无法通过图像分析系统进行可靠测量，应单独评价刺猬样细胞。每个动物样本应至少对 150 个细胞进行观察并单独记录，计算刺猬样细胞百分率。

3. 体内碱性彗星实验要求及注意事项

（1）动物选择：通常采用健康年轻性成熟的啮齿动物，给药起始年龄 6～10 周龄。啮齿动物种属选择应采用在毒性实验中使用的种属，致癌实验中可致肿瘤的种属，或者与人类代谢最相关的种属。常采用大鼠，如果科学合理也可采用其他种属。

彗星实验关于雌性动物的实验数据很少，参考其他体内遗传毒性实验，可采用一种性别进行实验，如雄性。若性别间存在明显的毒性或代谢方面的差异，则应采用两种性别的动物，可分析动物数每组雌雄至少各 5 只。如果受试物拟专用于一种性别，可采用相应性别的动物进行实验。

（2）受试物剂量设置：至少应设置 3 个剂量组。根据相关毒性实验或预实验的结果确定高剂量，可采用最大耐受量（MTD）、最大给药量、最大暴露量或限度剂量为最高剂量。

（3）对照组设置：应设立平行阴性（空白对照和/或溶剂对照）和阳性对照组。阳性对照物应为已知的阳性诱变剂。

（4）结果判定：结果中应描述各剂量组的毒性大小，包括一般症状，以及刺猬样细胞百分率。结果表示为各剂量组的尾 DNA 百分率（%tail DNA）（首选指标）、尾长或尾矩。除了遗传毒性外，靶组织毒性也可导致 DNA 迁移增加，故结果分析时需区分遗传毒性和细胞毒性。可通过组织病理学变化来反映细胞毒性，如炎症、细胞浸润、凋亡或坏死性变化与 DNA 迁移增加有关，血液生化学指标的改变（如 GOT、GPT 等）也可提供细胞毒性的信息。受试物所诱发的尾 DNA 百分率与同期阴性对照组相比至少一个剂量组显著升高、升高具有剂量依赖性，且在阴性对照历史范围之外，可判定为阳性结果。

如果结果不是明确的阳性或阴性，或者为了确定阳性结果的生物学意义，应进行专家同行评议和/或进一步研究，如分析更多的细胞（当可行时），或者采用优化的实验条件进行重复实验（如改变实验剂量间距、其他给药途径、其他采样时间或其他组织）。

对于阴性结果，需提供支持靶组织暴露或毒性的直接或间接证据。为评价阳性或可疑结果的生物学意义，需提供靶组织细胞毒性信息。

第三节 生殖毒性实验

生殖毒性实验（reproductive toxicity study）是药物非临床安全性评价的重要内容，它与急性毒性、长期毒性、遗传毒性等毒理学研究有着密切的联系，是药物进入临床研究及上市的重要环节。拟用于人体的药物，应根据受试物拟用适应证和作用特点等因素考虑进行生殖毒性实验。在药物开发的过程中，生殖毒性实验的目的是通过动物实验反映受试物对哺乳动物生殖功能和发育过程的影响，预测其可能产生的对生殖细胞、受孕、妊娠、分娩、哺乳等亲代生殖功能的不良影响，以及对子代胚胎-胎儿发育、出生后发育的不良影响。生殖毒性实验在限定临床研究受试者范围、降低临床研究受试者和药品上市后使用人群的用药风险方面发挥重要作用。

按照我国《药物生殖毒性研究技术指导原则》的要求生殖毒性实验包括一般生殖毒性实验、致畸敏感期实验和围生期实验。一般生殖毒性实验是研究药物对整个生殖过程的影响,如性周期、性腺功能、交配、受孕、胚胎发育等。致畸敏感期实验是研究母体接触药物对胚胎的影响,如引起胚胎死亡、胚胎生长迟缓、畸形等。围生期实验研究从着床到断奶这一阶段对母体动物和子代发育等的影响。一、二类新药应进行生殖毒性实验,另外,计划生育用药、保胎药、催乳药,与生殖、妊娠有关的药物也应进行生殖实验。在长期毒性或急性毒性实验中发现药物对生殖系统有影响时,在致突变实验中显示阳性结果时也应进行生殖毒性实验。生殖毒性实验是在动物生殖过程中的不同阶段给予受试物,三段生殖实验中有很多的必然联系,实验观察也有许多的交叉,因此在分析实验结果时应综合评定,综合判断。

一、一般生殖毒性实验

(一)实验目的

检测受试物与动物接触后,对动物的性腺功能、交配能力、受孕、妊娠、子代等的影响。

(二)动物及剂量选择

至少在一种动物身上进行,一般选择大鼠,为降低费用也可选用小鼠。一般认为小鼠对致畸作用比大鼠更敏感。还可选用家兔,家兔胎盘结构与人相似,更能反映受试物对胚胎的影响。但家兔与人的消化过程有较大差异,家兔消化过程有菌的参与,如评价抗菌或抑菌剂时,可能会由于受试物干扰了家兔的消化过程,对母体产生影响而出现假阳性结果。另外,选择家兔实验费用相对较高,所用数量少导致统计也较困难,家兔产仔数量也较大鼠、小鼠少,在致畸及子代的评价上可用样本数也少。

(三)剂量设计

一般设 3 个剂量,另设空白对照组,受试物中含有溶剂时有时需要设溶剂对照组,以检验溶剂对动物生殖的影响。为了更确切地说明实验结果,必要时可设阳性对照组。每组雌雄各 20 只以上动物,雌性动物可多一些,以保障有一定的子代数量,顺利完成子代的实验。生殖毒性实验剂量的选择应兼顾到几个方面,对母体、胚胎、子代各个方面均应出现一定的毒性,但又不至于对母体、胚胎产生毒性过大导致不能评价对子代的影响。高剂量组应有一定的母体毒性反应,如体重下降、阴道流血、流产等,但要保证一定数量的动物受孕、产仔,剂量选择上应参考急性毒性剂量,一般为 LD_{50} 的 $1/2\sim1/3$,在许多情况下这个剂量是偏大的。参考长期毒性实验和遗传毒性剂量比参考急性毒性剂量更能体现药物的特点,因为长期毒性实验和生殖毒性实验均为重复给药,能反映出药物在体内的蓄积性和药物持续对某一器官、组织的影响,但是往往在开始生殖毒性实验时长期毒性实验也正在进行。我们认为参考临床剂量或拟用临床剂量更能准确反映受试物对人体的生殖毒性,或反映在多大剂量下有毒性反应。高剂量一般为临床剂量的 $50\sim100$ 倍,低剂量为 $3\sim5$ 倍。但受到药物溶解度及给药最大体积的影响,高剂量有时达不到临床剂量的 $50\sim100$ 倍,这时可用最大给药浓度和最大给药体积并加以说明。

(四)给药及给药周期

给药途径原则上应与临床一致,但针对生殖毒性的特点和给药的技术要求可进行适当调整,如临床上是阴道栓剂可用直肠给药途径代替,静脉给药可用腹腔给药途径代替。在用代替途径时应充分考虑药物代谢的特点,如药物代谢没有多少相关性,应用代替途径就不能真正反映出药物的生殖毒性,达不到实验的目的。由腹腔给药途径时应考虑药物直接由子宫向胎盘渗透的可能性。给药期应充分考虑生殖细胞发育的过程,最少应给予一个生殖细胞的发育周期,雌性动物至少两个性周期。雄性小鼠、大鼠一般在出生后 $35\sim40$ 天开始给药,给药后60～80天后开始交配(主要观察药物对雄性动物精子生成和精子活力的影响),雌性动物应给药两周后开始交配,并继续给药至多数器官形成,一般为妊娠后6天。

(五)实验过程

将大鼠或小鼠按雌、雄2∶1或1∶1的比例,每天下午4～5点以后同笼自然交配,为了提高受精的成功率,可以对雌性动物进行动情期诱导,将一只雄鼠与雌鼠同笼隔离,同笼隔离生活2天,然后再交配,以使雌鼠发情期一致。为了增加受孕成功率,也可做阴道分泌物涂片检查,以保证雌鼠在动情期进行交配。阴栓检查,由于小鼠在交配后,精液、阴道分泌物、阴道上皮细胞在阴道口遇空气变硬,形成阴栓,阴栓一般在交配后12～24小时脱落,在交配后第二天清晨检查小鼠阴栓,有阴栓小鼠确定为妊娠0天。雌性大鼠一般单笼交配,于交配后第二天在底盘内检查阴栓,因大鼠阴栓脱落快,一般已于第二天检查时脱落,未交配动物放回繁殖群,等待再次交配。妊娠动物继续给药。家兔妊娠一般依靠子宫触摸来确定,多在妊娠后十几天才能确定,但在确定之前就要分组给药。

(六)药后观察

每天观察亲代动物的生存情况,包括精神、行为、活动,观察动物的可视黏膜、皮毛等,特别注意观察妊娠动物有无流产,定期称量动物的体重,称量动物的饮食,测量动物的饮水。

雄鼠于交配完成后处死,取附睾精子进行精子计数、精子活动能力检查。取一侧附睾称重后,迅速放入1ml营养液中,轻轻剪碎附睾,孵育15分钟,混匀,取少量精子悬液,滴入血细胞计数池内,在25～30℃下,镜下观察精子的活动情况,按精子的活动情况分级:精子活力良好,精子直线游动;活动一般,精子比较活跃;活动不良,精子运动迟缓,原地打转;死精子,精子无活力。在记录200个精子的活力后,将血细胞计数板加热处死精子,然后进行精子计数,并计算每10ml所含的精子数。精子形态检查,另一侧附睾放入1ml的生理盐水中,剪碎、过滤、制成涂片,甲醇固定,伊红染色,镜下观察精子的形态,计数1 000个精子中畸形精子数,包括无定形、无钩、胖头、双尾、双头、尾折叠等。计算附睾、睾丸重量及系数,睾丸进行组织学检查,重点观察生精小管内精子的发育过程。

雌鼠受孕率为受孕动物数除以同笼动物数;妊娠率为孕鼠数除以交配成功雌鼠数;记录死胎数、活胎数、活胎重量等。

记录仔鼠出生24小时的死、活仔鼠数,仔鼠体重,性别,观察性别及外观畸形,部分仔鼠可进行形态学检查,包括内脏和骨骼检查。

(七)结果及统计

在一般生殖毒性实验中要观察的指标非常多,合理的实验设计能在该实验中得到大量的药物与动物机体作用的信息,包括母体反应、交配情况、受孕情况、子代生长发育情况等。对下面一些指标详细观察,并依据实际情况给出结论性意见:雌鼠给药后的反应、死亡情况、饮水量、食料量、体重、受孕率、妊娠率、平均着床数、着床前死亡率、着床后死亡率、平均产仔数等;雄鼠给药后的反应、死亡情况、饮水量、食料量、体重、生育率、精子数量、精子活动能力、精子畸形率等;仔鼠数、活仔数、死仔数、体重、性别比例、外观畸形率、内脏畸形率。对上述指标尽可能定量描述,达不到的情况下可进行文字描述,所得数据根据数据的性质、分布、样本大小选择合适的统计方法进行统计分析,并得出统计学结论,对药物进行评价应是综合性结论,应参照统计学结果、本实验室正常数据、剂量关系、相关指标的变化情况来进行评定。

二、致畸敏感期实验

（一）实验目的

检测妊娠动物在胚胎器官形成期接触受试物，受试物对胚胎发育的影响。

（二）动物及给药剂量

可以选用大鼠、小鼠和家兔来进行，一般选择小鼠，这是由于小鼠较其他动物更加敏感。受试物一般设 3 个剂量组，另设一空白对照组，受试物中含有溶剂时有时需要设溶剂对照组，以检验溶剂对动物生殖的影响，为了更确切地说明实验结果必要时可设阳性对照组。高剂量应有母体的毒性反应，如母体体重增长抑制、食量减少、阴道出血等，剂量再高会出现母体死亡和胚胎死亡，反而使胚胎畸形率降低。低剂量应无母体和胚胎毒性。通常，高剂量的选择可参考急性毒性剂量，如 LD_{50} 的 $1/5 \sim 1/3$，长期毒性实验和遗传毒性剂量也是一个重要依据，长期毒性实验高剂量也可作为致畸敏感期实验高剂量，如有临床剂量或拟用临床剂量，参考临床剂量更有实际意义，选择原则同上。

（三）给药方法

胚胎对药物的敏感性因不同种动物胚胎的发育阶段而异，应选择在器官形成期，大鼠一般选择 100 日龄左右交配，怀孕后第 6～15 天给药，在怀孕后 20 天处死母体，观察母体和仔体组织器官的变化。小鼠一般选择在 70 天左右进行交配，怀孕后 5～14 天给药，怀孕后第 18 天处死，观察母体和仔体组织器官的变化。家兔在怀孕后 6～18 天给药，孕后 29 天处死，观察母体和仔体组织器官的变化。给药途径应与临床一致，注意口服给药最大体积应比其他实验略小，腹腔给药不太适合本实验，实际临床中也不会在孕妇中使用腹腔给药。

（四）观察指标

1. 母鼠　观察记录母鼠的精神、行为、饮食、体重，注意观察有无流产，母体处死后观察母体腹腔脏器有无异常，切取卵巢、子宫进行黄体、吸收胎、死胎和活胎检查。

2. 仔体　计数胚胎数量、性别，记录仔体重量，活胎首先进行外观检查，顺序由头部、躯干、四肢到尾部，记录有无血肿，头部有无异常，头盖骨发育情况，五官形状位置有无异常，躯干是否发育正常，四肢有无异常，一半仔体进行体长和尾长的测量，进行外生殖器的检查，确定胎鼠性别，观察肛门有无闭锁及异常情况。

（五）骨骼检查

进行外观检查后随机抽取 1/2 胎鼠进行骨骼检查，将胎鼠置入 75% 乙醇中固定 2 天，取出胎鼠流水冲洗数分钟后放入氢氧化钾溶液内，透明后放入茜素红 S 溶液中染色，进行骨骼检查，观察骨骼形状、大小、数量、骨化程度等，检查部位包括颅骨、脊椎、肋骨、胸骨、前肢、后肢、骨盆等。

（六）仔体内部脏器检查

进行外观检查后随机抽取 1/2 胎鼠进行头部及内部脏器检查，将胎鼠在 Bouin 液中固定，胸腔脏器可在非固定胎鼠上进行检查，检查胸腺、气管、肺、心脏、心包及血管等。其余脏器在固定后的胎鼠上检查，一般从头部向下横切 11～12 刀，分别暴露不同的器官进行检查，1 刀从鼻孔向下通过眼球中部，检查脑、侧脑室、眼球、鼻等；2 刀从口角向枕部切，检查脑、延髓等；3 刀沿下颌向颈，检查舌、鼻咽腔、延髓；4 刀从肩胛股上缘，检查气管、食管、脊髓；5 刀从前肢断面中央，检查气管、食管、胸腺等；6 刀从前肢断面下缘，检查肺、纵隔、心房等；7 刀从剑突下，检查肺、食管、心室、心室中隔；8 刀从剑突至脐间 1/2，检查肺、食管、横膈等；9 刀从脐，检查肝、胃上部；10 刀从脐至腹股沟间 1/2，检查胃、肝、肾上腺、十二指肠等；11 刀髂骨上缘，检查胃、肝、脾、肠、胰腺、肾等，12 刀切面的下部检查生殖腺、膀胱等。上述各切面检查的器官，可能会随动物个体及固定时动物体位有一定差异，原则上就是要把各主要脏器都要检查到。

（七）结果及统计

应记录交配率、剖检母体动物数、孕期母体增重（处死时母体重量 − 妊娠 6 天体重 − 处死时子宫连胎鼠重量）、黄体数、吸收胎数、吸收胎率、死胎数、死胎率、活胎数、活胎率、胎鼠重量、胎鼠发育迟缓数、胎鼠性别比例、外观畸形率、骨骼畸形率、内脏畸形率、畸胎率等。统计后数据与对照组比较，不同数据用不同统计方法，母体体重、母体增重、活胎重、平均黄体数、平均着床数、平均活胎数用 t 检验。妊娠率、交配率、受孕率、活胎率用 χ^2 检验。吸收胎率、死胎率、畸形胎率用非参数进行统计。

最后确定受试物是否有致畸作用时还要考虑剂量关系、本实验室该种动物正常畸胎率和畸形率等。有一定剂量关系，畸胎率和畸形率均明显高于正常对照组，同时高于本实验室该种动物正常畸胎率和畸形率时方可认为有致畸作用，否则应进行相应的实验或用其他实验的相关数据进行验证。

三、围生期实验

（一）实验目的

在胚胎器官形成期后给母体用药，主要观察胎儿在母体内发育情况、胎儿出生后发育情况、母体分娩情况、带乳情况、子代的生长发育情况、子代的生殖功能等。

（二）动物及给药剂量

基本原则同致畸敏感期实验。

（三）给药方法

大鼠一般在妊娠后的 15 天开始给药，直至分娩后的 28 天。小鼠在妊娠后的 15 天开始给药，至分娩后的 21 天。家兔一般在妊娠后的 22 天开始给药，至分娩后的 31 天。给药途径应与临床一致，注意口服给药最大体积应比其他实验略小，腹腔给药也不适合本实验。

（四）药后观察

1. 一般观察　每日观察母体动物的生存情况，包括精神、行为、活动，观察动物的可视黏膜、皮毛等，特别注意观察妊娠动物有无流产，定期称量动物的体重，称量动物的饮食，测量动物的饮水，记录产仔数、活胎数。

2. 仔鼠　出生 24 小时计算死、活仔鼠数，仔鼠体重、性别，观察性别及外观畸形，可对部分仔鼠在断乳后进行胎儿形态学检查，包括内脏发育情况、仔鼠断乳前体重生长情况。

3. 下一代断乳前发育情况　子代生理发育情况：耳郭分离，一般在出生后 3～4 天发生；门齿萌出，一般上颌牙在出生后 11 天，下颌牙在 13 天，在 2 周内完成；睁眼，出生时覆盖眼上的膜一般于出生后的 16 天完全消失；张耳，出生后 19 天出现，并开始有听觉；毛发，在出生后 17 天逐渐长出；睾丸于出生后 25 天左右落入阴囊内；阴道于出生后 30 天左右覆盖在阴道口的皮肤消失，出现一小孔。

4. 观察子代肢体反射的出现　包括：尾部悬挂反射、尾部压痛反射、平面翻正反射、空中翻正反射、听觉反射、视觉定位反射、触须定位反射、断崖回避反射、痛觉反射、嗅觉反射等。各种反射的检测方法、出现时间、评价标准可参考相关书籍。

5. 下一代断乳后运动和学习能力的测定　自发性行为(抬头、转身、抬腿、站立、爬行、跳跃、睡眠、饮食)、抓杆实验、前肢悬挂实验、视觉定向实验、转棒实验、攀爬实验、攀杆实验、垂绳下落实验、游泳实验、自主活动、下台阶实验、口渴实验、旷场实验、转轮实验、迷宫实验、回避实验等。每项实验均检测一种动物行为或学习能力,但之间有许多交叉,实验方法也不尽规范,这就要求实验人员本着检验动物运动和学习能力的目的,合理应用,并在本实验室内规范化。

6. 下一代生殖行为实验　选部分动物进行交配,观察下一代动物的交配情况,下一代的受孕、妊娠等情况。

(五)结果及统计

记录母鼠体重、饮水、食料量、产仔数、仔鼠存活率、性别比例、哺育成活率,生长指数、外观畸形率、外观畸形数、仔鼠脏器发育情况,并将获得的数据进行统计,并与对照组进行比较。对仔鼠的生理发育、断乳后的行为能力、学习能力做综合性评价。

第四节　致　癌　实　验

一、致癌实验目的及分类

致癌实验的目的是考察药物在动物体内的潜在致癌作用,从而评价和预测其可能对人体造成的危害。任何体外实验、动物毒性实验和人体应用中出现的潜在致癌性因素均可提示是否需要进行啮齿动物致癌实验。国际上,对于预期长期使用的药物已经要求进行啮齿动物致癌实验。在研究药物的潜在致癌作用中,致癌实验比现有遗传毒性实验和系统暴露评价技术更有意义。这些实验也可帮助理解无遗传毒性药物的潜在致癌作用。目前,常规用于临床前安全性评价的遗传毒性实验、毒物代谢动力学实验和毒性机制研究的数据,不仅有助于判断是否需要进行致癌实验,而且对于解释研究结果与人体安全性的相关性也是十分重要的。由于致癌实验耗费大量时间和动物资源,只有当确实需要通过动物长期给药研究评价人体中药物暴露所致的潜在致癌性时,才应进行致癌实验。

致癌实验的研究,也是药物安全性评价的重要方面。外源性化学物致癌性的评价方法与模型,大致可分为:

1. 短期致突变性和致癌性筛选实验　主要通过评价化合物的致突变性而预测其致病性。采用的实验系统包括微生物、昆虫和哺乳动物细胞,检测的参数则包括基因突变、染色体效应和 DNA 修复。虽然并非所有的致突变剂都是致癌剂或所有的致癌剂都是致突变剂,但是致癌与致突变仍存在密切的联系。因此,化合物致突变性的检测可作为其致癌变的预筛实验。

2. 体外转化实验　以体外诱发细胞恶性转化(细胞形态、细胞生长能力、生化表型及动物体内成瘤)的能力为终点,评价化合物致癌活性。一般认为,细胞转化实验比其他短期测试更加可靠。

3. 促癌剂与共致癌剂评价　此类实验采用啮齿动物的皮肤、结肠、乳腺、肝脏、胰腺和膀胱等器官为模型。通过在遗传毒性致癌剂处理动物之前、同期或之后用促癌剂或共致癌剂处理动物,确定是否增加肿瘤的发生率,并且以此评价化合物的促癌或协同致癌能力。

4. 有限致癌实验　此类实验的终点为肿瘤形成或癌前病变,实验时间比长期致癌实验要短得多，如小鼠的皮肤瘤、A 系小鼠的肺肿瘤、雌性大鼠的乳腺癌和啮齿类肝脏变异性病灶。

5. 转基因动物模型 随着分子生物学和转基因技术的发展，现已建立多种转基因或基因敲除动物模型用于评价外源性化合物的致癌性。所转入或敲除的目的基因常为致癌基因或与基因修复有关的基因，目前使用较多的有 p53+/– 杂合子敲除小鼠模型，TgAC 转基因小鼠（经口或经皮给药），rasH2 转基因小鼠，XPA 敲除小鼠。

6. 长期致癌实验 是至今为止最具说服力的致癌性评价模型，也是判断其他模型或方法敏感性和特异性的"金标准"。

在药物致癌性评价中，常选择短期致突变性筛选实验、体外转化实验、长期致癌实验和转基因动物模型。我国《药物生殖毒性研究技术指导原则》所要求的致癌实验包括叙利亚地鼠胚胎细胞体外恶性转化实验、啮齿类致癌实验。

二、叙利亚地鼠胚胎细胞体外恶性转化实验

（一）叙利亚地鼠胚胎细胞体外恶性转化实验原理

体外细胞转化以致癌物诱发细胞核型改变为内因，细胞的恶性转化为检测终点，在此过程中发生细胞形态、细胞生长能力、生化表型及动物体内成瘤能力的改变。一般认为，相对于体内致癌作用来说，细胞转化实验比其他短期测试更加可靠。由于对转化集落形态的判定存在主观误差，因此在形态表型转化实验之后，应结合染色体数目和结构、细胞生长能力、动物体内成瘤能力等的变化进行分析，以动物接种致癌实验结果最为可靠。

体外恶性转化实验所用细胞可以为原代或早代细胞、细胞系及病毒感染细胞。叙利亚地鼠胚胎细胞（Syrian hamster embryo cell, SHE）容易制备、自发转化率低、转化后的克隆细胞易进行分子生物学分析，最为常用。SHE 细胞为原代培养二倍体细胞，具有基因型稳定、可代谢多种致癌物等优点。SHE 细胞恶性转化，在于致癌物破坏 SHE 细胞的 DNA 分子的结构，干扰细胞有丝分裂等细胞增殖环节，因此致 SHE 的细胞形态恶性转化的过程，是致癌物质致使靶细胞的遗传物质发生突变以及恶性变异的过程。

所以，细胞体外恶性转化实验观察受试物与细胞接触后，导致细胞恶性转化的危险，观察细胞转化成具有肿瘤细胞性质的突变细胞。该实验可检测遗传性致癌物和非遗传性致癌物，直接反映体外对受试细胞的致癌作用。

（二）叙利亚地鼠胚胎细胞体外恶性转化实验方法

1. 叙利亚地鼠胚胎细胞制备 孕后 12～14 天叙利亚地鼠，打击头部致死，酒精消毒，无菌条件下分离子宫，取出胎鼠，去除四肢、头、内脏，洗净，将躯干剪成 1mm³ 的小块，用胰蛋白酶消化，过尼龙网去除残渣，滤过液体离心，弃去上清液，沉淀物中加入细胞培养液，调整细胞浓度，培养 3 天后收获细胞，对收获的细胞进行转化的敏感性实验，对已知阳性物转化实验符合要求的细胞用液氮冻存，备用。

2. 细胞转化培养 冻存的细胞进行复苏培养，将冻存细胞进行滋养层细胞培养和靶细胞培养，培养 24 小时后可细胞染毒，进行细胞转化实验。受试物的剂量可根据受试物对细胞的毒性来确定，一般以引起半数细胞死亡的剂量（浓度）作为最高剂量，并依次半量递减，实验一般设 5～7 个浓度。在有些情况下，剂量可不依此设计，如受试物受溶解度（包括使用无细胞转化作用的助溶剂）的限制，有时达不到半数细胞死亡的浓度。还有一些低细胞毒的物质，在明显高于临床可能接触剂量的情况下，也可达不到半数细胞死亡的浓度。

3. 观察报告 将细胞固定、染色、分别计算集落形成率和转化率公式如下：

$$集落形成率（\%）=（集落数／接种细胞数）\times 100\%$$

$$集落转化率（\%）=（转化集落数／集落数）\times 100\%$$

4. 结果判定

（1）有明确的剂量效应。

（2）若无剂量效应，但在 2 个或 2 个以上的浓度中发生细胞转化。

（3）在单一剂量下出现 3 个或 3 个以上的转化集落时。

符合上述任一条件者可判为阳性，否则为阴性。如判定有困难时，应进一步对细胞进行核型分析、软琼脂接种等观察判定，必要时可做动物接种生瘤实验。

三、啮齿类致癌实验

（一）啮齿类致癌实验原理

啮齿类致癌实验（rodent carcinogenicity bioassay，RCB）是在受试物的结构活性关系、多种体外致突变实验与短期动物致癌实验等多种实验的基础上进行的致癌实验，是判断化学物质是否是动物致癌物的唯一依据。但要判断其是否是人体致癌物，应根据流行病学调查结果。

RCB 基本实验步骤为：每日经一定途径给各个组动物一定剂量的受试物，接触期为动物预期寿命的大部分时间。接触期间每天观察各种症状并间隔一定时间称量体重和做必要的实验检查。实验结束时处死动物，进行大体解剖及适当的组织病理学检查观察其肿瘤发生情况。

在 RCB 中，一方面因为肿瘤发生是一个长期、多步骤且罕见的事件，要求在动物绝大部分存活期内经适当途径给予各种剂量受试物，才能检出肿瘤发生率的改变，而且动物的给药剂量不应太高，非肿瘤因素不能对动物的寿命产生较大的影响；另一方面，为评价低剂量下的肿瘤发生率，需采用高剂量外推法在更高的剂量下开展实验。两方面综合考虑，实验的高剂量应为最大耐受剂量或最低毒性剂量（maximum tolerated dose，MTD）。在 RCB 中，所谓最大耐受剂量是指为建立慢性致癌实验的染毒剂量，在 3 个月的预实验中使动物体重下降不能超过 10%，也为动物致癌实验的最高剂量。

RCB 对实验动物的要求甚高，通常采用 Fisher 344、SD 大鼠，A 系、CD-1 系和 B6C3F1 小鼠，动物供货商必须提供 5 年内该品系动物的自发肿瘤发生率的数据。RCB 的其他高要求还包括：①对环境的要求特别高。必须有严格的无特殊病原体（specific pathogen free，SPF）条件，以期使实验动物的寿命达到 2～3 年；②排除其他可能的影响因素，如饲料、饮水和空气可能含有的致癌物。从实验动物的角度看，RCB 是对实验动物的遗传品质、健康体质和环境维护能力的真正考验。从其他方面看，RCB 因实验周期长、消耗的人力和物力较多、难以重复进行，应按照 GLP 要求进行。③还需高质量的实验设施、经验丰富的实验人员、精心的设计、详细周密的记录、高标准的病理检查、良好无偏的统计分析。

（二）啮齿类致癌实验设计

1. 实验人员及其职责 在开展 RCB 之前，毒理学家、实验动物专家、病检人员、统计人员、化学分析人员应密切合作，详细收集相关的实验资料，并撰写相应的实验方案。

RCB 是一项复杂的系统工程，需要多个专业人员的参与，并符合 GLP 实验规范的要求。一项典型 RCB 需要以下各类专业人员：分析化学、生物化学、临床生物化学、流行病学、血液学、药动学、微生物学和动物营养学等专业人员，以及计算机编程人员和质量保证部门（quality assurance unit，QAU）检查人员。

2. 受试物

（1）需进行 RCB 的药物：RCB 耗时耗力，仅仅当人体的药物接触情况需要得到动物终身研究的资料以评价其潜在致癌性时，才应进行致癌实验。

按 ICH 的要求，评价致癌实验必要性的最基本的考虑是患者的最长用药时间及其他实验的相关结果。确定某一新药是否需要进展长期致癌实验应考虑多个因素：

1）用药期限及接触量：临床预期用药时间 6 个月以上的药物，对治疗慢性及多发性癌需经常间歇性用药的药物，某些保持药物长期释放的投药系统。

2）相关因素：①该类产品事先说明有与人相关的致癌性；②构效关系提示其致癌可能性；③重复给药毒性实验中有癌前瘤变证据；④在组织中长期滞留，并导致局部组织反应或其他病理改变。

3）遗传毒性：明确有遗传毒性的化学物质可不必做长期致癌实验，但若需长期用药，有必要进行 1 年以上的长期致癌实验，观察其早期致癌作用。

4）适应证：治疗严重癌患的药物，可在批准上市后进行有关的致癌实验。抗肿瘤药物一般无须开展致癌实验，但在明显延长寿命时，可考虑继发性肿瘤的问题，作为其他治疗用途时，应进行致癌实验。

5）全身接触程度：有促致癌可能性的药物。需进行皮肤给药致病实验。

6）生物技术药物：该类药物若所产生的生物作用与天然产物明显不同，或结构修饰产物与天然产物有明显差异，或人体局部或全身浓度明显增加，应考虑进行致癌实验。

7）其他因素：预期的患者群、临床给药方案、动物与个体的药效学资料、重复给药毒性资料。

（2）受试物必备资料

1）经口实验：编号、别名、简称、商品名；结构式、分子式、分子质量；化学分析方法及理化性质（沸点、熔点、密度、折射率、光谱数据、在水及有机溶剂中的溶解性、挥发性、化学活性、换算系数、光化学性质、离子化程度、粒径和形状、稳定性）；杂质及其合成路线，并测定其纯度；来源及批号（应尽量只使用同一批号受试物，否则应测定每批杂质量是否相同）；接收日期；储存方法（取决于受试物的化学稳定性）；生化性质（有关吸收、药物代谢、蓄积及排泄的资料）。

2）吸入实验：物态（气体、气溶胶或颗粒物）；气溶胶或颗粒物的分散度与形状，闪点与爆炸性。在进行本实验之前，对受试物的理化性质、构效关系、组成及杂质含量、稳定性等皆应了解。如果能收集到人群接触受试物水平，受试物在动物和／或人体吸收、分布、排泄、蓄积和毒动学资料，则对深入评价受试物的致癌性有更大帮助。掌握结构 - 活性关系及其他理化性质，有助于预测受试物可能具有的生物学或毒理学活性。理化性质是选择给药途径、进行实验设计、处理及保存受试物等的重要依据。

3）受试物分析方法的建立：应事先建立溶剂和受试物（如可能，还应包括主要杂质）的定性、定量分析方法。实验前应确定受试物的纯度以及主要杂质的种类与含量。所建立的分析方法应在特异性、精确性、线性、绝对回收率、检测限和相对误差等方面满足要求。必要时，还需建立生物样品中受试物含量的检测方法。

（3）剂量水平

1）剂量组数：如果要求进一步进行风险评定，则应设计至少 3 个剂量组与适当的对照组；如果实验目的仅为了阐明受试物对动物的致癌性，则设 2 个剂量组也可以。

2）高剂量选择的依据：RCB 高剂量的选择是决定实验成败的最重要的因素之一。高剂量组应能充分显示受试物的最低毒性，但又不致产生由非肿瘤因素造成的正常寿命的明显改变。毒性可表现为某些血清酶水平的改变，或体重增加受到轻度抑制。高剂量选择一般根据与长期致癌实验同种给药途径和方法的 90 天亚慢性实验结果，同时兼顾其他几个方面的终点来综合考虑和选择。

A. 以毒性终点选择高剂量：3 个月亚慢性实验未发现毒性，无法确定 MTD 时，2 年 RCB 的高剂量选择主要依据某些预设的限度。如经饲料给药，受试物重量不应超过饲料总含量的 5%；经皮给药的每天总给药体积不应超过 0.1ml（小鼠）或 0.3ml（大鼠）。受试物的其他理化性质如溶解性、稳定性、颗粒大小也是决定最高剂量选择的主要因素。当 3 个月亚慢性实验发现毒性时，则按上述原则选择高剂量。

B. 以药动学终点选择高剂量：在选择 MTD 时，若其他因素允许，MTD 应大于受试物毒动学曲线的拐点或在化学消除的饱和浓度范围内，低剂量应稍低于动力学曲线的拐点。此外，啮齿动物与人血浆中母体化合物或其代谢产物的 AUC 比值为 25 倍时的剂量可作为致癌实验所选择的高剂量。此外，毒物代谢动力学在决定各剂量组的间距及低剂量时的意义较大。

C. 以药效学终点选择高剂量：药物的时效性和安全性取决于其药效学受体的选择性。以药效学为终点选择高剂量具有受试物的特异性。并应根据不同的科学价值，分别进行实验设计。高剂量选择应使给药动物产生的药效反应足够大，以免将来进一步递增剂量。但所选择的剂量不应干扰生理平衡从而降低研究的有效性。

3）中、低剂量的选择：RCB 的中、低剂量的选择应提供有助于评价与人相关的实验结果。选择时应考虑以下几点：药动学的线性和代谢途径的饱和；人体接触量和治疗剂量；啮齿动物的药效学反应；正常啮齿动物的生理变化；作用机制的资料和阈作用的可能性；在短期实验中观察到的非预期的毒性。

低剂量组不应显示任何毒性，也不应干扰动物的正常生长、发育与寿命，也不应低于高剂量的 1/10。中剂量组应处于高剂量与低剂量之间，如有可能，可根据受试物的毒动学资料确定。

4）90 天亚慢性毒性实验：RCB 高剂量的确定是非常困难的，原则是逐步确定，即从急性确定亚急性，再从后者确定 90 天亚慢性毒性实验的剂量。

A. 实验目的：亚慢性预实验旨在预测慢性毒性实验时动物可能出现的毒性效应，在本实验的基础上，可推导出慢性毒性实验的 MTD。

B. 动物分组：应包括不同剂量的给药组和适当的对照组，每个实验组应包含雌雄动物各 10 只以上。动物的种属、品系和实验起始时的日龄均应与慢性毒性实验相同。

C. 给药途径：受试物的给药途径应与慢性毒性实验相同。

D. 剂量水平：应设置 5 个以上的剂量组，最高剂量应为短期急性实验中未观察到临床中毒体征、病理损伤或死亡的剂量，其他剂量应为高剂量的分数（如 1/2、1/4、1/8 等），同时还应设置适当的对照组。

E. 给药期限：给药期一般为 90 天。对于可导致延迟毒性和累积毒性的受试物，给药期应适当延长。所用受试物的组成、配制方法和分析方法也应与慢性毒性实验相同。

F. 检查指标：检测的终点包括增重、大体病理、光镜病理、死亡率、临床体征、食物/饮水消耗量、器官重量、血液学、临床化学、精子形态学、动情周期的时间、外周血微核率等。

G. 确定MTD：亚慢性毒性实验主要从以下3个方面确定MTD。

a. 动物体重下降不应大于10%，无其他特别明显的毒性表现，不引起动物死亡。

b. 组织病理学的发现，某些病理改变可影响动物的长期存活，不能用出现该效应的剂量作为MTD；反之，另一些病理改变并不影响动物的生理内平衡，可作为MTD的确定依据。

c. 其他检测指标的改变，受试物代谢及处置的信息在解释实验结果方面较为重要；临床化学在确定NOAEL上有重要作用，在决定MTD方面较少考虑；血液学指标若提示退行性或非退行性贫血，则不应选为MTD。

（4）染毒途径：长期动物致癌实验的常用染毒方法有三种，即经皮、经口与吸入。方法的选择主要考虑人群接触方式，其次应考虑受试物的理化性质。

选择经皮染毒受试物有两种依据：一是模拟人的接触方式；二是为了诱发皮肤肿瘤。经皮染毒方法可参考经皮动物实验。

如果有资料表明经口摄入是人群接触的主要途径，则经口染毒是首选途径。其次，只要能证明受试物能被机体胃肠道吸收，也可选经口途径，因为施行时较为方便，而且可以观察诱发胃肠肿瘤的情况。经口染毒又有多种方式：混合或溶解于饲料或饮水中。如混于饲料中，则受试物浓度不能高于5%，且不能有异嗅和/或异味，否则动物会拒食。如选择灌胃或胶囊饲养方式，较理想的是1周灌胃7天，但1周5天也可以。

吸入染毒是重要的染毒方式，特别是模拟大气污染。气管注入受试物适合于气溶胶和粉尘，在动物呼吸道致癌实验中也不少见。如受试物为气体，最理想的是混于空气中的吸入染毒。吸入染毒又有两种：仅头部暴露或动物全身放置于染毒柜内。按吸入时间也可分两种：①间歇性吸入，适用于模拟工业生产性接触，每天6~8小时，每周5~6天；②连续性吸入，模拟大气污染，每天吸入22~24小时，其余时间为喂养动物及打扫染毒柜。

3. 实验动物

（1）RCB的动物种属与品系：动物选择的原则是寿命相对较短，维持费用较低。易诱发癌瘤，而自发肿瘤率较低，在毒理学与药理学研究领域里应用广泛，有丰富的历史本底资料。目前大鼠与小鼠是动物致癌实验中应用最为广泛的两种啮齿动物，其次是仓鼠与豚鼠。

在考虑动物品系时，应充分了解其特异敏感性和自发肿瘤情况，金黄地鼠易被诱发呼吸道癌症、膀胱癌和乳腺癌；大鼠比小鼠更易被诱发皮下瘤；小鼠虽比大鼠更易诱发肝癌，但其自发肝癌率也很高；对局部皮肤涂抹诱发肿瘤，小鼠和家兔要比大鼠和地鼠更为敏感。同一种属的不同品系对致癌实验的敏感性有很大差异。例如7,12-二甲基苯蒽在SD系大鼠及Wistar系大鼠中易诱发乳腺癌，在Long Evans系中不易诱发；2-乙酰氨基芴在Wistar大鼠及Fisher大鼠中易诱发肝脏肿瘤，而在Long Evans系中难以诱发；脲酯在小鼠A、C3H、BALB/c及Swiss等品系中易诱发肺癌，而在FA系中不能诱发。A系小鼠宜用来诱发肺、皮肤及乳腺肿瘤；C3H系小鼠宜用作诱发皮下、乳腺及肝脏肿瘤；BALB/c系小鼠宜用来诱发肺、皮肤肿瘤及淋巴瘤；C57BK系小鼠宜用来诱发淋巴瘤。非啮齿动物，尤其是犬和灵长类，由于难以应用大数量动物、维持费用高、观察期长，在致癌实验中应用较少。原则上，纯系、远系繁殖或杂交动物皆可应用，但重要的是选用已充分了解其本底资料且健康的品系。为减少遗传因素的不同影响,实验动物以采用近交系为好。为使动物具有两个品系的特性,可采用两个近交系交配后出生的第一代杂交动物如 C57BL × C3H/F1。杂交动物的特点是对致癌剂敏感、自发性肿瘤发生率低、寿命较长。就动物品系的使用情况来看,美国国家毒理学计划(National Toxicology Program, NTP)主要使用 Fisher 344 大鼠和 B6C3F1 小鼠,而美国 FDA 所接受的药物致癌实验报告大都采用 SD 系大鼠和 CD-1 小鼠。

对某一活性不明的化学物进行致癌实验,应在两种动物进行。如果在一种动物就有确切的致癌效应,即可认为该化学物为动物致癌物,也即潜在人体致癌物。

(2)药物致癌实验的基本方案:药物致癌实验的基本原则为包括一项啮齿类长期动物实验,再加上以下两类任选其一的附加实验。体内附加实验包括:①中、短期啮齿类体内实验系统,如啮齿类的启动——促进模型、转基因啮齿动物致癌模型(如 p53+/- 杂合子敲除小鼠模型, TgAC 转基因小鼠模型, rasH2 转基因小鼠, XPA 敲除小鼠)及新生啮齿动物致癌实验;②第二种啮齿动物的长期致癌实验。

(3)动物性别与数量:由于内分泌功能不同,雌雄两性对致癌的反应有所不同。如芳香胺类致癌剂,在雌性大鼠中诱发乳腺癌,在雄性中诱发肝癌。为此,在检测某一化学物是否有致癌性时宜用雌雄等量的动物进行实验。

每一致癌实验需用的动物数取决于分组数,即受试物的各个剂量组和对照组数,后者包括空白对照及已知致癌剂的阳性对照。每一组所需的动物数取决于实验结束时预期的存活数,后者要能满足病理学检查和统计学分析的需要,数量不宜过少,否则有前功尽弃的可能。若某种肿瘤在 25% 实验组动物中出现而对照组不发生肿瘤,则实验结束时两组应各有 16 只,在统计学上才有显著差异。在长达 2 年左右的实验过程中,动物可因各种非肿瘤性原因而死亡,故实验开始时每组动物数必须足够,约为实验结束时需要量的 3~4 倍,一般定为每组雌雄各 50 只。若设 3 个受试物剂量组,另加对照组 1~2 组,则每一致癌实验至少需要 500~600 只。如研究计划准备在实验中期处死部分动物观察,则各组应增加相应的动物数。

(4)实验开始时的动物年龄与染毒持续时间:长期致癌实验应从动物断奶后开始染毒,这样可使动物寿命的大部分时间都接触受试物,最大限度地提高致癌的可能性。近年来,虽然有些实验用新生动物与胎仔染毒进行致癌研究,某些结果也表明新生动物的敏感性较高,特别是其神经系统对致癌的敏感性很高,但目前常规的动物致癌实验仍未采用新生动物或胎仔。其确切意义尚有待进一步阐明。

小鼠或地鼠致癌实验期限为 18 个月,大鼠为 24 个月;如果所用品系确实寿命很长和/或自发肿瘤发生率很低,则小鼠与地鼠可延长至 24 个月,大鼠 30 个月。不管动物死亡率如何,大鼠不能持续 130 周以上,小鼠不能持续 120 周以上,地鼠不能持续 100 周以上。

4. 实验动物的饲养　为了保证实验结果的高度可靠,良好的饲养条件与管理是重要的先决条件;反之,低劣的饲养条件与管理将导致动物死亡率增加,从而使实验结果不可靠。甚至无法将实验进行到底。

动物饲养室应安静,通风良好。室温应保持(22 ± 3)℃,相对湿度 30%~70%,采用人工照明时,应保持 12 小时光照,12 小时黑暗。动物饲养室内设备应便于清洗,但不应使用消毒剂和杀虫剂,否则可能会影响实验结果。一个房间一般仅饲养一种动物,开展一项致癌实验研究,以避免发生交叉污染。动物饲料应能满足动物的营养需求,不含可能会影响实验结果的杂质。对某些已明确能影响致癌的成分(如抗氧化物、硒与不饱和脂肪酸等),

其含量不应达到能起干扰作用的浓度。啮齿动物自由进食与饮水。每周至少更换饲料一次。总之，应定期检测饲料中营养成分与杂质的含量。检测结果应记录于实验报告中。

若受试物是混于饲料或饮水中给予动物，则在实验开始前就应对其进行稳定性和均匀性的检测工作，以建立饲料与水的配制频度与监测制度。

5. 临床观察与检查 至少要每天1次逐个检查每组动物，详细记录毒性产生的日期与表现，特别注意动物身体各部位肿物产生情况，详细记录出现肿物的部位与日期、大小及生长情况。

患病动物应及时隔离并单笼饲养。一旦发现死亡或濒死，应立即处死并进行大体解剖及保留必要的标本。

体重是反映动物健康状况的一个灵敏指标。在实验前13周，应每周称量与记录体重1次，之后每4周称量记录1次。在实验前13周，应每周称量1次饲料消耗量。之后每3个月称量1次。

除临床血液检查外，长期动物致癌实验除患病动物之外，不要求都进行尿液、临床化学等项检查。在实验开始后3个月、6个月、12个月、18个月、24个月进行血液常规检查，啮齿动物每组每种性别10只，非啮齿动物全部进行，如有可能每次受检动物应为同一只。在实验期间，对健康恶化动物，高剂量组和对照组部分动物进行白细胞分类计数，如果该两组动物的白细胞分类有很大差别，就应对中等剂量组动物进行。

6. 病理学检查 病理学检查（包括大体解剖与病理组织学检查两部分）是动物致癌研究的核心，必须予以足够的重视。病理学检查详细所见及其诊断皆应写于报告内。

（1）大体解剖：规范化操作的大体解剖能为病理组织学检查提供很多有用的信息，再好的病理组织学检查也不能代替大体解剖。所有动物皆应进行大体解剖，进行大体解剖时应有病理学家在场指导。进行大体解剖时，同时应对脏器与组织进行称重。

原则上所有动物（包括实验中期死亡动物）的所有脏器与组织，特别是经人体解剖发现有肿瘤或怀疑有肿瘤的器官和/或组织皆应保存，以便进行病理组织学检查。保存的脏器与组织应为脑、脑下垂体、甲状腺（包括副甲状腺）、胸腺、肺（包括气管）、心脏、唾液腺、肝、脾、肾（双侧）、肾上腺、食管、胃、十二指肠、空肠、盲肠、直肠、结肠、子宫、膀胱、淋巴结、胰腺、性腺、副性器官、雌性乳腺、皮肤、肌肉、外周神经、脊髓、胸骨（带骨髓）、股骨（及其关节）和眼。在吸入致癌实验中，包括鼻腔、咽和喉在内的整个呼吸道都应保存。

（2）病理组织学检查：病理组织学检查在动物致癌实验中起着至关重要的作用。最低限度应进行下列病理组织学检查：全部在大体解剖中发现的肿瘤或怀疑为肿瘤；在实验结束前死亡或处死的动物；高剂量组与对照组动物；如高剂量组与对照组之间，在组织增生、肿瘤前期与肿瘤期的病理损伤存在明显差异，则该实验中所有动物的该特定器官或组织皆应进行病理组织学检查；如高剂量组存活动物明显少于对照，则应以中剂量组代替；如果实验能证明受试物改变动物的正常寿命，或所诱发的毒性作用能影响肿瘤发生，则中剂量组应予以检查；为了更好地评价受试物诱发的问题，应有历史对照，即在同一实验室条件下同一品系健康动物在过去若干年的肿瘤或疑似肿瘤检出率。

（三）啮齿类致癌实验的实施

实施长期动物实验的第一步是将整个实验分为一系列相关的阶段，如将整个实验分为：①前期计划；②启动；③执行（各种活体期活动）；④完成；⑤汇总与统计分析。

1. 前期计划阶段 实验者在接受实验设计后应仔细阅读，并利用已有的资料回答以下问题：受试物是什么；受试物的危险性；采用何种给药途径；采用何种给药频率；研究持续多长时间；研究可何时启动；使用何种实验动物；需使用多少动物；动物房需达到何种基本要求；收集何种活体数据，收集频率为何；剂量分析有何要求，是否有现存的分析法；配药有何要求，是否有现存的配药方法；有何组织病理学要求；准备何种总结。

在逐条分析以上各个问题的基础上，实验者才能确定现有的实验室空间、人员的数量及经验、手头设备能否保证开始前期计划工作。分析时要求实验者客观、真实地评估本实验室的能力。在开始阶段说"不"，好过仓促启动、半途而废。

一旦确定实验室现有条件可满足实验设计要求，即可开始前期计划的第一步工作，即制订总计划；研究的每一个重要环节和事项都要在主计划表中确定。首先要考虑的就是确定实验开始日期。确定开始日期时既要留有足够的时间订购动物，确定受试物批量分析的方法以及委托方审核实验方案，又要满足委托方所要求的最后期限。

前期计划的第二步是人员的配备。尸检、组织学和病检是长期动物实验的重要环节和限速步骤，因此安排合适的病检人员是前期计划中的重要一步。其他方面的专业前期计划的第三步是确定某些重要活动（如终末剖杀尸检，病理评价，递交最终报告）的日期，而其他相对灵活的事项，则只需确定一个大致的时间范围。其他临时性的活动如临床化学分析、濒死动物剖杀可在实验实施过程中灵活决定。

2. 实验启动阶段　长期动物实验的启动阶段自前期计划制订起，至动物首日给药结束时为止。可分为以下几个步骤：

（1）实验方案及最终日程安排：本步骤是指确定以下研究活动的确切日期。检疫的起始日期；动物体检日期；随机分组日期；首次给药日期；配制首次给药日期及随后的日程安排；首次给药分析日期及随后的分析日程安排；首次临床化学血液学分析的日期及随后的日程安排（同时确定实验前基础值的检测日期）；其他中期实验步骤（如中期剖杀）的日期；称量及临床观察的日期；末次给药日期；开始尸检日期；提交总结报告日期。

（2）受试物：计算实验所需受试物的数量及送达日期，并通知委托方；接收受试物；采用所确定的配制方法配制受试物；分析配成的受试物，确定分析方法在所选择的范围适当可靠，药物混合步骤适当；重新分析接收的成批化合物，确定其性质及纯度。

（3）实验动物：订购充足的 SPF 级动物，并采用带滤菌装置的木箱运送；接收动物。

（4）动物笼养及护理：确定实验室有合适的笼具、笼架，或者可随时从供应商购买；必须订购时，从供应商进货；订购适量的饲料，并推算研究所需的饲料量。

（5）实验室规程及数据处理：确保具有有效、可靠的数据处理系统；所有专业人员、技师、实验监督员一起评阅实验方案；确保必需的 SOP，有关人员可随时查看。

（6）动物检疫：接收动物开箱时及检疫期应仔细观察动物的一般外表及健康状况。

随机化分组前，每个种属、每性别动物中各剖杀几只进行大体内脏检查，观察有无异常，必要时可进行组织病理学分析。同时应仔细检查动物是否有寄生虫（绦虫、蛲虫等）感染。部分动物可抽取血样进行细菌学和血清学检验。

确保饲料、饮水、气温、采光及湿度符合慢性动物实验的要求。应尽可能采用群养方式饲养动物，以便当动物供货商所使用的动物饮水方式与本实验室不同时，不大聪明的动物也能很快学会饮水。

检疫期应每天轻轻触摸动物 1 次，尤其是采用灌胃或皮肤给药时，以便动物慢慢适应实验操作者。

（7）随机分组：随机分组应尽可能在首次给药前一天进行。无论采用何种分组法，分组时应注意几个方面：每组平均体重相当、动物标志唯一、笼具标记适当、笼具及笼架的空间布局合理。

随机分组后各组间体重应大致相当，大鼠各组间平均体重相差不应超过 5g，仓鼠和小鼠不应超过 2g。分组可采用耳牌法、耳标记法及剪趾法。其中，剪趾法是最好的专一性标志动物的方法。

（8）首次给药：完成首次给药标志着实验启动期的结束。若实验过程中需使用动物体重（如灌胃），应确定每次称重的具体时间，并保持前后一致，对动物每天给药时间也应尽可能地明确规定。

3. 活体实验执行阶段

（1）体重及摄食量的称量：体重及摄食量的称量，给药的前几周应每周称量体重 1 次，12 周后可以改为每 2 周或 4 周称量 1 次；每次称量前均应校正天平，称量值应精确至 0.1g。

（2）临床观察

1）一般临床观察：笼旁观察并不仅仅是实验者大体看一下动物是否有呼吸，而是打开笼门，仔细评估动物的一般状态，观察动物是否正常。如摄食、饮水、排便、排尿及活动是否正常，毛发是否光滑、黏膜颜色是否正常。

2）患病动物每周的日常观察：随着年龄的增大，老年鼠相关的疾病也随之增多，应逐步提高体重及摄食量称量的频率，并在称重时对每只患病的动物给予详细的临床检查。

3）实验室检查：以下检查有助于毒理学家及兽医诊断及核实动物病征及中毒体征。

A. 生化分析：包括白蛋白、碱性磷酸酶、血清谷丙转氨酶（SGPT）、血清谷草转氨酶（SGOT）、总胆红素、血尿素氮（BUN）、钙等。

B. 血液学分析：若发现以下体征，应及时作血液学分析，包括明显的贫血体征；可导致贫血的体征，如血尿、出血性肿瘤、阴道出血、黑粪；肝、脾、淋巴结的肿大，身体创伤。血液学分析项目包括总白细胞数、白细胞分类计数、血红蛋白量、红细胞容量、红细胞计数、血小板计数等。

4. 研究的完成阶段　为确保实验结束期的各项工作的圆满完成，在终末杀死动物的3 个月前就应开始准备，并重新评估所有相关的事项是否到位。研究的结束期可进一步分为：尸检及其相关活动；组织样本的组织病理学处理；组织标本的镜下评价；准备最终报告；递交及接收最终报告；研究资料及标本的归档等几个阶段。

（1）病检人员：病检工作应由经验丰富的啮齿动物病理学家负责，协调各项操作、评价及报告，并完成实验中全部动物的大体及镜下评价、数据的汇总制表、损伤性质的描述和归类、结果的讨论，最终结论的陈述等工作。病检工作的其他人员也要有相关的工作经历和专业素质，并经过相关实验操作的培训。

（2）病检设备：应配备合适的冰箱存放死亡动物，以便尸检；应配备解剖室，组织处理室、储存室等达到要求。

（3）大体尸检：尸检的要求包括以下几个方面：

1）核对所剖杀的动物是否正确。

2）取少量外周血，涂片，立即晾干，24 小时内无水乙醇固定。

3）用合格的方法处死动物，并检查活体实验阶段该动物有何异常病史，以便在大体尸检时核实。

4）尸检时应有条不紊、循环渐进，全部内、外器官均应检查，并仔细检查损伤的部位及性质。准确、简明地描述损伤特征。

5）应采用适当的质检程序确保实验方案中所规定的每一组织均已取材并固定。

6）若需称量器官重量，须遵守器官修剪的要求，并确保各组间及实验前后一致。

7）均应原位检查全部组织器官，随后再从尸体中取出，再重新检查一次（包括切面），存放于10%甲醛溶液固定。

（4）组织修切

1）组织的固定时间大于48小时，不超过12周。组织修切时应参照大体尸检描述；必要时需进行进一步的大体观察。

2）组织修切的特殊要求：若肿瘤或肿块较大或外观表现参差不齐，应取多个部分修切，并包括周围的正常组织。实质器官修切时应尽量保留最大切面。

（5）组织包埋及制片：包埋时应参照组织修切记录，确保全部组织和损伤处均包埋于石蜡中。同时，包埋时应注意损伤处，小组织应放于石蜡块的表面，便于切片。组织包埋应遵守标准程序。

（6）组织病理学评价：组织病理学评价是长期致癌实验最为关键的环节。评价时，病理学应配有每种器官病理异常的诊断清单，以确保整个病检评价过程的统一。若病理评价未发现大体尸检所观察到的异常，且认为是组织修切及切片不当所致，应通知组织学技师重新制作玻片标本。检查时，应对所检查的组织和大体损伤作出明确的诊断。同时，还应确定组织的采样是否恰当，组织样品是否齐全，制片的质量是否符合标准等。

（7）病理检查报告：文字描述每只动物大体尸检发现，叙述组织肿块的数量及特征，若无法计数，也应同时注明。

对于每种组织病理学诊断，应描述各实验组的分布情况。

所有组织病理学诊断均应包括器官、性质、组织来源、细胞构成等。如肝细胞癌、肝细胞癌的肺转移、慢性间质性肾炎等。

5. 实验结果的汇总与统计分析　用表格按性别列出各组动物的全部原始数据，内容应包括动物编号、性别、染毒剂量、体重、各种体征及程序、死亡或存活状况、血液化验结果、大体解剖及病理组织诊断。分别计算各组及不同性别动物的体征发生、死亡、存活、大体解剖和病理组织检查的各类病变发生的频数、发生率、脏器系数、不同时间体重均值、各项化验结果均值。

根据相关统计学知识，对实验结果作出统计分析。

（四）啮齿类致癌实验结果的评价

根据各组肿瘤发生率、潜伏期和多发性等作出全面的科学评价，并提出判断为阳性或阴性结果的充分数据与分析。

第五节　其他特殊毒性实验

特殊毒性实验除了常见的遗传毒性实验、生殖毒性实验和致癌实验外，药物依赖性实验也不容忽视。

药物依赖性是指药物与机体长期相互作用，使机体在生理功能、生化过程和／或形态学发生特异性、代偿性和适应性改变的特性，停止用药可导致机体的不适和／或心理上的渴求。可以发生或不发生耐受性。同一个人可以对一种以上药物产生依赖性。药物依赖性包括生理依赖性(physical dependence)和精神依赖性(psychic dependence)。

药物依赖性的评价,包括身体和精神依赖性评价两部分。确定新药是否可能产生依赖性,首先确定其分子结构是否与已知的具有药物依赖性的精神活性物质类似,如吗啡、巴比妥类和苯丙胺类等。属于这些类别中之一的药物,就具有产生依赖性的潜力。中枢神经系统的药动学显示产生作用快速,同时在体内可长时间潴留药物也应给予关注。任何具有治疗精神病作用的新药都应采用适当设计的动物研究评价其依赖性,除非已有足够证据表明该药物不会产生依赖性。药理作用为镇痛和镇静催眠的药物都应进行依赖性的评价。

一、生理依赖性实验

生理依赖性实验:反映受试物生理依赖性的实验方法主要包括自然戒断、催促戒断和替代实验,无论是自然戒断还是催促戒断,动物都会出现一系列程度不同的表现,但不是所有戒断症状在一个受试动物身上都能出现。

评价新药的生理依赖性潜力,根据新药所属类别不同,需分别进行以下几方面实验:①镇痛药,需进行两方面实验,即自然戒断实验或替代实验以及催促实验。②镇静催眠药,也需进行两方面实验,即自然戒断实验或替代实验以及诱导实验。

(一)自然戒断实验

自然戒断实验是连续给予实验动物(大、小鼠和猴)一段时间的受试药,开始逐渐增加剂量,在停药前剂量稳定一段时间。然后突然中断给药,观察动物出现的戒断症状,定量观察、记录所出现的戒断症状。与同类的代表药作对比,按照戒断症状的严重程度判断受试药的依赖性潜力。

自然戒断实验的实验周期长,对实验动物通常以剂量递增法给予实验药物;有的也采用恒量法。自然戒断实验的戒断症状发作慢,持续时间长,对戒断症状的定量有一定困难。

自然戒断实验包括以下内容:

1. 动物选择　用小鼠、大鼠和猴 3 种动物进行实验。

2. 剂量设置　2~3 个剂量组,并需设赋形剂对照组和阳性药对照组(镇痛药代表为吗啡,镇静催眠药代表为苯巴比妥或巴比妥)。低剂量一般采用临床用药剂量;高剂量组对依赖性潜力低的药物应选用接近毒性反应的剂量,对毒性低的药物选用最大耐受剂量。

3. 给药途径　必须有一种与临床用药途径相同。可采用掺食法和饮水法给药。

4. 给药期限　镇痛药在小鼠、大鼠需给药 30 天,猴需给药 90 天;镇静催眠药在小鼠、大鼠需给药 60~90 天,猴需给药 180 天。每天给药 2 次,上、下午各 1 次。

5. 观察动物反应的指标　镇痛药在停药前 24 小时及停药后 48 小时内每隔 4 小时观察记录动物的外观体征和行为活动、自主神经系统功能变化,并称体重。镇静催眠药在停药前一天及停药后的 1~2 周内每天观察动物的外观体征和行为活动及自发惊厥发生率。外观体征和行为活动包括:应激性、神情过敏(猴)、饮食、睡眠、自发运动活动、攻击性、警觉程度、神经反射、竖尾、震颤、惊厥、呼吸、体温、体重。自主神经系统功能变化:腹泻、流涎、流泪、恶心、呕吐、瞳孔大小。

(二)催促实验

催促实验的原则是在短时期内给予动物大剂量受试药,多次递增方式对动物给药,然后注射一剂受体对抗剂,观察和记录是否出现戒断症状及其程度。此法只适用于有竞争性受体对抗剂的阿片类药物。在催促其产生戒断反应时,若出现吗啡样戒断症状,说明其与吗啡属同类型药物。催促实验戒断症状发作快、症状重且典型、持续时间短且省时、便于观察比较,目前已成为评价阿片类药物生理依赖性潜力的一种常规实验方法。

1. 动物选择　用小鼠、大鼠和猴 3 种动物进行实验。

2. 剂量设置　除低剂量组一般采用临床剂量的 1～2 倍外,其他同"自然戒断实验"。

3. 给药途径　须有一种与临床用药途径相同,猴的实验应采用与临床给药途径相同;大、小鼠的实验选两种给药途径。

4. 给药期限　猴连续给药 30～60 天,上、下午各 1 次,大鼠、小鼠连续给药 3～5 天。停药后给予一剂阿片受体对抗剂,常用纳洛酮。观察给受体对抗剂后 1～2 小时内动物出现的戒断症状及体重变化。

5. 观察指标

(1)小鼠以跳跃反应和体重下降最为客观,可进行定量观察。

(2)大鼠在几分钟内就出现流泪、流涎、腹泻、咬牙、高度激惹、异常姿势等戒断症状,体重逐渐下降。

(3)猴的催促戒断症状与自然戒断症状基本一样,只是催促戒断症状出现得多且重,戒断症状的评分标准与吗啡依赖猴自然戒断实验相同。

二、精神依赖性实验

精神依赖性实验:药物的精神依赖性是导致药物滥用的最主要因素,反映受试物精神依赖性的实验方法主要包括自身给药实验、药物辨别实验、条件性位置偏爱实验和行为敏化实验,无论是自然戒断还是催促戒断,对于具有中枢活性的新药,评价其精神依赖性潜力,制定相应的管理方法,保证临床安全用药是十分重要的。

精神依赖性使药物依赖者对阿片类药物产生内在的异常强烈渴求感,不顾一切地寻觅和使用该类药物,重复体验和享受"欣快感",避免断药后的身心折磨,这种精神依赖性往往终身难忘。

与生理依赖性实验评价相比,精神依赖性的实验评价难度大。由于精神依赖性是机体对药物内在感知的综合体现,如满足、欣快感。很难用一种适宜的动物模型来体现,不可能像生理依赖性评价那样,只要用催促或自然戒断的方法,使戒断症状出现,就能定性、定量地比较。另外,精神依赖性的影响因素很多,也增加了评价的难度。

常用的方法有自身给药实验、药物辨别实验和条件位置偏好实验。

下面以自身给药实验为例介绍实验基本情况:

(一)自身给药实验原理

药物的精神依赖性可产生对该药的渴求,对觅药行为和用药行为具有强化效应。本实验模拟人的行为,通过压杆方式来获得药物,反映药物的强化效应,可信度较高且可进行定量比较。

(二)自身给药实验方法

常用大鼠和猴。将动物麻醉后无菌条件下行静脉插管并用马甲背心固定,连接弹簧保护套及转轴,弹簧套内硅胶管与插管相连,转轴使动物在笼内能自由活动,转轴另一端与恒速注射泵及储药系统相连。术后常规抗感染,恢复 4～7 天后进行踏板训练,使动物形成稳定的自身给药行为。实验过程中注意保持套管畅通。如药物具有强化效应,动物经过短期训练后产生稳定的自身给药行为,能自动踩压踏板接通注药装置将药物注入体内。

(三)自身给药实验结果评价

通过观察是否形成自身给药行为来判断药物是否具有强化效应;由于动物个体差异较大,建议将每只动物自身给药前后踏板次数变化的百分率进行组间统计。

本实验中也可同时进行替代实验。

通过更换受试药的剂量,比较它们在等效 ED_{50} 倍数剂量条件下的踏板次数或比较产生类似踏板模式的药物剂量,即可反映受试药的精神依赖性的强度。

(景永帅 张丹参)

参 考 文 献

[1] 国家食品药品监督管理总局. 总局关于发布药物遗传毒性研究技术指导原则的通告(2018 年第 50 号). [2021-3-29]. https://www.nmpa.gov.cn/yaopin/ypggtg/ypqtgg/20180315160901208.html.

[2] 国家食品药品监督管理局. 药物生殖毒性研究技术指导原则. [2021-3-29]. https://www.nmpa.gov.cn/xxgk/fgwj/gzwj/gzwjyp/20061219010101834.html.

[3] 国家食品药品监督管理局. 关于印发药物致癌实验必要性的技术指导原则的通知. [2021-3-29]. https://www.nmpa.gov.cn/xxgk/fgwj/gzwj/gzwjyp/20100401145801553.html.

[4] 杨艳伟,刘甦苏,吕建军,等. 我国临床前药物致癌实验转基因动物模型研究进展. 中国药事,2019,33(08):880-886.

[5] 高羚喻,吴纯启,廖明阳,等. 药物中、短期致癌实验的研究进展. 中南药学,2011,9(03):231-233.

[6] 王海学,刘洋,闫莉萍,等. 国际上新药致癌性实验技术要求介绍. 药物评价研究,2010,33(05):329-331.

第九章

临床试验与评价

临床试验与评价是确证新药有效性和安全性必不可少的步骤。临床试验是在人体进行的新药安全性与有效性的评价，是指任何在人体（患者或健康志愿者）进行的新药系统性研究，以证实或发现试验药物的药理作用、不良反应和／或药动学参数（包括药物的吸收、分布、代谢及排泄等），其目的是确定试验药物的有效性和安全性。临床试验与一般的科学研究不同，需要满足许多的法规，遵循更多的原则。可以说，一个有丰富临床治疗经验的好医生，未必就是一个合格的临床试验研究者。准备进行和正在参与临床试验研究的医生及有关人员必须要熟悉和了解开展临床试验的基本原则、理念和法规要求，才能保证在将来的工作中处于主动地位。

第一节　临床试验概述

临床试验包括新药的 I、II、III、IV 期临床试验以及生物等效性试验。主要目的是确定新药的安全性和有效性，为国家药品监督管理局批准新药生产提供科学依据。新药的临床试验必须遵守《药物临床试验质量管理规范》（*Good Clinical Practice*，GCP）的原则，必须有科学的设计和严格的质量控制，以保证新药临床试验的合理性、科学性和可靠性。根据药物特点和研究目的，研究内容包括临床药理学研究、探索性临床试验、确证性临床试验和上市后研究。

一、I 期临床试验

1. I 期临床试验的定义　I 期临床试验是初步的临床药理学及人体安全性评价，是在大量实验研究的基础上，将新药开始用于人类的试验，为新药人体试验的起始期，又称为早期人体试验。

2. I 期临床试验的研究目的及方法　I 期临床试验目的在于了解剂量反应与毒性。进行初步的安全性评价，研究人体对新药的耐受性及药动学，以提供初步的给药方案。一般在健康受试者中进行，在特殊情况下也可以选择患者作为受试对象。I 期临床试验包括人体耐受性试验和人体药动学研究，其目的是研究人体对药物的耐受程度，并通过药动学研究，了解药物在人体内的吸收、分布、代谢和消除的规律，为制订给药方案提供依据，以便进一步进行治疗试验。方法为开放、基线对照、随机和盲法。一般受试例数为 20～30 例。

3. I 期临床试验的内容

（1）人体耐受性试验（clinical tolerance test）：人体耐受性试验是在经过详细的动物实验研究的基础上，观察人体对该药的耐受程度，也就是要找出人体对新药的最大耐受剂量及其产生的不良反应,是人体的安全性试验,为确定Ⅱ期临床试验用药剂量提供重要的科学依据。

（2）人体药动学研究（clinical pharmacokinetics）：人体药动学研究是通过研究药物在人体内的吸收、分布、代谢及排泄过程的规律,为Ⅱ期临床试验给药方案的制定提供科学的依据。人体药动学观察的是药物及其代谢物在人体内的含量随时间变化的动态过程,这一过程主要通过数学模型和统计学方法进行定量描述。药动学的基本假设是药物的药效或毒性与其所达到的浓度（如血液中的浓度）有关。

Ⅰ期临床试验一般从单剂量开始,在严格控制的条件下,给少量试验药物于少数（10~100例）经过谨慎选择和筛选出的健康志愿者（对肿瘤药物而言通常为肿瘤病患者）,然后仔细监测药物的血药浓度、排泄性质和任何有益反应或不良作用,以评价药物在人体内的药动学和耐受性。通常要求志愿者在研究期间住院,每天对其进行24小时的密切监护。随着对新药的安全性了解的增加,给药的剂量可逐渐提高,并可以多剂量给药。

二、Ⅱ期临床试验

1. Ⅱ期临床试验的定义　　Ⅱ期临床试验是双盲随机对照试验,对新药有效性及安全性作出初步评价,推荐临床给药剂量。

2. Ⅱ期临床试验研究目的及方法　　Ⅱ期临床试验为治疗作用初步评价阶段。其目的是初步评价药物对目标适应证患者的治疗作用和安全性。

本期临床研究重点在于药物的安全性和疗效。应用安慰剂或已上市药物作为对照药物对新药的疗效进行评价,在此过程中对疾病的发生发展过程对药物疗效的影响进行研究;也包括为Ⅲ期临床试验研究设计和给药剂量方案的确定提供依据;获得更多的药物安全性方面的资料。此阶段的研究设计可以根据具体的研究目的,采用多种形式,包括盲法随机对照试验。

一般采用严格的随机双盲对照试验,以平行对照为主。通常应该与标准疗法进行比较,也可以使用安慰剂。我国现行法规规定,试验组和对照组的例数都不得低于100例。需注意诊断标准与疗效标准的科学性、权威性和统一性。要根据试验目的选择恰当的观察指标,包括诊断指标、疗效指标、安全性指标。选择指标时,应注意其客观性、可靠性、灵敏度、特异性、相关性和可操作性。参照临床前试验和Ⅰ期临床试验的实际情况制订药物的剂量研究方案。应有符合伦理学要求的中止试验的标准和个别受试对象退出试验的标准。对不良事件、不良反应的观测、判断和及时处理都应作出具体规定。应有严格的观测、记录及数据管理制度。试验结束后,对数据进行统计分析,由有关人员对药物的安全性、有效性、使用剂量等作出初步评价和结论。

3. Ⅱ期临床试验前的准备工作

（1）选择临床试验负责单位与主要的研究者。

（2）必须获得国家药品监督管理局批准临床试验的批准文件。

（3）制订科学合理的临床试验方案。

（4）准备试验新药、对照药物、病例观察表、随机表,以及试验所需的有关试剂等。临床试验药物需标明批号、有效期,并提供该批号药物的检验报告书。

（5）试验方案需要得到伦理委员会的批准。

（6）按试验方案规定的适应证选择受试者,试验前向受试者介绍本项试验并获得受试者的书面知情同意书。

（7）试验人员必须熟悉试验药物与对照药物的性能、药理作用及毒副作用。

（8）复习药政部门对本类新药临床试验的要求及有关规定。

（9）检查临床试验中有关有效性与安全性各项指标的检测方法及判断标准是否符合审评要求。

（10）对整个临床试验的质量控制制定相应的措施并制定临床试验标准操作规程，即SOP，准备受试者各项检查、观察与治疗流程表。

4. 临床试验负责单位应具备的条件　临床试验的负责单位应为国家药品监督管理局认证（现已改为备案，见后）的国家药物临床试验机构，对本领域药物的药理学、临床药理学及临床医学均有较好的基础与实践经验，并有进行临床试验设计所需的专业与统计学知识。负责单位必须熟悉国内外新药评价与审批的技术要求和法规，并按要求与申办单位一起制订临床试验方案，掌握新药临床试验的技术方法，具备临床试验必需的设备条件，并能组织和指导参与试验的各单位按临床试验方案要求共同完成试验任务。

5. 参加临床试验单位应具备的条件　试验单位必须是国家药品监督管理局确认（现已改为备案，同上）的国家药物临床试验机构，或经正规临床药理培训具有临床试验经验的单位。与试验相关专业科室的领导应重视，有一名副主任医师以上高级职称负责，有一名以上主治医师具体负责试验工作。实验室检查结果应准确可靠，临床疗效与不良反应等各项指标的检测有质控保证。并且试验单位能严格按照临床试验方案进行试验，能认真负起对受试者的医疗责任与对所受试新药的评价责任，具备处理紧急情况的一切设施，以确保受试者的安全。

三、Ⅲ期临床试验

1. Ⅲ期临床试验的定义　Ⅲ期临床试验是扩大的多中心临床试验，是药物治疗作用的确证阶段。其目的是进一步验证药物对目标适应证患者的治疗作用和安全性，评价利益与风险关系，最终为药物注册申请的审查提供充分的依据，进一步评价新药的有效性和安全性。

2. Ⅲ期临床试验的研究目的和方法　Ⅲ期临床试验的目的是增加患者接触试验药物的机会，既要增加受试者的人数，还要增加受试者用药的时间；对不同的患者人群确定理想的用药剂量方案；评价试验药物在治疗目标适应证时的总体疗效和安全性。该阶段是临床研究项目的最繁忙和任务最集中的部分。

试验一般应为具有足够样本量的盲法随机对照试验。本期临床试验的样本量要远大于前两期临床试验，更多样本量有助于获取更丰富的药物安全性和疗效方面的资料，对药物的益处／风险进行评估，为产品获批上市提供支撑。该期临床试验一般为具有足够样本量的盲法随机对照试验（random control trial, RCT）。临床试验将对试验药物与安慰剂（不含活性物质）或已上市药品的有关参数进行比较。试验结果应当具有可重复性。

试验组例数一般不低于 300 例，对照组与治疗组的比例不低于 1∶3，具体例数应符合统计学要求。可根据本期临床试验的目的调整选择受试者的标准，适当扩大特殊受试人群，进一步考察不同对象所需剂量及其依从性。

四、Ⅳ期临床试验

1. Ⅳ期临床试验的定义　一种新药在获准上市后,仍然需要进行进一步的研究,在广泛使用条件下考察其疗效和不良反应,这就是Ⅳ期临床试验,即上市后临床试验,又称上市后监察(应用研究阶段)。Ⅳ期临床试验是新药临床试验的继续,是新药临床试验的最后阶段,是针对某个具体的新药来进行的。

2. Ⅳ期临床试验的研究目的及方法　Ⅳ期临床试验的目的是在更广泛、更长期的实际应用中继续考察疗效及不良反应,特别是罕见的不良反应;评价在普通或者特殊人群中使用的利益与风险关系;改进给药剂量等。并根据进一步了解的疗效、适应证与不良反应情况,指导临床合理用药。

在上市前进行的前三期临床试验是对较小范围、特殊群体的患者进行的药品评价,患者是经过严格选择和控制的,因此有很多例外。而上市后,许多不同类型的患者将接受该药品的治疗。所以很有必要重新评价药品对大多数患者的疗效和耐受性。在上市后的Ⅳ期临床研究中,将收集并分析数以千计的经该药品治疗的患者的研究数据。在上市前的临床研究中因发生率太低而没有被发现的不良反应就可能被发现。这些数据将支持临床试验中得到的数据,可以让医生能够更好地认识到该药品对"普通人群"的治疗受益-风险比,使相关结论更可靠。

可采用多种形式的临床应用和研究。Ⅳ期临床试验一般可不设对照组,但应在多家医院进行,观察例数通常不少于2 000例。本期临床试验应注意考察不良反应、禁忌证、长期疗效和使用时的注意事项,以便及时发现可能存在的远期副作用,并评估远期疗效。此外,还应进一步考察对患者的经济与生活质量的影响。

3. Ⅳ期临床试验可包括以下内容

(1)扩大临床试验:针对主要适应证进行临床试验,积累科学资料,对新药的安全有效性提供进一步评估报告。

(2)特殊对象的临床试验:新药上市后在其安全有效性基本肯定的条件下,应针对小儿、孕妇、哺乳期妇女、老人及肝肾功能不全的患者为特殊对象,根据不同的情况,设计临床试验方案,并在临床药师与临床医师的密切合作下进行,对新药在以上特殊人群中的安全有效性作出评价,并为临床提供合理使用的治疗方案。

(3)补充临床试验:上市前临床试验考察不全的新药在试生产期应按新药审批时提出的要求补充适应证的安全有效性观察或者不良反应考察。

(4)不良反应考察:由于药品不良反应的发生率有高有低,一些发生率较低的不良反应不易在Ⅱ期、Ⅲ期临床试验中被发现,需要在Ⅳ期临床试验中持续进行考察,并且在Ⅳ期临床试验结束以后纳入药品不良反应监察计划内,进行长期的监察。

进行上市后研究的另一目的是进一步拓宽药品的适应证范围。在产品许可证中清楚地限定了药品的适应证,该药品也可能用于除此之外的其他适应证,但必须首先有临床试验的数据。例如,一种治疗关节炎疼痛的新药,可进行用其治疗运动损伤、背痛、普通疼痛等的临床试验来拓宽其适应证范围。如果这些试验表明在治疗这些病症时确实有效,那么就可以申请增加该药品的适应证。这种研究就拓宽了药品的使用范围,从而可以增加该药品潜在的市场。

五、生物等效性研究

用生物利用度研究的方法，以药动学参数为指标，比较同一种药物的相同或者不同剂型的药物制剂，在相同的试验条件下，其活性成分吸收程度和速度有无统计学差异的人体试验。

第二节　试验设计与研究实施

各期临床试验开始前应制订试验方案，该方案应由研究者与申办者共同商定并签字，报伦理委员会审批后实施。临床试验方案设计需遵守以下基本原则与指导原则：①《世界医学协会赫尔辛基宣言》；②我国的GCP。我国目前施行的《药物临床试验质量管理规范》（GCP）于2003年9月1日发布施行。NMPA在2015年2月6日、2016年12月2日等发布了征求意见稿，2020年4月发布最新版GCP。进行国外一类新药（特别是ICH成员国的一类新药）临床试验时，除执行我国各项指导原则与法规要求外，尚需符合ICH-GCP要求。

一、Ⅰ期临床试验设计

（一）Ⅰ期临床试验方案设计

Ⅰ期临床试验方案应包括依次进行的三部分，即单次给药耐受性试验方案、单次给药药动学试验方案、连续给药药动学试验方案。

Ⅰ期临床试验方案应包括以下内容：①首页；②试验药物简介，包括中文名、国际非专利药名（INN）、结构式、分子式、分子量、理化性质、药理作用与作用机制、临床前药理与毒理研究结果、初步临床试验结果；③研究目的；④试验样品，包括样品名称、编号、制剂规格、制剂制备单位及制备日期、批号、有效期、给药途径、储存条件、样品数量并附药检质量人用合格报告单；⑤受试者选择，包括志愿受试者来源、入选标准、排除标准、入选人数及登记表；⑥筛选前受试者签署知情同意书；⑦Ⅰ期临床试验方案、病例报告表（case report form，CRF）及知情同意书应报送医学伦理委员会审批，批准后才能开始Ⅰ期临床试验；⑧试验设计与研究方法（要点见后）；⑨观察指标（见后）；⑩数据处理与统计分析；总结报告；末页。

1. 单次给药耐受性试验设计与研究方法要点

（1）一般采用无对照开放试验，必要时设安慰剂对照组进行随机双盲对照试验。

（2）最小初试剂量按照初始剂量确定并参考同类药物临床用量进行估算。

（3）最大剂量组的确定（相当于或略高于常用临床剂量的上限）。

（4）剂量组常设5个单次给药的剂量组，最小与最大剂量之间设3组，剂量与临床接近的组人数8~10人，其余各组每组5~6人。由最小剂量组开始逐组进行试验，在确定前一个剂量组安全耐受的前提下开始下一个剂量，每人只接受一个剂量，不得对同一受试者进行剂量递增连续试验。

（5）方案设计时需对试验药物可能出现的不良反应有充分的认识和估计，方案应包括意外处理的条件与措施。

（6）与试验方案同时设计完整的病例报告表、流程图（flow chart）以及各项观察指标。

2. 单次给药药动学试验设计与研究方法要点

（1）剂量选择：选择单次给药耐受性试验中全组受试者均能耐受的高、中、低 3 个剂量，其中，中剂量应与准备进行 Ⅱ 期临床试验的剂量相同或接近，3 个剂量之间应呈等比或等差关系。

（2）受试者选择：选择符合入选标准的 8～10 名健康男性青年志愿者，筛选前签署知情同意书。

（3）试验设计采用三向交叉拉丁方设计（表 9-1）。全部受试者随机进入 3 个试验组，每组受试者每次试验时分别接受不同剂量的试验药，3 次试验后，每名受试者均按三向交叉拉丁方设计的顺序接受过高、中、低三个剂量，两次试验间隔均超过 5 个半衰期，一般间隔7～10 天。

表 9-1　三向交叉拉丁方设计方案

随机分组	第一次试验剂量	第二次试验剂量	第三次试验剂量
第一组	低	中	高
第二组	中	高	低
第三组	高	低	中

（4）生物样本选择适宜的分离测试方法，最常用的方法为高效液相色谱法。应详细写明具体的测试方法、测试条件和所用仪器名称、型号、生产厂家与出厂日期。

（5）药动学测定方法的标准化与质控方法

1）精确度（precision）：日内差应 < 10%，最好 < 5%。

2）重复性（reproducibility）：日间差应 < 10%。

3）灵敏度（sensitivity）：①要求能测出 3～5 个半衰期后的血药浓度，或能检测出试验药物的 $1/10C_{max}$；②确定为灵敏度的最低血药浓度应在血药浓度量效关系的直线范围内，并能达到精确度考核要求。

4）回收率（recovery）：在所测标准曲线浓度范围内药物从生物样品中的回收率应不低于 70%。

5）特异性（specificity）：应证明所测药物为原型药。

6）相关系数（correlation coefficient）：应用两种方法测定时，应求相关系数 R 值，并作图表示。

（6）药动学测定应按国家药品监督管理局（NMPA）审评要求提供药动学参数。

（7）药动学研究总结报告应提供研究设计与研究方法、测试方法、条件及标准化考核结果。

测定每名受试者给药后各时间点血药浓度、尿浓度与尿中累积排出量（数据格式为均数 ± 标准差），绘制浓度 - 时间曲线图，对所得药动学参数进行分析，说明其临床意义，对 Ⅱ 期临床试验方案提出建议。

3. 连续给药药动学与耐受性试验设计与研究方法要点

（1）受试者选择 8～10 名健康男性青年志愿受试者，筛选前签署知情同意书，各项健康检查观察项目同单次给药耐受性试验。

（2）受试者于给药前 24 小时、给药后 24 小时、给药后 72 小时（第 4 天）及给药 7 天后

（第 8 天即停药后 24 小时）进行全部检查，检查项目与观察时间点应符合审评要求（包括国内、国际）。

（3）全部受试者试验前 1 天入住 I 期病房，接受给药前 24 小时各项检查，晚餐后禁食 12 小时。试验当天空腹给药，给药后 2 小时进标准早餐。剂量选用准备进行 II 期临床试验的剂量，每天 1 次或 2 次，间隔 12 小时，连续给药 7 天。

（二）I 期临床试验设计方法

1. 耐受性试验

（1）受试对象：通常选择男女受试者各半，年龄 18～45 岁的健康志愿者为受试对象。必要时也可选择少量轻症患者，试验前体检符合要求者方可进行试验，试验者应注意性别与药物耐受性有无明显差异。

某些药物因毒副作用太大或药效在患者的反应与健康者差异较大（如抗癌药、抗心律失常药及抗高血压药等），可直接在患者体内进行试验。

（2）剂量设计及试验分组：这是 I 期临床试验成败的关键，必须由负责临床试验的医师与有经验的临床药理研究人员通过认真阅读分析本药的临床前药理、毒理的研究结果，以及了解已知的同类药物（或结构接近）临床用药方案的基础上，共同研究制定。

1）初始剂量的确定：初试剂量一般可用同类药物临床治疗量的 1/10 开始。新类型的新药可采用下列方法确定初始剂量：

A. 初始剂量不超过敏感动物 LD_{50} 的 1/600 或最小有效剂量的 1/60。

B. 两种动物 LD_{50} 的 1/600 及两种动物长期毒性试验中出现毒性剂量的 1/60，上述四者中取其最低量。

C. Dollery 法：最敏感动物的有效剂量的 1%～2% 及同类药物临床治疗量的 1/10。

例：某一类新药，其临床前研究表明，在急性毒性试验中该药的小鼠 LD_{50} 为 3 000mg/kg，大鼠 LD_{50} 为 960mg/kg；在长期毒性试验中，犬出现毒性的剂量为 180mg/kg，按 LD_{50} 的 1/600 及长期毒性试验的 1/60 计算，其剂量分别为 5mg/kg、1.5mg/kg 及 3mg/kg，取其中最低剂量计算，人体耐受性试验初始剂量确定为 1.5mg/kg（约每人 100mg），经研究实践证明该剂量是恰当的，它既不引起受试者任何不良反应，同时与最大剂量组又不会相距太大，使受试剂量组过多，增加人力、时间与经济上不必要的负担。

2）最大试验剂量的确定：预计最大剂量一般以临床应用同类药（或结构接近的药）单次最大剂量，当最大剂量组仍无不良反应时，试验即可结束。或用动物在长期毒性试验中引起症状或脏器可逆性损害的 1/10，或动物最大耐受量的 1/5～1/2。

当试验达到最大剂量仍无不良反应时，试验即可结束。当剂量递增到出现终止指标或其他重度不良反应时，虽未达最大剂量，亦应终止试验。

3）试验分组及剂量递增

A. 剂距：把受试对象分为若干组，从起始剂量开始，组间剂量距离视药物毒性大小和试验者的经验而定。一般早期剂量递增较快，剂距较大，然后逐步缩小。总的来说，药物毒性较小且试验者有丰富经验，剂距可稍大，而毒性较大的药物剂距应缩小，以避免出现严重不良反应。

B. 分组：在起始剂量至最大剂量一般设 4～6 个剂量组为宜。试验时，剂量由小到大，逐组进行，不得在同一受试者中进行剂量递增的连续耐受性试验。

C. 样本数：在低剂量时，每组可仅试验 2～3 人，接近治疗量时，每组 6～8 人。

D. 多次用药的人体耐受性试验，一般不在Ⅰ期临床试验时进行，可结合Ⅱ期临床试验时进行安全性评价。

（3）给药途径应与Ⅱ期临床试验一致。

（4）观察指标：应进行全面的临床（症状、体征）及试验室观察，包括神经、心血管、呼吸、消化、肝肾功能及血液系统等，并认真填写好各项记录表格。此外，尚需根据临床前动物毒性研究资料，以及同类药或结构接近药物的临床毒副反应情况，对某些方面的毒副反应进行重点的观察。

（5）耐受性试验评价中的问题

1）统计学分析应与临床实际相结合：耐受性试验中，观察到的症状、体征和实验室检查（指临床检验数据）数据常可受试验环境、试验时间等而产生波动，试验前后的数据在统计学分析时可呈现"差异显著"。此时应进行分析：检测数据的变动和差异是否仍在正常范围内及进行组间比较，注意有无剂量依赖关系。如果检测数据仍在正常范围内，亦未见该变异有剂量依赖关系，则可以认为这些变化可能无临床意义。

2）要重视个例的检测数值异常：人体耐受性试验中，选用的剂量是预测的治疗量或治疗量以下，因此，群体产生同样的有实验指标改变的不良反应机会比较少，而个例异常更有价值。所以试验中发现异常数值时，应立即将样本进行重复试验，以判断该结果的可靠性，并且对剂量的相关性进行分析。在充分的分析后，确定该检测结果的变化是否属于该药的不良反应。

2. **人体药动学研究**　新药Ⅰ期临床试验的药动学研究内容包括：单次给药药动学研究、连续给药的药动学研究、进食对口服药物的药动学影响研究和体内外药物血浆蛋白结合率的研究。如果新药为前体药物或药物在人体内主要以代谢方式进行消除，并产生大量具有药理活性的代谢产物，则需进行新药的代谢途径、代谢物结构及其药学的研究。如代谢产物的化学结构一时难以确定，则可先标明为 M_1 或 M_2 等。

新药Ⅱ期和／或Ⅲ期临床试验的药动学研究，包括单次和连续多次给药的药动学研究。研究者根据试验新药的药理学特点、新药临床用药的需要以及试验条件的可行性来选择和决定进行下列临床药动学研究的内容：新药在人体内血药浓度和临床效应（药效和不良反应）的相关性研究；药物和可能配伍的其他药物的相互作用中的药动学研究；新药在人体组织和分泌物中分泌和排泄的研究；新药的特殊人群药动学研究，包括肝功能受损、肾功能受损、血流动力学障碍、年龄等因素对人体药动学影响的研究；个体差异和种族差异（遗传因素的影响）的药动学研究。

（1）受试对象：健康志愿者，原则上男、女兼有。年龄 18～45 岁，体重符合标准范围，如果是抗癌药需在肿瘤患者（肝肾功能正常者）中进行试验。每剂量组人数为 8～12 人。

（2）给药途径和剂量：给药途径与Ⅱ期临床试验相同，试验采用单剂量给药法，剂量设在耐受性试验证明无明显副作用及拟推荐临床应用的剂量范围内，常设 3 个以上剂量组。如该药体内转运过程具有零级动力学特征时，应通过不同剂量组试验，指出出现非线性动力学的剂量水平。

（3）测定方法：应选用灵敏度高、专属性强、误差小的分析方法，一般以高效液相色谱法（HPLC）、气相色谱法（GC）最常用。主要测定原型和／或活性代谢物的血尿。整个试验中对每一项分析应有批内与批间的质量控制（QC）数据。

（4）样本采集时间点的设计：非血管内给药；取血样本时间的要求包括吸收相、平衡相各 3 个点,消除相 4~6 个点,总取样本点不少于 10 个。总取样时间为 3~5 个半衰期,不少于 3 个半衰期或取样至 C_{max} 的 1/10 或 1/20 的浓度点。

静脉给药,在注射完毕时(C_0)及注射后不同时间点取血,其中 C_0 是必需的。

(5)留尿样本时间要求:给药前排空膀胱尿液(0 时),然后每 2~4 小时分段收集尿液。一般收集点时间为 24~48 小时,有需要时应再延长。

药动学参数的计算:C_{max}、T_{max}、K_a、$t_{1/2}$、C_1 及 AUC 等参数。

(6)进食对口服药物制剂药动学影响的研究:许多口服药物制剂的消化道吸收速率和程度往往受食物的影响,它可能减慢或减少药物的吸收,但亦可能促进或增加某些药物的吸收。本研究旨在观察口服药物在饮食前后服药时对药物的药动学,特别对药物的吸收过程的影响。该项研究应在 Ⅰ 期临床试验中进行,以便获得有助于 Ⅱ、Ⅲ 期临床试验设计的信息。

进行本试验时,受试者的选择和要求:试验药物要求均在健康志愿者中进行药动学研究。

二、Ⅱ期临床试验设计

(一)Ⅱ期临床试验方案设计要求

1. Ⅱ期临床试验方案设计中伦理方面考虑要点

(1)临床试验方案设计应遵照执行以下几点:《世界医学协会赫尔辛基宣言》的相关伦理原则;GCP 的指导原则;NMPA 的注册要求。

(2)临床试验方案设计前应认真评估试验的利益与风险。

(3)确保试验设计中充分考虑到受试者的权利、利益、安全与隐私。

(4)临床试验方案(protocol)、病例报告表(CRF)与受试者知情同意书(informed consent form)均应在试验前经伦理委员会审议批准,并获得批准件。

(5)治疗起始前需获得每例受试者完全自愿签署的知情同意书。

(6)参加试验的医师应时刻负有医疗职责。

(7)每个参加试验的研究人员应具有合格的资格并经过严格的训练。

(8)临床试验应建立试验质量控制系统。

2. Ⅱ期临床试验方案设计中科技方面考虑的要求

(1)试验方案设计时应充分考虑到 GCP 中有关科技方面的规定;应符合《药品注册管理办法》中有关类别药物所规定的技术标准;应严格执行国家药品监督管理局《药品注册管理办法》中规定的注册要求。

(2)应规定明确的诊断标准,以及观察疗效与不良反应的技术指标和判定指标为正常或异常的标准。

(3)Ⅱ期临床试验必须设对照组进行盲法随机对照试验,常采用双盲随机平行对照试验(double-blind, randomized, parallel controlled clinical trial)。双盲法试验申办者需提供外观、色香味均需一致的试验药与对照药,并只标明 A 药与 B 药,试验者与受试者均不知 A 药与 B 药何者为试验药。采用双盲双模拟法(double-blind, double dummy technique),即同时制备与 A 药一致的安慰剂(C),和与 B 药一致的安慰剂(D),两组病例随机分组,分别服用 2 种药,一组服 A+D,另一组 B+C,两组之间所服药物的外观与色香味均无区别。

(4)Ⅱ期临床病例数估计(assessment of trial size):各期临床试验病例数需符合《药物临

床试验质量管理规范》的要求，Ⅱ期临床试验按规定需进行盲法随机对照试验100对，即试验药与对照药各100例，共计200例。根据试验需要，按统计学要求估算试验例数。

（5）病例入选标准（inclusion criteria）、病例排除标准（exclusion criteria）与病例退出标准（withdrawal criteria）：根据不同类别的药物特点和试验要求在试验方案中规定明确的标准。

（6）剂量与给药方法（dosage and administration）。

（7）疗效评价（assessment of efficacy）：我国规定疗效采用4级评定标准，即痊愈（cure）、显效（markedly improvement）、进步（improvement）、无效（failure）。

总有效率（%）=（痊愈例数+显效例数）/可供评价疗效总例数×100%

（8）不良反应评价（evaluation of adverse drug reactions）：每天观察并记录所有不良事件（adverse event）。

严格执行严重不良事件报告制度。严重不良事件为：死亡、威胁生命、致残或丧失（部分丧失）生活能力、需住院治疗、延长住院时间、导致先天畸形。发现严重不良事件需在24小时内报告申办者与主要研究者，并立即报告伦理委员会与当地药品监督管理部门。

不良事件与试验药的关系评定标准见表9-2。

表9-2 不良事件与试验药物的关系评定标准

5级评定	7级评定
肯定有关	肯定有关
很可能有关	很可能有关
可能有关	可能有关
可能无关	很可能无关
肯定无关	可能无关
	肯定无关
	无法评定

（9）患者依从性（patient compliance）：门诊病例很难满足依从性要求，试验设计时应尽量减少门诊病例入选比例。对入选门诊病例应采取必要措施以提高其依从性。

（10）病例报告表：病例报告表的设计面与试验方案设计一致，应达到完整、准确、简明、清晰等要求。

（11）数据处理与统计分析（data management and statistical analysis）：应在试验设计中考虑好数据处理和统计分析方法，既要符合专业要求又要达到统计学要求。

（12）总结报告（final report）：试验设计时应考虑到总结要求。试验结果比较包括：各种计分、评分的标准；两组病例基础资料比较应无统计学显著差异；各种适应证两组疗效比较；两组病例总有效率比较；具有重要意义的有效性指标两组结果比较；两组不良反应率比较；两组不良反应临床与实验室检查改变统计分析等。

（二）Ⅱ期临床试验设计方法

1. 对照试验 在新药临床试验中必须设对照组，对照试验用于比较两组患者的治疗结果。一组用研究的新药，另一组用已知有效的药物，或称为标准药物作为阳性对照，或者用无药理效应的安慰剂作为阴性对照，其他条件都相似。

（1）无效假设与二类误差：对照试验的目的是比较新药与对照药物治疗结果的差别有

无统计学意义。临床治疗中所获得的疗效可能由药物引起,也可能由其他因素引起,如有的疾病本身具有自愈性,而有的疾病可能由于住院休息过程中而明显减轻。当 A 药与 B 药治疗结果出现差别时,首先要确定这种差别是药物因素引起的还是非药物因素造成的,如果 A 药优于 B 药并非药物本身有差别,而是由其他非药物因素所造成的,称假阳性,又被称为一类误差,用 α 值表示。

而临床试验中的二类误差即为假阴性误差,用 β 值表示。A 药与 B 药有时实际上存在着药物本身的差别,但在临床试验中未能观察到这种差别。通常在临床试验设计中,把 α 值定为 0.05,β 值定为 0.2,就已经能满足统计学要求。

(2)常用的对照试验设计:平行对照试验与交叉对照试验。

1)平行对照试验适用情况:一个疗程就可能治愈的疾病;疗程需要较长;后一种治疗药物的效应如在第一种药物治疗之后使用,会因此而带来不同的效果。有多种治疗药物需要比较时,试验所需的病例来源充足,有足够的研究力量与研究条件。

2)交叉对照试验适用情况:每种药物的药效都是短期或者作用短暂的;延长总的治疗周期并不缩小各种药物治疗效应之间的差别;所设计的交叉试验不会因先后两次或多次疗程而过量;所有交叉设计无顺序影响,或虽有顺序影响,但通过交叉试验,这种影响能得到平衡。

交叉对照试验可在同一个体进行自身对照试验,也可在不同个体中进行组间交叉对照试验。在交叉试验设计中,当观察比较的药物多于2个时,可采用三向交叉拉丁方设计。

在设计对照试验时,特别是交叉对照试验时,应主要避免前一个药物的效应带给下一个药物所产生的偏差。因此,在进行交叉对照试验时,两阶段之间的间歇期要设计合理。

2. 随机化设计 为使试验对象被均匀地分配到各试验组去,不受研究者主观意志或客观条件的影响,排除分配误差,对照试验中的各组病例的分配必须实行随机化。

(1)掷币法与随机表分配法:最简易的随机化方法是掷币法,每个患者分组前,研究者按常规先掷钱币,正面分到一个组,反面分到一个组。

随机表分配法是利用已制定好的随机表,事先规定每组数码,患者按出现的数码顺序分配到治疗组去。用随机表进行随机分组,只有在样本数量足够大时,才有可能做到两组例数相等或相近。因此,随机表分配法与掷币法常用于大样本临床试验流行病学调查研究,或临床单项指标大样本观察比较,不太适用于小样本临床对照试验。后者现用随机化区组方法取代。

(2)随机化区组方法:是临床随机对照试验中常用的随机化方法。其优点为试验组和对照组可以做到病例数分配相等,并可根据试验要求设计不同的随机化区组。

3. 盲法试验 在目前的随机对照试验中,普遍采用盲法试验,即不让医师和患者知道每一个具体的受试者接受的是试验药物还是对照药物。而盲法试验又分为单盲法和双盲法。所谓单盲法即医师知道受试者接受的药物而患者不知,这种方法并不能排除医师的主观偏差,不能真正起到盲法的作用。双盲法是指医师与患者同时接受盲法的随机对照试验,在进行试验前,试验药物与对照药物需要特殊制备,除编号不同以外,外观应保持完全一致,药味也应相似。

4. 安慰剂 安慰剂是把没有药理活性的物质如乳糖、淀粉等,用来作为临床对照试验中的阴性对照,很多情况下都选用标准药物作阳性对照。但对于有些药物本身作用微弱的,为了准确评价其有效性应设立安慰剂对照。

尽管安慰剂本身并无药理作用,但在一定条件下,安慰剂可以产生效应,被称为安慰剂效应,如镇痛、镇静、止咳等。安慰剂不仅能改善主观症状,也可引起客观指标的变化,如胃酸下降、白细胞升高等,既有治疗作用,又可引起不良反应。

安慰剂有纯安慰剂和不纯安慰剂之分,前者无药理活性物质,后者指作用不强的药物。服用纯或者不纯的安慰剂,都有可能表现出不同程度的不良反应,如不加以分析,可能导致对新药的安全性评价发生偏差。

设计安慰剂对照试验能够在随机对照试验中作阴性对照,使新药有可能在盲法条件下评价其安全有效性,排除受试者精神因素在药物治疗中的作用,并且排除疾病本身的自发变化。在有阳性对照时,同时设安慰剂对照,有检测试验方法灵敏度的作用。

安慰剂主要用于以下几种情况:新药临床试验中的阴性对照,主要用于作用微弱的药物对照,治疗慢性功能性疾病的药物也可设安慰剂对照;轻度精神抑郁的治疗,这类患者往往不需要特殊药物治疗,安慰剂有一定的疗效;诊断已明确不需要药物治疗的患者,这类患者如果一再要求药物治疗,也可给予安慰剂;慢性疾病患者,如证实有安慰剂效应,可在药物治疗间歇期给予安慰剂治疗。

在使用安慰剂时,应在有经验的临床药理医师与有经验的临床医师指导下进行,在试验前应制定病例选择标准与淘汰标准。急、重患者不设安慰剂对照,应确保危重病例不被选入试验对象,并规定终止试验的指征。在设立安慰剂对照的临床试验中,应对受试者进行医疗监护,参加试验的医师、护士应经过 GCP 培训,掌握必要的随机对照临床试验知识。

三、Ⅲ期临床试验设计

治疗作用确证阶段。其目的是进一步验证药物对目标适应证患者的治疗作用和安全性,评价利益与风险关系,最终为药物注册申请的审查提供充分的依据。试验一般应为具有足够样本量的盲法随机对照试验。

1. Ⅲ期临床试验的目标是增加患者接触试验药物的机会,既要增加受试者的人数,还要增加受试者用药的时间;对不同的患者人群确定理想的用药剂量方案;评价试验药物在治疗目标适应证时的总体疗效和安全性。该阶段是临床研究项目的最繁忙和任务最集中的部分。

2. Ⅲ期临床试验按照国家市场监督管理总局 2020 年 1 月发布、2020 年 7 月施行的《药品注册管理办法》中规定,应在新药申报生产前完成。在Ⅱ期临床试验之后,紧接着进行Ⅲ期临床试验。

3. Ⅲ期临床试验病例数　《药品注册管理办法》规定,试验组 ≥ 300 例,未具体规定对照组的例数。可根据试验药适应证多少、患者来源多寡来考虑。单一适应证,一般可考虑试验组 100 例、设对照组 100 例(1∶1),试验组另 200 例不设对照,进行无对照开放试验。有 2 种以上主要适应证时,可考虑试验组与对照组各 200 例(1∶1),试验组另 100 例不设对照,进行无对照开放试验。若有条件,试验组 300 例全部设对照为最好。若 NMPA 根据品种的具体情况明确规定了对照组的例数要求,则按规定例数进行对照试验。小样本临床试验中试验药与对照药的比例以 1∶1 为宜。

4. Ⅲ期临床试验中对照试验的设计要求　原则上与Ⅱ期盲法随机对照试验相同,但Ⅲ期临床的对照试验可以设盲也可以不设盲进行随机对照开放试验(randomized controlled open labeled clinical trial)。某些药物类别,如心血管疾病药物往往既有近期试验目的,如观察一定试验期内对血压、血脂的影响,还有长期的试验目的如比较长期治疗后疾病的死亡率或严重并发症的发生率等,则Ⅲ期临床试验就不单是扩大Ⅱ期临床试验的病例数,还应根据长期试验的目的和要求进行详细的设计,并作出周密的安排,才能获得科学的结论。

四、Ⅳ期临床试验设计

一种新药在获准上市后,仍然需要进行进一步的研究,在广泛使用条件下考察其疗效和不良反应。上市后的研究在国际上多数国家称为"Ⅳ期临床试验"。

1. Ⅳ期临床试验为上市后开放试验,不要求设对照组,但也不排除根据需要对某些适应证或某些试验对象进行小样本随机对照试验。

2. Ⅳ期临床试验病例数按《药物临床试验质量管理规范》规定,要求＞2 000例。

3. Ⅳ期临床试验虽为开放试验,但有关病例入选标准、排除标准、退出标准、疗效评价标准、不良反应评价标准、判定疗效与不良反应的各项观察指标等都可参考Ⅱ期临床试验的设计要求。

而在上市后新药的不良反应监察有以下几种:

(1)一般性监察:在Ⅳ期临床试验中与疗效观察同时进行不良反应的观察。

(2)重点监察:对某种已经肯定的不良反应或某种不能肯定的不良反应均可作为重点监察。前者为了进一步搞清楚在广泛的应用中的发生率以及由此引起的药源性疾病的发生率与严重程度等,后者为了弄清新药是否存在这种不良反应及其发生率。重点监察的方法一般应在一些对不良反应监察有经验的中心内进行。

(3)个例监督研究:在上市后药品不良反应监察中,个例监督研究是一种研究药物与某种药源性疾病之间关系的较好方法。常用于某些可能由药物引起的疾病的监察,从中了解与所用药物的关系。

(4)群体流行病学调查研究:在广泛应用上市新药的地区或若干个医疗单位中进行流行病学调查研究。调查内容根据需要确定如调查新药的疗效、不良反应、与其他药物联合应用情况、用量、疗程、处方量等。流行病学调查可获得新药上市后临床应用的一般情况、与其他药物相互关系以及地区之间、单位之间,该药使用量的消长情况等。

五、仿制药质量一致性评价人体生物等效性研究

(一)概述

大多数药物是进入血液循环后产生全身治疗效果的,作用部位的药物浓度和血液中药物浓度存在一定的比例关系,因此可以通过测定血液循环中的药物浓度来获得反映药物体内吸收程度和速度的主要药动学参数,间接预测药物制剂的临床治疗效果,以评价制剂的质量。

生物利用度(bioavailability,BA)是反映药物活性成分吸收进入体内的程度和速度的指标。在临床上出现的一些由于制剂生物利用度不同而导致的不良事件,让大家深刻地认识到确有必要对制剂中活性成分生物利用度的一致性或可重现性进行验证,尤其是在含有相同活性成分的仿制产品要替代它的原研制剂进入临床使用的时候。鉴于药物浓度和治疗效果相关,假设在同一受试者,相同的浓度-时间曲线意味着在作用部位能达到相同的药物浓度,并产生相同的疗效,那么就可以药动学参数作为替代的终点指标来建立等效性,即生物等效性(bioequivalence,BE)。BA和BE研究已经成为评价制剂质量的重要手段。这里主

要是针对化学药品普通固体口服制剂质量一致性评价的人体生物等效性研究,介绍几个重要的概念和主要的原则。

（二）几个重要概念

理解以下几个概念将有助于理解 BA 和 BE。

1. 原研药（innovator product）　是指已经过全面的药学、药理学和毒理学研究评价以及临床研究证实其安全有效,并首次被批准上市的药品。

2. 药学等效性（pharmaceutical equivalence）　如果两制剂含等量的相同活性的成分,并具有相同的剂型,符合同样的或可比较的质量标准,一般则可以认为它们具有药学等效性。但是,药学等效不等于或不一定意味着生物等效,因为不同生产者的生产工艺差异或辅料的不同等,均可能会导致药物溶出度或吸收行为的改变。

3. 治疗等效性（therapeutic equivalence）　如果两个制剂含有相同的活性成分,并且临床应用显示具有相同的安全性和有效性,则可以认为两制剂具有治疗等效性。如果两制剂中所用辅料本身确认不会导致有效性和安全性问题,那么生物等效性研究则是证实两个制剂治疗等效性最合适和有效的办法。如果有的药物吸收速度与临床疗效无关,吸收程度相同但吸收速度不同的药物,也可能达到治疗等效。而含有相同的活性成分,只是活性成分的化学形式不同（如某一化合物的盐、酯等）或剂型不同（如片剂和胶囊剂）的药物制剂也有可能具有治疗等效性。

4. 基本相似药物（essentially similar product）　如果两个制剂具有等量且符合同一质量标准的药物活性成分,又具有相同剂型,并且经过临床证明具有生物等效性,则两个制剂可以认为是基本相似药物。从广义上讲,这一概念也应适用于含有同一活性成分而不同的剂型,如片剂和胶囊剂。原研药的基本相似药物是可以替换原研药应用于临床的。

BA 和 BE 均是评价药物制剂质量的重要指标,只是反映的侧重点不同。BA 强调反映药物活性成分到达机体体循环的相对分量和相对速度,是新药研究过程中选择合适给药途径和确定用药方案（如给药剂量和给药间隔）的重要依据之一;BE 则重点在于以预先确定的等效标准和限度进行的比较,是保证含同一药物活性成分的不同制剂,在体内行为一致性的依据,是判断后研发产品是否可替换已上市药品使用的重要依据。

（三）生物利用度和生物等效性研究在药品研发的不同阶段的作用

1. 在新药研究阶段,为了确定新药处方、工艺合理性,一般需要比较改变上述因素后的制剂是否能达到预期的生物利用度;开发了新的剂型,要对拟上市剂型进行生物利用度研究以确定剂型的合理性,通过与原剂型比较的 BA 研究来确定新剂型的给药剂量,也可通过 BE 研究来证实新剂型与原剂型是否等效。

2. 在临床药理评价过程中,可通过 BE 研究来验证同一药物的不同时期（不同批号）产品的前后一致性,如:早期和晚期的临床试验用药品,临床试验用药品（尤其是用于确定剂量的试验药）和拟上市药品等。

3. 在仿制生产已有国家标准的药品时,可通过 BE 研究来证明仿制产品与原研药是否具有生物等效性,是否可与原研药替换在临床使用。

4. 在药品批准上市后,如处方组成成分、比例以及工艺等出现一定程度的变更时,研究者需要根据产品变化的程度来确定是否进行 BE 研究,以考察变更后和变更前产品是否具有生物等效性。

5. 以提高生物利用度为目的研发的新制剂,更需要进行 BA 研究,以了解变更前后生物利用度的变化(提高)是否达到预期目的。

(四)研究方法

BE 研究是在试验制剂和参比制剂生物利用度比较的基础上建立等效性。目前推荐的生物等效性研究方法包括体内和体外的方法。按方法的优先考虑程度从高到低排列：药动学研究方法、对复方化学药品制剂生物等效性研究方法、临床比较试验方法、体外研究方法。

1. 药动学研究 即采用人体生物利用度比较研究的方法。通过测量不同时间点的生物样本(如全血、血浆、血清或尿液)中药物浓度，获得药物的浓度-时间曲线(concentration-time curve，C-T)来反映药物从制剂中释放吸收到体循环中的动态过程。并经过适当的数据，得出与吸收程度和速度有关的药代动力学参数如曲线下面积(AUC)、药峰浓度(C_{max})、达峰时间(T_{max})等，通过统计学比较以上参数，判断两制剂是否生物等效。药效动力学研究：在无可行的药代动力学研究方法建立生物等效性研究时(如无灵敏的血药浓度检测方法、浓度和效应之间不存在线性相关)，可以考虑用明确的可分级定量的人体药效学指标通过效应-时间曲线(effect-time curve)与参比制剂比较来确定生物等效性。

2. 对复方化学药品制剂生物等效性研究 一般情况下，某一成分的体内行为不能说明其他成分的体内行为，故原则上应证实每一个有效成分的生物等效性。试验设计时应尽量兼顾各个成分的特点。

3. 临床比较试验 当无适宜的药物浓度检测方法，也缺乏明确的药效学指标时，也可以通过以参比制剂为对照的临床比较试验，以综合的疗效终点指标来验证两制剂的等效性。然而，作为生物等效研究方法，对照的临床试验可能因为样本量不足或检测指标不灵敏而缺乏足够的把握度去检验差异，故建议尽量采用药动学研究方法。通过增加样本量或严格的临床研究实施在一定程度上可以克服以上局限。

4. 体外研究 一般不提倡用体外的方法来确定生物等效性，因为体外并不能完全代替体内行为，但在某些情况下，如能提供充分依据，也可以采用体外的方法来证实生物等效性。根据生物药剂学分类证明属于高溶解度、高渗透性、快速溶出的口服制剂可以采用体外溶出度比较研究的方法验证生物等效，因为该类药物的溶出、吸收已经不是药物进入体内的限速步骤。对于难溶性但高渗透性的药物，如已建立良好的体内外相关关系，也可用体外溶出的研究来替代体内研究。

以药动学参数为终点指标的研究方法是目前普遍采用的生物等效性研究方法。一个完整的生物等效性研究包括生物样本分析、试验设计、统计分析、结果评价四个方面内容。可以参照生物等效性研究的指导原则进行。

生物利用度和生物等效性(BA 和 BE)研究只是作为一个验证制剂质量的方法学手段。受试制剂能否达到预期的生物利用度，受试制剂是否能达到与原研制剂或其他已经过临床试验证明了安全与有效药物的生物等效性，都应该从最开始的处方筛选、生产工艺条件以及质量研究等方面着手，尽可能分析原研制剂或参比制剂的有关文献，以实现研究目的。

第三节 研究报告及其评价

一、临床试验研究报告的书写

临床试验研究报告的格式与内容是 ICH 指导中 E3 的内容。ICH 指导全面地包括了统计工作的报告,亦适当结合了一些临床及其他材料。

在临床试验的设计阶段,分析方法的主要特点必须在研究方案中确定。当临床试验结束后,数据已收集完整,则可作初步审查。对数据,按计划好的分析方法进行盲法审查是很有价值的,这种对处理保持盲态的预分析审查,应当包括关于以下一些问题的决定,例如从分析集中剔除个体或数据;考察可能的变量变换,定义离群值;将其他最新研究中确定的重要的协变量增加到模型中去;重新考虑用参数方法还是用非参数方法。

此时所作的决定需写入报告,并与统计学家在知道处理编码后所作的决定相区别,因为在盲态所作的决定一般引入偏性的可能性较小。参加非盲统计分析的统计学家或其他人员不应当参加盲法审查或对统计分析计划的修改。当处理所致的效应在数据中显示出来的可能性威胁到盲法时,盲法审查需要特别小心。许多更详细的表达和列表方面应当在接近或正当盲法审查时最终完成,以便在实际分析时整个计划的各方面已经存在,这些方面包括病例的筛选、数据的筛选与修正、资料的汇总与列表、参数估计及假设检验。

一旦数据核查已完成,则按预定的分析计划进行分析,越遵循分析计划,所得结论的可信度就越大。当实际分析有别于在临床试验方案中、修订方案中及对资料进行盲态审核时所确定的统计分析计划时,要特别注意,偏离计划的分析必须给予认真详细的解释。凡是进入临床试验的病例,无论是否参与统计分析,均需在研究报告中详细说明,所有排除在分析之外的理由均需说明。任何一个包含在全分析集但不包含在符合方案集中的病例,亦需要详细说明其排除符合方案集的理由。

同样,所有参与分析集的病例,所有重要变量的测量值均需说明其测量的时点。所有病例或数据的丢失,退出处理及违背临床试验方案等情况对主要变量分析的影响必须认真考虑。在临床试验中,病例的失访、退出治疗或严重违背试验方案必须确认,并对其进行描述性分析,包括退出的理由以及与处理及结果的关系。描述性分析是研究报告中必不可少的部分。用图或表的形式应当清晰地表示主要变量、次要变量、主要预后及人口学变量的重要特征。与试验目的相关的主要分析的结果应当是研究报告中特别仔细描述的内容。

在报告统计学意义检验的结果时,应当报告精确的 p 值(如“$p=0.034$”)而不是列出唯一的参照临界值。临床试验分析的主要目的是回答总目标中提出的问题,但在非盲态分析时基于观察数据又会出现一些新的问题,这时就需要用其他的或更复杂的统计分析方法来处理。在研究报告中,这部分的工作必须与方案中计划分析的内容严格区分开来。

处理这种不平衡的最佳方法,是用一种附加的统计分析,说明在考虑这种不平衡因素后可以得出与原计划的统计分析方案相一致的结论。如果经过如上处理仍然不能得出相一致的结论,则需要就这种不平衡对结论的影响加以认真讨论。

一般而言,计划外的分析应尽量少用。如果认为治疗效果有可能随其他某个或某些因素的改变而不同时,常进行这种分析。这时可能是企图识别效果特别好的临床试验对象的某一亚组。计划外亚组分析结果过度解释有潜在的危险,应设法小心地避免。当一个处理无效或该处理对亚组试验对象具有副作用也会出现类似的解释的问题,但我们应对其可能性作出适当评价并加以报告。

最后的统计学判定与临床试验结果的分析、解释及表达有关。为此,临床试验统计学家应当是临床试验研究报告负责人员之一,并批准最终报告。

二、生物等效性研究报告内容

为了满足评价的需求，一份生物等效性研究临床报告内容至少应包括以下内容：

1. 试验目的。

2. 生物样本分析方法的建立和考察的数据，提供必要的图谱。

3. 详细的试验设计和操作方法，包括全部受试者的资料、样本例数、参比制剂、给药剂量、服药方法和采样时间安排。

4. 原始测定未知样品浓度全部数据，每个受试者药动学参数和浓度 - 时间曲线。

5. 采用的数据处理程序和统计分析方法以及详细统计过程和结果。

6. 服药后的临床不良反应观察结果，受试者中途退出和脱落记录及原因。

7. 生物利用度或生物等效性结果分析以及讨论。

8. 参考文献。

9. 正文前应有简短摘要；正文末，应注明试验单位、研究负责人、参加试验人员，并签名盖章，以示对研究结果负责。

三、临床试验研究的评价

评价临床试验研究科研设计的质量，是指按照该临床研究科研设计方案（是否为随机对照研究、是否采用双盲法等）、执行（测量指标的标准化、主观测量指标的观察一致性、患者的依从性等）、分析（统计分析的方法是否正确）、结论推导在多大程度上能够保证研究结果的真实性和可靠性。随着临床流行病学和循证医学的发展与普及，越来越多的学者开始重视评价临床试验的质量。

（一）临床试验研究的安全性评价

在所有临床试验研究中，安全性评价是重要内容之一。在临床研究早期阶段，这类评价带有探索性，仅注意毒性的表达方式；在较后阶段，则是在大样本对象中更全面地确定药物的安全性特征。后期的对照临床试验是以一种无偏倚的方式揭示任何新的不良反应的重要手段。

我国"新药"是指未曾在境内外上市销售的药品或已上市药品改变剂型、改变给药途径的药物。根据《中华人民共和国药品管理法》规定，任何一种新药在作为商品投入市场前均应经过新药审批。已批准在临床应用的新药，仍应在使用中监测 5 年。

新药临床安全性评价工作具体的是指，在新药 I～Ⅲ期的临床试验中，在最大限度地保证受试者的权益与健康的前提下，进行 I～Ⅲ期的药物临床安全性 / 有效性的临床科学研究；上市后新药的临床应用和继续研究中（Ⅳ期临床研究），持续密切关注新药的安全监测和合理应用。

I 期临床试验是健康人或患者初步的临床药理学研究，Ⅱ期临床试验是对新药应用于患者的有效性及人体安全性评价试验，对安全性作出初步评价，推荐安全的临床给药剂量。Ⅲ期临床试验是进一步评价新药的有效性、安全性。Ⅳ期临床试验是新药上市后在广泛使用条件下考察疗效和不良反应，尤其是监测罕见不良反应。

此外，安全性数据评价工作还包括不良事件发生率分析、风险 - 时间评估、探索亚组之间的潜在差异性、对严重事件相关风险因子的鉴定等。所有分析工作均要求研究人员对定量检测风险方法的有效性以及方法的不确定性具有扎实的知识。

临床试验安全性评价主要包括4项主要任务：

1. 识别并严密监查那些提示或可能提示药物重要问题的严重不良事件，特别是对于那些需要给予完全禁止使用、限制使用或要求作出特殊风险管理处理决定的不良反应。

2. 确定并评估那些与药物使用具有（或可能具有）因果关系的常见（通常是属于非严重的）不良事件发生率。

3. 评价用于支持安全性分析的数据的充分性，并指出这些数据的局限性。此项工作至少应包括评估相关剂量下的暴露程度是否充分。

4. 确定未解决的安全性问题，从而需要在批准前给予注意或者应当在上市后进行评估，包括诸如缺乏高危人群的数据或潜在相互作用数据等安全性问题。

除此之外，安全性评价还应当确定发生不良反应的预测因子，包括患者有关因素（如年龄、性别、种族、人种、目标疾病、肾或肝功能异常、共存疾病、基因特征如代谢状态、环境等）和药物有关的因素（如剂量、血药浓度、暴露持续时间、药物合用）。如果可能，还应确定避免发生不良反应的方法（给药、监测）和在其发作时可采取的治疗方法。对于待批准的药物，还需要对风险信息给予综合性评价，以便对标签说明书中的风险信息内容提供真实有效的综述信息支持。

（二）变量选择和数据收集

在开始进行评价前，应当确定和收集所有可以用于评价的资料，这些资料包括：申请人的综述/安全性分析综合资料（ISS）、New Drug Application（NDA）/Biologics License Application（BLA）申报资料中的不良事件、出现严重不良事件或因不良事件而退出研究患者的病例报告表。如果病例数量非常多，而且多数事件均相似，那么，只需提供一份CRF样本；各个患者的不良反应列表、实验室列表和基线值列表；申请人对死亡、严重不良事件和导致退出研究的其他事件等的叙述性综述，对于发生严重不良反应的患者，显示其安全性数据随时间而发生变化的情况；申请人建议的标签说明书中安全性部分内容；通用技术文档（CTD）中与安全性有关的内容，其包括了申请人进行安全性评价的方法概述和安全性数据的详细综述；其他任何与安全性有关的文件，如有关药物的讨论、使用药品不良反应（ADR）编码词典以结合所有研究数据的介绍、安全性假说的特殊研究。

在临床试验中，选择评价药物安全性的方法和测定取决于一系列因素：药品不良反应的知识、药物非临床研究和早期临床试验以及重要的药效学/药动学特征资料、给药方案、被研究对象和研究持续时间。安全性的主要数据通常包括临床化学和血液学的实验室检查测试，如白细胞（WBC）、血清谷丙转氨酶（SGPT）、生命体征（如血压）、临床不良事件（疾病、体征和综合征）。发生严重不良事件和因不良事件中断治疗对于注册是特别重要的数据。

临床试验中使用共同的不良事件编码词典特别重要。这种词典的结构提供了在3个不同的水平总结不良事件数据的可能性：系统-器官分类，标准术语和包括术语。通常，不良事件按标准术语分类总结，相同系统、器官分类的标准术语在数据的描述性报告中可以放在一起。现在常用的有《监管活动医学词典》（MedDRA）、WHO的《国际疾病分类》（ICD-10）和《不良反应术语集》（WHOART）、美国FDA使用的《不良反应术语集专用代码》（COSTART）。

在评价工作最开始的时候来确定将要探索的特殊关注问题可能会对评价很有作用，因为这些问题可以在药物药理学资料或有关药物药理学的安全性关注问题中给予提示。因此，药物的清除途径将提示某些潜在药物的药物间相互作用或某些肝肾功能降低作用的发生。相似地，按照某一药理学分类和使用以前的经验均可以在评价中重点考察某些特殊的实验室检查或临床异常情况。如 β- 羟 -β- 甲戊二酸单酰辅酶 A 还原酶抑制剂（他汀类）引起的肌肉或肝脏异常，氟喹诺酮类抗菌药物引起的 Q-T 间期延长，非甾体抗炎药引起的胃肠道、肾脏和心血管不良作用，内皮素受体拮抗剂引起的肝脏异常，镇静药引起的认知损害，选择性 5- 羟色胺再摄取抑制剂引起的性功能障碍等。

（三）临床试验研究质量评价工具分类

临床试验质量评价工具一般分为两种，一种是评价量表（scale），另一种是评价清单（check-list），通常两者统称为评价表。评价量表与评价清单的区别在于：评价量表的每个评价条目都有一个量化的评分，最后以总分来评价该临床试验质量；而评价清单没有总分，只有每个条目的量化评分，仅能逐个项目地进行评价。评价量表的优点是对临床试验质量进行了总体评价，但目前尚无标准、统一的临床科研设计（病例的随机分配、盲法的实施、疗效评价指标的合理性、统计方法的正确性等）权重的计算，以致临床试验总体评价存在一定的偏倚。

此外，针对不同的评价对象，评价表又可分为普适性评价表（评价所有临床试验）和特异性评价表（评价某些领域，如外科）。

1. 国外常用的临床试验质量评价工具简介 临床试验质量评价工具包括了病例的分配方法、盲法、随访、统计学方法、样本含量的事先估算、合格但未随机分配的病例信息、诊断及纳入标准、组间均衡性、组间其他治疗的均衡性、疗效评价指标的合理性、随访、统计学检验效能等。而目前国外最常用的工具为 Chalmers 量表和 Jadad 量表。

（1）Chalmers 量表对统计分析设计、研究计划和执行时对偏倚的控制 3 个部分以相同权重计分，而对病例及治疗材料的描述、不同的质量控制的权重计分较小。量表共分一般情况记录、研究方案、统计学分析、结果陈述四个部分共 36 个条目。其中一般情况记录不参与计分，研究方案、统计学分析、结果陈述三个部分按 6∶3∶1 的权重计分，总分 100 分。一般认为 60 分以上的 RCT 质量较高。其中，对研究方案有 14 条评价标准，分别是：①病例纳入情况的描述；②符合标准但未参加研究的病例数；③退出病例；④治疗措施描述；⑤对照药描述；⑥随机分配过程的隐藏；⑦治疗方法对患者施盲；⑧治疗方法对医师施盲；⑨结果对患者和医师施盲；⑩样本含量先验估算（选择终点指标、确定有临床意义的变化 α、β 的估算）；⑪ 随机化测试；⑫ 盲法测试；⑬ 依从性测试；⑭ 生物学等价物。

（2）Jadad 量表与 Chalmers 量表最大的差异在于对研究方案的评价，只评价了 3 个试验特征：随机方案及其隐匿、盲法、退出与失访病例的原因及例数。正确地描述了随机序列的方法计 2 分，提到"随机""随机分配""随机分组"等计 1 分；如提到使用"双盲"计 1 分，正确描述了双盲方法的计 2 分；报告了各组退出与失访病例的原因和例数计 1 分。故 Jadad 量表满分为 5 分，2 分及以下属于低质量研究，3 分及以上的研究可认为质量较高。该量表最大的优点在于没有盲目地将所有教科书中认为重要的项目全部纳入，而是直接评价那些经过验证的、与试验效应估计中的偏倚有直接关系的试验特征（方法学环节）。其不足之处在于，它需要根据新的研究成果不断地增加条目数，且在纳入研究普遍存在随机、分配隐藏不清楚的情况下，不推荐使用计分法。

2. 国内常用的临床试验质量评价工具简介 国内评价临床试验质量，大致采用节选部分国外评价项目进行评价，或自行设计评价工具，亦有单纯运用 Jadad 量表者。但大部分评价工具均包括了诊断标准、纳入及排除标准是否明确、对照情况、样本含量、组间均衡性、随机情况、盲法使用情况、统计学方法使用、受试因素标准化、疗效判定标准、退出与随访（失访）病例分析、不良反应记录与分析、结论推导及合理性等的评价。

（四）评价的受试者和数据报告

安全性评价中,所总结的受试者通常至少曾接受过一个剂量研究药物。要尽可能全面地从这些受试者中收集安全性变量,包括不良事件的种类、严重程度、开始时间和持续时间,以及处理方法和事件的预后。评价时要注意所有安全性变量、所有不良事件,不管它们是否与治疗相关,都应当报告。实验室检查测定值的单位和参数值应有明确定义。使用的毒性分级标度应当预先说明。

安全性评价中的一个重要部分就是评价发生死亡、严重不良事件、导致研究中止的不良事件(因不良事件而退出)、失访的已中止研究患者等个体病例情况。评价个体病例详情的一个理由是,确定事件是否已被编码为正确的术语。如果事件被错误地编码为特殊的优先术语,那么该病例就会被错误地包括在发生率计算结果中。当申请人对数据进行总结时,或者由于研究者在将事件记入病例报告表中时使用了错误的逐字术语,事件就有可能被编码为错误的优先术语。

一个不正确的编码例子为,如果一名研究者将 GPT 升高事件使用逐字术语编码为"急性肝衰竭"后,申请人也将该事件编码为急性肝衰竭,此时,人们就不会将该事件包括在急性肝衰竭的风险计算结果中。相似的病例也可能错误地剔除出计算结果中。不一致的编码(例如将一例患者的外周性水肿症状编码为"心力衰竭",但对于另一例患者的相同症状却编码为"代谢性异常")可能会导致计算结果过低。

另外,个体病例的评价能够确定,事件是否具有除申请药物之外的其他可能原因,如另一种药物或并发疾病(例如,在急性肝衰竭的病例中,当记录有对乙酰氨基酚药物过量则不支持将其归因于受试药;记录有胆囊炎则不支持将胆汁淤积归因于受试药)。如果一个事件不可能具有其他原因,那么就必须考虑该事件至少与药物有关,并将其包括在发生率的计算中。

个体病例评价还能够寻找可能排除药物为不良事件原因的其他理由。例如,当不良事件是在暴露研究药物前的安慰剂清洗期发生时,那么在暴露前发生的事件就不能被包括在风险计算结果中。并且,可以认为在中止药物很久后发生的事件不可能与药物有关。但是,在排除这些事件时必须慎重处理,因为以前发生过此类迟发的药物所致不良反应的实例[例如,只有在停止使用非阿尿苷(FIAU,一种核苷类似物)后才观察到肝衰竭,这很可能是因为该药物引起线粒体 DNA 损害,但是只有在线粒体进行复制时,这种损害才会表现出来]。

而且,一些慢性反应可能不能被立即检测到。个体病例的评价也是寻找再激发试验的结果。对因果关系分析的潜在重要信息来源,就是使用药物对个体进行再激发试验(不管是有意的或者无意的)。再激发试验中的事件重现为因果关系的潜在强效指示因子,但对再激发试验的结果解释在很大程度上取决于考察事件的自然过程。对于背景中极度罕见的非循环性事件(如急性肝衰竭、再生障碍性贫血),再激发的事件重现(即阳性再激发)为因果关系提供了有力的证据。对于可能以循环或再现方式出现的诊断/事件(如患有糖尿病受试者中的葡萄糖控制情况恶化),阳性再激发可能较不具有决定性意义,但对患者整个过程(即再激发期和去激发期)进行严密观察可能会有帮助。再激发没有导致事件再现(即阴性再激发)说明药物与事件无因果关系。在评价过程中,还必须要考虑以下因素:事件是否有可能再现、对受试者再激发时的用药剂量和暴露时间以及再激发后的观察时间是否足够长以允许关注的事件得以再现等。

通常,一个特定不良事件的发生率表示为经历该事件受试者数相对于处于危险的受试者数的比例。但是,根据需要,被暴露的受试者数或暴露程度作为分母。不管其目的是估算危险度还是在治疗组间进行比较,应该在方案中明确定义,这在计划长期治疗并预期会有相当比例的治疗中止或死亡时特别重要。在这种情况下,应当考虑采用生存分析,计算不良事件累积率以避免低估危险。

当存在明显的症状或综合征基线噪声时,估算不良事件危险度的一个办法是采用"治疗引发"概念,只记录与治疗前基线相比时,原先没有的不良事件或症状加重的不良事件。减少基线噪声影响的其他办法还有:不计轻度的不良事件,一个事件在重复随访中观察到才计算。不论采用何种方法,都须在方案中说明理由。

(五)安全性的统计评价

对汇总数据进行评价鉴定时,应考虑以下方面的问题:

1. 最好是将所有数据整合在一起,设计相似的研究是指用药剂量、周期、对照选择、确证方法和人群等均相似的研究。在精神病药物使用中,强迫症患者与精神分裂症患者的不良事件自发报告率相比通常较高。另外,不同人群还可能对同一种药物具有不同的敏感性,因此具有不同的风险特征。当研究设计相似但研究周期不同时,评价的关键点是要计算暴露周期、关注时间依赖性不良事件。

2. 即使汇总分析为主要的分析方法,探索已汇总各研究中发生率的范围也同样重要。对于特殊不良事件,如果汇总数据中各研究发生率之间存在重大差异,那么则不得使用汇总数值,因为该数值很可能不具有意义,在某些状况下其可能使得预测该事件的重要信息变得模糊不清。例如,在一种情况下,当将几个研究数据结合在一起后,得到了令人欣慰的低光毒性评估结果;但是在之后的对单个研究结果的检查中,却发现有一项研究出现了很强的光毒性发生率,而且该研究还是其中唯一的一个门诊患者研究(即唯一一项患者有机会暴露阳光的研究)。在某些情况下,最好用各研究中的数值范围来描述发生率。但是,在上述光毒性病例中,最相关的数据为来自门诊患者研究的数据,即唯一一项与预计使用条件相关的研究。

3. 在某些状况中,可以解释不同研究中所观察到的发生率差异(如更好的确证法,不同的人群),因此根据一个研究子集可确定出一致性发生率。

4. 对极值的正式检验可以有效评估汇总数据分析法的合适性(如异质性检验可使用Breslow-Day 卡方检验法)。或者,评审员也可以使用较主观的方法,如检测各研究之间的差异是否始终相同,或按照研究来图示发生率,以非正式考察变异程度并检出异常值;在对某些不良反应具有特殊风险的患者亚组中,检测异常值是非常重要的。

在汇总数据中,通常将事件的分子和所选择研究的分母进行简单的结合,可应用其他更正式的加权法。评价报告应描述进行汇总的方法以及选择该方法的依据。

在大多数临床试验中,安全性结论的陈述多采用描述性统计方法,辅以有助于解释的可信区间计算。用图可表示治疗组内不良事件类型。计算 p 值有时也是有用的:可以评价一个事件的差异,或是在大量安全性变量中突出值得进一步注意的差别。实验室检查数据可进行两种分析:评价均值的定量分析和计算高于或低于某一个阈值的数目定性分析。

在临床安全性评价试验中存在伦理学的矛盾。如为发现严重不良反应增加临床观察的样本量,对于试验患者来说,承担了较大的安全风险,似乎有悖伦理。但是,临床研究的目的就是要通过上市前少数人的临床试验,来换取上市后多数人的安全。

(六)药物安全性评价现状

目前的生物统计学原则要求应在 3 个水平上对安全性数据进行分析。

1. 首先,应检查用药情况(剂量、用药持续时间和患者数量),判断安全性评价可达到的程度。

2. 其次,应鉴别较为常见的不良事件和实验室检查指标的改变,对其进行合理的分类及组间比较,适当时对影响不良反应或事件发生频率的因素加以分析,如时间依赖性、与人口统计学特征的关系以及与用药剂量或血药浓度的关系。

3. 最后,应鉴别严重不良事件或其他重要的不良事件,此种鉴别通常通过仔细检查因不良事件(不论其是否被认定与药物有关)而提前退出试验的患者,或死亡的患者情况来进行。

总的原则是对不良事件的种类、发生频率以及与研究药物的关系等列表描述。对因不良事件而中止研究以及出现严重不良事件的病例加以特别的注明。对于临床实验室检查数据主要是按患者列出个例实验室检查列表和每项实验室检查异常值列表;对于整个试验过程中每一时间点(如每次访视时)的每一个参数描述组中值或组中位数、检查值的范围、出现异常值的患者人数等;应用图、表等不同的方法对个例患者的改变按治疗组别进行分析。与安全性有关的生命体征、其他体格检查发现及其他观察发现应按照处理实验室检查值的类似方式予以分析和描述,与基线相比的变化进行描述统计,计算例数、均数、标准差、中位数、最小值、最大值,列表描述异常者清单。

目前,新药的安全性评价有的仅分析一些方面,没有考虑周全;有的是对安全性评价各个方面都进行了分析,但是用的统计分析方法不恰当;有的是安全性评价过多描述而缺少统计分析结果。

目前,新药的安全性评价存在许多问题:①描述发生不良事件的最简单的度量值是发生不良事件的患者数除以接受研究治疗的患者总数而得到的粗率。粗率的缺陷在于没有考虑到不良事件发生的频数;②治疗的安全性常常受一些人口学因素的影响,如性别、种族、年龄等。对于样本量较少的随机化试验或非随机化的Ⅳ期临床试验不考虑影响因素而仅分析不良事件粗率往往不是很妥当;③许多指标仅进行描述,未作统计推断,损失数据的部分有用信息。如不良事件的严重程度、与药物关系以及距首次用药时间等很多安全性资料仅用于列表描述,而没有加以分析;④多中心的实验室检查数据由于各中心的参考值范围不一致,所以数据直接放在一起比较不妥当,若不分析实验室检查指标的测量值,而仅以治疗前后临床意义变化的交叉表体现则又损失了实验室检查数据信息。

我国重视药物安全性评价规范化,于 1984 年通过了《中华人民共和国药品管理法》(下面简称《药品管理法》),并于 1985 年 7 月 1 日起正式施行。这是中华人民共和国成立以来我国制定的第一部药品管理法。这标志着我国新药的研制、审批以及生产、经营等方面的工作走上了法制的轨道。《药品管理法》从我国的国情、"药情"出发,不仅有关于西药的条例,而且也制定了中药新药开发研究的标准。

根据《药品管理法》的规定,原卫生部制定了《新药审批方法》,并于 1985 年 7 月 1 日正式施行。同时成立了药品审批委员会及其办公室并开始负责新药的审批工作。这样,新药的报批工作开始走上规范化的轨道。上述两个法规和条例的实施促进了包括药物安全性评价在内的中、西药新药研制的标准化、规范化和科学化。为了进一步做好中药新药研制的规范化和标准化工作,针对中药的特点,1992 年,卫生部制定了《〈新药审批方法〉有关中药部分的修订和补充规定》,并自 1992 年 9 月 1 日起施行。该补充规定和上述《新药审批方法》对中药的分类、药物安全性的非临床试验及临床试验内容及要求均明确和详细规定。

2020年1月22日,国家市场监督管理总局令第27号公布了新的《药品注册管理办法》,从2020年7月1日起施行。2007年7月10日,《药品注册管理办法》(国家食品药品监督管理局令第28号)同时废止。这样,对哪一类新药在临床前实验室研究中需要做哪些药物安全性评价试验,以及在临床试验和验证中需要做哪些药物安全性评价研究工作,都有了法律上的规定和相应的国家标准。这是新药安全性评价规范化的一个重要组成部分,这也为我国全面、系统地落实和执行包括中药在内的药物安全性评价规范化打下了良好的基础。

1998年机构改革以后,我国成立了国家药品监督管理局(SDA),又于2003年、2013年、2018年分别更名为国家食品药品监督管理局(SFDA)、国家食品药品监督管理总局(CFDA)、国家药品监督管理局(NMPA)。国家药品监督管理局还设有新药审评中心,负责组织对申请新药的药效、安全性、质量监控等方面进行全面的技术审评,并由国家药品监督管理局主管全国新药审批工作。申请新药被分为中药、化学药品和生物制品等部分。此外,各省、自治区、直辖市均有相应的新药审批机构负责新药的初审工作。上述组织机构为药物安全性评价的规范化提供了组织上的保障。我国不仅在药物安全性评价的研究工作内容方面制定了明确的标准,而且在如何保证药物安全性实验研究的科学性和可靠性方面也采取了一系列规范化措施。

第四节 药物临床试验质量管理规范

《药物临床试验质量管理规范》(Good Clinical Practice,GCP)是一套有关实施药物临床试验全过程的标准规定。其中也包括参与临床试验的各方的责任以及临床试验的方案设计、组织实施、监察稽查、记录分析、总结报告和质量保证等技术规范。实施GCP旨在充分保护受试者的权益和安全,保证临床试验过程科学规范及试验结果准确可靠。

新药临床试验,是通过入选患者或健康志愿者进行新药的系统性的临床研究,以几十至几百例临床试验样本信息推论群体状况的临床试验过程,成功的关键在于科学的试验设计和严格的质量保证。GCP不仅对新药临床试验方案的内容提出了明确的要求,而且强调了试验结论的可信度完全取决于试验设计的科学性、观察记录的真实性以及数据处理的合理性。这就要求从临床试验开始前的试验设计到结束后的数据分析,均应有合格的医学统计人员参加或咨询。在进行具体新药临床试验时,必须遵循对照、随机、盲法等基本原则,以保证临床试验设计的合理性及受试对象选择的代表性。

为保证所得到的数据真实可靠、处理正确,使整个临床试验达到科学基础上的可靠性,对新药临床试验的每一阶段均应进行相应的质量控制。为此,《药物临床试验质量管理规范》条文中突出新药临床试验质量保证的重要性,其中明确强调临床试验中任何一项工作都应有相应的标准操作规程(SOP),以保证临床试验的质量控制和质量保证系统的实施。

一、药物临床试验实施GCP的现状

现行《药物临床试验质量管理规范》(GCP)由国家药品监督管理局(NMPA)、国家卫生健康委员会于2020年4月27日发布,自2020年7月1日起施行。

国家药品监督管理部门在2015年2月6日、2016年12月2日等发布了《药物临床试验质量管理规范(征求意见稿)》(GCP),之后又进行了修订。GCP的目的是保证药物临床试

验过程规范,结果科学可靠,保护受试者的权益并保障其安全。目前,我国国内的临床研究单位和制药企业对 GCP 也越来越重视。

在申办者方面,部分制药企业遵循 GCP 原则建立了主管新药临床试验的临床医学部,还委派监查员配合研究者实施试验方案,监督检查临床试验进展,并与研究者商讨解决新药临床试验出现的问题等。在研究者方面,国家药品临床研究基地在加强对相关研究人员进行全面 GCP 知识培训的基础上,均已按照 GCP 规定设立了伦理委员会,在临床试验开始前实施对临床试验方案的审核与批准,使我国的新药临床试验研究水平和质量有了大幅度的提高。但应该看到的是,由于认识的程度相差较大,真正体现受试者权益保障还需要进行相当多的工作,各临床医疗单位技术水平参差不齐,距 GCP 的要求仍存在较大差距。

中国的 GCP 是以 WHO 和 ICH 的相应规范为基础,结合我国的实际情况而拟定的,在文字形式上与中国的法规及 GMP 和 GLP 保持一致。近年来,许多国际大制药企业进入中国,在中国设立合资企业,愿意将新药引入中国,并按国外的要求进行临床试验,成为推动实施 GCP 的力量。这些企业逐步建立了医学部,引入专门人才,培训监查员,执行申办者的职责。此外,少数国外合同研究组织(contract research organization,CRO)也开始进入中国,受制药企业的委托在临床试验中执行部分或全部申办者的职责。

与发达国家相比,中国开展临床试验的历史相对较短,条件相对还不太好,熟悉 GCP 并有实际经验的人员(研究者、监查员)不够多,执行的严格程度与质控还不够好,数据收集和处理的方法不够先进,生物统计人才较少,技术指导原则也有待更新。中国作为一个具有潜力的临床试验基地,正越来越受到注意,相信在不久的将来在国际新药开发中会作出其应有的贡献。

二、GCP 的主要内容

1. 临床试验申办者的职责　中国 GCP 与国际 GCP 的主要不同之处为中国的新药临床试验必须由药品监督管理部门批准而不是单纯由申办者发起,研究单位和研究者不是由申办者选定而是由药品监督管理部门指定。

(1)申办者负责发起、申请、组织、监查和稽查一项临床试验,并提供试验经费。

(2)试验开始前申办方提供材料:临床批件(有效期 3 年)、研究者手册、试验用药品。

(3)申办者在获得国家药品监督管理局批准并取得伦理委员会批准件后方可按方案组织临床试验。

(4)提供研究者手册,其内容包括试验药物的化学、合成、制剂、毒理学、药理学和临床等的(包括以前的和正在进行的试验)资料和数据。

(5)提供临床试验用药品,试验用药品的制备应符合 GMP,并经检测合格提供检测报告。进行临床试验前,申办者必须提供试验药物的临床前研究资料,包括处方组成、制造工艺和质量检验结果。

(6)申办者应保存临床试验资料至试验药物被批准上市后五年。

2. 临床试验研究者应具备的条件　药物临床试验的研究者,直接面对受试对象(健康志愿者及患者),承担执行临床试验方案的具体任务,研究者有责任观察收集药物使用后的效应,还承担着保障用药安全和医疗服务的责任。研究者工作的主动性以及对工作质量的重视程度,直接关系着药物临床试验的质量和速度。为此,GCP 对研究者的资格、能力和职责都作了具体的规定。

（1）在医疗机构中具有相应专业技术职务任职和行医资格。

（2）具有试验方案中所要求的专业知识和经验。

（3）对临床试验方法具有丰富经验或者能得到本单位有经验的研究者在学术上的指导。

（4）熟悉申办者所提供的与临床试验有关的资料与文献。

（5）有权支配参与该项试验的人员和使用该项试验所需的设备。

3. GCP 研究者的职责

（1）研究者应保证将数据真实、准确、完整、及时、合法地载入病历和病例报告表。

（2）研究者应了解并熟悉试验药物的性质、作用、疗效及安全性（包括该药物临床前研究的有关资料），同时也应掌握临床试验进行期间发现的所有与该药物有关的新信息。

（3）研究者须向参加临床试验的所有工作人员说明有关试验的资料、规定和职责，确保有足够数量并符合试验方案的受试者进入临床试验。

（4）研究者应向受试者说明经伦理委员会同意的有关试验的详细情况，并取得知情同意书。

（5）研究者负责作出与临床试验相关的医疗决定，保证受试者在试验期间出现不良事件时能得到适当的治疗。

（6）临床试验完成后，研究者必须写出总结报告，签名并注明日期后送申办者。

（7）研究者中止一项临床试验必须通知受试者、申办者、伦理委员会和药品监督管理部门，并阐明理由。

（8）研究者应保存临床试验资料至临床试验终止后 5 年。

研究者有责任接受由申办者派遣的监查员的访视和药品监督部门的稽查或视察；有责任在试验结束时，撰写临床试验总结报告。若试验因故中途停止，也须及时向药品监督管理部门提出书面报告并说明原因。

三、药物临床试验方案

1. 临床试验方案基本原则　必须符合《世界医学协会赫尔辛基宣言》（2013 年版），其构成了当今 GCP 的基础，即公正、尊重人格、力求使受试者最大程度受益和尽可能避免伤害，必须把受试者利益放在首位；必须遵循 GCP 等相关法律法规；必须符合科学和伦理要求（伦理要求主要指试验方案经伦理委员会批准，受试者在参加临床试验前签署知情同意书）。

2. 完整的药物临床试验方案内容　药物临床试验方案是研究者与项目申办者共同商讨制定的用以指导临床试验工作的主要文件。包括试验的题目和立题依据，试验的背景和目的，试验的场所，申办者及主要研究者的姓名及资格，试验设计类型，试验用药方案，临床和实验室检查项目及测量步骤，保证受试者用药依从性的措施，中止和撤销临床试验的标准以及结束临床试验的规定，疗效评定标准，病例报告表等资料的保存，盲法试验中密码的建立、保存和揭盲规定，试验结果的评价方法及工作进度等。

药物临床试验方案必须由主要研究者和申办者双方签名同意，方可生效执行。临床试验方案的合理与否直接影响临床研究工作的质量，故研究者和申办者双方都应持十分认真的态度参与方案的制订和实施。

3. 伦理委员会（ethics committee）的职责　伦理委员会由从事医药相关专业人员、非医药专业人员、法律专家及来自其他单位的人员，至少 5 人组成，并有不同性别的委员，其职责为核查临床试验方案及附件是否合乎道德，并为之提供公众保证，确保受试者的安全、健康和权益受到保护。该委员会的组成和一切活动不应受临床试验组织和实施者的干扰或影响。

4. 伦理委员会的审查要点

（1）研究具有社会价值（研究目的的重要性）和科学价值（研究目的的可实现性）。

（2）具有风险控制和管理措施。

（3）合理的风险受益比。

（4）充分的数据和安全监察计划。

（5）受试者招募公平公正。

（6）知情同意（完全告知、充分理解、自主选择）。

（7）受试者隐私得到保护。

（8）数据机密的保护。

（9）弱势群体的特殊保护（儿童、精神障碍人群）。

药物临床试验方案一经伦理委员会审核批准，就应在实施中认真贯彻执行，研究者不应任意变动临床试验方案。但若经过实践对临床试验过程有了新的认识或原有方案不符合实际情况，则应进行必要的修改。为此，研究者应与申办者充分协商，详细说明理由，在取得一致修改意见后，将临床试验方案修订文本再次呈交伦理委员会审核批准，并作相关说明。经批准的修正临床试验方案应及时送交参与本项试验的所有研究者。

四、药物临床试验记录

在药物临床试验中，按临床试验方案进行的任何观察和检查所获得的数据和结果，均应真实、及时、准确、完整、规范地记录于病历和病例报告表（CRF）中，其中病历是临床试验的原始记录。在有些情况下，研究者也将试验观察数据直接记录于 CRF 中，故 CRF 也具有原始记录的价值。已经记录入病历和 CRF 中的数据，任何人任何时候都不得随意更改。确因填写错误，需要作更正时，必须保持原记录清晰可辨，更正者需要签署姓名和时间并注明理由。

在向 CRF 转录临床试验过程中所获得的实验室检查数据时，应将检验报告复印件粘贴在 CRF 相关位置，作为原始数据凭据。为了保护受试者的隐私，应以受试者代码代替受试者姓名填入 CRF 内，受试者代码所示（对应）受试者的情况则应列表登记，由研究者存档备查，无关者不得查看。

临床试验的各类文件，包括临床试验方案、批准文件、伦理委员会批文、病例报告表及数据统计资料以及临床试验分报告及总结报告，均应归档妥善保存，以便核实。为此，我国GCP 以附录形式对临床试验准备阶段、临床试验进行阶段及临床试验完成后应保存文件的名称及责任方都给出了明确的规定。在该项临床试验终止后 5 年内，记录均应按规定妥善保存。并且检查和稽查记录都应保存完整。

五、数据管理与统计分析

药物临床试验过程中所产生的各类数据是临床试验的核心内容，是评价药物临床有效性和安全性的科学依据。

我国 GCP 对数据管理作出如下要求：

1. 数据管理的目的在于把试验数据迅速、完整、无误地纳入报告。同时要求数据管理步骤均应仔细记录在案,以便对数据质量进行检查。

2. 临床试验随机分配方案的分组编码应由申办者和研究者分别保存。

3. 盲法试验中应规定揭盲条件和程序,并配有相应处理编码的应急信件。

4. 确定使用适当的工作程序,以确保数据库的保密性,并应具有计算机数据库的维护和支持程序。

对临床试验所获得的不同类型数据,应使用规范的统计学方法进行分析。临床试验从试验设计到数据分析,均应有生物统计学专业人员参与。临床试验方案应包括统计分析,并说明拟采用的统计学方法。在数据统计分析中,对遗漏、未用或多余的数据均应予以说明。临床试验的统计报告内容应与试验总结报告内容相符合。

六、不良事件

在临床试验过程中,必须对受试者的安全采取必要的保护措施,使不良事件的发生者能够得到及时、合理、有效的治疗。在整个临床试验过程中,所有的不良反应均应记录在案,在有严重的不良事件发生时,应按规定及时向相关负责人报告。

七、多中心临床试验

多中心临床试验是由多位研究者按照同一试验方案在不同临床单位同时进行的临床试验。组织这类临床试验对保证在一段相对集中的时期内有足够数量的合格病例可被接纳,并且能够保证病例的广泛代表性。

多中心临床试验在实施过程中必须达到以下几点要求:

1. 有药物临床试验牵头单位的主要研究者作为多中心临床试验的总负责人,并同时作为临床试验各中心的协调研究者,负责多中心试验的实施。

2. 应由各中心主要研究者与申办者一起讨论制订拟进行的药物临床试验方案。

3. 试验开始前,召开各中心主要研究人员工作会议,统一对方案的认识,并讨论安排试验单位所承担的任务量及预期工作进度。根据临床试验方案的统一技术要求,培训试验工作人员。

4. 及时召开中期工作会议,检查临床试验的工作进度与工作质量。对所发现的问题明确提出改进办法,以保证临床试验方案得以正确实施。

5. 应保证临床试验在各中心同期进行,并按照相同的程序管理试验用药品。

6. 临床试验所采取的临床评价方法和实验室检验方法应有统一的质量控制标准。

7. 对临床试验的数据资料,实行集中管理和分析,并建立相应的数据传递与查询程序。

8. 各试验中心的研究者均应严格遵守临床试验方案所规定的技术要求,以保证各临床试验能够得到科学有效的试验结论。

9. 参加试验的中心数目和对试验的要求,建立多中心管理系统,其中充分发挥监查员的作用至关重要。

八、受试者的权益

GCP 以《世界医学协会赫尔辛基宣言》为药物临床试验的伦理基础,在试验中要求设置具有独立行使职能的伦理委员会,负责从保障受试者权益的角度审阅药物临床试验方案,对受试者的入选办法,获得知情同意书的方法以及对意外事件处理措施的合理性予以评价;

要求把受试者以书面形式签署知情同意书的过程视作研究者与受试者相互沟通的过程,并要求研究者对保证受试者了解拟参加的药物临床试验性质,正式表达志愿参与试验的整个过程,并对此要高度重视。

1. 伦理委员会的职责　伦理委员会需要履行如下职责:

(1)审核药物临床试验方案及在实施过程中形成的相关修正方案。

(2)审核研究者手册、知情同意书样稿。

(3)审核受试者的入选方法及获得知情同意书的方式。

(4)审查对受试药物所导致受试者伤害的救治及补偿措施。

(5)审核研究者的资格、经验及参加该项试验的时间保障等。

伦理委员会以会议形式对上述内容进行逐一审核。在充分讨论的基础上以投票形式作出"同意、作必要的修正后同意、不同意、终止或暂停已批准的试验"等相关决定,并以书面批文形式及时通知药物临床试验的主要研究者。

根据《世界医学协会赫尔辛基宣言》,参与药物临床试验的受试者,应享有以下权利:对所参与的临床试验项目的知情权、自愿参与和退出权,对试验药物和对照药物的免费使用权、发生不良事件时获得及时救治权、发生与受试药品有关的严重不良反应时的受赔偿权以及在参与临床试验期间的个人隐私权。在药物临床试验的实施过程中,通过自愿签署受试者知情同意书并实现同意书中的有关承诺,以保证对受试者人格的尊重以及对受试者健康、安全及合法权益的保护。

2. 知情同意书的内容　知情同意书应包括以下内容:

(1)说明受试者所参与的药物临床试验的目的及受试药物的性质。

(2)说明受试者所参与的药物临床试验的具体内容和拟采用的方法,包括试验步骤和预期检测的项目等。

(3)说明对受试者在所参与的试验中,预期收益和风险分析。

(4)受试者有自愿参与和退出试验的权益。

(5)受试者在药物临床试验进行过程中的知情权益。

(6)受试者在药物临床试验过程中免费使用受试药和对照药的权益。

(7)受试者在药物临床试验过程中若发生与试验药物相关的严重不良反应时,获得及时治疗和补偿的权益。

(8)受试者在药物临床试验过程中个人隐私受保护的权益。

上述内容应由负责医师当面向受试者说明,以保证受试者充分明了上述内容。知情同意书上应有受试者及负责医师的签名并注明日期。

九、试验用药品的管理

按照我国GCP的规定,临床试验用药品的管理应符合以下要求:

1. 临床试验用药品的包装与标签必须符合试验设计要求,如为双盲试验,还要求试验药物与对照药物在外形、气味、包装、标签和其他特征方面均保持一致性。

2. 临床试验用药品应有专人管理,使用及分发过程均应有完整的记录。试验结束后的剩余药品应予以回收并作相关记录。

3. 临床试验用药品应标明临床试验专用,由研究者负责使用于临床试验受试者,不得销售或转他用。

4. 临床试验用药品的使用、分发等过程,应接受监查员的监察,药品的剂量和用法与试验方案一致。

5. 临床试验用药品不得向受试者收取任何费用。

十、药物临床试验的质量保证

保证药物临床试验的质量,是实施 GCP 的重要目标之一。GCP 强调建立质量保证(quality assurance,QA)体系,以期实现这一重要目标。

1. 制定标准操作规程 质量保证的实施需要针对药物临床试验各工作环节制定详细可行、规范具体的标准操作规程(standard operating procedure,SOP)。SOP 充分反映在进行该项临床试验时,该研究单位在完成某项技术任务时的实际操作步骤及技术要求,以书面形式确认,并要求研究人员遵照执行,从而有利于高效、高质量地完成临床试验的各项具体工作。制定和实施 SOP,是药物临床试验质量保证的基础。随着技术的进步、认识的提高,SOP 应逐步修订完善,其修订过程也应记录在案。

SOP 要求与现行法规的要求一致,操作具有可行性,文字要求简练、确切、易懂,并与已生效的其他文件没有相悖的含义。而其内容包括不良事件及严重不良事件处理的 SOP,严重不良事件报告的 SOP,实验室检测及质量控制的 SOP,对各药物临床试验专业的质量控制的 SOP 以及其他相关的 SOP。

2. 稽查和视察 除此之外,还需要进行稽查和视察。我国 GCP 规定,药品监督管理部门、申办者可委托有关人员对临床试验相关工作和文件进行系统检查即稽查,据此评价试验是否按试验方案、SOP 及相关法规进行,并对试验过程及数据记录的真实性、完整性做进一步核查。其内容可包括对研究机构、对具体的药物临床试验项目或仅涉及临床试验过程中的某些具体环节。对稽查中发现的问题,要提出相应的整改意见,并对改进情况进行及时复查,以保证发现的问题及时得到解决。而药品监督管理部门对申办者和研究者在临床试验实施过程中各自完成任务的状况所进行的检查即视察,这种检查可以是针对某一药物临床试验机构进行的现场检查,也可能是对正在进行或已经完成的药物临床试验所进行的现场检查。

质量控制(quality control,QC)是药物临床试验 QA 系统中所采用的具体操作技术和实施行动。制定并实施 SOP 是保障 QC 得以实施的基础。其重点包括研究人员定期实施仪器维护和校准;自查数据记录的准确性与完整性;使用经验证的统计学软件,采用可靠的数据输入办法等质量控制措施。

药物临床试验中,制定和实施各工作环节的 SOP 是质量保证的基础,研究机构内部的质量控制措施是实现质量保证的关键,而稽查和视察等则是源于外部的保障措施。这些过程相互联系,构成 GCP 完整的质量保证系统。

十一、我国 GCP 实施中的现有问题

目前,我国 GCP 的实施尚处在初级阶段。虽然经过多年的实践,现在已逐步完善,但在实施过程中还存在部分问题:

1. 未获得药品监督管理部门批准即开始临床试验。

2. 申办者和 / 或研究者对 GCP 缺乏了解。

3. 临床试验未经过伦理委员会批准或无伦理委员会。

4. 未得到受试者知情同意或没有知情同意书。

5. 不遵循临床试验方案。

6. 试验中修改试验方案未通知伦理委员会。

7. 没有临床试验标准操作规程（SOP）。

8. 缺乏临床试验质量保证体系。

9. 各种试验记录缺失或不准确。

10. 临床试验药品管理不规范　包括没有发放、回收、销毁记录；缺乏临床试验数据溯源的可操作性；出现失访和中途退出者时随意增补病例；缺乏临床试验专业统计人员；不良事件、不良反应报告制度不健全，对严重不良事件隐瞒不报或报告不及时；试验结束后相关文件和数据不及时归档；研究者与申办单位监查员间合作缺乏沟通等。

在药物临床试验中，细微的差错便有可能极大地降低试验数据的可靠性，从而无法为新药临床评价提供真实信息，当然也不能保证受试者的安全。所以，应进一步规范新药临床研究，做好现场质量控制，从而使GCP能够更好规范临床试验。

十二、GCP的重要意义

实施GCP的目的是保证药物临床试验过程规范，结果科学可靠，保护受试者的权益并保障其安全。为了保证新药研制单位申报资料和试验结论的科学、公正、真实、可靠，国家药品监督管理局对药品非临床安全性评价研究机构采取了备案制，对药品临床试验的医疗机构实行了资格审核认定制，并依法推进《药物非临床研究质量管理规范》《药物临床试验质量管理规范》的实施；同时，对新药的评审采取专家库制度，增加了相关专业和专家数量，使之更具广泛性、代表性、权威性。

在我国实施GCP使医学伦理学原则在临床试验的实践中得到落实，充分保障了受试者的权益和健康，这是先进文化理念在医药实践中的体现，也是社会进步的重要标志。在药物临床试验中强调科学规范、严谨诚信，确保试验数据准确、可靠，为药物的临床评价提供科学、真实的临床数据，这对保障民众用药的有效性和安全性具有十分重要的意义。

在药物临床试验过程中强调质量控制和保证系统的作用是提高我国新药研究监督管理水平的有效措施。实施GCP是缩小我国药物临床试验水平与发达国家差距的有力措施，有利于我国创新药品进入国际药品市场。

保证我国药物临床试验在管理模式和技术质量上与发达国家的一致性，从而有利于国际多中心临床试验在我国同期实施，有利于充分利用我国丰富的临床研究资源，为国际医药事业的进步和发展服务。过去国家强调医疗机构必须通过GCP的认定方可承担药物临床试验，我国临床研究机构在GCP的认定过程中，机构组织建设和制度建设都有长足的进步，医药科技人员的培训力度也得到进一步加强。

2019年，国家药品监督管理局、国家卫生健康委员会联合发布《药物临床试验机构管理规定》（以下简称《管理规定》），明确了药物临床试验机构应具备的具体条件。《管理规定》指出，由国家药品监管部门建立"药物临床试验机构备案管理信息平台"，用于药物临床试验机构登记备案和运行管理，改认证为备案管理，《管理规定》于2019年12月1日起实施。

《管理规定》明确了药物临床试验机构应具备的12项具体条件，包括须具有医疗机构执业许可证，具有二级甲等以上资质，开展健康受试者的Ⅰ期药物临床试验、生物等效性试验应为 I 期临床试验研究室专业;具有掌握药物临床试验技术与相关法规,能承担药物临床试验的研究人员,其中主要研究者应具有高级职称,并参加过 3 个以上药物临床试验等。《管理规定》同时明确,药物临床试验机构要按照《药物临床试验质量管理规范》(GCP)和药物临床试验相关技术指导原则等开展临床试验。

《管理规定》指出,药物临床试验机构应对其机构及专业的技术水平、设施条件及特点进行评估,评估符合规定要求后,按照备案平台要求填写组织管理架构、设备设施、研究人员、临床试验专业、伦理委员会、标准操作规程等备案信息,上传评估报告,备案平台将自动生成备案号;增加临床试验专业,应形成新增专业评估报告,填录相关信息并上传评估报告;新药 I 期临床试验或者临床风险较高需要临床密切监测的药物临床试验,应当由三级医疗机构实施;疾控机构开展疫苗临床试验,由备案的省级以上疾控机构负责药物临床试验的管理,并承担主要法律责任。

在监督检查方面,《管理规定》明确,国家药品监督局会同国家卫生健康委员会建立药物临床试验机构国家检查员库,根据监管和审评需要,依据职责对药物临床试验机构进行监督检查。省级药监部门、卫生健康部门根据药物临床试验机构自我评估情况、开展药物临床试验情况、既往监督检查情况等,依据职责组织对本行政区域内药物临床试验机构开展日常监督检查。未按规定备案的,国家药监部门不接受其完成的药物临床试验数据用于药品行政许可。从《管理规定》可以看出,药物临床试验机构的门槛看似降低了,实则要求更高。

通过药物临床试验的科学实践,进一步提高了临床研究人员的科学素质,增强了把患者的健康利益放于首位的职业道德意识,从而使我国临床研究人员的学术水平得到了进一步的提高,使我国临床研究机构的建设得到加速发展。

(董 志)

参 考 文 献

[1] 国家市场监督管理总局. 药品注册管理办法. [2021-04-05]. http://gkml. samr. gov. cn/nsjg/fgs/202003/t20200330_313670.html

[2] 郭增军. 新药发现与筛选. 西安:西安交通大学出版社,2017.

[3] 曹玉,元唯安. 药物临床试验实践. 北京:中国医药科技出版社,2021.

[4] 全国人民代表大会. 中华人民共和国药品管理法. [2021-04-05]. http://www. npc. gov. cn/npc/c30834/201908/26a6b28dd83546d79d17f90c62e59461. shtml.

[5] 国家药品监督管理局. 国家药品监督管理局关于发布药物研发与技术审评沟通交流管理办法的公告. [2021-04-05]. https://www. nmpa. gov. cn/zhuanti/ypqxgg/ggzhcfg/20181008172601715. html.

[6] 邓伟,贺佳. 临床试验设计与统计分析. 北京,人民卫生出版社,2012.

[7] 时景璞. 临床研究中样本量的估计方法. 中国临床康复,2003,7(10):1569-1571.

[8] 阎小妍,姚晨. ICH E9(R1)对临床试验统计学的新要求. 中国新药杂志,2018,27(11):1262-1265

[9] 贺佳. 临床试验统计分析计划及统计分析报告的考虑. 中国卫生统计,2015,32(3):550-553.

[10] 陈峰,夏结来. 临床试验统计学. 北京:人民卫生出版社,2018.

[11] 国家药品监督管理局综合司. 关于做好药物临床试验机构备案工作的通知. [2021-04-05]. https://

www. nmpa. gov. cn/xxgk/fgwj/gzwj/gzwjzh/20191129183901101. html.

[12] 国家药品监督管理局,国家卫生健康委员会. 关于发布药物临床试验机构管理规定的公告. [2021-04-05]. https://www. nmpa. gov. cn/yaopin/ypggtg/ypqtgg/20191129174401214. html.

[13] 高荣,李见明. 我国药物临床试验机构的发展、定位和职责探讨. 中国临床药理学杂志,2012,28(9):714-717.

第十章

中药与天然药物的研究与评价

中药是指在我国传统医药理论指导下使用的药用物质及其制剂;天然药物是指在现代医药理论指导下使用的天然药用物质及其制剂。从原料看,两者均来源于植物、动物、矿物等天然资源;从功能看,两者均以防病治病为目的,有着明显的相似性和联系。所不同的是,在药物设计与临床使用中所依据的理论基础有所差异,因此两者既有区别又存在着密切的联系。

与 2007 年 10 月 1 日起施行的《药品注册管理办法》不同,2020 年 1 月 22 日国家市场监督管理总局令第 27 号公布的《药品注册管理办法》,关于药品注册的描述有新的变化。首先从 2007 年版药品注册包括新药、仿制药、进口药品改为药品注册按照中药、化学药和生物制品等进行分类注册管理,更加注重药物自身的来源属性。其中,中药注册变化较大,按照中药创新药、中药改良型新药、古代经典名方中药复方制剂、同名同方药等进行分类。

第一节　中药与天然药物的特殊性及评价原则

我国首部《中华人民共和国中医药法》指出中医药是包括汉族和少数民族医药在内的我国各民族医药的统称,是反映中华民族对生命、健康和疾病的认识,具有悠久历史传统和独特理论及技术方法的医药学体系。国家鼓励中西医相互学习、相互补充、协调发展、发挥各自优势、促进中西医结合。中医药具有自身的理论体系,依据其理论设计使用中药是继承和发展中医药的重要组成部分,中药是中医防病治病的重要武器,在临床应用中以复方居多。天然药物是指经现代医药体系证明具有一定药理活性的动物药、植物药和矿物药及其加工品。天然药物不等同于中药或中草药。但在我国的天然药物研究中,其灵感和思路往往起源于中医药的临床经验。因此,中国天然药物具有借鉴中医药临床经验、原料多为中药材的特点。鉴于中药和天然药物有很多共性特征,在中药和天然药物的研究中所涉及的研究内容和技术路线常具有可借鉴性和互通性。特别是在品种来源、原药材及制备工艺、质量控制等涉及新药研发的药学相关部分有很强的共性。

在原料药材研究方面,《中国药典》是重要依据。《中国药典》(2020 年版,一部)规定中药材的质量要求包括:基源、性状、鉴别、检查、含量测定、炮制、性味与归经、功能与主治、用法与用量、注意、贮藏等,其中基源、炮制、性味与归经、功能与主治等是中药材与饮片特有的检查与说明项。这些在化学药物项下是不需要或完全不同的描述方式,因此在中药的研究与开发中必须给予特别关注,否则可能为后期的研发和药品的质量带来严重影响。鉴于天然药物从来源上与中药相同或密切相关,基源、产地、采收、加工因素在天然药物的研发中也具有重要的价值。相反,由于化学药物多是合成化合物,来源单一,其原料药质量控制的重点则是化合物的纯度、结构的确认等。

就制剂而言,除处方外,《中国药典》引入了中药和天然药物的制法。与化学药物原料与制剂分段生产、分段控制不同,中药和天然药物制剂涵盖了从原料加工到制剂成型的全过程,因此过程控制至关重要。此外,中药和天然药物制剂大多数以原药材或粗提物为原料制备而成。对于粗原料做成的制剂,就目前的技术手段和研发成本而言,尚无法对其复杂的物质组成进行精确测定,同时许多中药或天然药物制剂是多组分通过多靶点或多途径发挥药效,仅对其中某部分物质含量进行控制,无法真正控制药品的质量。因此,中药和天然药物与化学药物在质量控制理念上有着明显的不同,化学药物更加注重终端产品控制(如纯度、结构),而中药和天然药物则注重过程控制(制法)。随着科学技术的发展、人们对药品安全的关注、科学技术界对药品质量内涵认识的深入,不同药品之间在质量控制理念上也在相互借鉴,如中药和天然药物在质量控制中通过一测多评、指纹图谱等方式强化对终端产品的精确分析,而化学药物则通过相关物质分析来控制化合物的制备过程。

一、中药研发实例——经典复方生脉散的研究与开发

生脉散始载于《医学启源》(金,公元 1186 年),由人参、麦冬、五味子组成。以人参补肺、益气生津,为君药;辅助以麦冬养阴、清热以生津;五味子敛肺止汗而生津,为佐使药。人参、麦冬、五味子三药合用,一补一清一敛,而具有益气养阴、生津止渴、固表止汗之功效,使气复津回、汗止而阴存,因久咳伤肺而气阴两虚者,亦可用本方益气养阴、润肺而止咳。

通过文献分析发现生脉散有以下特点和问题:①该方是治疗气阴两虚型心血管疾病的重要方剂;②该方在历代书籍记载中各个组成药物的剂量及比例各不相同;③该方各组成药材存在多来源、多炮制品现象。因此,对该方的评价与开发应重点关注以上问题。

1. 药效学研究　鉴于生脉散及相关制剂临床上广泛用于防治心血管疾病,同时该方的方证是气阴两虚证,治则为益气养阴,因此应选择缺氧缺血性动物模型进行药效考察,证明生脉散水煎液及相关提取物对缺氧缺血性动物模型有明显的保护作用。进而模拟气阴两虚型心血管疾病的临床指征,构建基于中医临床诊疗模式的气阴两虚证动物模型,并用该模型评价了生脉散相关制剂,说明目前市售和我们研制的生脉散类制剂在防治缺氧缺血性心血管疾病上符合该经典复方的传统治则,属于典型的中药复方的现代研究范畴。

2. 药学研究　用什么药材组方、按什么比例组方是传统方剂获得知识产权保护的关键。利用缺氧缺血性动物模型进行药效评价,通过考察不同炮制方法的人参、不同来源的麦冬和五味子,最终确定红参(人参 *Panax ginseng* C. A. Mey 的根,产于吉林)、川麦冬[百合科植物麦冬 *Ophiopogon japonicus*(L.f)Ker-Gwal 的块根,产于四川]、北五味子[五味子 *Schisandra chinensis*(Turcz.)Baill. 的果实,产于辽宁],进而利用正交设计确认了生脉散抗心肌缺氧缺血性疾病的最佳组方为人参:川麦冬:北五味子按(1:3~1:1~3)重量比例配方(中国发明专利 ZL 97107192.6)。在生脉散的现代研究中,在组方特点(有效性评价指标、模型)、组成药物遴选(多来源品种、多炮制品种)、提取方式(分煎、合煎)、证型与病种选择(依据临床的评价模型构建)等关键环节,均依据了中医药理论、依托了中医临床应用经验,最大限度地反映了中医药的特点,因此研发出的新药应属中药范畴。

二、天然药物研发实例——麦冬的研究与开发

麦冬始载于《神农本草经》,曰:麦门冬,味甘平。主治心腹结气,伤中伤饱,胃络脉绝,羸瘦短气。久服轻身、不老、不饥。生川谷。作为常用中药,具有润肺生津、养阴清热的功能;主治热病伤津、心烦口渴等证。历代中药本草均有记载,从描述看有多种不同的植物来源。在对麦冬的品种整理与质量研究中发现,我国作为麦冬药用的植物涉及沿阶草属和山麦冬属的 20 多种植物,市场主流品种有麦冬 *Ophiopogon japonicus*(L.f)Ker-Gwal、湖北麦冬 *Liriope spicata*(Thunb.)Lour.var.*prolifera* Y.T.Ma、短葶山麦冬 *Liriope muscari*(Decne.)Bailey。在《中国药典》(一部)中,前者收载于麦冬项下,后两者收载于山麦冬项下。麦冬在临床上常用于防治心脑血管疾病等。麦冬中的皂苷类成分具有抑制过度免疫和抗血管疾病活性。心肌缺氧缺血损伤与中性粒细胞的激活、迁移、黏附有关,进一步的研究以此为切入点展开,通过建立中性粒细胞与血管内皮细胞、心肌细胞黏附模型,证明了麦冬皂苷可抑制中性粒细胞的呼吸暴发,拮抗中性粒细胞与血管内皮细胞、心肌细胞的黏附;利用大鼠冠状动脉结扎术建立心肌缺血再灌注模型,验证了麦冬皂苷拮抗中性粒细胞激活、聚集、黏附这一过程与其抗心肌缺血再灌注损伤活性相关。为此研发了抗心律失常的麦冬总皂苷有效部位新药并获得了临床批件。前期研究证明麦冬皂苷抗心血管疾病的作用特点有别于钙通道阻滞剂、β 受体拮抗剂、血管紧张素 Ⅱ 受体拮抗剂等化学药物,利用系列亲和层析技术发现了麦冬皂苷的主要靶点为非肌肉肌球蛋白 NMMHC Ⅱ A,并证明麦冬皂苷的抗炎与调节心脑血管活性作用与抑制 NMMHC Ⅱ A 相关。麦冬皂苷虽源于中药麦冬,但对麦冬皂苷的研究思路和临床治疗主要是以现代疾病为对象,体现了天然药物研究的特点。

第二节 药学研究的基本环节

中药与天然药物因成分复杂、效应多样,其新药研发流程与化学药物有较大区别,集中体现在新药研发的药学研究部分。在《中药注册管理专门规定(征求意见稿)》中指出,对中药研发的总体要求建议设定为①传承与创新并重:中药的研制应当符合中医药理论,注重体现整体观及中医药原创思维,注重临床实践基础。鼓励通过理论创新、技术创新提升中药新药的研制水平。②坚持以临床价值为导向:重视临床价值评估,注重满足尚未满足的临床需求。③采用科学合理的审评证据体系:应当采用中医药理论、人用经验和临床试验相结合的证据体系,综合评价中药的临床有效性、安全性。④建立中药资源评估机制:在中药立项、申请上市、上市后等阶段均应当开展药材资源评估,保障中药材来源的稳定和资源的可持续利用,应当符合国家有关规定。⑤强化中药研制全过程的质量控制:研制中药应当保证药材来源可追溯,药材基源、产地、采收期等应当明确;加强生产全过程的质量控制,保持批间质量的稳定可控;药品标准的制定应与中药有效性、安全性关联。在以上要求中,①、④、⑤均与药物研发的药学研究部分密切相关。同时可发现中药与天然药物新药申报材料的药学研究部分较化学药品多出以下相关要求:①药材来源及鉴定依据;②药材生态环境、生长特征、形态描述、栽培或培植(培育)技术、产地加工和炮制方法等;③药材标准草案及起草说明,并提供药品标准物质及有关资料;④提供植物、矿物标本,植物标本应当包括花、果实、种子等。新版《中药注册分类及申报资料要求》的药学研究资

料主要包括处方药味及药材资源评估、饮片炮制、制备工艺、成品质量、稳定性等部分，本节将从中药与天然药物的来源研究、制备工艺研究、物质基础与质量控制研究等三个角度展开。

一、中药与天然药物的来源研究

中药与天然药物相关资源研究的前期工作应包括药材种类、产量、商品流通以及资源更新能力等方面的调研。中药材资源与中药产业化发展相互制约影响，不当的开发利用很可能导致资源匮乏和环境破坏，这也是在中药开发研究中所需要关注的问题。因此，中药新药的研制要保障中药材来源的稳定和资源的可持续利用，并关注对环境等因素的影响。

我国幅员辽阔，各地气候不同，物产丰富，加之各地的用药习惯不同，因此长期以来中药存在着同名异物、同物异名以及异物同用等现象。如重楼、拳参的别名都为"草河车"，前者为百合科植物，后者为蓼科植物，其功能主治、性味、归经也不同。如虎杖的异名中有红药子、黄药子、土黄连、竹节参、大黄等异名，这些异名同时也属同名异物，由于同名异物的药物可能存在性、效差异很大或有毒，因此在中药与天然药物的新药研发中更需要认真对待此类问题。在新药报批申请材料中必须提供药材来源及相应的鉴定依据，以及相应的药材标本。所提交的标本一般要有多份，同时要有原植（动、矿）物、药材等标本及样品。

《晏子春秋·杂下之六》记载："橘生淮南则为橘，生于淮北则为枳"，同一品种生长在不同地理环境下所产生的药材在品质方面必然有差异。药用植物品种比农作物更强调地域性，如《本草蒙筌》描述地黄："江浙壤地种者，受南方阳气，质虽光润而力微；怀庆府产者，禀北方纯阴，皮有疙瘩而力大"。因此申报新药的药材应尽可能固定地出自规范化的中药材GAP生产基地或是有确凿文献记载的道地药材产区。此外，光照、温度、水分、土壤、海拔以及植被群落等自然条件均会影响药材的生长发育，进而导致品质的差异。因此，作为源头控制的一部分，对于药材生态环境、生长特征以及相关栽培或培植（培育）技术以及不同因素对药材品质造成的影响应引起足够的重视并进行相应的基础研究工作。

中药材在采收后，一般都须进行产地加工，如洗刷、去除非药用部分、蒸煮烫、切制、晾晒等。产地加工是保证药材质量的首要环节，对于药材进一步加工炮制起着决定性作用。每一味药材根据其特性都有不同的加工技术，如不严格按规定加工，就会降低质量，影响疗效。同一品种药材在不同产地根据当地的环境以及习俗也常发展出不同的加工技术，或者随科技进步产生新的加工技术。如传统的金银花产地加工技术主要为晒干，之后发展出烤房烘干技术，现代又发展出滚筒杀青烘干和微波杀青烘干等新技术。不同的产地加工技术常会造成药材中化学成分的变化，如上述四种金银花干燥方法所得成品的HPLC指纹图谱中，金银花的色谱峰数量、大小均有不同。因此，固定产地加工技术是保证中药材质量稳定的前提条件。

中药炮制是我国历代医药学家在从事长期的医疗活动中逐步总结发展起来的一项具有传统特色的制药技术，是指药材根据医疗、调剂的需要，在防治疾病上发挥更好疗效的工艺加工处理方法。中药炮制的主要目的是降低和消除药物的毒副作用、改变和缓和药性、提高疗效等。现代科学研究表明，同一药材的不同炮制品在不同的炮制过程中常发生不同的化学反应，使不同炮制品的化学成分和药理活性发生变化。如地黄根据炮制方法的区别可分为鲜地黄、生地黄及熟地黄3种。生地黄中含量最高的四糖是水苏糖,三糖可能为棉子糖和甘露三糖,此外还有毛蕊糖、蔗糖和半乳糖等。在蒸制过程中,水苏糖和蔗糖等发生水解反应,游离出果糖,因此,熟地黄中基本上不存在上述糖,分别生成了甘露三糖、蜜二糖和葡萄糖等。这些变化导致了不同炮制品的功效、性味和用法上的区别。如六味地黄丸中以熟地黄入药,炙甘草汤以生地黄入药,而乌鸡白凤丸则以生地黄、熟地黄共同入药。又如,据文献报道,通过对藤黄不同炮制品的药效成分、药理作用及炮制工艺进行系统研究,结果表明,高压蒸制法与其他炮制方法比较,其炮制品中具有抗肿瘤活性的主要成分藤黄酸及新藤黄酸的含量较高,对肿瘤细胞的抑制作用最强,并具有较强的抗炎和镇静、镇痛作用。在此基础上,采用正交设计方法多指标综合性优选出藤黄高压蒸制的最佳工艺。因此,在中药新药研发过程中,以传统中药炮制方法为基础,并综合化学、药理、工艺、质量等多学科方法技术,优选出合理的炮制技术对现代中药新药研发是必要的基础工作。

二、中药与天然药物制备工艺研究

中药或天然药物与化学药物不同,涉及原料的前处理。"中药原料"指中药制剂质量标准【处方】项下的中药饮片、提取物、有效成分等,主要包括炮制与加工、炮制用辅料、标准与检验、包装与贮藏等研究内容。

中药与天然药物剂型选择、提取路线设计、技术条件优选等均需满足临床的需要,其中中药需在中医药理论的指导下进行、要适合于工业化生产,并尽可能提高质量标准,使所研制的新药安全、有效、可控、稳定。

工艺研究首先要明确研究对象及研究目的。按《中药注册分类及申报资料要求》创新药又分为1.1中药复方制剂(由多味饮片、提取物等在中医药理论指导下组方而成的制剂)、1.2从单一植物、动物、矿物等物质中提取得到的提取物及其制剂、1.3新药材3种情况。对于1.1类创新药又涉及饮片为原料还是提取物为原料,应根据其组方原料药特点科学合理地设计相关提取分离工艺和制剂工艺,并结合相关质控方法予以评价,且兼顾该工艺的可行性、合理性和科学性等原则。1.2类创新药由于成分相对明确,对该有效成分有针对性地设计相关提取分离工艺和制剂工艺,并结合相关质控方法则为关键。1.3类创新药为新药材,属于新资源产品,存在着多种情况,若仅为新药材资源一般不涉及制备工艺;若为新药材及制剂,其制剂部分的工艺可参照1.2类创新药。对于含有与濒危或资源紧缺药材药性及功能主治一致的新药材也分为两种情况,若如川贝母、沉香等药材的替代品一般不涉及制备工艺,但如牛黄、麝香类的人工替代品如人工牛黄、人工麝香则需要根据具体情况科学设计好制备工艺及与原药材功效相一致的质控方法。对于改良型新药一般包含以下情形:2.1类改良型新药改变已上市中药给药途径的制剂、2.2类改良型新药改变已上市中药剂型的制剂、2.3类改良型新药中药增加功能主治。其中,2.1类指不同给药途径或不同吸收部位之间相互改变的制剂和2.2类在给药途径不变的情况下改变剂型的制剂,均涉及有别于原制剂的产品形式改变,因此其工艺研究主要是制剂工艺研究。对于古代经典名方中药复方制剂(第3类)是指处方收载于《古代经典名方目录》且符合国家药品监督管理部门有关要求的中药复方制剂。根据《古代经典名方中药复方制剂及其物质基准的申报资料要求(征求意见稿)》,申报资料应包括综述资料(药品名称,证明性文件,沟通交流及研究者信息,研究结果综述,药品说明书样稿及起草说明,包装、标签设计样稿等)、药学研究资料

（药学研究综述、药材、饮片、对应实物、经典名方制剂、药品标准、稳定性、检验报告、其他资料、参考文献等）、非临床安全性研究资料等三大部分。涉及该处方的君臣佐使或七情和合及其功能主治；药味的传统用法；药味的性味归经；确认处方中药味炮制与否、炮制的目的与方法；检索现代研究文献，了解各药味所含化学成分及其理化性质；了解方中各药味的药理作用，特别是与本处方功能主治相关的药理作用，应尽可能地掌握化学成分与药效之间的关系。同名同方药（第 4 类），相当于化学药中的仿制药，指通用名称、处方、剂型、功能主治、用法及日用饮片量与已上市中药相同，且在安全性、有效性、质量可控性方面不低于已上市中药的制剂。因此，该类药物的研发则重点在于工艺的优化和质量控制水平的提升。

根据新版《中药注册分类及申报资料要求》，天然药物是指在现代医药理论指导下使用的天然药用物质及其制剂。天然药物参照中药注册分类，因此在天然药物的研究中除与药理药效相关部分按现代医学功能主治设计外，其制备工艺研究同中药。天然药物复方制剂应在现代医药理论指导下组方，其适应证用现代医学术语表述，处方分析内容应包括：了解该处方的组方原理和功能主治；了解该处方药味的传统用法，有毒无毒；检索现代研究文献，了解各药味所含化学成分及其理化性质；了解方中各药味的药理作用；了解该方中不同组分是否存在药效、毒理相互影响的现象。

在工艺设计之前必须确定药物的剂型。剂型的选择要服从临床的需要，同时要根据药物性质，即药物的物理化学性质确定。例如：皂苷类化合物溶解性差，可考虑用环糊精包裹等技术改善其溶解性；用固体分散技术制备的芸香油滴丸有吸收迅速、生物利用度高的特点。另外，新制剂技术的发展对传统药物起到了革命性的推动作用，如中药产品中，复方丹参滴丸和藿香正气软胶囊就是对传统制剂改进而取得成功的典范之一。

为了达到疗效高、剂量小的要求，除少数情况直接使用药材粉末外，一般药材都需要经过提取。设计工艺路线要保证提取物的安全、疗效，并尽可能富集有效成分，除去无效杂物。在安全有效的前提下尽可能减少提取物的量。要尽力采用科学的先进技术、先进设备，尽量简化工艺步骤、方便生产、降低成本，不能低水平重复。同时，采用的辅料、溶剂等必须注意安全性。设计提取工艺路线时，还必须考虑质量可控性、成品的稳定性。君药、贵重药、毒药一般要求定量，达到新药研制开发的技术要求，必要时要考虑单提或特殊的提取路线。对于有效成分不明确的贵重药材或动物药可采用直接粉碎入药的方法；对于加水浸泡会因酶解而损失有效成分的药材可用沸水处理；花粉类药材提取时需包煎；矿物药提取时需打碎；含挥发油的药材需单独蒸馏；药材含有毒性成分的，工艺研究时应设法去除等。

常用的提取方法有热提法、冷浸法、渗漉法、水蒸气蒸馏法和溶剂萃取法等。这些方法的优点在于方法简便、成本低廉和对设备的要求不高，缺点在于大都提取时间较长和效率不高。在传统提取方法的基础上，超声提取、微波辅助、超高压提取和超临界流体萃取等现代科技方法逐渐发展起来，这些方法的优点在于提取效率高、时间短、能耗低。超临界流体萃取法（SFE）目前在中药提取工艺研究中越来越受到重视，已成功应用于中药与天然药物中生物碱类、挥发油类、萜类和蒽醌类等成分的提取。与传统的水蒸气蒸馏法、溶剂萃取法等相比，SFE 最大的优点是可在接近常温的条件下提取分离，整个过程几乎无有机溶剂残留，产品纯度高，收率高。天然植物中的成分繁多，但大都能够溶解在超临界流体中，且各成分的溶解度随压力改变而不同。当各成分充分溶解后，可以应用降压的方法，将溶解于流体中的溶质"脱溶"而达到分离的目的。通过加入夹带剂的方法，SFE可打破原有方法的局限性，实现对极性大或相对分子质量偏大的有效成分的提取。

常用的分离纯化方法主要包括传统的沉降分离法、滤过分离法和离心分离法等。此外，还包括酸碱法、盐析法、透析法、吸附法、离子交换法、结晶法等。大孔吸附树脂具有吸附性能好、对有机成分选择性较高、价格低廉、可再生利用、洗脱剂安全、操作简单等优点，在中药及天然药物活性成分和有效部位的分离、纯化中应用越来越多。膜分离法是近年来发展非常迅速的一种分离方法，以选择性的透过膜为分离递质，在膜两侧存在一定的电位差、浓度差或者压力差时，原料一侧的组分就会选择性地通过透过膜，从而达到分离、纯化的目的。在中药成分分离纯化中，膜分离技术能够截留大分子杂质、滤除小分子物质和脱水浓缩。分离膜按其孔径大小可划分为微滤、超滤、纳滤、反渗透。膜分离技术具有高效、节能、可控性强、操作方便、污染小、工艺便于放大等优点，缺点在于膜易受污染、设备运行成本高。

常用的浓缩方法主要包括减压蒸发、薄膜蒸发，常用的干燥方法有减压干燥、沸腾干燥、喷雾干燥、冷冻干燥。浓缩、干燥方法应根据药物性质来选择。浓缩、干燥方法的具体工艺参数应经实验优选确定。浓缩、干燥方法及条件的优选，应在有相应生产设备的制药企业中进行。

制剂成型工艺是将药物半成品与辅料进行加工处理，制成剂型，形成最终产品的过程，也是新药工艺研究的最后一步。该工艺包括附加剂种类的选择、附加剂用量的优选、制剂稳定性考察、制剂成型方法的优选等。此外，应根据产品的特点和需要，添加合适的药用辅料以改善药物的稳定性，如多剂量包装的口服液体制剂需添加适量的防腐剂以保证有效期内药品卫生学方面的稳定性。中药浸膏制剂需添加适当的辅料以避免贮存期间中药的吸湿。中药固体制剂中的挥发油需采用适当的辅料进行包合或吸附以减少贮存期间挥发油的挥发。

三、中药与天然药物物质基础与质量控制研究

中药与天然药物中所含有的化学成分是其发挥功效的物质基础，中药新药的质量控制也以物质基础研究为前提。物质基础研究即明确药品中的有效成分，为质量控制和工艺研究确定评价的依据，常见的方法主要是通过经典的植物化学分离纯化的技术获得化学成分，鉴定其结构并检测其活性，以确定合理的质控指标。近年来又逐步发展出生物活性导向分离、中药血清药物化学和生物色谱法等新的方法和技术。中药血清药物化学是以药物化学的研究手段和方法为基础，多种现代技术综合运用，分析鉴定中药口服后血清中移行成分，研究其药效相关性，确定中药药效物质基础并研究其体内过程的方法。近年来，该方法发展迅速，能防止中药粗制剂本身理化性质（各种电解质、鞣质、不同的pH、渗透压等）对实验的干扰，能模拟药物体内过程，实现体外实验的有效性。其不足之处在于口服进入血清中的移行成分不一定都是有效成分；难于检测不通过血液发挥作用的部分药物。

质量标准研究是中药与天然药物新药研究的重要组成部分。中药与天然药物创新药的药用物质基本清楚，其质控方法与化学药类似，不同点在于有效成分中的杂质大多为主成分的结构类似物，理化性质及生物活性大多相似，故对限度控制的要求相对较低，但也需明确其相关物质的组成，并参考相关物质的药效、毒性乃至体内过程的基础研究结果对相关物质含量的上限进行限定。除相关物质外，异构体、晶型（不同晶型的溶出行为、吸收

程度等可能不同,溶解度低的成分需重点考察)等也是1类新药质量控制中需要考察的重点,口服固体制剂还需对溶出度等进行考察。由数类成分组成的有效部位,应当测定每类成分的含量,并对每类成分中的代表成分进行含量测定且规定下限(对有毒性的成分还应该增加上限控制)。此外,还需对共存杂质成分的性质进行研究,避免其对有效部位含量测定的干扰。复方制剂是由多个原料经提取加工制成的,其中有效成分大多不明确,且所含成分的种类多、含量低,在对相关成分进行分析时,分离难、干扰大,需从影响药品质量的各关键环节入手,进行全过程的质量控制。质量标准研究中应采用多种质控指标,从不同的角度、不同的层面反映药品的质量。除对单一成分进行控制外,还需要对多成分进行整体的质量控制(如指纹图谱、生物学方法等),并尽可能选择与有效性、安全性相关联的指标。中药与天然药物新药产品制剂质量标准的内容应包括名称(中文名称和英文名称)、处方、制法、性状、鉴别[显微鉴别(组织、粉末、显微化学反应)和理化鉴别(化学实验、薄层鉴别和其他色谱鉴别)]、检查(包括相对密度、pH、水分、重量差异、装量差异、粒度、溶化性、崩解时限、发泡量、不溶物、含膏量、耐热性、赋形性、黏附性、溶散时限、总固体、不溶性微粒、融变时限、重金属、农药残留和微生物限度等)、含量测定等。相关检查标准还应根据药品的具体性质作出不同规定,如对于含有明确毒性成分的中药,还应在质量标准中建立毒性成分的质控方法,并规定其合理的限度,以保证临床用药的安全性。对于既有毒又有效的成分,需在质量标准中规定其合理的含量范围,使其在发挥药效的同时保证用药的安全性。

中药指纹图谱是借助波谱或色谱技术获得的中药(天然药物)次生代谢化学成分的光谱图或色谱图,是一种综合的、可量化的鉴别手段,是当前符合中药特色的评价中药且具有真实性、稳定性和一致性的质量控制模式之一。20世纪90年代,美国FDA及WHO用指纹图谱判断植物药上市产品批间样品质量的一致性。在药效及临床验证确认的前提下,经过严格实验获得的重现性良好的指纹图谱使中药内在质量的可视化在很大程度上成为可能。在最近的20年间,基于各种色谱与光谱技术的发展与应用,中药指纹图谱已成为国内外广泛接受的一种中药与天然药物的质量评价模式。目前,中药指纹图谱的建立方法主要有以下几种。①光谱法:紫外光谱法、红外光谱法、荧光光谱法等;②色谱法:薄层色谱法、液相色谱法、气相色谱法、毛细管电泳法等;③其他方法:包括X射线衍射法、核磁共振法等。其中,色谱法及色谱法联用光谱或波谱技术为主流方法,是目前研究中药化学指纹图谱优先考虑的方法,也是目前中药与天然药物新药研究中相关指纹图谱建立的首选方法。由于中药与天然药物的复杂性,现行的药品质量标准监测体系仍然存在较多问题,包括:基础研究工作薄弱,导致药物中有效成分不明确;专属性鉴别方法缺乏;有害物质检测待加强,毒效关系不明;中药材、中药制剂质量评价体系不完善等。

第三节 非临床药理学研究

中药、天然药物的药理学研究一般根据其注册分类、中医药理论及特点、处方来源及组成、制备工艺、临床人用经验、功能主治(或适应证)等,选择合适的动物和/或体外、离体实验,进行主要药效学研究,明确量效关系(如起效剂量、有效剂量范围等)和时效关系(如起效时间、药效持续时间或最佳作用时间等),分析药效学特点、药物作用机制等。次要药效学可按器官系统或实验类型进行研究。分析中药、天然药物的药理学研究结果要充分关联其功能主治(或适应证),形成支持中药、天然药物功能主治(或适应证)的证据链。

创新药中药复方制剂,如遵循中医药理论,并有大量临床应用的有效性证据,可简化药效学研究;其生产工艺与临床人用经验使用的制备工艺基本一致,则可不进行非临床药效学研究。基于现代药理学研究结果所进行组方的中药、天然药物复方制剂,则需要采用主要药效学实验说明该组方配伍和配比的合理性及有效性。新药材及其制剂、中药提取物及其制剂,需全面开展药效学研究,同时探索研究药理作用机制。提取物及其精制程度、制剂选择等也要在主要模型上进行药效学评价予以确定;如其中含有已上市销售的从植物、动物、矿物等中提取的单一成分,则要与之进行药效学比较研究以证明其优势和特点。单一成分及其制剂应在主要模型上进行筛选,明确选择其单一成分的依据;如有由同类成分组成的已在国内上市销售的从单一植物、动物、矿物等中提取纯化获得提取物及其制剂,则要与该提取物进行药效学的比较研究以证明其优势和特点。

中药改良型新药,主要根据其改良目的、变更的具体内容来确定药效学研究,对以提高有效性为目标的新药,需相应进行药效学对比研究以说明其改良的优势。增加功能主治或适应证的中药、天然药物,着重根据新功能主治或适应证选择进行药效学研究。

古代经典名方中药复方制剂,其生产工艺与传统的制备工艺基本一致,且功能主治或适应证也类同原传统应用,则可不进行非临床药效学研究。

天然药物在立题前应重视其成分药理活性筛选与评价,并与阳性对照药的量效、时效关系比较,这是支持该新药研发的基本;同时着重研究其作用机制和特点,为临床试验合理设计提供必要的信息。天然药物复方制剂也应充分研究主要药效学与作用机制,探索组方中的相互作用,以证明其组方的合理性。

在临床试验过程中,可增加药理学研究以支持临床试验阶段或开发进程;如出现工艺变更等,则根据实际情况进行药理研究。

已上市中药变更,对于临床重大变更,一般需要非临床有效性研究予以支持。如变更适用人群范围但不改变给药途径、剂型和适应证范围,应根据适用人群范围变化情况,研究该项所改变的药理作用以提供支持证据。特别是已批准适应证由成人扩大至儿童人群,则遵循儿科用药研究相关指南及适应证特点开展必要的药效学研究;需延长用药周期或增加剂量,应进行药效学评估。替换或减少国家药品标准处方中的毒性药材及处于濒危状态的药材,在处方中发挥主要作用的,需进行药效学对比研究;在处方中处于次要或辅助地位的,必要时进行药理学研究。

一、中药、天然药物非临床药效学评价的特点

1. 沿用西医"病"的动物模型　随着医学实验科学的不断发展,已建立了较多、相对成熟可用于评价药物有效性的系列疾病动物模型,且在评价化学药物、中药、天然药物的有效性方面发挥了积极作用。目前,中药、天然药物的有效性评价多数沿用西医"病"的动物模型。

2. 需要体现中医"证"的特色　中医药特色与优势在于"整体观念"与"辨证论治",因此,中医证候动物模型的建立和规范化是中药药理实验系统的基础和前提。随着中医"证"生物学本质的科学阐释,逐渐规范建立了中医"证"的动物模型,从而评价中药其复方多种功能主治及其药效特点。

3. 注重综合整体评价 中药新药特别是中药复方制剂是多种活性成分组成的复杂体系，其药效往往通过多成分、多途径、多环节和多靶点而发挥。因此，在评价中药药效时应立足于整体，紧密结合已取得的研究进展，积极探索建立病证结合模型和评价体系，从多个角度设计多种药效学评价方法或指标进行综合评价，获得更多的药效学信息。

4. 病证结合动物模型的构建思路 病证结合是目前中医临床的重要诊疗模式，该模式既重视对西医疾病的诊断，又注重对中医证候的认识。为适应中医临床辨病辨证相结合的实际，以相关的病证结合动物模型进行中药的药效学评价，日益受到关注。复制能充分体现中医证候特征的动物模型是准确反映中药药效的前提。证候动物模型研制思路主要有5种：病因造模、药物造模、病理造模、病因病理结合模型、病证结合模型。其中，病证结合动物模型既有西医疾病的病理特点，又有中医证候的特征，是宏观和微观的结合，是目前较为合适的研究模式。而常见的病证结合动物模型大致分为以下几类：Ⅰ类是根据现代医学理论复制疾病模型，在疾病模型基础上再根据中医理论复制证候模型。如采用高脂饲料喂养后进行空腹尾静脉注射链脲佐菌素造成 2 型糖尿病大鼠模型，同时运用中药四气五味的药性理论，根据辛苦、大苦大寒、温热中药分别损伤机体阳气、津液等病机，灌服给予动物不同性味的中药以研制出阴阳两虚型、阴虚热盛型、气阴两虚型、血瘀气滞型等在临床上 2 型糖尿病常见证候模型。通过考察不同证候表型和相应生理生化等客观指标变化以及相关中药干预，验证其模型的合理性。Ⅱ类是根据现代医学理论建立疾病模型，在不采取任何人为手段的情况下观察疾病本身发展过程中的证候类型变化。如以正常大鼠作对照，观察自发性高血压大鼠（SHR）的一般行为、易激惹程度、旋转耐受时间、痛阈、大小便状况、毛发色泽与生长速度、体重、舌象、眼球突出度、眼结膜色度、血压、心率等指标变化，发现早期SHR 中医证候属性的宏观表征及行为学，确认 SHR 早期阶段的中医证候类似人类高血压肝火上炎症。Ⅲ类是根据中医理论建立证候模型，再基于现代医学理论造成疾病的病理性变化，从而建立病证结合动物模型。如用高脂饲料喂养、每日冰柜冷藏配合皮下注射垂体后叶注射液，建立冠心病（心）阳虚血瘀证大鼠模型，通过考察动物的整体表现、体温、心电图、血脂、心肌酶、心脏彩超检查以及温阳活血药干预反证等多个环节论证该模型与临床冠心病（心）阳虚血瘀证表型一致。随着对证候生物学基础的深入研究，将逐渐建立由疾病、证候积分、主要宏观表征、证候密切相关的生物学指标等 4 个维度组成的病证结合的非临床药效学评价方法。

5. 组分配伍的研究方法 方剂是中医临床用药的主要形式，通过中药配伍可提高临床疗效。中药有效组分配伍是在中医理论指导下，以临床有效的名优中药二次开发为切入点，遵循传统方剂的配伍理论与原则，在基本搞清方剂药效物质和作用机制的基础上，以组效关系为基础，通过药理学研究确定有效成分剂量和最佳配伍，形成组分明确、药理机制清楚的现代复方。这类中药组分配伍创新药具有方剂整体效应的优势，推动中药现代化发展。

中药有效组分配伍的基本方法包括单味中药标准组分配伍、中药复方有效组分配伍、构成复方的有效组分配伍、针对病理环节的有效组分配伍，其中的关键是根据药效指标群寻找最优的中药有效组分配伍的剂量和比例。目前常用的优化设计方法有基线等比增减设计、药对协同效应设计、正交设计、均匀设计、极性分段筛选设计、因果关系发现设计、实验设计（ED）- 非线性建模（NM）- 多目标优化（MO）三联法（ED-NM-MO 三联法）等，其主要特点是药效物质基本明确，作用机制相对清楚，质量可控，安全有效，能够进行产业化推广。采用上述研究方法,已分别确定丹参/三七改善心肌缺血有效组分配伍的最佳比例是 10∶3～10∶6,帕累托最优解集即丹参/三七的最佳比例分布在 10∶3.5～10∶7.5;丹参总酚酸和黄芪总皂苷具有协同作用的最佳配比为 5∶2,能显著降低麻醉犬心肌氧摄取率。

二、中药、天然药物药理作用研究策略

目前,中药、天然药物的药理作用机制研究甚为重要,从中发现中药、天然药物创新药特色或特点,为临床试验提供更多信息,有助于临床试验方案的设计和临床疗效的评价,以支持创新药的功能主治或治疗的适应证。

1. 中药血清药理学　中药血清药理学是指将中药或中药复方经口灌服给予动物一定时间后采血,分离血清,以含药血清代替中药和复方粗提物作为药物源,加入离体实验系统中,从而研究其药理作用的一种半体内实验方法。这种方法比传统方法更符合中药及其复方在体内代谢的情况,可作为研究中药药理较为科学的一种方法,其可控性好、重复性高,能减少一些干扰因素的影响,由此可能深入研究这些中药粗提物的药理作用机制。目前,中药血清药理学方法已应用在中药对神经、心血管、呼吸、免疫、消化、生殖、泌尿、骨骼等系统的作用以及抗菌、抗炎、抗肿瘤、抗病毒等评价上,并对供体实验动物、给药剂量、采血时间、含药血清的保存及添加量等方面形成了一套较为规范化的方法。

2. 中药脑脊液药理研究方法　由于中枢神经系统血脑屏障的存在,使脑内环境、神经元及神经胶质细胞生存的微环境与自身血液系统有着显著的不同,中药能否透过血脑屏障产生中枢效应已成为其调控中枢神经系统疾病的关键环节。目前用含药脑脊液代替含药血清研究中药及复方对中枢神经系统的保护作用,以此发现中药药效物质基础和作用机制。

3. 基于转化医学理念的创新中药研究与评价　转化医学的核心思想是将生命科学、生物技术以及药学等现代研究成果和技术快速、有效地向 4P 医学(指预测医学、预防医学、个性化医学、参与式医学)转化,并通过临床信息的及时反馈指导医学、药学的基础研究。转化医学更强调的是基础与临床双向互动的过程,这种思路与传统中药(临床)-中药现代化(基础)-创新中药(临床)的螺旋式上升过程相吻合。同时,中药来源于古代临床经验的总结,以七情和合、君臣佐使、药性等中医药理论指导,所以中药新药研究又赋予转化医学新的外延体系。通过中医药理论及临床经验指导中药现代化的基础研究,发展相关方法,实现从实验室研究到应用于临床实践(bedside to bench)转化,充分利用基础研究成果使中药回归现代临床,保证其应用更加安全、有效、可控。

4. 基于整合化学物质组学、整体系统生物学的中药复方配伍和作用机制研究　中药复方作用机制和配伍评价的研究必须把握中药复方作用的整体性特征,即体现中药与人体两个复杂系统的相互作用并形成一个更高级的系统整体。只有在中医药理论指导下结合现代科学技术揭示这两个系统间的相互作用关系才能全面阐明中药复方配伍理论、作用机制及药效物质基础。为此,需要明确生物机体(应答系统)在中药干预过程中的系统特征的整体表征(系统生物学解决的问题),同时进行中药(干预系统)化学物质系统内在关系的深入揭示(化学物质组学解决的问题),分析应答和干预系统关联性以从整体层次上揭示其相互作用。一般采用化学物质组学研究中药复方、中药配伍和组分配伍等相关规律,由此建立配伍评价方法;采用整合化学物质组学的整体系统生物学,并与整体动物、组织、器官、细胞、

亚细胞及分子水平的药理研究相结合,研究中药复方的作用机制,探索建立包括系统生物学指标在内的中药药理、药效评价体系。

5. 基于各类组学技术的中药作用机制研究 近年来,基因组学、转录组学、蛋白质组学、代谢组学等技术在中药研究中的应用发展十分迅速,如采用基因芯片技术,探讨中药双龙方主要药效成分及其治疗心肌梗死过程所调控的功能基因网络;采用蛋白质组学研究手段,诠释了中药方黄黛片"君臣佐使"配伍规律,并在一定程度上揭示了其治疗急性早幼粒细胞白血病多靶点协同作用的机制;采用代谢组学方法进行中医病症的评价、中药方剂干预的评价(药效和毒性)和中药药效物质基础等诸多方面的研究。而多组学技术合理联用将有促进中药作用机制的深入研究,为从整体上研究中药药效物质基础和药理作用特点提供参考依据。

6. 基于网络药理学方法的中药和复方作用机制研究 网络药理学随着基因组学、转录组学、蛋白质组学、系统生物学的发展应运而生,它是在理解"疾病表型 - 基因 - 靶点 - 药物"相互作用网络的基础上,通过网络分析,了解药物对疾病病理网络的干预与影响,具有系统性和整体性特点。以网络调节为特点的慢性复杂病证适宜于"多组分、多靶点"的组合干预。因此,应用这相互作用网络方法来研究"干预系统(中药方)""应答系统(生物机体)"的系统内部及系统间关系,最有可能揭示中药方复杂的药理作用机制。如构建网络靶标方法用于预测确定葛根芩连治疗 2 型糖尿病的活性成分和作用机制。目前,中药网络药理学作为一种手段,为阐释中药多成分、多靶点的作用特点、中药复方主成分与配伍关系、预测中药作用靶点、发现新的适应证等提供线索。重视中医药理论和临床实践,构建标准化的数据库,合理应用人工智能算法,强化实验确证预测结果的准确性和可靠度,以建立计算与实验相结合的生物分子网络研究方法,可提高中药新药研发的成功率。另外,联用网络药理学、分子对接技术、多组学技术也可用于研究中药及复方治疗疾病的潜在靶标及机制。

7. 中药活性成分作用靶点研究 中药活性成分作用靶点的发现和鉴定是深入研究中药药理机制的关键前提,也是揭示中药和复方发挥其功效的分子基础。随着化学生物学新兴的交叉学科的快速发展,解决了生命科学、医学领域存在的一些复杂问题。利用化学生物学、分子生物学和结构生物学等手段,促进了"中药化学"和"生物学"结合而进一步揭示中药作用靶点。基于化学生物学中的分子探针,建立了针对中药活性成分的靶点"钩钓"策略,并应用于鉴定多种中药活性成分的靶点。如将具有抗神经炎症作用的苏木酮 A 用化学合成的方法改造成分子探针,从体外培养的神经小胶质细胞中"钩钓"并鉴定其靶点为肌苷 5′ - 磷酸脱氢酶 2(IMPDH2)。进一步的分子生物学研究发现,苏木酮 A 可直接修饰靶点 IMPDH2 上的 140 位半胱氨酸以发挥其抗神经炎症作用。通过化学生物学多学科交叉技术,从传统中药"金沸草"中发现一个新型抗炎活性化合物 1β- 羟基土木香内酯(1β-hydroxyalantolactone),并以其作为探针分子,发现了新的炎症治疗靶标——泛素结合酶 UbcH5。基于这些策略发现的新靶标开展中药组分及其配伍筛选与评价研究,发现其药理学机制和作用特点,将促进这类新药研发。

第四节 非临床药物代谢动力学研究

中药的药物代谢动力学(药动学)是借助动力学原理,研究中草药活性成分、组分、中药单方和复方体内吸收、分布、代谢和排泄的动态变化规律及其体内时量、时效关系,并用数学函数加以定量描述。它是中药药理学与药动学相互结合、相互渗透而形成的。目前,《药品注册管理办法》仅要求如果代用品为单一成分,应当提供药动学资料。其他类中药新药,在技术可行时,提倡进行药动学探索性研究。《中药、天然药物注射剂基本技术要求》中要求药动学研究结果的支持。由有效成分制成的注射剂,应全面研究其药动学参数,多成分制成的注射剂需要进行药动学探索性研究,必要时尚应研究主要成分之间的相互影响。不难看出,国家对中药、天然药物新药的药动学要求相对较低,这主要是考虑了中药、天然药物成分复杂使得药动学难以全面展开的客观情况。然而,中药药动学究方法学的确立,对阐明创新中药新药治病机制、评价中药制剂的内在质量以及指导新剂型的研制等方面均具有重要作用。

一、中药药动学的特点与难点

中药的药动学研究在以下几个方面有别于一般的化学药品。

1. 中药的化学成分　中药成分较多,体内吸收过程复杂,许多中药活性成分极性过大,难以透过肠壁细胞膜,或者极性过小虽易被肠黏膜细胞摄取,但很难扩散到血液循环中,这给体内血药浓度检测带来很大不便,而且大多数中药成分在体内的代谢和转运机制尚不清楚,对参与代谢的药酶和参与吸收、分布、排泄过程的药物转运体方面的研究尚较少,这是制约中药药动学研究的主要障碍。

2. 中药的药效物质基础　中药有效成分不明确,含量高的成分不一定是真正的起效物质或不是起主要作用的物质。有些中药成分在体外有效而在体内因快速被代谢而失活;另有一些成分是体外无效,用药后在体内转化为活性代谢物而发挥作用,并且许多药效通常是多组分共同作用的结果。因此,药物代谢与药效阐释之间存在较大的研究难度。

3. 中药的代谢模型　多组分化合物的药动学 - 药效学结合模型难以构建和拟合,各类化合物的代谢速度不同,药效也不同,如何使药动学的血中的药峰浓度(C_{max})、浓度的达峰时间(t_{max})和消除半衰期($t_{1/2}$)等参数与药效学的最大效应和效应持续时间等关联起来,目前仍是该领域待解决的问题之一。

4. 中药化学成分在代谢中的相互作用　对于单味中药,其活性成分有可能是同一母核的化合物,这就有可能导致药物代谢或转运体方面的相互作用。中药方剂各成分间也可能存在相互作用,尤其是传统方剂的配伍遵循君臣佐使的原则,这种作用从药动学角度可以理解为成分在体内吸收、分布、代谢、排泄(ADME)方面的相互影响。

二、中药药动学研究的关键内容

1. 中药整体药动学表征　中药含有多种结构类型化学成分,而不同结构类型的化学成分的药动学特征大相径庭,当前通过多组分药动学研究所获得的各成分孤立参数,对于中药临床给药方案的设计缺乏实质性的指导意义。中药药动学研究在中药临床给药方案设计中的作用尚未得以实现,目前各种中药制剂的临床给药方案大多是根据经验判断。

2. 中药有效组分体内外 ADME 特征与机制　阐明中药所含主要有效组分在生物体内外的 ADME 特性与机制,是中药药动学面临的关键科学问题之一。在创新中药研发早期,通过药动学研究手段,对有苗头的候选成分进行体内外 ADME 研究,将极大提高创新中药研发的成功率与效率。与化学药物不同的是,中药组分ADME研究还应注重多组分共存时各主要成分的ADME特性研究,并应通过"构动关系"(QSPR)研究,揭示各类有效成分尤其是结构相似/相关成分的体内外ADME共性规律,这对于现代组分中药的研发具有重要意义。

3. 中药体内药效物质基础 中药可通过调节肠道菌群等途径,在肠道发挥药效作用。但多数情况下,中药有效成分需要吸收入血、到达靶器官并作用于相应靶点后才能发挥整体药效作用。实质上,许多中药成分尽管在药材中含量较高,但由于生物利用度低、代谢消除迅速等原因难以在体内达到有效浓度。相应地,中药成分可能在生物体内通过广泛代谢转化生成活性代谢产物而发挥药效作用,中药发挥药效作用的物质基础应是在生物体内具有适宜药动学特征的原型成分组及活性代谢物组,因而中药药动学研究有助于揭示中药体内复杂药效物质基础。

4. 中药方剂组分药物代谢配伍机制 从理论上分析,方剂组分配伍作用可发生在化学、药动学、药效学等各个层面,但方剂组分配伍作用模式大致可分为两类,一是影响生物体内有效组分的质和量的构成,二是在药物代谢/药效环节产生协同、拮抗等相互作用。对于药物代谢配伍作用而言,方剂组分间可在ADME等各环节产生相互作用,表现为影响组分的生物利用度、改变分布特性、调节体内动态药效物质组的构成等方面,最终因为药效物质的改变而导致药效作用的变化,因此药物代谢配伍研究是阐明方剂配伍机制的一个重要途径和手段。

5. 中药组分对肝药酶/转运体的调节作用 中药含有众多的组分,在体内产生广泛的代谢/转化,因而中药对生物体药物代谢酶系统和转运体系统产生多种形式的调节作用。当生物体药酶/转运体系统发生改变,则将极大改变相应底物药物的体内处置与动力学特征,进而影响药效作用甚至产生毒副反应。深入研究中药组分对主要代谢酶/转运体系统的调节作用对于指导临床中西药联用时给药方案的设计具有重要科学意义。

三、中药药动学在中药新药研究中的作用

中药药动学研究有助于阐明中药药效物质基础及作用机制,为建立中药质量评价方法、克服剂型设计的盲目性提供依据,从而指导中药制剂处方与工艺筛选及剂型选择;有助于发现新的药效成分,为发现新的先导化合物提供依据,从而促进新药的研制;有助于阐明复方配伍原理,为筛选中药新组方及组方优化提供依据,促进中药复方新药的研制;阐明药动学规律及药物相互作用规律,有助于确定给药方式、给药剂量、给药间隔及疗程,从而有助于提高临床整体治疗水平。中药药动学研究在中药现代化研究中也已显现出明显的推动作用。

四、中药药动学的研究实例

中药单体成分的药动学研究对于其毒性作用机制的研究也能提供一定的帮助。例如,雷公藤甲素是中药雷公藤的活性成分,具有多组织毒性,但其毒性机制仍不清楚。Shao等进行雷公藤甲素的药动学研究发现,大鼠灌胃给予雷公藤甲素0.6mg/kg、1.2mg/kg和2.4mg/kg时,其血药浓度在15分钟内能达到峰值,在血液中快速消除,其消除半衰期为20分钟左右。在灌胃给药0.6mg/kg时,其口服生物利用度为72.08%,但给药4小时后,在血液和组织中即无法检测到药物,在口服1.2mg/kg组和2.4mg/kg组,给药后,部分大鼠因为雷

公藤甲素的毒性而死亡。以上结果显示：雷公藤甲素在体内快速吸收、分布和代谢，在暴露于高浓度时，有潜在的毒性。

中药多组分的药动学研究，可以更加贴切地了解中药复方在体内的动力学过程，更加合理地指导临床用药。人参的主要成分人参皂苷是包含苷元、以原人参二醇（protopanaxadiol）或原人参三醇（protopanaxatriol）为母核的糖苷类化合物。人参皂苷很难被胃液及肝脏中的酶分解，口服后，肠道的吸收率很低，血清中只能检测到其肠道细菌的代谢产物，如 20-O-（β-D-glucopyranosyl）-20（S）-protopanaxadiol, 20-O-［α-D-arabinopyranosyl（1 → 6）β-D-glucopyranosyl］-20（S）-protopanaxadiol 和 20（S）-protopanaxadiol，均能抗苯并芘引起的诱变，且具有剂量依赖性。这一类化合物是原人参二醇类皂苷的最终代谢产物，体内和体外均表现出较强的抑制肿瘤入侵、生长和转移的药理活性。采用对同源小鼠皮下注射 Lewis 肺癌（LLC）的自发转移模型，发现代谢产物的抗转移活性要好于人参皂苷 Rb1，说明实际起作用的是人参皂苷 Rb1 肠道细菌的代谢产物；人参皂苷 Rg3 口服生物利用度极低，主要通过在肠道菌群作用下生成人参皂苷 Rh2（脱糖基产物）和原人参二醇，后两者的体外抗肿瘤活性强于人参皂苷 Rg3，因此推测人参皂苷是一种天然的前药。

中药方剂中成分复杂，各种成分之间可能会产生药动学的相互作用。川芎主要活性成分藁本内酯的药动学研究发现，静脉注射藁本内酯单体时，组织分布广泛（V_d=3.76L/kg）、消除迅速（$t_{1/2}$=0.31 小时）。而静脉注射川芎提取物，其藁本内酯药动学参数与藁本内酯单体相比有着明显的改变，提示藁本内酯与川芎提取物中其他成分存在明显的药物相互作用。

五、中药药动学评价与展望

中药、天然药物的药动学研究虽然开展时间较晚，但这些年来取得了明显的进步，研究深度和广度均不断提高。主要体现在：单体成分药物的药动学研究逐渐完善；药材或复方制剂的药动学研究逐渐开展；努力探索并实践各种方法说明中药在体内的过程。除了传统的血药浓度法外，生物效应法是应用较为广泛的一种方法，如采用药理效应法、药物累积法、微生物指标法等。虽然中药药动学研究已取得了明显进展，但是仍存在明显不足之处，如分析方法学确证不完善等。目前的研究绝大多数停留于非临床药动学（主要是在动物上）阶段，人体药动学较少开展。研究者在完成药动学研究后，常常对其结果缺少综合分析评价，未能结合药物开发进程及临床应用之间进行全面分析。

中医、中药讲究整体观，从宏观角度出发来达到治疗的目的，而药动学则是用现代方法来说明药物在体内的处置过程，属于微观研究。基于微观的研究，如何来体现中药的整体性，是药动学研究中不可回避的问题。如何通过创新性科研思维，使传统中药和现代药动学研究相结合，使宏观与微观有机统一，使现代科学化与传统中医药的整体观有机统一，这是中药药动学研究中的重大课题。

目前，药物研发模式的转变对现有的新药创制与评价体系提出了全新的要求，单成分、单靶点的药动学、药效学评价技术体系显然不适用于多成分、多靶点的中药、天然药物评价。《中医药创新发展规划纲要（2006—2020 年）》中明确指出建立符合中药自身特点的研究、评价方法和标准规范体系是当前中药现代化研究的主要任务之一。中药药动学在中药现代化研究链上发挥着"桥梁学科"的作用，在中药体内药效物质基础，多组分、多靶点作用模式与机制，方剂组分配伍机制等关键科学问题研究中均起着重要作用。

第五节 非临床毒理学研究与评价

一、中药、天然药物非临床毒理学评价内容

1. 评价要点 根据中药、天然药物新药立题依据的不同,对其安全性的认知不同,遵循《药物非临床研究质量管理规范》(GLP),对应进行毒理学研究,一般包括安全药理学实验、单次给药毒性实验、重复给药毒性实验、遗传毒性实验、生殖毒性实验、致癌性实验、依赖性实验、刺激性实验、过敏性实验、溶血性实验等与局部、全身给药相关的制剂安全性实验,其他毒性实验(如免疫毒性实验、延迟心室复极化潜在作用评价)等。在评价安全性过程中,需综合分析各项毒理学研究结果,了解其相互间的相关性、种属和性别的差异性等,如单次给药与重复毒性实验之间的毒性反应和靶器官的相关性、静脉注射的重复给药毒性实验与过敏性、溶血性及局部刺激性实验结果的相关性、体外实验与体内实验结果的相关性、啮齿动物和非啮齿动物毒性反应的差异性等。

中药单一成分、新药材及其制剂,需全面进行毒理学研究。对中药提取物的研究若立题来源是实验研究,也应全面进行毒理学研究;若来源于传统应用,其生产工艺与传统基本一致,一般进行安全药理学实验、单次给药毒性实验、重复给药毒性实验,以及考量相关因素影响所进行的必要毒理学研究。

中药复方制剂根据其处方来源及组成、人用安全性经验、安全性担忧程度的不同,对应进行毒理学研究。如采用传统工艺,具有人用经验,一般进行单次给药毒性实验、重复给药毒性实验;如采用非传统工艺并有临床应用证据,一般进行安全药理学、单次给药毒性实验、重复给药毒性实验;如采用非传统工艺且无临床应用经验,应进行全面的毒理学研究。另外,中药复方制剂若含有未被法定标准收载的药材,则按新药材要求全面进行毒理学研究。

中药改良型新药,其立题依据在于或包含提高安全性的,应进行毒理学对比研究,设置原剂型/原给药途径/原工艺组别,通过对比分析说明其改良品种的优势。

中药增加功能主治、需延长用药周期或者增加剂量者,应说明原毒理学研究资料是否可以支持延长周期或增加剂量,否则应进行用药周期延长或剂量增加的毒理学研究。

天然药物复方制剂应有毒理学研究结果证明其组方的合理性,说明处方组成之间的相互作用,探索毒性机制。

中药、天然药物在研发的过程中,若受试物的工艺发生可能影响其安全性的变化,应进行相应的安全性研究。在临床试验过程中发现非预期不良反应时或毒理学研究中发现非预期毒性时,必须考虑进行追加毒理学研究。

如果中药、天然药物具有以下特征,需要进行药物非临床依赖性研究:与已知具有潜在依赖性化合物结构相似的新的化合物;作用于中枢神经系统,产生明显的镇痛、镇静、催眠及兴奋效应;含有已知较强依赖性成分;有研究证据证明可能直接或间接作用于中枢阿片受体、大麻素受体、多巴胺受体、去甲肾上腺素受体、5-羟色胺受体、N-胆碱受体、γ-氨基丁酸受体、苯二氮䓬受体等受体;已鉴定出代谢产物属于依赖性成分;用于戒毒;原认为不具依赖性而在临床研究或临床应用中发现有依赖性倾向等。

中药、天然药物用于育龄人群并可能影响生殖系统,或遗传毒性实验结果阳性,或在

重复给药毒性实验中观察到生殖系统问题等，应根据具体情况相应地研究生殖毒性。当有效成分或其代谢产物与已知致癌物质有关或结构相似，或当药物预期连续用药 6 个月以上，或治疗慢性反复发作性疾病而需经常间歇使用时，则必须进行其致癌性实验。若所含成分具有致癌性可疑结构，或在重复给药毒性实验或其他毒性实验中发现有细胞毒性或对某些脏器生长有异常促进作用的，或遗传毒性实验结果为阳性的，也应进行致癌性研究。

中药、天然药物用于儿童人群，应遵循《儿科用药非临床安全性研究技术指导原则》，采用类似于成年动物毒理学实验的筛选式幼龄动物毒理学实验（JAS）设计，以评估其对幼龄动物的生长和发育的作用，是否有与其相关的新的 / 独特的毒性发现或与年龄有关的敏感性差异，用于支持在儿科人群中进行的临床试验。若选择在儿科人群进行首次人体试验，需要进行遗传毒性、安全药理研究，并采用啮齿类和非啮齿类 2 种动物进行幼龄动物毒理学研究，需设计合适的评价指标和给药期限，在后续开发过程中，进行更长期限的重复给药毒性实验、生殖毒性实验和致癌性实验。若选择成人进行首次人体试验再开展儿科临床试验，在首次成人临床试验前按常规进行安全药理学、重复给药毒性、遗传毒性、生殖毒性等研究以获得安全性支持，并在开展儿科临床试验前，相应进行幼龄动物毒理学、致癌性研究等，以支持药物安全性。

2. 含有毒药材的中药非临床毒理研究　　根据中医临床实践经验及药材标准中毒性分级，按药材毒性大小及其毒性特点有针对性地进行毒理学研究，同时考虑毒性药材炮制、处方配伍解毒、制备工艺及剂型、给药方案（给药途径、给药剂量、用药时间等）等，探索药材中毒性成分在其中的效应及其机制等。处方中含有毒性分级为大毒药材的口服制剂，申请改剂型或仿制，必须提供安全性研究资料；处方中含有毒性分级为有毒药材且功能主治涉及儿科用药、妊娠期和哺乳期妇女用药的口服制剂，申请改剂型或仿制，必须进行与适用人群相关的安全性研究；处方中含有孕妇禁用或慎用的药材，或功能主治为妊娠期和哺乳期妇女用药的口服制剂，申请改剂型或仿制，应评估与生殖毒性等相关的安全性；处方中含有现代研究发现有严重毒性的药材，应全面进行非临床毒理学研究。

3. 中药、天然药物注射剂非临床毒理学评价　　中药、天然药物注射剂安全性日益受到重视，必须严格遵循《药物非临床安全性研究技术指导原则》。新的中药、天然药物注射剂应进行急性毒性实验、长期毒性实验、制剂安全性实验（包括刺激性实验、过敏性实验、溶血性实验）。如处方组成中含有首次用于注射给药途径的原料，还应进行遗传毒性、生殖毒性和 / 或致癌性等研究。注射剂急性毒性实验和长期毒性实验均应采用啮齿类和非啮齿类两种动物。刺激性实验、溶血性实验应根据临床试验的需要，对稀释溶液的种类、给药浓度、给药速度等进行考察和研究。中药、天然药物复方注射剂，如处方中包含已上市注射剂的处方且两者功能主治（适应证）基本一致，应增加已上市注射剂作为阳性对照组，并注意两者之间剂量的可比性（至少应设置一个与受试物高剂量组具有可比性的剂量）。对改变给药途径的中药、天然药物注射剂，其非临床毒理研究要求与新的中药、天然药物注射剂相同。对改剂型的中药、天然药物注射剂，改剂型后与原剂型相比，若药用物质基础没有改变，要求同仿制的中药、天然药物注射剂相比；若药用物质基础有改变，要求同新的中药、天然药物注射剂相比。

在技术层面上，常用于中药、天然药物注射剂的安全性评价的方法需要进一步改进与完善，如全身主动过敏实验和被动皮肤过敏实验检验方法对中药注射剂中过敏物质灵敏性较差，难以达到检出其安全限量的要求。因此，发现与监控潜在的致敏原、预测过敏反应和类过敏反应及其引起的免疫毒性机制等是中药、天然药物注射剂非临床毒理学研究的重点。

二、中药、天然药物非临床毒理学评价的特点

中药、天然药物和化学药是两种在不同医学理论背景下被用于防治疾病且具有不同化学基础的物质，由此，它们非临床毒理学评价有其共同之处，也有各自特点，其差异性主要体现在：

1. 医学理论背景的差异　中药是在中医理论指导下使用的，其非临床安全性评价具有与化学药物不同之处。一是讲究药材和饮片的炮制加工，以达减毒增效、质量均一稳定的目的，如生川乌大毒，多外用，炮制后其毒性降低，可供内服，主治风寒湿痹等；二是讲究中药配伍使用，中药传统理论包含"十八反、十九畏"，相须、相使、相杀、相恶等，为中药安全性评价提供了切实可行的理论依据；三是讲究辨证使用，中药及其复方应用于不同证候、病症、不同患者时，其用药方法与剂量等均有差异。因此，在进行中药非临床安全性评价时，应充分考虑中医药的理论基础和临床实践，以达到减毒增效、合理用药的目的。

2. 药理作用特点的差异　除了中药单一有效成分制剂，其他类型的中药制剂在药理作用上往往呈现出多途径、多靶点、多效应的特点，其药理作用机制、强度、时效关系等和化学药有所不同。正因为中药具有这些特点，其在非临床安全性评价中的毒性效应发生时间和明显程度等与化学药物存在较大的差异。因此，针对中药非临床安全性评价，在其实验设计（如给药周期和观察时间点）、观察指标选择和实验动物采用等方面与化学药有所区别。

3. 药物质量控制方面的差异　化学药往往成分单一、纯度较高，其相应的极性、溶解性、分子结构特征等较为明确，易于控制。而中药和天然药物一般来源于自然界的植物、动物或矿物，虽然有些经过一定程度的提取或纯化，但往往成分复杂、纯度不高，尤其是采用传统提取和制备工艺的中药复方制剂在极性、溶解性和其他物化特性方面形成了复杂的体系，导致在中药非临床安全性评价时，其受试物在配制方式、载药量、给药方式、给药剂量等方面可能达不到化学药的要求。例如，传统制备工艺的中药复方制剂在长期毒性研究中可能就面临给药剂量无法提高、灌胃给药过程容易对动物造成伤害等问题；在采用体外实验方法进行的非临床安全性研究中，对于这样复杂的受试物体系，也可能面临可行性的问题。

三、中药在现代使用中的毒性

根据我国法定药材标准，按毒性大小将药材进行毒性分级，即大毒、有毒、小毒、无毒，这是基于中医药理论及传统水煎口服和直接打粉外用等临床实践。而今现代科学理论和技术在中药制药工业中广泛应用，如使用有机溶剂提取、增加注射途径给药方式等，由此给中药非临床安全性评价带来了新的挑战。如中药黄独的传统用药方法为除去杂质、洗净、浸润至透、切小块或厚片、晒干，具有清热解毒、凉血止血、止咳平喘等功效，用于治疗甲状腺肿、吐血、咯血、咳嗽气喘、百日咳等。但黄独75%乙醇提取物依次用有机溶剂三氯甲烷、乙酸乙酯、正丁醇萃取，将萃取物给大鼠口服后，观察到动物肝脏发生病理学改变，其中三氯甲烷萃取物引起的肝细胞破坏、炎性细胞浸润等肝损伤最为明显，表明中药在提取精制

过程中,要密切监控中药毒性物质转移与富集。中药注射剂系指在中医药传统理论的指导下,中药材经提取、纯化后制成的供注入人体的溶液、乳状液及供临用前配制成溶液的粉末或浓溶液的无菌制剂,为我国独创,因其制备工艺、给药途径等不同于传统且中药成分复杂,需要加强其安全性评价。

另外,随着临床应用范围的扩大、诊断技术水平的提高、生活习惯和环境因素的改变以及体质的变化等,部分被认为无毒副作用的传统中药,也被发现其可能具有毒性。如银杏叶具有敛肺止喘、活血止痛的功效,但现代研究证实银杏叶中银杏酸具有潜在致敏、致突变、细胞毒等毒性,在含有银杏叶中药新药研发过程中需关注相关毒理学研究。在临床上也观察到非传统毒性中药出现重要器官、组织毒性,如发现何首乌肝损害,这与患者个体基因多态性和体质密切相关。因此,在对含这些中药进行安全性评价过程中,需要合理选择实验动物,采用化学分析如 UPLC-MS 方法并结合生物学等多学科技术,研究毒性成分在体内代谢及其与生物大分子结合状态,探索其毒理机制,提供支持和指导临床个体化给药及安全应用证据。

四、中药、天然药物毒理研究新技术

在中药、天然药物的急性和长期毒性研究过程中,以生化与组织病理终点事件为评判依据,借助新兴学科发展与技术手段,多角度深入研究,有效识别中药、天然药物毒性成分,发现其毒性生物标志物与潜在毒靶,进而研究毒性机制或预测毒性。这些毒理学研究新思路和现代科学技术手段有助于系统和客观评价中药、天然药物安全性。

毒理基因组学是将基因组理论和技术应用于毒理学研究的一门新兴学科。如通过微RNA(microRNA)和信使 RNA(mRNA)调控网络整合分析,并结合血清生化及组织病理结果,发现川楝子不同组分或成分在影响肝细胞坏死或凋亡、脂质代谢、药物代谢酶和核受体等方面具有一定异同性,从药材、组分、成分三个层面上初步阐明川楝子毒性物质基础及机制。高精度、高通量和低消耗基因芯片技术和胚胎干细胞技术应用于中药、天然药物遗传毒性研究。利用转录组学技术筛选并确定中药肝损伤生物标志物,发现中药所致肝损伤机制。利用网络药理学方法可预测中药配伍、多组分可能产生的不良作用。代谢组学方法和技术在药物安全性评价方面有其优势,其研究的生物样品如动物血液、尿液等来源方便并能连续取样,通过表征中药、天然产物对机体代谢网络整体变化轮廓及毒性生物标志物,以期分析毒性作用发生发展进程以及停药后的恢复过程。利用蛋白质组学技术也可较全面地分析中药、天然药物对动物各生物样本蛋白质组成变化,揭示这些变化背后的生物学功能改变而引起的毒性及蛋白靶标。

多组学技术的联用在中药、天然药物毒理机制研究上也取得进展。针对千里光宁导致大鼠胆汁瘀积型肝损伤,代谢组学分析结果显示千里光宁能明显提高总胆汁酸和结合型胆汁酸含量,这与其产生胆汁瘀积相关。进一步的基因组学研究发现,千里光宁可扰乱调控胆汁酸合成转运的基因,初步揭示了千里光宁引发胆汁瘀积肝损伤的机制。全基因组微阵列分析表明,雷公藤甲素能改变雌性小鼠肝脏胰岛素信号通路代谢、细胞周期、氧化应激和细胞凋亡;靶向鞘酯组学联合转录组学方法发现雷公藤甲素引发肝脏鞘酯紊乱,这些结果为阐明雷公藤甲素诱导肝毒性机制提供新途径。利用高通量测序技术 16S rDNA 杂交和PCR 技术、宏基因组学研究中药、天然药物对正常动物肠道内环境微生物结构和功能的影响,再结合生物学、代谢组学技术可分析肠黏膜屏障功能障碍、微环境稳态变化、能量失衡、

短链脂肪酸和胆碱代谢等多个途径,发现中药、天然药物可能潜在毒性,为其毒理学深入研究提供新线索。

这些多组学方法和技术及其联用用于药物非临床安全性评价,具有高效率、高灵敏度、高通量特征,可较多获得整体性和系统性信息,再结合常规毒理学研究结果,分析中药、天然药物是否存在配伍毒效、潜在机制等,比较符合中医辨证施治整体观。但目前亟待根据传统中医毒性理论及中药特点全方位研讨中药、天然药物非临床安全性评估的研究模式,并制定规范,厘清各类分析技术优缺点及互补性,借助生物信息学与大数据功能系统分析海量数据,规避一些非实验性因素对结果影响,有效客观验证中药、天然药物安全性。

第六节　临床研究

中药及天然药物的临床试验与化学药品的临床试验一样,分为Ⅰ期、Ⅱ期、Ⅲ期和Ⅳ期。《中药注册分类及申报资料要求》的建议,中药创新药一般应当进行Ⅰ、Ⅱ、Ⅲ期临床试验。中药创新药的疗效评价应与其临床定位相适应,体现中药的治疗特点和优势。中药复方制剂应在中医药理论指导下组方。中药复方制剂根据主治的不同,可以分为主治为病证结合、主治为病以及主治为证候的中药复方制剂。关于以主治为证候的中药复方制剂,其处方应当为经方、验方。为此,国家药品监督管理局制定了《证候类中药新药临床研究技术指导原则》,从证候类中药新药处方来源及基本要求、临床定位、证候的确定与诊断、新药研究的基本类型及设计、疗程及随访、有效性评价要点、安全性评价要点、试验质量控制与数据管理、说明书撰写原则等9个方面进行了专门的阐述。中药改良型新药如新给药途径的功能主治与原给药途径一致,至少应进行Ⅲ期临床试验,一般应选择原给药途径作为对照。对改剂型新药,若药材基源、生产工艺(包括饮片炮制、提取、分离、纯化等)及工艺参数、制剂处方等有所改变,至少应进行Ⅲ期临床试验;若药材基源、生产工艺(包括饮片炮制、提取、分离、纯化等)及工艺参数、制剂处方等有较大改变,药用物质基础变化较大,或剂型改变对药物的吸收利用影响较大的,应提供相关的药理毒理研究及Ⅱ期、Ⅲ期临床试验资料,必要时进行Ⅰ期临床试验。缓释、控释制剂需延长用药周期或者增加剂量者应进行Ⅱ期、Ⅲ期临床试验;用药周期和服用剂量均不改变者,应进行Ⅲ期临床试验。已上市中药生产工艺或辅料等的改变引起药用物质或药物的吸收、利用明显改变的,按改良型新药注册申报,应进行Ⅱ期、Ⅲ期临床试验。

一、Ⅰ期临床试验

1. 目的　就中药而言,多数制剂无法通过研究药动学特性了解药物在体内的生物学行为,在Ⅰ期临床试验中更主要的研究内容是采用剂量爬坡方法,使受试人群充分暴露在药物下,以了解药物的人体安全性和耐受性。

2. 试验设计

(1)剂量设计:通常包括单剂量和多剂量两种给药方式,通常先进行单剂量试验,再进行多剂量试验,主要是为了评估药物的初始安全性和耐受性。中药Ⅰ期临床试验的剂量设计,重点是要明确初始剂量和最大剂量。通常视药物的安全范围大小,根据需要从初始剂量至最大剂量之间确定几个剂量级别,试验从低剂量至高剂量,逐个剂量依次进行。

剂量确定以保证受试者安全为原则。应当充分考虑结合中医药特点,将临床习惯用量或临床常用剂量作为主要依据,亦可参考动物实验剂量,制定出预测剂量,然后用其 1/5量作为初始剂量;对于动物有毒性反应或注射剂药物,可取预测量的 1/10~1/5 量作为初始剂量。临床单位也可参照文献方法事先确定最大剂量及剂量梯度,试验从低至高逐个剂量依次进行。如在剂量递增过程中出现某些不良反应,即使未达到规定的最大剂量,也应终止试验。在达到最大剂量时,虽无不良反应亦应终止试验。一个受试者只能接受一个剂量的试验,不得在同一受试对象身上进行剂量递增与累积耐受性试验,以确保受试者安全。

注射剂的剂量选择应更为谨慎,因静脉给药制剂相对口服和外用制剂而言,风险较大。例如,在对注射用银杏制剂的 I 期临床试验中,临床研究单位根据动物研究结果,小鼠一次性静脉注射或腹腔注射受试药物的急性毒性实验的半数致死量(LD_{50})为 200mg/kg 提取物;犬的长期毒性实验提示最低有毒量为 35mg/kg 提取物;大鼠药效学研究结果提示最低有效剂量为 6mg/kg 提取物。试验初始剂量取其最小值 0.33mg/kg,按成人 60kg 计算,理论初始剂量相当于每人每天 20mg 提取物。另外,考虑到受试者的安全和临床可操作性,实际初始剂量不宜过大,故采用每人每天 8.75mg 提取物(相当于粉针 50mg)为初始剂量;最大剂量的估算则根据家犬的长期毒性实验结果,取其最低有毒量 3.5mg/kg,按成人 60kg 计算,相当于每人每天 210mg 提取物。参照临床常用同类产品银杏叶提取物 1 次的最大用药量为87.5mg,每天 2 次,每人每天最大剂量为 175mg,可取较大值,故本次试验的理论最大剂量设定为每人每天 210mg 提取物。剂量递增方案未参照常用的改良 Fibonacci 法递增,而是按制剂规格单位进行递增。

(2)疗程:单次给药组给药 1 次试验即结束,而多次给药组的疗程则需要具体问题具体分析。一般而言,化学药物多次给药组的药动学试验为连续给药 7~10 天,将中药多次给药组设计周期与化学药物相同,是否能够达到 I 期临床试验目的,尚有争议。近年来出现了按照预计临床疗程制定多次给药时间的设计方法,对于某些病种、某些选择轻型患者作为受试者的耐受性试验,这种设计方法是可行的,但是否适合所有的中药 I 期临床试验,也不能一概而论。因此,鉴于目前中药药动学研究较薄弱的现实情况,如何合理设计多次给药组的疗程,建议申办者和临床研究单位针对 I 期临床试验的目的,结合药物特点及临床实际情况,并考虑到伦理学等问题,合理进行制定。

3. **不良反应** 在中药 I 期临床试验中,由于药物特点不同,不良反应的表现也有差异。在设计试验方案时,应对预计可能对人体产生的损害充分加以考虑,重点观察其相关不良反应,并在试验前制定相应的中毒抢救措施,对进行试验的医师护士进行培训,用药前后均应作详细记录。一般观察 24 小时,个别药物可观察 2~5 天,应根据药物代谢的规律制定详细的观察时点,出现不良反应者应追踪随访,直至恢复。

I 期临床试验中出现不良反应后是否进行对症治疗,主要在保障受试者安全的前提下根据患者不良反应的严重程度来判断。在单次给药组中,出现不良反应时主要以密切观察为主,一般轻度不良反应不需对症处理,重点观察其何时消失;中、重度不良反应则需对症处理。多次给药组中出现中、重度不良反应,主要是根据方案的设计要求判断是否对症治疗。如果受试者出现与受试药物有关的持续存在的不良反应,则需对症治疗,并考虑终止试验。此外,在多次给药组中是否对症处理出现的不良反应这一问题上,还需根据临床的具体实际情况作出正确的判断,其基本原则是要在保护受试者安全的基础上,尽量按试验设计来进行。

4. 观察、记录和总结 按照试验计划,给药后必须仔细观察每次效应和必要的检测指标并详细记录,根据试验结果客观而详细地进行总结并对试验数据进行统计学处理,写出正式书面报告并据此提出Ⅱ期临床试验给药方案的建议。

二、Ⅱ期临床试验

Ⅱ期临床试验要从中医药的理论和临床实际疗效出发,既要严格设计,又要充分体现中医药学的特点。就目前而言,病证结合的诊疗模式在中医诊疗中占有重要地位,这种模式强调在临床诊疗中既重视对西医疾病的诊断,又注重对中医证候的认识。因此,这一思路在中药新药的临床研究设计中要加以体现。

1. 试验设计 由于中医药的特性,在适应证选择、疗效判定以及不良反应观察等方面均较现代医学药物复杂。因此,在设计时首先应当充分注意到中医药理论体系的基本特点,同时也需充分采用现代科学包括现代医学的理论和方法。试验设计方案应当包括:病例选择标准、对照组的设置、必要的各项检查指标、药物主剂量、给药途径、疗效标准、疗程和统计学处理方法等。

2. 病例选择 受试病例应选择住院病例为主。若为门诊病例,则要严格控制可变因素,使患者按试验计划进行,以确保本项试验的有效性及可靠性。

(1)病名诊断、证候诊断标准:中药新药的适应病证,既有以中医疾病、证候为主者,也有以西医疾病为主者,均应遵照现行公认标准执行,若无公认标准应当参照国内外文献制定。所以,临床试验设计要求凡以中医病、证为研究对象者,先列出中医病证和证候的诊断标准。以中医病、证为研究对象时,如果中医病证与西医病名相对应,则宜加列西医病名,并列出西医疾病的诊断标准及观察指标作为参考;如果中医病证不与西医病名相对应,则可不必列出西医病名;在以西医病名为研究对象时,则先列出西医诊断标准,同时列出中医证候诊断标准。但是,中药适应证候设计不能一成不变地套用现成的证候诊断标准,应根据具体受试药物的处方组成、配伍与功效,以及药效学和临床预试验结果或临床经验,设计其适应证候作为诊断纳入标准,同时设计其不适应证候作为排除标准,设计其可能出现的不良反应作为不良事件观察。

(2)纳入标准:必须符合病名诊断和证候诊断标准,辨病与辨证相结合。受试者年龄范围一般为18～65岁,儿童或老年病用药另行规定。试验方案中应预先明确制定入选标准并严格执行。

3. 给药方案 中药有效成分药的临床剂量一般是根据有效血药浓度而确定的。由于大部分中药制剂的有效血药浓度很难确定,在需要进行剂量研究的时候,一般可根据Ⅰ期临床试验结果,结合既往临床经验、文献资料以及药理学量效研究的结果,推算出临床用药有效剂量范围。在有效剂量范围内确定几个剂量组进行临床研究,找出适宜的临床给药剂量。

在Ⅱ期临床试验,一般采用一种固定剂量。观察的疗程应该根据情况而定,若无统一规定,应以能够判定其确切疗效的最低时限为起点。对于某些病证应进行停药后的随访观察。若需要2个或2个以上给药方案时,临床试验例数必须符合统计学要求。

4. 试验方法 在本阶段临床试验中,必须注重对照组的设置。对照组患者在数量上以及病情轻重程度上都应与受试的新药组近似,要科学分组。由于患者和医师的主观精神因素都可能对药效的判断产生影响,因此,为了能有效地排除这些主观偏见,临床试验设计应遵循对照、随机和盲法的原则。

5. 疗效判断　应按照现行公认标准执行，若无公认标准，对于尚未统一规定的病种和证候，应当按照中、西医学的各自要求，制定合理的疗效标准。综合疗效评定一般分为：临床痊愈、显效、进步、无效四级，注重显效以上的统计；若为特殊病种，可根据不同病种分别制定相应的疗效等级；若无临床痊愈可能，则分为临床控制、显效、进步、无效四级；抗肿瘤药，其近期疗效可分为：完全缓解、部分缓解、稳定、进展四级，以完全缓解、部分缓解为有效。疗效评定标准须重视规定疗效评定参数，疗效评定应包括中医证候、客观检测指标等内容，对于受试的每个病例，都应严格地按照疗效标准，分别加以判定。在任何情况下都不能任意提高或降低标准。

6. 观察、记录和总结　临床试验应当按照试验方案制定周密的病例报告表并逐项详细记录。试验结束后，应客观而详细地进行总结并对数据进行统计分析，综合其统计学及临床意义，并按照《中药、天然药物临床试验总结报告的撰写原则》对药物的安全性、有效性、使用剂量作出初步评价和结论。

例如：在以安慰剂为对照评价消瘀降脂胶囊治疗高脂血症的Ⅱ期临床试验中，临床单位选用西医诊断为高脂血症且中医辨证为血瘀痰阻证的患者 288 例，采用随机分组、双盲、多中心、安慰剂组平行对照、优效性试验设计，进行了消瘀降脂胶囊大剂量组（5 粒 / 次）、小剂量组（3 粒 / 次）及安慰剂组用药比较，8 周为一个疗程，观察各组治疗前后血脂各项指标的改变及相关中医症状的改变，同时观察用药前后安全性指标的变化。而在朴实颗粒治疗非胃肠手术后腹胀的Ⅱ期临床试验中，研究者采用双盲、双模拟、随机对照试验方法，选择 40 例非胃肠手术后肠麻痹患者随机分为试验组及对照组，试验组手术后 6 小时服用朴实颗粒 6g，同时服用西沙必利片模拟剂 5mg，对照组手术后 6 小时服用西沙必利片 5mg，同时服用朴实颗粒模拟剂 6g。观察相关症状及体征变化情况，如：肛门自动排气、排便时间及排出物性状、肠鸣音恢复时间及程度（肠鸣音音调、频率）等疗效指标及安全性指标。前者是以西医疾病结合中医证候的病证结合模式进行临床试验，而后者则以现代医学疾病为研究对象。

三、Ⅲ期临床试验

Ⅲ期临床试验是扩大的多中心临床试验，是为了进一步评价新药的疗效及安全性进行的验证性试验。本期临床试验研究内容可涉及剂量 - 效应关系、更广泛的人群、疾病的不同阶段或合并用药、长期用药情况的研究等。病例选择上可参照Ⅱ期临床试验设计，根据具体情况适当扩大受试对象（如年龄、病期、合并症、合并用药）范围。其他方面基本同Ⅱ期临床试验。

四、Ⅳ期临床试验

Ⅳ期临床试验是新药上市后的监测，是在临床广泛使用的条件下考察疗效和不良反应，应特别注意发现罕见的不良反应。

对于疗效的观察，应包括考察新药远期疗效。对于不良反应、禁忌、注意事项等考察，应详细记录不良反应的表现（包括症状、体征、实验室检查等），并统计发生率。

（余伯阳　孔令东）

参 考 文 献

[1] 中华人民共和国人民代表大会. 中华人民共和国中医药法. [2021-04-05]. http://www. npc. gov. cn/npc/c12435/201612/b0deb577ba9d46268dcc8d38ae40ae0c. shtml.

[2] 国家药典委员会. 中华人民共和国药典: 2020 年版. 一部. 北京: 中国医药科技出版社, 2020.

[3] 国家药品监督局管理局. 中药注册分类及申报资料要求. [2021-04-05]. https://www. nmpa. gov. cn/xxgk/ggtg/qtggtg/20200928164311143. html.

[4] 国家药品监督管理局. 古代经典名方中药复方制剂物质基准的申报资料要求(征求意见稿). [2021-04-05]. https://www. nmpa. gov. cn/directory/web/nmpa/xxgk/zhqyj/zhqyjyp/20190327150101694. html.

[5] 国家药品监督管理局药品审评中心. 证候类中药新药临床研究技术指导原则. [2021-04-05]. http://www. cde. org. cn/zdyz. do? method=largePage&id=7d20a1b76f606c2d.

第十一章

生物技术药物的研究与评价

第一节　生物制品及生物技术药物的分类

生物制品是以微生物、细胞、动物或人源组织和体液等为原材料，用生物学技术制成，用于预防、治疗和诊断人类疾病的制剂，如血液制品、微生态制剂、免疫调节剂、诊断制品、生物技术药物等。按照我国目前现行法规和《药品注册管理办法》中药物管理的相关规定，生物制品是其中的一类药物，分为治疗性生物制品和预防性生物制品。生物技术药物（biotechnological drugs）是生物制品中的一大类，按生物制品管理，但在《药品注册管理办法》中对该类药物并无明确定义。一般而言，生物技术药物，广义是指所有以生物质为原料制取的各种生物活性物质及其人工合成类似物以及通过现代生物技术制取的药物，狭义是指利用生物体、生物组织、细胞及其成分，综合应用化学、生物学和医药学各学科原理和技术方法制得的用于预防、诊断、治疗和康复保健的制品，而这里特指采用 DNA 重组技术或其他创新生物技术生产的治疗药物，如细胞因子、纤溶酶原激活剂、重组血浆因子、生长因子、融合蛋白、受体、疫苗和单克隆抗体、干细胞治疗技术等。自 1982 年第一个重组药物人胰岛素上市以来，生物技术药物在不断的创新中迅猛发展，为制药工业带来了革命性的变化。目前，生物技术药物可以分为以下几大类：基因工程药物、治疗性单克隆抗体类药物、基因治疗与核酸类药物、细胞与组织工程医疗产品、基因工程疫苗等。

一、基因工程药物

（一）重组细胞因子

细胞因子（cytokine）是由细胞分泌的具有生物活性的小分子蛋白质的统称。细胞因子具有调节细胞生理功能、介导炎症反应、参与免疫应答和组织修复等多种生物学效应。目前发现的细胞因子有几十种。细胞因子用于临床治疗疾病的研究从 20 世纪 80 年代开始，1986 年，第一个细胞因子重组人干扰素 α 在美国批准用于临床。目前有：白细胞介素 -2、白细胞介素 -4、白细胞介素 -6、白细胞介素 -11、白细胞介素 -12、白细胞介素 -15、白细胞介素 -1 受体拮抗剂、干扰素 α2a、干扰素 α2b、干扰素 α1b、干扰素 β、干扰素 γ、干扰素 ω、集成干扰素、肿瘤坏死因子 α、粒细胞集落刺激因子、粒细胞 - 巨噬细胞集落刺激因子、红细胞生成素、表皮生长因子、成纤维细胞生长因子、神经生长因子等基因工程细胞因子类药物于全球上市。另外，还有睫状神经营养因子、肝细胞再生增强因子、肿瘤坏死因子相关凋亡诱导配体、血小板生成素、干细胞因子、巨噬细胞炎性蛋白 -1a 等重组细胞因子正处于不同的临床研究阶段。

（二）重组激素与多肽

激素类生物技术药物主要分为两大类，即蛋白类激素类药物和多肽类激素类药物。蛋白类激素类药物主要包括：胰岛素及各种人胰岛素类似物、生长激素、卵泡刺激素、促黄体素释放激素、促甲状腺激素等。多肽类激素类药物主要包括：甲状旁腺激素及类似肽、促胰岛素分泌素、高血糖素及其类似肽、降钙素及其类似肽、生长抑素及其类似肽、胸腺素、促性腺激素释放激素及其类似物、缩宫素和血管升压素。

（三）重组酶类

Activasel 是第一个经美国 FAD 批准上市的重组酶类药物，属腺苷脱氨酶类药物，用于治疗冠状动脉阻塞性心脏病。重组酶类药物包括：

1. 溶解血栓类

（1）"纤维蛋白选择性"溶栓药物：主要有组织型纤溶酶原激活剂（tPA）及各种突变体（替奈普酶 tenecteplase，瑞替普酶 reteplase 或 rPA）、单链尿激酶型纤溶酶原激活剂（SCUPA）和葡激酶（SAK）等。

（2）"非纤维蛋白选择性"溶栓药物：链激酶（SK）、尿激酶（UK）、尿激酶原（prourokinase，Pro UK）和甲酰化纤溶酶原 - 链激酶激活剂复合物（APSAC）等。

2. 凝血因子类　如血凝因子Ⅶa、Ⅸ、Ⅷ等。

3. 其他重组酶类药物　重组超氧化物歧化酶、尿酸氧化酶、葡糖脑苷脂酶以及精氨酸酶等。

（四）抗体融合蛋白质类药物

利用基因工程技术构建融合蛋白，可生产多种新型的活性分子，主要包括免疫球蛋白融合技术产品、靶向融合蛋白药物等。前者包括重组人肿瘤坏死因子受体 -Fc 融合蛋白、重组人细胞毒性 T 淋巴细胞功能相关抗原抗体融合蛋白（CTLA4-IgGl）、重组人淋巴细胞功能相关抗原 3- 抗体融合蛋白（LFA3-IgGl）等。靶向融合蛋白药物包括细胞因子融合蛋白和配体毒素融合蛋白等，如重组人干扰素 α2a- 肿瘤血管特异性结合多肽 NGR 融合蛋白、重组人白细胞介素 2- 白喉毒素融合蛋白、GM-CSF/IL-3 融合蛋白、重组人促黄体素释放激素 - 铜绿假单胞菌外毒素 A 融合蛋白等。

（五）外源重组蛋白质类药物

至今批准上市的只有重组水蛭素（hirudin），适应证为血栓性疾病。

（六）长效蛋白质类药物

长效蛋白质类药物研发的着眼点主要是改善其药动学性质。不同的蛋白有不同的长效修饰策略和手段，可以经过基因工程改变或经过其他手段进行翻译后修饰，达到以下目的：①增大分子量，减少从肾小球的滤过；②增加稳定性，降低免疫原性；③将肽类转换为非肽类。长效蛋白质类药物包括长效胰岛素、长效粒细胞集落刺激因子、聚乙二醇化干扰素等。

二、治疗性单克隆抗体类药物

单克隆抗体类药物主要针对各种微生物抗原或人体蛋白质，包括鼠单克隆抗体类 [如抗移植排斥的莫罗莫那 -CD3（别名鼠单克隆抗体 -CD3，orthoclone）、治疗非霍奇金淋巴瘤的替伊莫单抗（鼠源抗 CD20 单抗，zevalin）]、嵌合单克隆抗体类 [如治疗转移结肠癌或直肠癌的抗 EGFR 单抗西妥昔单抗（erbitux）、治疗类风湿关节炎的抗 TNF-α 单抗英夫利西单抗（remicade）、治疗非霍奇金淋巴瘤的抗 CD20 单抗利妥昔单抗（rituxan）、治疗肾移植急性排斥的抗 CD25 单抗巴利昔单抗（simulect）等]、人源化单克隆抗体类 [如治疗转移结肠癌或直肠癌的抗 EGFR 单抗贝伐珠单抗（avastin）、治疗 B 细胞慢性淋巴细胞白血病的抗 CD52 单抗阿仑单抗（campath）、治疗转移乳腺癌的抗 HER2 单抗曲妥珠单抗（herceptin）、治疗重度类风湿关节炎的抗 TNF-α 单抗阿达木单抗（humira）、治疗急性髓细胞性白血病的抗 CD33 单抗吉妥单抗（mylotarg）、治疗慢性中重度银屑病的抗 CDlla 单抗依法利珠单抗（raptiva）、治疗肾移植急性排斥的抗 CD25 单抗（抗 Tac 单抗 zenapax）等]。

三、基因治疗与核酸类药物

基因治疗是基于修饰活细胞遗传物质而进行的医学干预。在载体的帮助下，将治疗基因导入到靶细胞并表达，而目的蛋白无须经分离纯化即可在体内发挥预防和治疗疾病的作用。载体主要有病毒载体介导和非病毒载体介导两大类。病毒载体包括腺病毒、腺相关病毒、反转录病毒、慢病毒、单纯疱疹病毒、痘病毒、仙台病毒等，所携带的治疗基因以细胞因子为主。非病毒载体包括聚合物载体和脂质载体等。2017 年 8 月 31 日，美国 FDA 批准嵌合抗原受体 T 细胞（CAR-T）疗法 Kymriah 上市，用于治疗急性淋巴细胞白血病，开辟了以细胞工程为基础的基因治疗药物临床应用的新纪元。

核酸类药物包括核酸疫苗、裸 DNA 治疗药物（质粒）、反义核酸药物和小干扰 RNA 药物。其中，核酸疫苗又包括 DNA 疫苗和 RNA 疫苗，反义核酸药物包括反义 DNA、反义 RNA 和核酶（ribozyme）及三链寡核苷酸等。目前，核酸药物主要借助于脂质体微囊介导、受体介导及电穿孔等一般理化方法介导的基因转移方法导入体内。

四、细胞治疗产品与组织工程医疗产品

细胞治疗产品是以细胞为基础的用于疾病治疗的产品，包括体细胞治疗产品、多能干细胞治疗产品以及以细胞为主要生物学效应而发挥作用的一些复合产品。目前，体细胞治疗主要包括：①体内回输体外激活扩增的人自体或同种异体免疫细胞，如淋巴因子激活的杀伤细胞（LAK）等；②体内接种体外处理过的肿瘤细胞（肿瘤疫苗）；③微囊化的自体、同种异体、异种细胞，或分泌一种或多种生物活性因子的细胞系，如可分泌胰岛素、生长因子或神经转移因子的细胞系；④体内植入经体外遗传修饰过的自体或同种异体体细胞，如肝细胞、肌细胞、成纤维细胞、淋巴细胞、胰岛细胞、软骨细胞等；⑤体内移植体外扩增或激活的自体或同种异体骨髓细胞。

干细胞工程是指在体外对干细胞进行操作，包括体外增殖、定向诱导、横向分化、基因修饰和组织成形等。胚胎干细胞来源于胚胎形成前的囊泡期，可分化为成人和胎儿身体各种类型的细胞，已被广泛用于基础研究和不同疾病的治疗研究，如帕金森病、多发性硬化、脊髓损伤、心肌梗死和肿瘤的干细胞移植疗法等。人体几乎所有组织都存在成体干细胞。成体干细胞已经有相当程度的分化，如果不受外加条件的影响，一种组织的成体干细胞倾向于分化成该组织的各种细胞，比如造血干细胞在体内自动分化成各种血细胞。目前，成体干细胞的临床研究包括骨髓原始间充质干细胞、骨髓间充质干细胞、脐带血巨核系祖细胞、脐带血红系祖细胞等产品，主要适应证为血液系统恶性肿瘤、再生障碍性贫血等。

组织工程医疗产品是指用组织工程技术和工艺制备的，用于修复、改善、再生组织或器官结构与功能的医用产品。此类产品大多数来源于干细胞，除了符合细胞治疗和干细胞的

安全评价要求外，必须对制备全过程进行质量控制。由于该类产品植入体内的特点，应研究其长期植入的组织相容性，防止微生物污染和细胞突变等问题。

五、基因工程疫苗

疫苗属于预防用生物制品，指含有抗原、能够诱导人体产生特异性主动免疫的制剂，可以保护机体免受感染原感染及感染原引起的抗原性物质的损伤。近年来的研究发现，疫苗还可能是治疗恶性肿瘤、自身免疫性疾病等疾病的有力武器。基因工程疫苗包括细菌疫苗、病毒疫苗和合成多肽疫苗。

第二节　生物技术药物的特殊性

一、结构确认的挑战性

生物技术药物的生产方式是应用基因修饰活的生物体产生的蛋白或多肽类的产物，或是依据靶基因化学合成互补的寡核苷酸，所获产品往往分子质量较大，并具有复杂的分子结构，其活性主要取决于其氨基酸序列和空间结构，但由于其相对分子质量一般较大，空间结构复杂、多样，现有的物化分析方法和手段一般可以确定其一级结构和简单的二级结构，对于三级结构等复杂结构的确认则具有挑战性。

二、不同的种属特异性

生物技术活性蛋白质和多肽类药物常具有种属特异性。生物技术药物的作用靶点主要是受体或抗原表位。不同种属动物的同类受体在结构或功能上可以相同，也可能存在差异。部分生物技术药物的药理学活性与动物种属及组织特异性有关，可能主要与药物自身以及药物作用受体和代谢酶的基因序列存在着动物种属的差异。来源人类基因编码的蛋白质和多肽类药物，其中有的与动物的相应蛋白质或多肽的同源性有很大差别，因此对一些动物不敏感，甚至无药理学活性，如人干扰素具有高度种属特异性，对鼠、犬没有生物活性。这在安全性评价和药效学评价中必须加以考虑。

三、安全性较高

生物技术药物由于大多是人类天然存在的蛋白质或多肽，量微而活性强，用量极少就会产生显著的效应，相对来说其副作用较少、毒性较低、安全性较高。

四、多向性活性、网络效应和受体效应

蛋白质和多肽类药物的活性特点是往往具有广泛的作用靶点和病理生理、药理作用（其中可能包括继发性基因表达所诱导的进一步反应），因此具有非预期的多向性活性（也可称为多功能性）特点。有些生物技术药物例如细胞因子，往往有多种生物活性，而多种细胞因子又可具有同一的生物活性。一种细胞因子可协同或拮抗其他细胞因子的作用，可诱导或抑制其他细胞因子受体的表达及调节自身受体的表达，也就是说可在体内相互诱生、相互调节，彼此协同或拮抗，形成网络性效应，因而可具有多种功能，发挥多种药理作用。非临床安全性评价需关注该类产品在不同动物种属的多向性活性，必要时可选用转基因动物

的靶基因或受体来预测其临床研究的风险性。此外,大多生物技术药物均是通过与特异性受体结合而发挥药理作用,由于受体分布具有组织特异性,因此药物在体内分布具有组织特异性和药效反应快的特点。

五、蛋白质或多肽药物较不稳定

与小分子药物比较,蛋白质或多肽药物在同样条件下较不稳定,易变性失活,也易为微生物污染、酶解破坏,因此应有不同的储存条件。而且,某些生物技术来源药物在体内的半衰期短、迅速降解,并且在体内降解的部位广泛。

六、免疫原性

某些来源于人的生物技术药物尤其是分子量较大的蛋白质类药物,在动物中有免疫原性,所以在动物中重复给予这类药品将产生抗体。有些人源性蛋白在人也能产生血清抗体,主要原因可能是重组药物蛋白在结构及构型上与人体天然蛋白质仍有所不同。对实验动物而言,许多生物技术药物都是异源性大分子,具有免疫原性,其诱生的免疫反应可能会对安全性、药动学和药效学评价的结果产生影响。

七、生物技术药物的生产系统复杂性

生物技术药物的生产系统复杂性致使其同源性、批次间一致性及安全性的变化要大于小分子化学药物。生物技术药物的基因稳定性、生产菌种及细胞系的稳定性和生产条件等的稳定性非常重要,因此对生产工艺及车间 / 厂房的要求更高。生产条件(如中试、工业化生产)的变异将导致生物活性的变化或产生意外的或不希望的一些生物学活性物质。所以生产过程的检测、GMP 步骤的要求和质控的要求就更为重要,必须重视质量控制的过程。

第三节　生物技术药物的药学研究

大多数生物技术药物的化学本质是蛋白质,其药学研究有不同于化学药物的特殊性。下面以蛋白质类药物为例进行说明。

一、影响蛋白质类药物稳定性的因素

蛋白质类药物的不稳定性可分为两种:化学不稳定和物理不稳定。

1. 化学不稳定　主要指蛋白质分子通过共价键的形成和断裂形成新化学实体,包括水解、氧化、外消旋、β 消除和二硫键的交换。一般肽键在生理条件下相当稳定,但可被酸、碱或蛋白酶催化水解,使蛋白质分子断裂,分子量减小。蛋白质中一些氨基酸可以发生自氧化,在氧化剂存在下,蛋白质中的某些氨基酸侧链(如—SH 和—SCH_3)很容易被氧化,使蛋白质失活。含有芳香侧链的氨基酸如甲硫氨酸、半胱氨酸、组氨酸、色氨酸和酪氨酸的蛋白质易发生氧化反应。影响氧化的因素有温度、pH、缓冲介质、催化剂的种类和氧的强度等。蛋白质在碱水解中常伴有某些氨基酸的消旋化作用,使氨基酸成为非代谢形式,从而改变蛋白质的生物活性。影响氨基酸消旋作用的因素有温度、pH、离子强度和金属离子螯合作用。二硫键对稳定蛋白质的构象起重要作用。加热可引起二硫键的断裂或交换,导致蛋白

质的生物活性快速丧失。

2. 物理不稳定　指蛋白质分子高级结构的物理转变，无共价键改变，包括变性、表面吸附、聚集和沉淀。蛋白质中非共价键的破坏可导致蛋白质变性。在某些物理、化学的条件下，蛋白质分子的高级结构受到破坏（但一级结构未被破坏），结果引起蛋白质生物活性的损失和理化性能的改变，这就是蛋白质的变性。影响蛋白质变性的因素有：温度、pH、盐类、有机溶剂、表面活性剂、机械应力、超声波、光照等。表面吸附可导致蛋白质构象的变化，使蛋白质分子变性，活性丧失。同时，由于蛋白质和多肽类药物有效剂量小，吸附作用使制剂中药物含量显著降低，疗效降低。使用表面活性剂、加入载体蛋白如血清白蛋白可减少其表面吸附。蛋白质溶液是一种稳定亲水胶体，但在外界因素（pH、溶剂、离子强度、溶剂的介电常数）的影响下发生自缔合形成二聚体、低聚物等。在外界因素影响下，蛋白质分子结构发生伸展，疏水区暴露于水性环境，形成热力学不稳定体系，驱使暴露的疏水区分子间相互聚集形成聚集体。蛋白质沉淀通常与变性同时发生。蛋白质溶液中加入大量的中性盐、重金属、有机溶剂或者加热均可导致蛋白质的沉淀。

二、蛋白质类药物制剂的处方设计

蛋白质类药物制剂主要有两类：液体制剂和冷冻干燥制剂。该类药物制剂研制中，主要解决的问题是药物稳定性。

1. 液体剂型蛋白质类药物的稳定化方法　药剂学中采取的稳定化方法主要是加入辅料，改变液体蛋白质类药物溶剂的性质。稳定化机制：①加强蛋白质稳定作用力；②使其变性状态不稳定。辅料稳定蛋白质机制中最广泛被接受的是"优先相互作用"机制，即蛋白质优先与水（如：共溶质、共溶剂）相互作用（即优先水化）。蛋白质优先相互作用从根本上提高蛋白质两种状态（天然-非天然）转变的自由能，因此提高了蛋白质的稳定性。液体剂型中蛋白质类药物稳定化的稳定剂包括：缓冲液、表面活性剂、碳水化合物和多元醇、盐类、聚乙二醇类、氨基酸、白蛋白、羟丙基-β-环糊精等大分子化合物。

选择缓冲液是液体蛋白质制剂研制中重要的一步，pH与蛋白质的物理化学稳定性均有关，常用的有磷酸盐、醋酸盐和枸橼酸盐缓冲液，最常用的是磷酸盐。缓冲盐的种类和浓度均对蛋白质的稳定性有影响。碳水化合物和多元醇为非特异性蛋白质稳定剂，其稳定机制是优先排除。碳水化合物以蔗糖和海藻糖最常用，避免使用还原糖。多元醇以甘油、甘露醇、山梨醇常用。碳水化合物和多元醇类的稳定作用与其使用浓度密切相关。表面活性剂可降低蛋白质溶液的表面张力，抑制蛋白质在疏水性表面的聚集、沉淀和吸附或直接阻止蛋白质的化学降解。可选择非离子型表面活性剂如聚山梨酯类、泊洛沙姆（poloxamer）等以及阴离子表面活性剂如十二烷基硫酸钠等。其中，非离子型表面活性剂较为常用。盐类对蛋白质的稳定性影响较为复杂，可以起到稳定蛋白质的作用，也可以破坏蛋白质的稳定性，还有可能无影响。主要取决于盐的种类、浓度、离子相互作用的性质及蛋白质的电荷。聚乙二醇类作为蛋白质的低温保护剂和沉淀结晶剂，可与蛋白质的疏水链作用。白蛋白稳定蛋白质的机制是白蛋白量大，优先被吸附而保护蛋白质类药物免遭吸附，但白蛋白由于来源及可能存在的病原菌污染问题而被限制了使用。氨基酸和金属离子也可不同程度地起到稳定蛋白质性质的作用，其种类和浓度应通过实验选择。

2. 固体状态蛋白质类药物的稳定性与制备工艺　固体剂型可提高蛋白质类药物的稳

定性。常用蛋白质类药物的干燥方法有冷冻干燥法与喷雾干燥法。冷冻干燥法制备蛋白质类药物制剂过程中应选择适宜的辅料如保护剂、填充剂等，提高蛋白质类药物在干燥和贮藏过程的稳定性。喷雾干燥法制备蛋白质类药物制剂粒度可控，流动性好，该方法制得的蛋白质干燥粉末已广泛用于吸入途径给药的蛋白质制剂中，在制备蛋白质类药物的控释制剂、开发新的给药系统中，该方法极为有用。

三、蛋白质类药物新型给药系统

1. 蛋白质类药物的给药途径及吸收促进方法

（1）注射给药：蛋白质、多肽类药物由于口服吸收的限制因素，临床多采用注射途径给药，包括静脉注射、肌内注射、皮下注射、腹腔注射。但蛋白质、多肽类药物一般体内血浆半衰期较短，清除率高，需频繁注射给药。

延长蛋白质和多肽类药物体内半衰期最简单的方法是静脉注射给药改为肌内注射或皮下注射。采取此法时应注意随之引起的蛋白质降解和体内处置的变化。另一种方法是采取新的给药系统延缓药物的释放，如输入泵、生物降解性微球、微乳、复乳、脂质体、纳米粒和聚合物 - 药物结合物。此外，对蛋白质分子进行化学修饰以抑制其清除，目前最有希望的是用聚乙二醇修饰。

（2）口服给药：蛋白质类药物的口服给药存在以下限制，包括①被胃酸催化降解；②被胃肠道内的酶水解；③对胃肠道黏膜的透过性差；④在肝脏的首过效应。采用吸收促进和新型微粒给药系统（如微乳、纳米粒、脂质体）可提高其吸收。

（3）其他给药途径：包括鼻腔给药系统（鼻黏膜）、肺部给药系统（肺黏膜）、直肠给药系统、口腔黏膜和经皮给药系统。这些给药途径的优点是均能不同程度地避免药物在肝脏的首过效应，给药部位蛋白水解酶的活性较低，药物在给药部位稳定性增强，其中鼻黏膜和肺黏膜给药吸收较快。共同的缺点是生物利用度较低。

（4）蛋白质类药物的吸收促进方法：①提高吸收屏障的通透性，可通过加入化学类吸收促进剂，如脂肪酸、磷脂、胆盐、苯基甘氨酸烯胺衍生物、酯和醚型的（非）离子表面活性剂、皂角苷类、水杨酸酯衍生物、夫西地酸、甘草酸衍生物或二甲基 -β- 环糊精；或通过离子导入技术和脂质体载体技术提高通透性；②降低吸收部位和吸收途径肽酶的活性：加入胰蛋白酶抑制剂、杆菌肽、大豆酪氨酸抑制剂、硼酸亮氨酸、硼酸缬氨酸；③分子结构修饰防止降解；④延长作用时间，如采用生物黏附技术。

2. 蛋白质类药物新型注射给药系统

（1）控释微球制剂系统：蛋白质类药物生物降解的控释微球制剂已上市，目前已经实际应用的生物可降解材料有聚乳酸（PLA）、聚丙交酯 - 乙交酯共聚物（PLGA），改变丙交酯与乙交酯的比例或分子量，可得到不同时间生物降解性质的材料。首次经美国 FDA 批准的蛋白质类药物微球制剂：醋酸亮丙瑞林（leuprolide acetate）聚丙交酯 - 乙交酯微球。

（2）脉冲式给药系统：应用脉冲式给药系统将多剂疫苗（如肝炎、破伤风等）发展为单剂控释疫苗。

四、蛋白质类药物制剂质量评价的方法

1. 蛋白质和多肽类药物质量评价的特点　化学药物一般具有高纯度，终产品中的杂质可以分析、确定且可制定限量，产品相对稳定的特点，因此可以通过对其最终产品的质量检

测实现对化学药物的全面质量控制。大多数生物技术药物目前尚不可能做到这些。为了保证生物技术药物产品的安全、有效、可控，必须从原料（包括菌、毒种）、生产工艺、半成品到成品进行全程的质量控制。蛋白质、多肽类药物除对成品进行质量控制外，还应对中间半成品进行质量控制，并有相应的质量控制标准，生物技术药物一般不以原料药的形式批准上市。目前唯一例外的是胰岛素，因其可形成晶态，在一定条件下可稳定保存。当然，随着液相及固相蛋白合成技术的进步与成熟，目前肽类药物的质量标准将在既往的基础上有明显提高。

2. 生物技术药物的质量控制　传统的生物技术药物大多由活生物体（细菌或细胞）制备，具有复杂的分子结构，其生产涉及生物材料和生物学过程，如发酵、细胞培养、目的产物的分离纯化等，在这些生产过程中，目标产品容易受到各种生物或理化条件等的影响，因此质量控制标准与检测方法在生物技术药物研发中占有举足轻重的位置。上游工作构建、筛选得到的候选目标产品需要在建立检测控制方法和质控标准后逐步确定中试工艺，而完成毒性评价、药动学、药效学研究等临床前评价研究则需要工艺稳定、符合质控标准的供试样品，才能得到相对客观、重现性好的评价数据；同时，中试工艺等下游工作和临床前评价研究所反映出的供试样品问题，可以促进检测控制方法和质控标准的完善与提高，以进一步优化制备工艺，并积极推动申请临床研究的进程。生物技术药物质量控制主要包括理化性质鉴定、生物学活性测定、残余杂质检查和制剂相关的安全性及常规检定等几个方面。这里以基因工程蛋白质类生物技术药物的质量控制为例加以介绍。

（1）理化性质鉴定：理化性质鉴定包括特异性鉴定、分子量测定、等电点测定、肽图分析、吸收光谱、N末端氨基酸序列分析等。特异性鉴定是利用蛋白的抗原性，根据抗原 - 抗体反应对特定产品进行鉴别，包括免疫印迹、免疫电泳、点免疫、免疫扩散等方法。蛋白分子量常采用质谱法和还原型 SDS 聚丙烯酰胺凝胶电泳（SDS-PAGE）测定。质谱法具有准确、快速、重复性好、测定范围广等特点。等电点一般采用等电聚焦电泳或毛细管电泳法测定，并与标准品或理论值比较。重组蛋白质的等电点往往是不均一的，但重要的是在生产过程中批与批之间的电泳结果应一致，以反映其生产工艺的稳定性。等电点呈现多区带往往是产品结构不均一的表现，如二硫键配对错误、构型改变、C 端降解等。肽图分析是指通过化学裂解法及蛋白酶裂解等各种手段，将蛋白断裂成大小不均的多个肽段，通过 SDS-PAGE、反相 HPLC、毛细管电泳、质谱分析等各种手段分离检测，对空间构象较复杂，或因裂解不完全、二硫键仍然将各个片段连接在一起的特殊产品，则先用还原剂打开二硫键、封闭巯基后再按照常规方法进行分析。通过与天然产品或参考品的蛋白质一级结构作精密比较，肽图分析可确证表达产物结构的正确性以及批间产品结构的一致性。芳香族氨基酸在特定重组蛋白质氨基酸组成中的比例是确定的，光谱具有最大吸收波特征，符合 280nm 左右紫外特征吸收峰。N末端氨基酸序列分析是重组蛋白质和肽的重要鉴别指标，一般要求至少测 15 个氨基酸。有的蛋白质以单链和从中间断裂后以双链形式存在，这种情况就会测出两个不同的 N 末端，所以在质量标准中根据理论值可分别设定 N 末端为标准。N 末端测序的基本原理为埃德曼（Edman）降解法，目前已用蛋白质全自动测序仪进行 N 端氨基酸序列测定，灵敏度已达到 pmol 水平。

在重组蛋白理化标准品质量控制研究中，还需对蛋白一级、二级结构以及二硫键定位等进行分析，难度较大，需要特殊设备。在常规质控中，待检样品只需进行上述常规理化分析检定，然后与理化标准品进行比较。

（2）生物学活性、比活性测定：生物学活性测定是重组蛋白质类药物重要的质控指标，包括体外测定法、体内测定法、酶促反应测定法和免疫学活性测定法等。体外测定法是指重组蛋白质类药物对培养细胞和离体动物器官生物学功能的影响。体内测定法是利用动物体内某些指标的变化确定产品的生物学活性单位。酶促反应测定法主要分析产品与底物或某种物质结合后发生的物理化学反应，如重组链激酶溶栓活性测定，即利用其与纤溶酶原结合后可激活纤溶酶，从而在纤维蛋白琼脂平板中形成溶圈。免疫学活性测定法采取酶联免疫吸附实验（ELISA）等方法测定产品活性。蛋白质的生物学活性与其免疫学活性不一定相平行，只有蛋白肽键的抗原决定簇和生物活性中心相一致，ELISA 法测定结果才能反映生物学活性。

比活性是 1mg 蛋白质的生物学活性单位，是进行成品分装的重要定量依据。蛋白质的空间结构不能常规测定，蛋白质空间结构的改变特别是二硫键的错误配对可影响蛋白质的生物学活性，从而影响蛋白质类药物的药效，比活性可间接地反映这一情况。通过对原料药比活性的检测，不仅可反映产品生产工艺的稳定性，而且还可以比较不同表达体系、不同生产厂家生产同一产品时的质控情况。一般比活性的标准可根据中试工艺优化后的多次检定结果统计后定出。

（3）纯度分析：重组蛋白纯度分析一般采用 HPLC 和 SDS-PAGE。进行 SDS-PAGE 分析时，结果应显示单一条带，纯度一般应大于 95%。HPLC 法应根据不同的纯化工艺选择不同的方法，一般尽量采用与 SDS-PAGE 原理不同的反相柱或其他离子交换柱进行分析。进行 HPLC 分析时结果应呈单一峰，经积分计算产品纯度一般应大于 95%。如出现主峰以外的其他相关物质峰，则应对杂峰的性质进行分析。必要时，还需要采用适宜的方法测定相关蛋白（如异构体或缺失体）的含量，并制定对应的限量标准。

（4）含量测定：蛋白质含量测定是生物技术药物质量控制的重要指标之一，其准确性对产品规格、分装量具有指导意义，是比活性计算、残余杂质的限量控制以及其他理化特性测定的基础，也是临床前安全和有效性评价研究中有效剂量、毒性剂量设置以及临床方案制订的重要依据。测定方法包括凯氏定氮法、Lowry 法、BCA 法、染色法（Bradford 法）、紫外吸收法、ELISA 和 HPLC 等。其中，Lowry 法是经常使用的方法。

（5）二硫键分析：二硫键形成是一种常见的蛋白质翻译后修饰，对稳定蛋白质的空间结构，保持及调节其生物活性有非常重要的作用。因此，确定二硫键在蛋白质中的位置是全面了解含二硫键蛋白质化学结构的重要方面。

目前，常用的定位二硫键的方法分为非片段法和片段法。非片段法包括单晶 X 射线衍射结构解析法、多维核磁共振波谱法和合成对照法等。片段法包括对角线法、二硫键异构及突变分析法、酶解法和化学裂解法、部分还原测序法以及氰化半胱氨酸裂解法等。这些方法各具特点，也有各自的局限性。随着质谱仪器在质量检测范围、分辨率、灵敏度、准确度和分析速度等方面的不断发展，使质谱法更加适合二硫键的分析。二硫键的定位现多采用生化、质谱及测序等多种方法相结合来进行。

（6）残余杂质检查：残余杂质可能具有毒性，也影响产品的生物学活性或使产品变质，可反映产品生产工艺的稳定性。残余杂质可分为外来污染物和与产品相关的杂质两大类。外来污染物包括微生物污染、致热原、细胞成分（例如细胞蛋白质、DNA 等）、培养基中的成分、来自生产过程的物质（如产品纯化亲和柱中的抗体及其他相关试剂等）。残余杂质限度设定是控制产品质量的重要手段。

（7）制剂相关的安全性及常规检定：重组蛋白质类药物制剂相关的安全性及常规检定一般包括外观、装量、pH、水分、无菌实验、异常毒性等。冻干是保证产品有效期内稳定性的重要工艺。水分检测主要针对冻干制剂，目前国际公认标准是水分不超过 3.0%，所采用的方法有化学法（卡尔·费歇尔滴定法）和称量减重法。近年来也有一些基因工程药物采用水针剂型，需要提供稳定性实验的资料，以证明在有效期内生物学活性不会明显降低；如果添加了其他化学稳定剂，也要提供安全性的资料。装量实验、pH 检测和无菌实验对冻干制剂、水针剂型都是必要的。注射用制品无菌实验有增菌培养法和滤膜法，口服或外用制剂菌检项目有需氧菌、厌氧菌、霉菌和支原体。异常毒性实验是主要检查生产工艺中是否含有目标产品以外的有毒物质。上述外观、装量、pH、水分、无菌实验、异常毒性等检测方法按《中国药典》规定的标准进行。

第四节 生物技术药物的临床前药理评价

临床前药理评价内容包括：主要药效学、一般药理学、药理作用机制和药动学。由于生物技术药物药动学研究的特殊性，将在本章第五节中具体阐述。

一、主要药效学研究

（一）总要求

生物技术药物临床前主要药效学研究亦按照化学药物的有关要求（第五章第二节）进行。特殊情况下，生物技术药物的主要药效学研究亦可参照国内外有关文献提出设计方案，报国家药品监督管理局药品审评中心认可后进行。生物技术药物具有多效性、免疫原性、种属特异性及特殊的量效关系，常规用于一些小分子药物研究的方法不一定适用于本类药物，通常需要按照制剂质量、动物种属的选择、动物的生理与病理状态、给药方案、剂量水平及给药途径等具体情况，按照"具体问题具体分析（case by case）"的灵活原则设计、确定研究方案。

1. 对实验样品的要求 生物技术药物制备工艺的稳定对产品的纯度及生物学活性具有重要影响。即使在理化分析结果无明显差别的情况下，也可能因产品复性条件的改变使药物的立体结构不同，表现出活性差异。因此，在药效学实验开始前，必须完成包括生物学活性等在内的临床前药学研究，达到制备工艺成熟、产能应至少达到中试水平、产品质量可控、稳定性有保证的水平。药效学实验用药量较大，所有受试样品应采用足量的同一批次样品。若受试品产量不足，实验中期更换不同批号的样品，可能严重影响药效学实验的重复性。药效学研究样品质量标准应和临床用样品一致，以确保药效学实验提供的信息在预测临床剂量和临床前安全性评价剂量时不会发生较大偏差。实验时为确保药效学实验结果稳定，所有稀释后的样品一般需在当日内用完，剩余部分弃之不用。为了避免浪费，所有受试样品应合理分装，保证单位包装内的药量不大于一日用量。

2. 实验方法 生物技术药物的主要药效作用宜用体内、体外两种以上实验方法获得证明，其中一种必须是整体的正常动物或模型动物，即以体内动物模型为主，配合体外模型阐明药物的作用特点和机制。实验模型必须能反映药理作用本质。如果有些生物技术类药物确实无法满足上述动物模型要求，应充分说明理由，改用其他模型。没有在体模型时使用体外模型也是一种不得已的选择，如抗病毒药的研究，往往由于病毒感染的宿主限制性,无法找到相关动物模型,可利用体外细胞培养法,观察药物对病毒引起的细胞病变的影响。

3. 指标　指标选择的基本原则与化学药物相似,应反映主要药效作用的药理本质,应具有特异性、敏感性、重现性、客观性以及可量化。

4. 给药方案　给药剂量、途径、容量、方式、时间确定的基本原则与化学药物相似。主要药效学的给药途径宜和推荐的临床用药途径一致。但生物技术类药物给药途径的选择要根据不同种类药物来进行。如蛋白质类药物通常是注射给药。血管外注射给药后,组织中天然存在的蛋白水解酶即开始对药物水解灭活。最常见的给药途径是皮下注射,蛋白质类药物半衰期一般均较短,皮下注射吸收速度慢,可延长药物作用时间。大分子量蛋白(分子量大于 16KD)或易于聚合的蛋白质类药物,主要经淋巴途径吸收,可被酶降解,吸收较慢,使生物利用度降低。低分子量蛋白主要经毛细血管吸收,吸收速度快,生物利用度较高。而以病毒为载体的基因治疗药物的给药途径则与蛋白质类药物不同。病毒介导的基因转移利用病毒对细胞的天然感染力,以外源基因导入细胞中,效率明显高于非病毒载体系统,因此以病毒为载体的治疗方案在基因治疗方案中最有效并一直占主导地位。与蛋白类生物技术药物相比,其优势在于局部给药后,可由载体在病灶介导治疗基因稳定持续表达治疗分子,并获得相对较高浓度的治疗产物,并使药效相对持续平稳,同时也降低了基因治疗的安全性风险与伦理学风险。

在针对中枢神经退行性变性疾病的治疗中,血脑屏障的作用在一定程度上限制了神经营养类药物的研究与应用,即使将神经营养因子家族等蛋白质类生物技术药物颅内直接给药,也面临着半衰期短、浓度波动大、反复给药等无法接受的应用瓶颈。而由于基因治疗的上述特殊优势,因此近年来针对中枢神经系统退行性变性疾病基因治疗的研究十分活跃。例如,在腺相关病毒载体介导的绿色荧光蛋白报告基因和人神经生长因子基因(*rAAV2/GFP*、*rAAV2/hNGF*)的表达研究中,首先采用甘露醇高渗溶液瞬时可逆开放血脑屏障,再将携带报告基因或治疗基因的病毒载体以颈动脉插管的方式导入脑内,2 个月后检测表明大鼠脑内可见报告基因 *GFP* 和目的基因 *NGF* 表达量显著增高。根据不同的生物技术药物的特性,开阔思路,研究科学合理的实验方法,对证明其特殊的药效作用具有非常重要的意义。

5. 对照　应有空白对照和已知标准阳性药物或治疗措施对照。

6. 动物种属选择　生物技术药物对动物种属的普遍要求与化学药物相似。对动物选择的特殊性表现在生物技术药物绝大多数需要与其相应受体结合或者是该药物的表位特异地被识别才能发挥作用。不同动物来源的同种蛋白或其受体的氨基酸序列、空间结构不同,因而对不同种属动物的药理作用效果不尽相同。因此,在进行药效学实验之前,通常要预测生物技术药物在不同种属动物体内的有效性。通常认为氨基酸序列的同源性越高,人体蛋白质越容易与动物受体发生交叉反应。目前,临床前研究和临床研究获得的已知交叉活性数据提示,人源蛋白与模型动物同类蛋白同源性在 60% 以上,可能有效;70% 以上,一般有效;在 80% 以上,一般效果良好。因此,可以根据氨基酸序列相似性分析进行有效性预测,比对人源蛋白与模型动物同类蛋白氨基酸序列是筛选相关模型动物的有效手段之一。但也有某些例外情况,如与人蛋白同源性高的某些动物蛋白有时因个别氨基酸残基的差别,可能同时发生空间结构的变化,或因糖基化程度的不同或因二硫键的不同,或因某段关键的活性部位同源性低,而出现较大的种属差异性。除了比较药物蛋白结构的种属差异性,目前许多药物受体的氨基酸序列已知,受体的种属差异性的比较也可以提供一定的信息。

种属关系远近与药效敏感性不一定相关,如重组人促红细胞生成素(rhEPO)对多种动物均有效,在小鼠可以观察到刺激髓外脾脏造血的作用,而在非人灵长类中观察不到此种效果。还有一种现象,虽然人与某种动物蛋白的氨基酸序列同源性很低,但却对该动物有效。此外,根据氨基酸序列相似性分析进行有效性预测时,当蛋白质类药物在体内发挥作用时反复折叠,以一定的空间结构和对应的受体结合引发效应时预测结果是不可靠的。即使两类来源的蛋白相似度较低,但与受体结合部位的氨基酸片段序列有很高的相似性,仍可和异源受体结合产生效应。如人与动物 IL-2、IL-6 的同源性较低,分别是 40% 和 53%,但重组人 IL-2、IL-6 却在很多实验动物中显示出药理活性。因此,蛋白质同源性是筛选相关动物的起点,但不是确定相关动物的决定性因素。

应用转基因技术建立表达人源受体的转基因动物也是药效模型的一种选择。转基因技术可根据生物技术药物作用受体的种属特征,将该受体在异种动物体内进行克隆、表达,使这些动物人为地转变为"相关种属动物"。此外,也可以在体外将基因导入某些细胞,使这些细胞表达人源性蛋白,用于免疫治疗。如果确实无法找到相关种属动物,使用同系蛋白进行药效学实验也是一种选择。

(二)种属差异产生的免疫应答对药效的影响

蛋白质类药物对动物有一定的免疫原性,可刺激动物体内产生抗药物抗体,产生的抗体可能会中和药物的活性甚至使药物失活。虽然这种免疫原性可能不具有临床相关性,但由于抗药物抗体、药物的药动学和药效学相互影响,因而抗药物抗体的形成可能影响临床前药效学评价。刺激抗药物抗体生成的时间无规律可循,免疫原性的大小取决于蛋白质的性质(如外源性大于内源性,局部旁分泌蛋白大于循环活性蛋白,大分子蛋白大于小分子蛋白)、给药途径(皮下注射大于静脉注射)、剂量(大剂量大于小剂量)与给药频率等。长时间给药时应注意抗药物抗体的生成,用 ELISA 法动态检测,可检出抗体的生成情况,用生物活性测定法可评价抗药物抗体对药物活性的中和特性。人源化单克隆抗体可能对小鼠具免疫原性,但对人却无此特性。对内源性蛋白质类药物免疫原性观察分析的历史资料表明,免疫反应不会在所有患者中发生,只有部分患者在给药一定时间或按一定方式规律用药后产生抗药物抗体。抗药物抗体生成会产生不同的影响,中和抗体与蛋白质的受体结合部位或其附近结合,会减弱治疗作用。非中和抗体可能有间接的影响,使结合后的药物分子量变大,药动学特征发生变化,可能增强或减弱药物的治疗效果。由于抗体 IgG 分子量大,即使不结合在药物的活性中心,也有可能因空间位阻效应使药物与受体无法结合,导致生物学效应的阻断。肿瘤免疫治疗时,抗药物抗体生成显示了药物的疗效,需加以区分。因此,动物种属特异性对药效学研究的影响需要综合各方面因素和信息进行分析。

(三)药效评价

生物技术蛋白质类药物和其受体的亲和力高,有极高的生物学活性,一般给药剂量为 $\mu g/kg$ 级。此类药物具有多效性、多靶点的特点,在一定剂量水平时会影响药物的量效关系。如细胞因子在免疫反应中常影响多个不同的环节,剂量增加后可能引起关键受体下调或信号转导通路改变,预期的作用减弱甚至消失。有的药物在低剂量时作用于高亲和力受体,有相对选择性和量效关系,但高剂量时也可同时激活低亲和力受体,这样在激活正向调节的同时也可能激活负向调节机制,使量效曲线下降。因此,这类药物的量效曲线多不像小分子化学药物那样呈 S 形,而是呈现钟形。这种量效关系对确定临床起始剂量增加了难度,在临床试验中需要多次预试验仔细摸索。有些蛋白质类药物,也属于内源性活性物质,如病理生理状态下是以低浓度形式存在,与大剂量投入的外源性药物的作用有所不同。例如,碱性成纤维细胞生长因子(bFGF)在体内炎症部位存在,参与炎症反应和损伤修复,在一定条件下还可促进炎症介质 NO、PGE_2 的产生;其在炎症时生成增多,是促炎症作用还是呈抗炎症作用,生物学意义不清。

此外,与小分子化学药物不同,生物技术药物的药效和其血浆药物浓度并不一定平行,甚至可延迟至血中药物浓度完全消失后才出现作用。如 PGE、IL-2,其作用是促进 T 淋巴细胞增殖与激活,细胞增殖和激活后可自行发挥作用,与药物本身无关,因而药物作用可持续至血中药物消失之后,或在血中药物消失后才出现作用。生物技术药物很少降解为有活性的代谢产物,一般降解为无活性的氨基酸片段,因而分析药理活性时一般不考虑代谢物的影响。

二、一般药理学研究

生物技术药物临床前药理评价对一般药理学研究的要求也主要是指对主要药效作用以外广泛药理作用的研究,尤其是对心血管系统、呼吸系统和神经系统的影响。通过一般药理学研究可以了解生物技术药物的全面药理作用,尤其是三大系统生理指标的功能性变化;补充一般毒性观察的不足,为全面开展毒理研究奠定基础。一般药理学研究有助于发现新用途、探索作用机制,也是全面毒理评价的重要组成部分。生物技术药物进行一般药理学研究的总要求与化学药物相似,其特殊性与临床前主要药效学研究相似。

第五节 生物技术药物的药动学研究

一、生物技术药物的药动学特点

生物技术药物具有相对分子质量大、不易透过生物膜、易在体内降解等特点,因此在生物体内的药动学有其特殊性及复杂性。其特点如下:生物技术药物的半衰期常与其分子大小、分子组成以及二、三级结构作用靶点等有关,小分子肽的半衰期最短,而大分子抗体半衰期最长;在体内降解速度快,表观分布容积较小(其值接近血浆体积或血浆和细胞间隙的体积之和);大多经静脉、皮下或肌内注射给药,非注射途径给药的生物利用度很低;皮下和肌内注射给药时可延长吸收时间,而且与相对分子质量、分子聚合和药物处方组成有关;代谢、排泄途径与内源性同类分子的代谢途径相似,肝肾代谢和内吞代谢降解占重要地位,原型排泄量极低;某些生物技术药物可能存在靶向性分布和活性代谢物。鉴于生物技术药物的药动学特点,其体内药动学的研究受到诸多因素的限制,进行生物技术药物的药动学研究较为复杂。

二、生物技术药物药动学研究的特点

(一)生物技术药物的组成特点

多肽、蛋白质类药物由 20 多种天然氨基酸构成,核酸类药物由 4 种碱基构成,对

构成多肽、蛋白质及核酸的氨基酸和碱基的代谢途径已有较清楚的了解,因此与经典化学药物的药动学比较,生物技术药物体内代谢过程及生物转化情况的研究则不作强制要求。

反义寡核苷酸分子是稳定的多聚阴离子寡聚体,一般具有相似的蛋白质结合特性,在体内具有较强的核酸酶抗性。在血浆及组织中均以相同的速度被核酸外切酶所代谢;不同的寡核苷酸在临床上均有自己特定的应用领域,但是它们之间在水平上的唯一差别就在于寡聚核苷酸链的长短及序列和不同核苷酸比例的差异,与传统的小分子化学药物相比较,反义寡核苷酸的最显著特点是毒理特性和药动学特性与序列无关,由于反义寡核苷酸的这一特性,可以看到靶向为癌基因的反义寡核苷酸与靶向为病毒 mRNA 或炎症级联反应中的 mRNA 的寡核苷酸在毒理特性和药动学特性方面非常相似。反义寡核苷酸的这一特点在其药动学及安全性评价中非常重要,因为了解任何一种反义核苷酸的毒理特性和药动学特性对于相同类别的寡核苷酸都具有非常有意义的参考作用。

(二)生物技术药物药动学研究的指导原则

对于生物技术药物的药动学研究,实验设计中的基本技术要求与化学药物在原则上相似,但建立统一的指导原则很困难。总原则是灵活性和多样性,在科学的基础上,按照药物各自的特点,实事求是地制订研究方案,确定研究目标和重点,周密设计,创新地制定关键性的研究方法学。在考虑到生物技术药物是多肽、蛋白质或核酸的前提下,要对其在生物体内作用机制的特点给予充分关注。

(三)动物种属选择

生物技术药物临床前药动学研究宜选择相关动物。相关动物是指对受试药物有药理学活性的动物,即生物技术药物在此类动物上,由于受体和抗原决定簇的表达,能够产生药理活性。动物种属选择时更多地考虑所选动物是否有药物受体存在、是否有抗原决定簇的表达。可以用多种技术鉴定相关动物种属,如免疫化学、药物的功能实验和受试蛋白、核酸的种属同源性分析。一般来说,同源性非常高的动物种属可能是相关动物。更重要的是,通过药效学实验动物模型验证是否有药理活性,必要时可以考虑同源蛋白,或在交叉反应基础上确定相关动物种属及选择表达人蛋白的转基因动物。或者尽量选择和人最接近的灵长类动物,最常用的是猕猴和食蟹猴,必要时也选用黑猩猩。有时需要在模型动物上进行药动学研究,如靶向肿瘤细胞的生物技术药物需考虑用肿瘤动物模型进行研究。生物技术药物在人体作用靶点的克隆、表达和纯化通常也是种属比较时应进行的研究工作。

(四)生物技术药物抗原性对药动学的影响

人重组蛋白对于动物有免疫原性,在动物体内可能发生免疫反应产生抗体,尤其是多次给药的药动学研究,动物体内抗体的产生将对生物技术药物在动物体内的暴露产生影响,因此在这种情况下对于所得到的药动学参数及其所适用的范围和对安全评价结果的解释要格外谨慎。

(五)生物技术药物的稳定性、预处理与保存

蛋白质和多肽类生物技术药物的性质可能不稳定,样品预处理非常重要。避免血浆或血清、尿液等生物基质样品中待测药物的降解是样品预处理和保存的首要条件。可以采取抗酶、低温操作及快速低温冻存等方法减少药物的降解。实验时获得的血浆或其他生物基质样品应在最短的时间内进行分析,否则应快速冻存于 $-20℃$ 或 $-70℃$ 环境中,避免反复冻融。生物技术药物样品在冻存条件下保存的时间不宜过长,应尽早进行分析。

三、生物技术药物药动学研究的方法

与化学药物相比，生物技术药物具有种属特异性、免疫原性和非预期的多向活性等特点，使得其在体内的药动学研究受到诸多因素的限制，尤其是测定方法困难。以蛋白质和多肽类药物为例，蛋白质、多肽和内源性蛋白质、多肽都是由氨基酸组成，结构性质相似，难以分离、提取和纯化；在药动学研究中，目标蛋白质、多肽给药量小，血药浓度极低，而各种内源性蛋白质、多肽含量要高出数千上万倍，这种干扰使目标分子的有效提取和准确测量非常困难。因此，设计合适的实验方案、选择正确的药动学研究方法和可靠的测定方法至关重要。

生物技术药物药动学研究主要遵循化学药物的药动学研究模式，要求所建立的测定方法具备特异性强、灵敏度高、重现性好、回收率高和线性范围宽的特点。然而，由于多肽、蛋白质和核酸类生物技术药物与体内内源性多肽、蛋白质、核酸的结构近似，甚至有时具有相同的结构，所以测定时常常受到大量内源性物质的干扰。药动学研究所选的方法宜将药物及其降解产物和代谢产物与内源性物质区别开来；排除生物基质、基质内蛋白质水解、结合蛋白质等可能产生的干扰。另外，由免疫介导的清除机制也可引起药动学行为的改变，某些药物可能还存在与药动学相关的药效作用延迟。此外，由于蛋白质和多肽类药物在体内易降解成小分子的肽段和各种氨基酸，使同位素标记方法和免疫学方法检测多肽类药物均存在一定的特异性问题。鉴别目标多肽和其代谢物或降解物存在一定的困难。生物技术药物的生物活性大多很强，给药剂量很低，从而对检测方法灵敏度的要求很高。由于前述生物技术药物的组成特点，绝大部分用于多肽、蛋白质及核酸类物质研究的技术均可以用于生物技术药物的药动学研究。常用的测定方法主要有放射性核素标记示踪法、免疫分析法、生物检定法、色谱法与液相色谱 - 质谱法。

（一）放射性核素标记示踪法

在被测定的生物技术药物上标记同位素，以此来鉴别内源性生物大分子物质。该法是目前生物技术类药物药动学研究中广泛采用的方法之一，其具有灵敏度高、简便快速的优点，可得到较为广泛的药动学数据，并且可提供药物分布与药物排泄的资料，但由于不能识别原型药物和降解产物，影响了药动学数据的准确性。因此，在应用放射性核素标记示踪法时，必须结合层析或电泳等其他分离分析方法才能识别原型药物与降解产物。

对于生物技术类药物的放射性核素标记，选择放射性核素时，首先考虑生物技术类药物中原有元素的同位素来标记，所得标记物的物理、化学性质与生物技术类药物基本相同，对其生物活性的影响也较小。在多肽及蛋白质的药动学研究中也多选用放射性同位素碘（^{125}I）。^{125}I 标记物有足够的稳定性，具有比活度高、制备容易等特点，因此被认为是一种较好的标记物。其缺点是所得标记物与原蛋白质或多肽不完全相同，可能会影响其生物学活性。蛋白质或多肽的放射性碘标记技术迄今已有十几种方法，其基本反应是通过碘化反应将 ^{125}I 共价结合在蛋白质多肽的芳香氨基酸残基的苯环或咪唑环上。

（二）免疫分析法

免疫分析法是利用针对被分析蛋白质和多肽上的不同抗原决定簇部位的单克隆抗体或多克隆抗体，特异性地识别被检测的目标蛋白质。目前，已被认为是生物技术药物药动学研究的首选方法，包括 ELISA、放射免疫分析法和免疫放射分析法。ELISA 已经成为最常用的免疫分析法，其主要优点是特异性好、灵敏度高、非同位素标记。与生物检定法比较，

免疫分析法特异性强、操作简单、观察终点也更客观,缺点则是对被分析蛋白质和多肽不能给出确切的生化组成和序列,不能区分活性蛋白质与无活性蛋白质。此外,该方法不能同时测定代谢产物,同时还可能受内源性物质干扰。

(三)生物检定法

生物检定法是利用体内、体外组织或细胞对被测定活性蛋白质多肽的某种特异反应,通过量效曲线对目标蛋白质进行定量分析。生物反应非常复杂,受许多实验条件影响,因此生物检定的特异性较差,有时灵敏度不高,变异性较大。

(四)液相色谱 - 质谱法

随着液相色谱 - 质谱法(LC-MS)的快速发展,尤其是液相色谱与质谱接口技术的改进和电喷雾电离(ESI)、大气压化学电离(APCI)等新的电离技术的产生,使得 LC-MS 技术可以用于分析多肽和蛋白质等极性物质。LC-MS 分析技术方法具有灵敏度高、特异性强、定量范围宽和省时快速等特点。

以上 4 种方法是进行生物技术药物药动学研究中选择使用最多的方法。近年来,生物技术药物家族中小分子多肽的出现与增加却使分析方法的选择变得更加困难,有可能经过很大努力仍不能达到分析目的和要求。如美国批准 Amgen 公司上市的 IFN-α-con-1 就未达到可检测血清水平。在药动学资料中是测定血清 $2',5'$- 寡腺苷酸合成酶(OAS)和 β-2 巨球蛋白水平;干扰素诱导抗病毒蛋白的活化作用。计算 $2',5'$-OAS 和 β-2 巨球蛋白的 AUC、C_{max} 和 t_{max}。

第六节　生物技术药物的临床前毒理学评价

一、生物技术药物临床前毒理学研究的特点

生物技术药物临床前毒理实验设计应符合一般动物实验的基本原则,即随机、对照、重复,在研究过程中必须遵守《药物非临床研究质量管理规范》(*Good Laboratory Practice*,GLP)要求。然而,生物技术药物往往需要采用特殊实验系统,可能不能完全符合 GLP 要求,应区分不符合的条件,并明确其对于总体安全性评价的影响。在某些情况下,未全面达到符合 GLP 要求并不一定意味着这些实验数据不能用于支持临床试验和批准上市。根据《药品注册管理办法》,生物技术药物临床前毒理评价的基本内容与化学药物、中药天然药物相同,包括急性毒性实验、长期毒性实验(重复给药毒性)、遗传和生殖毒性实验、致癌实验以及刺激性、过敏性和溶血性实验、依赖性实验和一般药理学实验等。

在进行生物技术药物临床前毒理评价时,必须考虑到生物技术药物的特点,常规的安全性评价方法和模式并不都适用于生物技术药物。近来该类药物临床前毒理评价中的相关动物种属特异性、免疫原性、体液与细胞免疫活性与联合用药反应等问题已引起广泛注意。生物技术药物由于高度种属特异性及其可能产生的免疫原性与免疫反应,以及生物活性的多样性,对其临床前毒理评价尚有较大的难度。现有生物技术药物的临床前毒理学研究方法还很不完善,如难以选择相关动物种属与有针对性而灵敏的观察指标,给药方式与给药量的合理性均有待探索,甚至还不能判定其在动物体内反应的临床意义,因此规范的评价方案有待在大量的实践中逐步完善。实验项目的选择、实验设计和结果评价等都应该结合具体药物的特点来进行。生物技术药物临床前毒理评价,在坚持普遍规律的基础上,更多

强调根据生物技术药物特点采取"具体问题具体分析"的原则来评价其安全性。

从临床角度考虑,生物技术药物安全性担忧的性质和来源主要来自三方面:一为其药理作用的放大或延伸;二为免疫毒性所引起的问题,包括免疫原性、免疫抑制和刺激反应及过敏反应;三为杂质或污染物所引起的相关毒性。因此,相比传统化学药物而言,生物技术药物临床前毒理评价需要特别关注以下几个方面的问题。

(一)受试物的质量要求

生物技术药物安全性担忧的来源主要包括药物本身和杂质,前者一般包含活性成分和产品相关蛋白,杂质主要包括与工艺相关的杂质和产品相关杂质以及环境污染杂质。工艺相关的杂质是指生产过程中产生的杂质,如宿主细胞蛋白、DNA、培养物(诱导剂、抗生素或其他培养基成分等)以及纯化等工艺产生的杂质(酶、化学试剂、无机盐、溶剂、载体、抗体等);产品相关杂质是指产品肽链的截短或延长形式、修饰形式(去酰胺化、异构体、二硫键错配、糖基比、磷酸化等形式)、聚合体、多聚体等;环境污染杂质包括细菌内毒素、可能携带的病毒和有害微生物等。

安全性的考虑可能涉及药物中存在的杂质或污染物。较好的解决方法是通过纯化过程去除杂质和污染物,而不是为其质量建立一套临床前药理毒理的实验方案。临床前毒理评价主要是针对生物技术药物(活性物质)本身,杂质的安全性问题应尽可能地通过质量控制手段来解决。应充分确证产品的特征,以便对临床前毒理实验进行合理设计。

宿主细胞(如细菌、酵母、昆虫、植物和哺乳动物细胞)的污染存在潜在的危险性。例如,宿主细胞污染物可导致过敏性反应和其他免疫病理反应;核酸污染引起的不良反应虽然是理论上的,但也存在整合到宿主细胞基因组的可能性;源于昆虫、植物和哺乳动物细胞或转基因动、植物的产品可能带来病毒感染的危险性。一般来说,药理和毒理实验所用产品宜与拟用于初期临床试验的产品具有可比性。在药物的开发过程中允许为提高产品质量和产量进行正常的生产工艺改进,但应考虑此类改变对于动物实验结果外推至人体的可能影响。药物在开发过程中,如采用了一种新的或改进的制备工艺,或产品、处方出现重大改变时,应证明产品的可比性。可比性评价应基于生化和生物学特征(如鉴别、纯度、稳定性和效价),某些情况下可能需要增加其他(如药动学、药效学、毒性)实验,并阐明所用方法的科学合理性。

(二)相关动物种属/模型的选择

原则上,应采用相关动物进行生物技术药物的临床前毒理研究。生物技术药物的生物活性与动物种属或组织特异性相关,其安全性评价常常不能按标准毒性实验采用常规动物(如大鼠和犬),而应使用相关动物种属。相关动物种属的选择和确定如前所述(详见本章第五节)。

了解生物技术药物有关受体/抗原表位分布的知识有助于科学评价其潜在的体内毒性。用于单克隆抗体实验的相关动物,应能表达所预期的抗原表位并能证明其与人体组织具有类似的组织交叉反应性,从而提高评价其与抗原决定簇结合及其非预期组织交叉反应所致毒性的能力。若能证明非预期的组织交叉反应性与人体的类似性,即使是一种不表达所预期抗原决定簇的动物,对毒性评价仍有一定意义。如果能够找到相关动物且对该生物技术药物的生物学活性已充分了解,使用一种相关动物进行毒理评价已足够。此外,即使短期毒性实验必须用两种动物确定毒性,随后的长期毒性实验仍有理由只使用一种动物,如当两种动物的短期毒性实验结果类似时。不相关动物的毒性实验结果会对预测人体可能的毒性反应产生误导。如果无相关动物种属时，建议考虑使用表达人源受体的相关转基因动物或使用同系蛋白进行毒性研究，同时综合疾病适应证特点、药物性质、技术难度等判断其必要性和可行性。如不能应用转基因动物模型或同系蛋白时，可考虑采用一种动物进行有限的毒性实验（包括重复给药14天观察心血管和呼吸等重要功能指标的毒性实验），但其必要性及结果的评价应具体问题具体分析。

（三）免疫原性

临床前毒评价过程中应关注生物技术药物的免疫原性对动物实验设计、结果和评价的影响。在长期毒性实验期间应明确抗体反应特点包括检测抗体滴度、出现抗体的动物数、中和或非中和抗体等，并将抗体的出现与所有药理或毒理的变化综合考虑，尤其在解释数据时应考虑抗体形成对药动学、药效学的影响及其影响范围或不良反应的严重程度、补体活化或出现新毒性作用等的影响，也应注意评价与免疫复合物形成和沉积有关的病理变化。除非大多数动物的免疫反应中和或消除了生物技术药物的药理或毒理作用，否则检出抗体（即使是中和抗体）不能单独作为提前终止毒理实验或改变实验设定观察期限的标准。若对毒理实验数据的解释不受这些问题的干扰，可认为抗体反应并无特殊意义。

在动物中诱导了抗体形成并不能预示在人体可能产生抗体。人体可能产生抗人源蛋白的血清抗体，但出现抗体后往往仍存在治疗作用。人体很少发生对重组蛋白的严重过敏反应。一般对蛋白产品呈阳性的豚鼠过敏实验结果不能预测人体反应。但对那些针对实验动物和人体均为异体蛋白的生物技术药物，豚鼠等动物的过敏实验结果对预测人体临床的过敏反应可能仍有一定价值。非人灵长类动物可用于预测多种重组蛋白在人体的相关免疫原性。

生物技术药物的长期暴露实验中，一些小分子量的人源蛋白在动物体内不会产生免疫原性，或者仅产生很弱的免疫原性，未见产生中和性抗体。即使对人源蛋白产生抗体，也不一定会引起免疫病理改变或中和活性。

（四）给药剂量的确定

剂量的设置要反映量效关系，包括一个中毒剂量和一个未观察到不良反应的剂量。对某些毒性很小或无毒产品，不可能规定一个特定的最大剂量。在此情况下，应提供剂量选择及预计人暴露量倍数的合理性。与小分子化合物不同的是，生物技术药物毒理实验中常常难以找到最大耐受剂量，实际给药剂量往往受到其溶解度（影响给药容积）、注射给药次数等方面问题的限制。由于这些限制，目前国际通常采用的是预期最大人体暴露量的5～10倍以上。证明高剂量选择的合理性时，应关注其预期的药理/生理作用、足量受试物的可获得性和推荐的临床适应证。当一个药物在所选动物细胞的亲和力和效力比人细胞低时，应该用更高剂量进行动物实验。用于确定足够安全范围的人用剂量倍数，可能随每一类生物技术药物及其临床适应证而有所不同。

（五）动物数量的确定

每个剂量所用的动物数直接影响毒性的检测。样本量小时可能会由于仅考虑观察次数而忽略严重程度，导致未能观察到毒性事件。因样本量大小所受到的限制（往往见于非人灵长类动物实验）可通过增加观察的次数和延长观察时间而得到部分补偿。应关注生物技术药物在所用动物种属的药动学、生物利用度，以及可安全、人道地给予的药物容量。如果活性成分清除较快或溶解度低，可采用补偿的方式，增加实验动物的给药次数（与拟用临床试验方案相比）。此时，应确定实验动物的暴露水平，并与临床暴露量比较，也应考虑容量、浓度、制剂和给药部位的影响。

二、生物技术药物临床前毒理评价的主要内容和技术要求

（一）急性毒性实验（单次给药毒性实验）

通过急性毒性实验可获得剂量与全身和/或局部毒性之间的剂量反应关系，实验结果有助于选择长期毒性实验的剂量。急性毒性实验可结合在一般药理学或模型动物药效学实验中进行。也可考虑将一般药理学参数结合到急性毒性实验的设计中。考虑到急性毒性实验主要是为长期毒性实验的剂量选择提供依据，因此对于毒性反应轻微的生物技术药物，急性毒性实验可不采用两种相关动物种属。一般情况下，只有在确认啮齿动物不是相关动物种属时方有必要采用非啮齿动物进行急性毒性实验。生物技术药物的急性毒性实验通常不需要测出近似致死剂量。但对生物技术药物毒性反应是否轻微的评价应慎重并提供充分的证据。

（二）长期毒性实验（重复给药毒性实验）

长期毒性实验给药途径和方案应充分考虑临床拟用途径或用药情况，实验应尽可能包括毒动学评价。实验期限应根据临床疗程和适应证情况确定，大多数生物技术药物的动物给药期限为1~3个月。对于计划短期使用（如7天以内）以及治疗急性危及生命疾病的生物技术药物，一个月重复给药毒性实验认为足以支持其临床试验以及上市批准。对拟用于慢性适应证的生物技术药物，一般给药期限为6个月。计划长期使用的生物技术药物，应阐明长期毒性实验给药期限确定的合理性。若两种相关动物种属在较短给药期限（通常指1~3个月）的重复给药毒性实验中显示的毒性反应相似时，可采用一种动物种属进行较长给药期限的重复给药毒性研究。毒性反应相似性主要考虑毒性反应类型和严重程度等。但对两种动物种属毒性反应是否相似的评价应慎重。

重复给药毒性实验恢复期设计与常规毒性实验基本一致，一般应包括恢复期，以观察毒性的可逆性、潜在的药理作用、毒性反应加剧和/或潜在的延迟毒性。对于药理/毒理作用持续时间较长的生物技术药物，其恢复期实验动物的观察期限应延长，直至毒性反应的恢复被证实。如果毒性反应是可预知的，其可逆性也是可预知的，尤其当毒性反应是药理作用的放大时，可不考虑设置恢复期，但对毒性反应和可逆性的可预知性评价应非常慎重，当毒性反应的发生机制不清楚或不是由药理作用所致时，应严格进行恢复期的评价。

（三）免疫毒性

免疫毒理学评价的内容之一是评价潜在免疫原性（如前所述）。考虑到许多生物技术药物具有免疫调节作用，因此免疫抑制和免疫刺激反应是值得关注的免疫毒性。常规的阶梯式实验方法或标准实验组合不被推荐用于生物技术药物的免疫毒性评价。建议进入Ⅰ期临床研究前在常规的动物重复给药实验中重点观察相关的免疫指标，包括血液学（白细胞分类）、详细的免疫器官/组织病理学检查和淋巴器官称重。若上述研究发现明显异常，应考虑进行相关的免疫功能实验以明确其作用机制，为临床研究方案的设计提供重要参考。

（四）特殊毒性实验

生物技术药物通常不需要进行遗传毒性和致癌实验，但如果存在特殊的安全性担忧，

则应进行研究。拟用于育龄人群的生物技术药物,应结合其药物特点、临床适应证等因素对药物的生殖毒性风险进行评价,必要时进行生殖毒性实验。

1. 生殖毒性实验　应根据药品、临床适应证和拟用患者人群情况决定是否需要进行生殖毒性实验。其具体实验设计和给药方案(如给药期限、动物选择)可根据种属特异性、免疫原性、生物学活性或过长的消除半衰期等特点加以考虑。若存在某些涉及潜在发育免疫毒性的担忧时,特别是对于某些有长效免疫作用的单克隆抗体,应评价对新生动物免疫功能的影响。

2. 遗传毒性实验　常规用于药物评价的遗传毒性实验并不适用于生物技术药物,因此通常不需要进行这些实验。一般认为,生物技术药物不会直接与 DNA 或其他染色体物质发生相互作用,大量给予多肽/蛋白质类药物也可能得到无法解释的结果。对于某些生物技术药物可能担心由于自发突变细胞的累积(如通过促进增殖的选择优势)而致癌,但标准的遗传毒性实验并不能用于检测这类情况,此时可能需要开发替代的体内或体外模型来评价该相关毒性。

3. 致癌实验　标准致癌实验一般不适用于生物技术药物评价,但也可能需要考虑产品(如生长因子、免疫抑制剂)的特点,如临床用药疗程、患者人群或生物活性,对其潜在致癌性进行评价。当存在潜在致癌性担忧时,可考虑采用多种方法评价其风险。如果生物技术药物在生理水平下用于替代治疗,特别是有一定临床经验时(如胰岛素、降钙素、甲状腺素),一般不进行致癌性研究。对于有可能诱导细胞增殖的产品(如生长因子),可在患者相关的细胞中进行体外受体表达评价。如果这些资料表明,需要进一步评价其致癌性,则可以考虑用一种啮齿动物进行为期两年的研究。

若结合适应证性质、用药疗程和作用特点(如有促进细胞异常增生的倾向)来综合考虑存在明显致癌性担忧时,内源性多肽、蛋白质及其类似物在下述情况中可能仍需要进行长期致癌性评价:①生物活性与天然物质明显不同;②与天然物质比较显示修饰后结构发生明显改变;③药物的暴露量超过了血液或组织中的正常水平。

具有加强或诱导转化细胞增殖和克隆扩增潜力的生物技术药物可能具有致癌性,应采用与患者人群可能相关的多种恶性的和正常的人体细胞,对其受体表达进行评价,以判断产品刺激正常或恶性细胞表达该受体后的生长能力。当体外结果提示存在潜在致癌性可能时,可能需要用相关动物模型进行进一步实验。长期毒性实验中检测一些灵敏的细胞增殖指标可能提供有用的信息。

某些情况下,若生物技术药物对啮齿动物具有生物活性且无免疫原性,而其他实验又未提供评价潜在致癌性的充足资料时,则应考虑用一种啮齿动物进行致癌实验。将药动学和药效学指标、比较性受体特征、拟定人体暴露剂量结合起来考虑是确定合适剂量的最科学方法。实验中应阐述剂量选择的合理性。

(五)安全药理学实验

用合适的动物模型研究潜在的无法预料的药理作用很重要,必要时应结合毒性实验和/或临床试验,对这些作用进行详细的观察。安全药理学实验(即一般药理学实验)的目的在于提示生物技术药物对机体主要生理功能(如对心血管、呼吸、中枢神经系统和肾脏的生理功能)的影响,可以单独进行,也可以结合其他毒性实验同时进行。安全药理学实验也可采用离体器官或其他非整体动物的实验系统,实验结果可用于解释靶器官的毒性发生机制,但应慎重考虑毒性反应与用药人群和临床适应证的关系。

（六）疫苗佐剂

在预防用生物技术药物中，佐剂属非特异性免疫增强剂。当其与抗原一起注射或预先注入机体时，可增强机体对抗原的免疫应答或改变免疫应答的类型。佐剂一般通过增加抗原在体内的潴留时间、增强机体对抗原的处理和抗原提呈能力或刺激淋巴细胞增殖分化发挥作用。佐剂的活性受多种因素影响。同一佐剂与不同抗原联合使用时可能获得完全不同的免疫应答。

对于尚未在国内上市销售、缺少毒理学数据的佐剂，为了解其自身的性质，通常进行单独的常规急性毒性实验、安全药理学实验，28天的长期毒性实验、生殖毒性实验、遗传毒性实验、局部刺激性实验，以及免疫毒理方面的研究，必要时应考察佐剂组织分布方面的特性。对于蛋白类佐剂，应考虑到佐剂的种属特异性，使用佐剂的疫苗需在长期毒性实验、免疫原性实验和保护力实验中设立模拟疫苗对照组（即没有抗原，但制备工艺一致的制品）。

（七）药（毒）代动力学实验

一般应考虑在相关动物种属中进行单剂量（必要时包括多剂量）给药的药动学和组织分布实验。不同种属间药动学的差别，对动物研究结果的预测性或评价毒性实验的剂量反应关系有明显影响。由免疫介导的清除机制引起的药动学特征改变可影响动力学行为和对毒性实验数据的解释。某些生物技术药物还可能出现固有药效作用比药动学特征明显延迟（如细胞因子），或药效作用的持续时间比血浆药物水平维持时间更长。

生物技术药物药动学研究应注意中和抗体的存在。中和抗体出现可反映在重复给药或单剂量给药时动力学参数特征的改变。因此，应特别注意抗体及其对药动学的影响。

当使用放射性标记蛋白时，重要的是要显示放射标记的受试物质仍保持与非标记受试物相当的活性和生物学性质。由于迅速的体内代谢或放射性标记物的不稳定连接，可能难以解释用放射性标记蛋白得到的组织放射活性浓度或放射自显影数据。解释特定的放射性示踪氨基酸实验时应谨慎，因为氨基酸可进入与生物技术药物无关的蛋白质或多肽的再循环。

临床研究前应提供相关动物模型中的吸收、分布和清除的数据，以便根据暴露水平和给药剂量预测其安全范围。分析测定方法优先考虑使用一种特异的分析方法，较为理想的是动物和人体研究中使用相同的分析方法，还应明确血浆/血清中的血浆结合蛋白或抗体对测定的可能影响。生物技术药物代谢的预期结果是降解成为寡肽和各种氨基酸。通常对其代谢途径已有了解，因此一般不需要进行经典的生物转化实验。但应了解生物技术药物在生物基质（如血浆、血清、脑脊髓液）中的行为以及其与结合蛋白的可能影响。这对于其药效学和安全性评价都有重要价值。

第七节　生物技术药物的临床研究的特殊性

对于生物技术药物和传统小分子化学药物，有关临床研究的指导原则通常是相似的。鉴于生物技术药物的特殊性，比较其他小分子化学药物而言，其临床研究也有相应的特殊性，主要表现在以下几个方面。

一、食物的特殊影响

生物技术药物往往与内源性物质相同或相似。某些食物可能会增加内源性物质的含量，因此对可能产生影响的食物要严格排除。对可能影响生物技术药物代谢的食物、饮料等必须排除，并且保证试验过程中食物摄取均匀。例如，胰岛素类药物的临床试验中需要严格控制受试者的食物和能量摄取。

二、受试对象的选择不同

新药Ⅰ期临床试验一般选择健康成人作为受试者，而生物技术药物有其特殊性。例如，疫苗类如果接种的对象是儿童或者其他特殊人群，通常应在健康成人进行Ⅰ期临床试验之后，再在小规模目标人群中接种；用于婴幼儿的疫苗，在进行人体安全性评价时，应按先成人、后儿童、最后婴幼儿的顺序（各20～30人）分步进行。

三、临床研究可能受到免疫原性的影响

生物技术药物的大分子结构和生物学特性，使得药物在人体容易产生免疫原性，在进行临床研究时可能影响药理、毒理作用发生的范围和程度。

四、临床药动学的特殊性

药动学原理对于传统小分子化学药物和生物技术药物是同样适用的。但与传统小分子化学药物不同，生物技术药物常表现出独特的药动学特性，更类似于内源性大分子物质。以蛋白质类生物技术药物为例，其分布与代谢机制一般与内源性蛋白质相同。大多数小分子化学药物典型的代谢途径是肝脏氧化代谢，而蛋白质类药物的主要消除途径是非特异性蛋白质水解。因此，蛋白质类生物技术药物通常无须进行针对细胞色素 P450 酶的药物相互作用研究。

由于多肽在结构上的相似性，对于肽类生物技术药物，更容易预测其分布、代谢和消除。不同的哺乳动物对肽类的处理相对比较保守，根据从动物身上获得的药动学数据来推测其在人体中的情况具有相当高的可靠性。因此，在生物技术药物中以异速生长指数进行预测往往比在传统小分子药物中更为成功。

传统意义上，药动学与药效学关系为单向依赖，首先是药动学特征决定药物浓度，进而依据药效学特性所描述的浓度‑效应关系，特定药物浓度驱动产生特定的药效。与传统小分子化学药物不同，靶向处置是生物技术药物常见的药动学特征。在这种情况下，药物与其药理学靶标之间的相互作用是不可逆的，这也是药物代谢消除的开始。如果药物靶标分子数量与药物分子在同一个数量级甚至更多，那么药物通过与药物靶标相互作用进行清除将在整个药物消除中占据重要地位。这时，药动学与药效学过程不再单向依赖，而是相互依赖的双向过程。靶向处置通常与生物技术药物的非线性药动学相关，在治疗浓度下，通过与靶标的相互作用来消除药物的途径经常会出现饱和。一旦消除途径饱和，随着剂量的增加，生物技术药物的全身暴露量将大比例增加。

（胡长平）

参 考 文 献

[1] 王军志. 生物技术药物研究开发和质量控制. 3 版. 北京: 科学出版社, 2018.

[2] MEIBOHM B. 生物技术药物药代动力学与药效动力学: 药物开发指导原则与应用实例. 程远国, 译. 北京: 人民军医出版社, 2010.

第十二章

新药研究中的统计学

第一节 统计学在新药研究中的地位与作用

统计学是一门运用概率论和数理统计的基本原理和方法,结合客观实际,研究科学设计、资料收集、整理、分析和解释,从而掌握事物内在客观规律的学科。统计学研究的是有差异的事物,而在新药研究中就存在大量有差异的事物。例如,同样疾病的患者使用同样的药物,疗效可能不同。这种在一定条件下结果不能确切预测的现象被称为随机现象,随机现象的结果是随机事件。随机现象有不确定性的一面,但大量重复研究后仍可发现其规律性。虽然对某一患者而言,并不能确定用药后的结果,但对于许多用此药的患者而言,其疗效和安全性结果是可以反映出来的。新药研究的目的就是要找到随机现象的规律性。例如,将某药用于某一群体患者,可得到此药疗效的规律性和治愈者的比例。但实际研究中往往限于财力、人力等各种原因不愿意或不能做大量重复研究。统计的作用就是以尽量少的重复观察或试验获取足够的信息量,有效地利用有限的资料,尽可能得到精确而可靠的结论,揭示随机现象的规律性。

药物研发是一个漫长而昂贵的过程,涉及药物发现、实验室开发、动物研究、临床研究、监管注册和上市后监测等。在这整个药物研发的全生命周期过程中,只有进行充分的研究和开发,才能提供关于所研发药物的有关实质性证据,进而才能获得监管机构的批准。统计学能帮助新药研究的设计既合理又有效,还能最大限度地控制研究误差,提高研究质量,对研究结果进行科学合理的分析,在保证研究结果科学、可信的同时,尽可能做到高效、快速、经济。对于每一项研发事项,无论是初始设计阶段,还是资料收集和分析阶段,乃至结果表达解释以及报告撰写等阶段,无不涉及统计学的应用。

统计学不仅仅影响到新药研发的技术层面,同样会在监管层面带来非常大的影响,是科学审评和监管的重要保证。各国监管机构为了规范管理药物研发,制定了各类政策法规、指南及指导原则等,以帮助申办者及研究人员进行药物研发,进而确保药物的疗效、安全性及产品的良好特性。其中许多指南和指导原则会涉及统计学的内容,有些甚至是直接关于统计学的。国际上许多国家的《药物临床试验质量管理规范》(*good clinical practice*,GCP)及相关文件对试验设计、数据管理和统计分析等方面都有明确的要求;ICH 更是专设了 E9 文件,即《临床试验的统计学指导原则》(1998 年),2019 年底又发布了增补文件E9(R1)。我国监管部门也相继发布多部文件,最具有代表性的是 2005 年发布实施的《化学药物和生物制品临床试验的生物统计学技术指导原则》,2016 年对该文件进行了修订颁布并更名为《药物临床试验的生物统计学指导原则》。近年颁布的相关指南和指导原则还有《临床试验数据管理工作技术指南》(2016 年)、《临床试验的电子数据采集技术指导原则》

（2016年）、《药物临床试验数据管理与统计分析的计划和报告指导原则》（2016年）、《以药动学参数为终点评价指标的化学药物仿制药人体生物等效性研究技术指导原则》（2016年，该版本是2005年版《化学药物制剂人体生物利用度和生物等效性研究技术指导原则》的更新版）、《生物等效性研究的统计学指导原则》（2018年）和《高变异药物生物等效性研究技术指导原则》（2018年）等。2020年发布的《药物临床试验质量管理规范》在多处体现出对统计学的要求，甚至明确要求申办者应当选用有资质的生物统计学家、临床药理学家和临床医生等参与试验，包括设计试验方案和病例报告表、制定统计分析计划、分析数据、撰写中期和最终的试验总结报告。2019年，我国重新修订发布《中华人民共和国药品管理法》，新修订的《药品注册管理办法》已于2020年7月起施行。一系列与统计学关系密切的指导原则，例如《药物临床试验数据递交指导原则（试行）》《药物临床试验非劣效设计指导原则》《药物临床试验数据监查委员会指导原则（试行）》《抗肿瘤药物临床试验统计学设计指导原则（试行）》《药物临床试验富集策略与设计指导原则（试行）》《药物临床试验多重性问题指导原则（试行）》《药物临床试验协变量校正指导原则》《药物临床试验亚组分析指导原则（试行）》《药物临床试验适应性设计指导原则（试行）》《用于产生真实世界证据的真实世界数据指导原则（试行）》等密集发布并已经开始试行。尤其是，国家药品监督管理局为推动药品注册技术标准与国际接轨，发布了关于适用《E9（R1）：临床试验中的估计目标与敏感性分析》国际人用药品注册技术协调会指导原则的公告，要求于2022年1月启动的药物临床研究适用E9（R1）。这些都彰显了统计学在药物研发中愈加重要的地位和作用。

第二节　新药研究临床试验设计

新药研究的结果受到许多因素的影响，因而需要对整个研究工作有一个科学合理的设计。如果临床试验前没有严格遵循统计学的要求进行设计，则得到的结果就不可靠，也就不可能通过统计分析得到可靠的科学结论。

一、试验设计的基本要素

新药试验研究包括三个基本组成部分，即处理因素、受试对象和试验效应。例如，观察某抗高血压药的临床疗效，那么该抗高血压药即为处理因素，高血压患者为受试对象，患者的血压变化为试验效应。这三部分内容就构成了完整的试验性研究设计的基本要素，缺一不可。

二、试验设计原则

试验设计是在20世纪30年代发展起来的。所谓试验设计就是将处理因素分配给试验对象的方法。理想的试验设计应能较好地控制随机误差，避免或减少非随机误差，以较少的样本量取得较多而可靠的信息，达到经济、高效的目的。为此，新药研究的试验设计必须遵循对照、重复、随机化、盲法的原则。

（一）对照原则

1. 设置对照组的必要性　对照是指对受试对象不施加处理因素的状态。设置对照组的目的是为受试新药提供比较的参比值，这对结论起着至关重要的作用。只有设立了对照组，才能消除非处理因素对试验结果的影响，把处理因素的效应充分显露出来，这是控制系统误差的基本措施。设计时需要使试验组和对照组的非处理因素处于均衡状态。例如,在临床观察中,患者的诊断必须准确可靠,年龄、性别、病情、体质等因素也应力求一致。这样非处理因素所引起的误差就能得到相应的减少或抵消,如果试验组与对照组之间出现的试验结果具有统计学差异,便可归结为处理因素效应间的差别。好的对照应满足均衡可比要求,在实践中需要做到对等、同步和专设。对等是指除处理因素外,对照组具备与试验组相对等的非处理因素;同步是指对照组与试验组设立之后,在整个研究进程中始终处于同一空间和同一时间;专设是指任何一个对照组都是为相应的试验组专门设立的,不得借用文献上的记载或以往的结果或其他研究的资料作为本研究之对照。

2. 对照的类型 对照有多种类型,可根据试验的目的、内容,结合具体情况进行选择。

(1)空白对照(blank control):指不给予任何处理的对照,可忽略安慰剂效应,直接比较处理组和非处理组的客观结果,也称作无治疗对照(no-treatment control)。空白对照主要用于观察试验结果是否属于正常状态。例如,研究某生物制剂能否提高机体的免疫能力,可筛选一批志愿者,随机分成试验组与空白对照组,通过观察测定某项反映机体免疫能力的指标,比较两组指标的差异。

(2)溶剂、赋形剂对照或临床安慰剂对照(placebo control):是指与受试药物尽可能相似的无效制剂之间的比较。例如,试验组动物注射药物,对照组动物注射无药理作用的溶剂或赋形剂;又如,研究某减肥药物是否确实具有减肥作用时,可以用无减肥作用又对人体没有危害的物质如淀粉作为安慰剂进行对照,然后对两组的疗效进行比较。

(3)阳性对照(active control):采用已知的有效药物作为对照。阳性对照药物必须是疗效肯定、医务界公认、最有权威、《中国药典》中收载的药物。此外,阳性对照原则上应选用已知的对所研究的适应证最为有效和安全的药物。阳性对照药物和受试药物的剂型最好相同,药理作用相似,用药剂量相当,如果所研究的是复方制剂,则受试药物和阳性对照药的药理作用应当接近。如果阳性对照药物和受试药物在外观上有所差异,而且这种差异无法克服,为了保证双盲的原则常采用双模拟技巧(double dummy),即在试验准备阶段中,将受试药物和阳性对照药物都制作安慰剂,每位受试者都服用两种药物,其中一种为受试药物,另一种为安慰剂。注意,以阳性药作为对照时,其原有的用法与用量不得任意改动。

(4)剂量-反应对照(dose-response control):将受试药物设计成几个剂量,受试者随机分入各个剂量组,然后观察结果,这就是剂量-反应对照,主要用于研究剂量和疗效或者不良反应间的关系。该研究可包括一个安慰剂(零剂量)组,也可以不包括。剂量-反应对照有助于回答给药方案中采用的剂量是否合适,剂量过小或过大都会影响疗效或产生不良反应。获得最优剂量常是剂量-反应对照的目的之一。由于剂量-效应关系一般呈 S 形曲线关系,选用的剂量最好是从曲线之拐点向两侧展开,因拐点处斜率较大,剂量的改变会使疗效和安全性反应更加灵敏,易于获得合适的结论。当两个剂量组的疗效具有统计学差异时,应选用疗效较好的剂量,如果没有统计学差异,应选用较低剂量。

(5)标准对照(standard control):利用正常值、理论值、经验值或规定的标准值作为对照。例如,在研究某药物的安全性时,可将服药后的生理、生化指标与正常值进行比较。

(6)模型对照(model control):临床前药效学实验中需要制备动物疾病模型。为证明模型的可靠性,需设置模型或手术对照组。例如,在进行某抗高血压药研究时,可以制备肾性高血压动物模型,将成功的高血压模型动物随机分为模型对照组和治疗组,治疗一段时间后通过比较两组的血压差异来衡量受试药物的疗效。

（7）自身对照（self-control）：有些情况下，为了排除个体差异的影响可采用自身对照设计，这是一种在同一受试者的不同时间、不同部位或不同器官进行对照的方法。一般情况下，自身对照消除了个体差异的干扰，可获得较高的统计效率。例如，比较受试对象服用抗高血压药前后的血压变化。

（8）历史对照（historical control）：是使用研究者本人或他人过去的研究结果与受试药物进行对照的比较，历史对照要特别注意比较资料之间是否具有可比性。如果某种疾病（如癌症）治疗过程中的非处理因素（如生活条件、心理因素、一般药物治疗）不易影响其疗效，且误诊率低，评价疗效指标（如生存率、病死率等）相当稳定，则可慎重进行历史对照。

（二）重复原则

1. 重复的重要性　重复是指在相同试验条件下进行多次研究或多次观察，以提高试验的可靠性。广义上讲，重复包括结论的重复、用多个试验对象进行重复、同一试验对象的重复观察。

结论的重复可确保试验的重现性，提高试验的可靠性。用多个试验对象进行重复是避免把个别情况误认为普遍情况，把偶然或巧合的现象当作必然的规律，通过一定数量的重复，使结果具有稳定性，使假设检验达到预定的功效。这里的"一定数量"实际上就是样本量（sample size）。对同一试验对象进行重复观测可以保证观察结果的精度，通常又称之为重复测量（repeated measurement）。

这里重点说明样本量。一般而言，样本量越大、重复观测次数越多，越能反映变异的客观真实性，从样本计算出的频率或平均数越接近总体参数。但无限的增大样本量或观测次数无疑会加大试验规模，延长时间，浪费人力、物力，而且难以控制试验质量，造成试验结果的可靠性差，因此也是不可取的。统计设计的任务之一就是正确估计样本量，既要使统计学结论达到一定的可信度，又不至于造成不必要的浪费。我国监管部门发布的新药临床前药理毒理学研究指导原则中对某些实验的最低动物数量给出了一些规定，对于临床研究，《药品注册管理办法》等也提出新药临床研究的病例数应符合统计学的要求。

2. 样本量估计的条件　在药物研发中，并非所有的情形都要估计样本量，对于许多预试验或者探索性的试验就可以不进行样本量估计，往往视情而定。而对于希望通过试验来确证研究假设是否成立的情形，则应该事先进行样本量估计，以确保研究的把握度。至于如何进行样本量估计，则需要根据不同的试验设计要求，采用不同的统计方法来实现。由于多种多样不同的研究情境，样本量估计的统计学方法众多。无论采用哪种方法，其基本原理是一样的，通常必须具备下列五个条件：

（1）第Ⅰ类错误的概率 α，即检验水准或显著性水平。这是指对试验的假设做假设检验时，发生假阳性错误的概率，统计学上称为Ⅰ型错误概率，该概率越小，所需的样本量越多。一般取值 0.05 或 0.01。

（2）检验效能（$1-\beta$），即把握度：β 是指当备择假设是成立的，而犯并未接受该假设的错误（Ⅱ型错误）的概率。（$1-\beta$）就是正确接受备择假设的概率。把握度越大，所需的样本量越多。一般把握度取值不低于 80%，常用 80% 或 90%。

（3）处理效应预期大小：应事先根据试验的主要指标确定处理效应指标及预期达到的水平，例如两组均数比较，可用组间差别 δ 表示处理效应，试验前要确定希望发现两组差值有多大。对于两组率的比较，处理效应指标可用率差、比数比（OR）、率比（RR）等，对于两组生存资料比较，处理效应指标通常用风险比（HR）。至于处理效应预期大小究竟要定为多少,则需要根据前期试验结果、专业知识和经验等来预判。

（4）总体变异：通常用标准差 σ 表示总体变异。该参数可根据以往的实践、前人的经验或文献得到,最好根据前期试验结果确定。一般主要指标的变异程度越大,抽样误差也就越大,所需样本量就越大。

（5）单侧检验或双侧检验的选择：这完全取决于研究的目的。例如,对于非劣效试验,只需要进行单侧检验,而对于等效性试验,需要同时进行两次单侧检验。至于其他情况,一般都采用双侧检验。

除上述的 5 个必备条件外,直接影响样本量估计的因素还包括处理组数、各组的分配比例、主要指标个数等。当然,还有一些因素也需要在实际样本量估计时加以考虑,例如临床试验中受试对象可能出现的失访、退出等脱落现象,有时也会出现方案的违背等,这些病例的损耗比例事先要进行预估,并进行样本量的适当扩大,以防止研究把握度不足。

3. 样本量估计方法　样本量估计的方法众多、情形多变,计算公式较为烦琐,只要把握好样本量估计的条件,采用样本量估计软件非常容易实现,这里不再赘述。

（三）随机化原则

1. 随机化的必要性　随机化（randomization）是指每个受试对象以相同的概率分配到预先设定的几个处理组中,随机化过程不受研究者和 / 或受试者主观意愿的影响。随机化是统计学推断的理论基础,它可以保证各处理组的受试对象在各种已知的或未知的特征方面相同或相近,即保证非处理因素均衡一致,是达到组间具有可比性的有效途径。此外,随机化原则还可以避免研究者主观因素对试验分组的干扰。违背随机化原则,会人为地夸大或缩小组间差别,给试验结果带来偏倚,这是用统计方法不能弥补的,得出的结论也必然是不可靠的。随机化若能与盲法相结合,可最大化避免处理分组的可预测性,有效控制研究偏倚。

2. 随机化分组方式　随机化分组的方式很多,普通用的抽签法、抛硬币或掷骰子法等是最简单原始的随机化方式。在新药研究试验中,这些随机化方式已难以满足要求,目前一般是通过随机数（random number）实现的。获得随机数的方法一般有两种,即随机数字表和计算机的随机数发生器。随机数字表方式操作烦琐,现较少使用,而采用计算机随机数发生函数,通过编程产生随机分配序列已被广为接受,甚至是一些复杂随机方法和中央随机化操作的必选。

3. 随机化分组方法

（1）完全随机分组法：也称为简单随机化（simple randomization）,即将每个受试对象简单地按随机数字分配在各个试验组。例如,将 20 只小鼠随机分配到 A、B 两组。完全随机分组法难以按照目标分配比例保证组间的分配例数。

（2）区组随机化法：区组随机化（permuted blocked randomization）是将序贯入组的受试者分成若干个区组,然后在区组内按目标分配比例进行随机分配的方法。如果受试者的入组时间较长,区组随机化是临床试验所必需的,这样有助于减少季节、疾病流行等客观因素对疗效评价的影响,也可减少因方案修订（如入选标准的修订）所造成的组间受试者的差异。区组的大小（block size）要适当,太大易造成组间不均衡,太小则易造成同一区组内受试者分组的可猜测性。研究者及其相关人员,应该对区组长度保持盲态,这在开放的临床试验中尤为重要。也可设定 2 个或多个区组长度,通过随机变化区组实现随机化,以尽可能减少分组的可预测性。

（3）分层随机化法：分层随机化（stratified randomization）指按照某种特征进行分层，然后在层内按目标分配比例进行随机分配的方法。如果药物的效应会受到基线资料中一些重要的预后因素（如受试者的病理诊断、年龄、性别、疾病的严重程度、生物标记物等）的影响时，可采用分层随机化，以保持层内的组间均衡性。另外，在多中心临床试验中，为了保持中心内的均衡性，通常也可将中心作为一个分层因素。如果分层后，在层内的随机分配采用了区组随机化方法，则该法又可称为分层区组随机化法（stratified block randomization），这是目前多中心临床试验最常采用的方法。

（4）动态随机化法：当需要考虑多个分层因素，如肿瘤类临床试验，需考虑年龄、病理类型、基线水平等因素，采用分层随机化法，因层数过多可能导致试验无法进行，此时可采用动态随机（dynamic randomization）使被控制的预后因素组间有良好的均衡性。在动态随机化法中，已入组的受试者特征将影响下一个受试者的分组，系统将根据各层面上的组间均衡性决定受试者的随机化组别。尽管"动态随机"可以实现多分层因素下的随机化，但不建议设计过多的分层因素，因为过多的分层因素可能造成其他因素在处理组间的不均衡，建议分层因素一般不宜超过 3 个。临床试验中通常采用区组随机化的方法，如采用动态随机化，被控制的因素应包括在主要指标分析模型中，用以控制混杂因素对主要指标评价的影响。特别要指出的是，在Ⅲ期临床试验中，应避免使用基于主要指标观察结果的动态随机化。

事实上，近年有关随机化方法的研究较为活跃，有学者提出区组随机化法具有较高的可预测性，特别是对于非盲或开放试验存在较大的选择偏倚风险，并不鼓励优先选用。

4. 随机化实施的过程　随机化实施的过程包括随机分配表的产生方法、随机分配隐蔽的措施和随机分配执行的人员分工等，应在试验方案中阐明，但使人容易猜测分组的随机化的细节（如区组长度等）不应包含在试验方案中。在临床试验中，随机分配表应该是一份独立的文件，以记录受试者的处理（或处理顺序）安排。随机分配表应具有重现性，即可以根据种子数、分层因素、区组长度重新产生相同的随机分配表。试验用药物将根据随机分配表进行编码，在临床操作中，要求研究者严格按照入组受试者的随机分配结果及药物编码分配药物，任何偏离都应该如实记录，以待数据分析前进行评估。值得注意的是，动态随机化事先并无随机分配表，真正的随机分配表是试验开始后由动态随机化系统根据已入组的受试者信息采用最小随机化原理产生的，该随机分配表应作为独立文件在申报资料中提交。为了确保随机化的成功，参照国际上有关随机化实施的规范，表 12-1 列举了临床试验随机化实施的具体要求。

表 12-1　临床试验随机化实施的具体要求

条目	要求
随机分配表的产生	确定随机化方法和参数，给出产生随机分配表的过程（如借助计算机软件编程）。为了减少随机表中分配序列的可预测性，任何预设的限定性细节（如区组长度）另以附件提供，不得由试验招募者或干预措施分配者获得
随机分配隐蔽机制	阐明干预措施分配之前任何为隐蔽分配所采取的措施。例如，可采用按顺序编码、不透光、密封的信封法，顺序编码的容器法，药房控制发药法，中央随机化法，刮卡法，随机分配薄法，等
随机分配实施	明确谁产生分配序列、谁招募受试者、谁分配受试者

（四）盲法原则

对于受试者所实施的处理因素，研究者包括资料分析者和／或受试者不应该知道，即为盲法（blind method）原则。

1. 盲法的重要性　盲法是避免来自研究者或受试者的主观因素所导致的偏倚的最有效手段。对于凭主观判断有效性和安全性的计分指标或半定量指标（如病理学描述），原则上应采用盲法。另外，对于试验周期较长的试验，研究者常习惯性偏爱治疗组动物（如膳食和照顾态度不均衡），长期积累可能会造成明显效应，采用盲法则可抵消这种影响。

2. 盲法的种类　盲法通常分为开放、单盲和双盲3种情况。

（1）开放（open lable）：这是一种不设盲的试验方法。参与试验的所有人，包括受试对象、研究者、医护工作者、监查员、数据管理人员和统计分析工作者都知道受试对象接受的是何种处理。在开放试验中，由于所有人都知道分组，故主观因素的影响比较大，试验结果的偏倚也相应较大。因此，只有在无法设盲的情况下才会进行开放试验。为了将偏倚尽可能地缩小，研究者与参与评价疗效和安全性的医护工作者最好不同，使参与评价的人员在评判过程中处于盲态。

（2）单盲（single blind）：这是一种规定受试对象不知道处理因素的试验，而研究者、医护工作者、监查员、数据管理人员和统计分析工作者可以知道分组，即除了受试对象不知道接受何种处理，其他参与试验的人员都知道。即使采用单盲消除了受试对象心理因素的主观影响，但对参与药物疗效和安全性评价研究者而言，因并未设盲，仍会造成研究者对药物作用产生评价的主观偏倚，最好另外选择评价人员进行盲态评判。

（3）双盲（double blind）：指试验中受试对象、研究者、参与药物疗效和安全性评价的医护工作者、监查员、数据管理人员及统计分析人员都不知道治疗分配程序，即不知道某一受试者接受哪种处理。有些研究者为了获得所预期的试验结果而任意选择或挑选病例，甚至修改病例报告表，如果使用双盲则能避免这种弊端从而将偏倚降到最低。在进行药物研发过程中，应注意学习和领会我国监管部门颁布的政策规定，把握好必须采用和需要采用双盲试验的情况。

3. 实施双盲试验的注意事项　为使双盲临床试验得以顺利实施，有些事项应倍加注意。

（1）药物编盲与盲底保存：由不参与临床试验的人员，根据已产生的随机分配表对试验用药物进行分配编码的过程称为药物编盲。随机数、产生随机数的参数及试验用药物编码统称为双盲临床试验的盲底。用于编盲的随机数产生时间应尽量接近于药物分配包装的时间，编盲过程应有相应的监督措施和详细的编盲记录，完成编盲后的盲底应一式两份密封，交临床试验负责单位和药品注册申请人分别保存。

（2）应急信件与紧急揭盲：从医学伦理学方面考虑，双盲试验应为每一个编盲号设置一份应急信件，信件内容为该编号的受试者所分入的组别及用药情况。应急信件应密封，随相应编号的试验用药物发往各临床试验单位，由该单位负责保存，非必要时不得拆阅。在发生紧急情况或患者需要抢救必须知道该患者接受的是何种处理时，由研究人员按试验方案规定的程序拆阅。一旦被拆阅，该编号病例将中止试验，研究者应将中止原因记录在病例报告表中。所有应急信件在试验结束后随病例报告表一起收回，以便试验结束后盲态审核。

（3）揭盲规定：当试验组与对照组按等例数设计时，一般采用两次揭盲法。两次揭盲都由保存盲底的有关人员执行。数据文件经过盲态审核并认定可靠无误后将被锁定，进行第一次揭盲。此次揭盲只列出每个病例所属的处理组别（如 A 组或 B 组）而并不标明哪一个为试验组或对照组。第一次揭盲的结果交由试验统计学专业人员用于统计分析。当统计分析结束后进行第二次揭盲，以明确各组所接受的治疗。

若双盲实施起来有相当的困难或根本不可行时（例如，手术治疗与药物治疗的对比研究；不同药物在剂型、外观或用法上存在很大的差异；因中药组方不同导致气味上的差异等），可以采用单盲或开放性临床试验，其理由必须在方案中详细说明，而且尤为重要的是，这种信息的知晓不得影响受试者分配入组的随机性，方案中还须有控制偏倚的具体措施，例如采用客观的主要指标，或采用适当的随机分配隐蔽措施（例如中央随机化系统）管理受试者的入组，或参与疗效与安全性评价的研究者在试验过程中尽量处于盲态等。

无论是双盲、单盲临床试验，盲态的执行（随机化分配表的产生、保存以及释放）应该建立并遵循相应的标准操作规程，且在方案中明确规定破盲人员的范围。即使是开放性临床试验，研究相关人员也应尽可能保持盲态。方案中应该规定随机分配表的释放条件与流程。随机分配表释放的基本条件为：已完成数据库的锁定和分析人群及统计分析计划的确定工作。

三、试验设计的基本内容

从统计学角度来讲，研究设计的基本内容则包括：建立假设，确定试验设计的类型，确定研究对象的范围和数量，拟定观察指标及观察方法，资料的可靠性及质量控制，数据的管理及统计分析计划，等。

1. 建立假设　实际上是选题和立题的过程，研究者根据专业知识、经验以及文献，提出理论假设。整个研究设计就是围绕验证假说而进行的。研究中要正确对待主要研究问题和次要研究问题。例如，研究某抗高血压药的疗效，主要问题是该药是否有效，次要问题是高血压患者服用该药后血压波动情况，受试者的依从性，是否继发心脏病、脑血管病等。在研究中必须围绕主要问题进行各种试验安排，并采取有效措施控制非处理因素的干扰，以确保本次研究的结果对主要问题作出确切的回答。

在新药临床试验中，假设检验可分为优效性检验、等效性检验和非劣效性检验。优效性检验的目的是显示试验药的治疗效果优于对照药，包括试验药物是否优于安慰剂，是否优于阳性对照药。等效性检验的目的是确认两种或多种治疗的效果差别大小在临床上并无重要意义，即试验药与阳性对照药在疗效上相当。非劣效性检验的目的是显示试验药的治疗效果在临床上不劣于阳性对照药。

进行等效性检验或非劣效性检验时，需预先确定一个等效界值（上界和下界）或非劣效界值（上界或下界），这个界值应不超过临床上能接受的最大差别范围，并且应当小于阳性对照药对安慰剂的有效性试验所观察到的差异。等效性或非劣效性的统计学检验常用可信区间法。等效性检验采用双侧可信区间，当可信区间完全落在等效界值之内，则推断为等效；非劣效性检验应采用单侧可信区间，如果可信区间的下限大于或者上限小于非劣效性检验的界值（这要视指标的高优或低优性质而定），则推断为非劣效。

2. 确定试验设计的类型　研究者在试验设计时，需要根据研究目的、现有的资源（如人力、物力、财力等）和时间要求等选择合理的设计类型。

3. 确定研究对象的范围和数量　统计学中要求研究总体具有同质性，对临床试验来说还要考虑伦理问题，因此，研究者在计划中要明确研究对象的范围。例如，在临床试验中，除了对受试对象确定适应证外，还要严格规定纳入标准和排除标准。确定研究对象的数量就是估计样本量,不同研究设计情境下的样本量估算方法不同,可采用公式计算,也可采用专门的样本量计算软件。

4. 偏倚与控制 医学研究的结果除了有抽样误差外,还可能受到非处理因素的干扰,导致研究结果出现系统偏差,称为偏倚(bias)。偏倚种类多种多样,几类常见的包括选择偏倚、测量偏倚和混杂偏倚等。

在临床试验中,如果纳入标准和排除标准没有设置好,随机化和盲法没有做好,则很容易导致受试对象缺乏同质性、可比性,产生选择偏倚。提高随机化的质量、尽量使用盲法是避免偏倚最重要和最有效的措施。在某些动物实验中,需要建立动物模型,但有些模型的成功率不太高以致试验对象的同质性发生较大的问题。此时,需设法保证动物模型的成功率才能较好地控制选择偏倚。

在研究过程中,测量仪器未校准或操作不规范会导致出现较大的测量误差。一般而言,可采取使用同一台测量仪器、同一批试剂、同一批测试材料、控制温度等方法减小测量偏倚。另外,有些效应指标的变化与生物钟有关,如某个生理观察指标在上午的观察值与下午的观察值明显不同,如果上午测量试验组,下午测量对照组,势必造成测量偏倚,此时应该随机先后次序以控制测量偏倚。

临床试验中处理效应(有效性、安全性)常常受到许多因素的影响。一般将对评价临床主要终点效应有影响的因素称为协变量,如人口学变量、患者特征、伴随治疗、医疗史等。协变量可以是分类变量,也可以是连续变量,有些协变量的客观存在可能与试验因素和处理效应产生相互作用,导致试验因素与处理效应之间的统计结果产生偏差,从而影响结论。这类偏差称为混杂偏倚,引起混杂偏倚的因素称为混杂因素。一般可以通过改进研究设计或运用多因素统计分析技术控制和排除混杂因素的影响。在设计阶段,可以将容易产生混杂偏倚的因素作为随机化的分层因素。例如,研究心率变异性时,年龄可能是一个非常强的混杂因素,此时就可以采用对年龄进行分层的随机化方法控制混杂偏倚。在分析阶段,如果协变量在处理组间是平衡的,则处理组间差别的效应估计是无偏的;若不平衡,则效应估计可能是有偏的,此时应在分析的模型中引入协变量,以纠正效应估计的偏性。排除协变量影响常见的统计学方法有可用于分层处理的 Cochran-Mantel-Haenszel 检验(即 CMH chi-square 检验)、log-rank 检验等,可对多种因素进行校正的协方差分析模型(ANCOVA)、Logistic 回归模型和 Cox 回归模型等多因素分析方法。

四、试验设计的类型

根据试验设计的基本原理,研究者根据需要和不同情况可以作出各种设计方案。在新药研究中一般采用 4 种设计类型,即平行组设计、交叉设计、析因设计和成组序贯设计,近年适应性设计及一些新型设计也受到关注。

1. 平行组设计(parallel group design) 平行组设计是最常见的验证性试验方案。该设计是将来自同一总体的受试对象随机地分配到试验各组中,各组同时进行,平行推进,各组受试对象不仅在试验前保持同质,在进行中也处于相同的条件,唯一不同的是各组施加的处理因素不同,最后根据试验结果作出统计分析。

平行组设计的优点一是满足了统计学假设检验所必须贯彻的随机化要求,有效避免了非处理因素的影响,同时增强了试验组和对照组的均衡可比性;二是设立对照组,有利于揭示和比较总体间存在的真实差异、反映出真实的效应大小。

2. 交叉设计（crossover design）　交叉设计是指每个受试对象随机地在两个或多个不同试验阶段分别接受指定的处理（受试药或对照药）。这是一种特殊的自身对照设计。最简单的是 2×2 交叉设计，指的是每个受试对象安排两个试验阶段，分别接受两种不同处理。首先是入选受试者，然后用随机分配的方法决定其中一组受试对象先接受一种处理因素 A，结束处理后，经过一段时间，等 A 处理因素的效应消除后，再接受另一种处理因素 B；另外一组则先接受处理因素 B，再接受处理因素 A。两种处理在研究过程中交叉进行，由于 A、B 两种处理因素先后处理的机会均等，因而平衡了试验顺序的影响。

交叉设计常用于比较同一药物的两种或多种不同配方的临床疗效，如生物等效性或临床等效性试验。由于同一受试对象先后接受两种或多种处理因素，故要求试验尽可能在短期完成。如果时间延长，受试对象本身条件可能发生变化，以至于影响处理因素的效应。所以，进行交叉设计的临床试验不适于急性病，而适于在一定时期内病情较为稳定的慢性病。

交叉设计的优点在于，一是能够控制时间因素及个体差异对处理因素的影响；二是能够减少样本量；三是每个受试对象同时接受试验因素和对照因素，从伦理角度出发，均等地考虑了每个受试对象的利益。

3. 析因设计（factorial design）　在临床试验中，许多因素之间往往是相互联系、相互制约的，有时候当一种因素发生改变时另一种因素也随之改变，而析因设计正是解决这种现象的一种试验方法。析因设计是一种多因素的交叉分组试验，通过处理因素的不同组合，对两个或多个处理因素同时进行评价，它不仅可以检验每个因素各水平间的差异，而且可以检验各因素间的交互作用。两个或多个因素间如果存在交互作用，一个因素水平的改变可以引起另外的一个或几个因素的效应发生改变；反之，如果不存在交互作用，表示各因素具有独立性。

在新药临床研究中，析因设计是通过试验药物剂量的不同组合，对两个或多个试验药物同时进行评价，不仅可以检验每个试验药物各剂量间的差异，而且可以检验各试验药物间是否存在交互作用，或探索两种药物不同剂量的最佳组合，常用于复方研究。

析因设计的优点首先是在一个规模不太大的试验中，可以比较经济地获得各因素的平均效果；其次是可以使一个因素在其他因素变动的条件下进行试验，并且可以估计各因素间的交互作用；最后，采用析因设计也可以增加统计检验的灵敏度。

4. 成组序贯设计（group sequential design）　成组序贯设计是指方案中预先计划在试验过程中进行一次或多次期中分析，依据每一次期中分析的结果作出后续试验决策的一种灵活设计方法。决策通常有四种可能：①依据优效性终止试验；②依据无效性终止试验；③依据安全性终止试验；④继续试验。期中分析的时间可以基于日历时间，也可基于累积数据的占比，如受试者入组比例或发生目标事件数的比例。如果期中分析至少有一次疗效分析，且均有因无效性或优效性提前终止试验的可能，则应调整每次分析的 I 类错误率，并将整体 I 类错误率控制在双侧 0.05（或单侧 0.025）水平。调整 I 类错误率的常用方法包括 Pocock 方法、O'Brien& Fleming 方法和 Lan &DeMets 方法。由于期中分析仅使用了部分数据，结果仍有较大的不确定性，评估有效性的方法应较为保守以增加结论的可靠性。无效性终止试验的设计分为绑定边界和非绑定边界。绑定的无效性边界会降低拒绝无效假设的概率，因此可以在控制整体 I 类错误的前提下，适当放宽优效性边界，提高得到阳性结果的概率，但在期中分析结果一旦跨越无效性边界时必须终止试验。非绑定边界即使在试验结果跨越该边界时，独立数据监查委员会基于全面考虑后仍然可以建议试验继续进行。

选择期中分析的时间点也要仔细考虑。如果成组序贯调整计划中存在因优效提前终止试验的可能,时间点的选择应该考虑期中的数据是否充分以便能够提供可靠的疗效估计和安全性评价的结果,也包括重要的次要终点以及一些重要的亚组结果的估计。若期中分析是要验证药物的安全性和无效性,时间点则应该侧重于如何最大程度地保护受试者。

5. 适应性设计(adaptive design) 是指按照预先设定的临床试验计划,在期中分析时根据试验期间累积的数据对试验作出相应修改的一类内容宽泛的灵活设计模式。这里的修改又称为适应性修改。适应性修改计划必须在临床试验开始前的试验方案和统计分析计划中预先设定。成组序贯设计是最早应用于临床试验的适应性设计,其他还有样本量重新估计、两阶段无缝适应性设计、适应性富集设计、适应性主方案设计、多重适应性设计、基于贝叶斯方法的适应性设计等。其中,最常用的是样本量重新估计。

样本量重新估计是依据预先设定的期中分析计划,利用累积的试验数据重新计算样本量,以保证最终的统计检验能达到预先设定的目标或修改后的目标,并同时能够控制整体Ⅰ类错误率。

初始样本量的估计通常取决于效应量、主要终点的变异度、试验随访时间、受试者脱落率等诸多因素,而这些常常基于以往的研究数据。多数情况下,试验设计阶段样本量的估计所需要的参数信息往往不够充分,可能会导致错估样本量。适应性设计中的样本量重新估计为此类问题提供了有效的解决方案。

样本量重新估计的方法可以分为盲态方法和非盲态方法。盲态方法也称为非比较分析方法(non-comparative analysis),是指期中分析时不使用实际试验分组的信息,或者虽然使用了实际试验分组的信息,但未作任何涉及组间比较的分析,如在期中分析时对两个治疗组的数据合并后作的汇总分析。盲态方法的样本量重新估计是指根据累积的数据,计算样本量的重要参数(如合并方差或标准差),然后对样本量进行重新估计,因期中分析时不涉及组间的疗效比较,故一般不需要调整Ⅰ类错误率。该方法比较容易实施,一般不会引入操作偏倚,而且相关的统计方法也较为完善,只需要在试验设计的阶段预先作好规划。

非盲态方法也称比较分析方法(comparative analysis),是指期中分析时使用了试验分组信息(包括各组的真实名称或可区分的分组代码)的分析,分析内容涉及组间的比较。非盲态方法的样本量重新估计是指根据累积数据以及分组信息,计算样本量的重要参数(如每组的效应量),然后对样本量进行重新估计,因期中分析涉及组间的疗效比较,通常需要对Ⅰ类错误率进行相应调整。非盲态分析的样本量重新估计需要预先在研究方案中阐明,包括:何时进行重新估计,决策时使用什么标准,重新估计时使用什么方法,如何调整检验水准α以便控制整体Ⅰ类错误率,由谁执行非盲态分析,以及最后由谁执行整个操作过程。应该特别注意,一个试验中一般建议只作一次样本量重新估计。当重新估计的样本量少于初次设计的样本量时,除非有非常特别的理由,通常不接受样本量减少的调整。

适应性设计中是否采用非盲态样本量重新估计需要考虑多种因素。例如,若有比较可靠的前期数据,非盲态下样本量重新估计是否必要?采用非盲态下样本量重估所付的代价(如检验水准调整)与初始设计时略微放大样本量相比,哪种策略更为有利?期中分析能否很快完成,是否可能因为入组较快完成而导致没有充足时间用来调整试验?在什么时间点进行期中分析?因此,设计应根据试验本身的特点,仔细考虑各种因素,然后选择出最合适的方法。

样本量重新估计的方法有很多文献可供参考,可根据具体试验选择一种合适的方法。

第三节　数据管理

新药研究离不开数据,数据的准确可靠是新药研究与评价的根本基础,数据质量依赖于加强管理。新药研究的任何阶段都要重视数据管理。本节主要针对临床试验介绍数据管理。

数据管理是指通过计划、实施步骤的制定和质量控制的执行,保证数据的真实和信息的价值。数据管理的目标是保证临床研究过程的科学严谨,资料收集的真实可靠,资料存放的安全有序,最终把研究对象的数据及时、完整、准确地记录于数据库中,数据经统计分析后,最终得到真实可靠的研究结论。临床试验数据管理是临床研究不可或缺的重要环节。计算机和网络技术的发展为临床试验数据管理的规范化提供了新的途径和技术支持,也推动了世界各国积极探索临床试验及数据管理的新的规范化模式。

为了确保临床试验结果的准确可靠、科学可信,国际社会和世界各国纷纷出台了一系列的法规、规定和指导原则,用以规范临床试验数据管理的整个流程。美国 FDA 出台了临床试验数据电子记录和电子签名的规定,以及临床试验中采用计算机系统的指导原则等法规。国际临床试验数据管理学会(SCDM)形成了《良好的临床数据管理规范》(*Good Clinical Data Management Practice*, GCDMP)。2016 年,我国国家食品药品监督管理总局更新了《临床试验数据管理工作技术指南》,并发布了《临床试验的电子数据采集技术指导原则》。这些文件对临床试验数据管理工作提出了具体要求,也对数据管理工作的每个关键关节规定了相应操作的最低标准和最高规范,为临床试验数据管理工作的实际操作提供了具体的技术指导。

一、数据管理计划

临床试验数据管理作为临床试验的重点环节,在数据收集开始之前就应该建立详细的数据管理计划(data management plan, DMP)。数据管理计划是由数据管理人员撰写的动态文件,详细、全面地规定并记录某一特定临床试验的数据管理任务,包括人员角色、工作内容、操作规范等。数据管理计划可根据实际操作及时更新与修订。一个设计良好的数据管理计划需要详细定义数据管理过程中的具体任务及职责,明确数据管理中必须遵守的操作标准以及人员培训要求,为数据管理工作提供一个蓝图,涵盖数据管理各项具体工作,用于规范如何在可预见的情况下管理数据,以及建立流程管理不可预见的问题。

数据管理工作涉及多个单位或业务部门,包括数据管理、临床研究者、统计分析、医学事务、临床监查、临床稽查等单位或部门。数据管理的职责可分为负责、参与、审核、批准、告知等,各单位或部门在数据管理各步骤的职责不尽相同。数据管理计划需明确参与数据管理的相关组织及人员的职责。数据管理各步骤需建立并遵循相应的标准操作规程,数据管理计划应列出项目所遵循的操作规程清单。

在操作层面上,数据管理计划应属于格式化文档,其结构和内容较为固定,应包括封面、签字页、目录、正文、附件和修订记录。在正文部分应全面且详细地描述数据管理流程、数据采集与管理所使用的系统、数据管理的步骤与任务,以及数据管理的质量控制措施。

二、源数据及其采集和采集管理系统

1. 源数据　源数据（source data）是指临床试验中的原始记录或其核证副本（certified copy）上记载的所有信息，包括临床发现、观测结果以及用于重建和评价该试验所必需的其他相关活动记录。源数据通常有纸质和电子两种存在形态。源文件（source document）是指包含源数据的原始文件，可以是纸质手写文件、印刷文件、可视文件或电子文件等。源数据应当具有可归因性（attributable）、易读性（legible）、同时性（contemporaneous）、原始性（original）、准确性（accurate）、完整性（complete）、一致性（consistent）、持久性（enduring）和可用性（available）（可以总结为"ALCOA+CCEA"准则）。源数据的修改应当留痕，不能掩盖初始数据，并记录修改的理由。为确保源数据的质量，研究者应当监督试验现场的数据采集，研究人员应严格履行数据采集的工作职责。

2. 源数据的采集　研究者应当确保所有临床试验数据是从临床试验的源文件和试验记录中获得的，是准确、完整、可读和及时的。临床试验机构的信息化系统具备建立临床试验电子病历条件时，研究者应当首选使用，相应的计算机化系统应当具有完善的权限管理和稽查轨迹，可以追溯至记录的创建者或者修改者，确保所采集的源数据可以溯源。研究者应当按照申办者提供的指导说明填写和修改病例报告表，确保各类病例报告表及其他报告中的数据准确、完整、清晰和及时。病例报告表中数据应当与源文件一致，若存在不一致应当作出合理的解释。病例报告表中数据的修改，应当使初始记录清晰可辨，保留修改轨迹，必要时解释理由，修改者签名并注明日期。申办者应当有书面程序确保其对病例报告表的改动是必要的、被记录的，并得到研究者的同意。研究者应当保留修改和更正的相关记录。

3. 电子数据采集系统　在传统的数据采集模式中，临床试验主要依靠纸质的病例报告表（case report form，CRF）来完成数据的采集、整理和管理过程。随着计算机和网络技术的飞速发展，越来越多的临床试验采用电子数据采集系统（electronic data capture，EDC）即采用电子病例报告表（electric CRF，eCRF）来收集数据。数据采集与管理系统应具备稽查轨迹、安全管理、权限控制及数据备份的功能，并通过完整的系统验证。申办方或数据管理机构在选择数据采集方式或 EDC 供应商时，应结合多种因素作出综合考虑，如研究机构的条件和经验、申办方使用 EDC 系统的经验、研究方案中逻辑检验的复杂性、研究经费、研究机构的数目、研究者的工作习惯、临床监查的频率要求等，针对所采集数据的特点，选择一种或多种方法，目的是使数据的采集管理达到最优。

三、数据管理的主要内容

临床研究的数据管理是一系列工作的综合，其流程内容主要包括 CRF 设计、数据库建立，数据接收与录入，数据核查、质疑与清理，医学编码，数据盲态审核，数据库锁定，数据库存档与提交等步骤（见图 12-1）。

1. CRF 设计　CRF 是临床研究中收集受试者信息的一种工具或载体，良好的 CRF 设计要有利于数据库的构建、研究者的填写、减少数据质疑、提高统计分析的效率。CRF 的内容至少包括标识信息、受试者的基线信息、疗效指标、安全性评价、研究总结。此外，CRF 还应包括填写指南、研究流程、研究者签名页等。CRF 中除收集支持研究目的的目标信息（如疗效和安全性评估）外，还应收集法规要求的一些支持性信息，如知情同意及日期等。

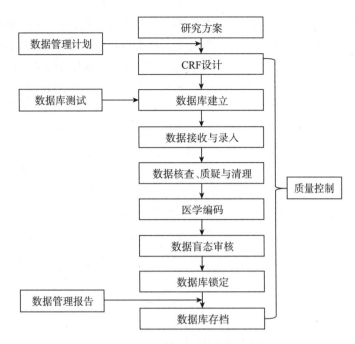

图 12-1 临床研究的数据管理流程

2. 数据库建立 数据库是临床研究数据的电子载体,其功能包括数据的收集、储存、整理与报告,直接影响数据的完整性、准确性和合理性。数据库的设计通常按既定的注释 CRF 执行,建立逻辑核查,经用户接受测试(user acceptance testing, UAT)合格后方可上线使用。

(1)注释 CRF:在建立数据库之前,需要创建注释 CRF(annotated CRF, aCRF)。aCRF 是对空白 CRF 的标注,记录 CRF 各数据项的位置及其在对应的数据库中的变量名和编码。例如,出生日期以"{DM} BRTHDCT"进行注释,BRTHDCT 为出生日期的变量名,被记录在一个叫 DM 的数据模块中。注释 CRF 可以被看作数据库的"字典",是数据库与 CRF 之间的联系纽带,帮助数据管理员、统计人员、程序员和药物评审机构了解数据库。注释 CRF 可采用手工注释,如可编辑 PDF 文件的工具;也可用电子化技术自动注释,如 EDC 系统导出、SAS 软件等,提高可读性,方便重复使用。

(2)数据库的建立与测试:设计完成的数据库在正式录入数据前需要通过测试,测试的内容应包括数据库设计、录入界面、数据录入、储存情况、各种衍生变量可以正常计算、导出数据格式与录入的数据一致、数据疑问产生、数据更新时的稽查痕迹等。

(3)数据库的修改:尽管数据库在正式运行前经过了严格测试,但在运行过程中也可能由于研究方案修订、增加新的数据点等原因导致修改数据库。新数据库除需要重新测试外,还需测试原有的数据在新、旧数据库中的一致性,以便不会因为修订造成原有数据的丢失与错误输出。

3. 数据接收与录入 数据接收可以通过多种方式进行,如传真、邮寄、可追踪有保密措施的快递、监查员亲手传递、网络录入或其他电子方式。数据接收过程应有相应文件记录,以确认数据来源和是否接收。提交数据中心时应有程序保证受试者识别信息的保密。

对于 eCRF,通常由临床试验研究者或其授权的临床研究协调员(clinical research

coordinator, CRC）进行填写，不需要数据管理部门的数据录入。对纸质 CRF（或原始病历）数据，必须保证数据录入的准确性。临床研究者必须根据原始资料信息准确、及时、完整、规范地填写 CRF。CRF 数据的修改必须遵照标准操作规程，保留稽查轨迹。

常见的数据录入方式分为两种，即双份录入和单次录入。多数情况采用的是双份录入甚至多份录入，该方法可有效发现和纠正录入错误。双份录入有两种方式，一般由不同的录入员分别完成两次录入，生成两个不同的数据库，通过电脑程序对其中数据进行逐一比对，凡不一致处再通过比对 CRF 来确认正确的数据。另外一种方式是先完成一次录入，生成一个数据库，另外一位录入员在此数据库上进行第二次录入，如果出现不同，系统会立即显示并提醒确认。如果采用单次录入，则需要后续的人工核查来完成校对。数据录入前应确定录入方式、制定录入说明、规定录入和修正人员的资质、要求等。

4. 数据核查、质疑与清理　　数据核查是原始数据到清洁数据过程中所采取的一系列步骤与措施。数据核查的目的是确保数据的完整性、有效性和正确性。在进行数据核查之前，数据管理员应根据试验方案、CRF、数据管理计划列出详细的数据核查计划（data validation plan, DVP），明确核查内容、方式与核查要求。数据核查需要数据管理人员、监查员、医学人员和统计师等共同完成。

数据核查内容应包括：①确定原始数据被正确、完整地录入到数据库中；②检查入组随机化实施情况；③检查受试者入选／排除标准、试验用药计划及合并用药的规定等；④核查入组、随访日期之间的顺序、判断依从性情况；⑤数据的逻辑合理性、一致性、合理范围的核查；⑥对方案中规定的主要和次要有效性指标、关键的安全性指标核查。

目前，数据核查多采用程序的自动逻辑核查，但对于一些描述性的信息仍然需要进行人工核对。数据核查应在未知试验分组情况下进行，数据质疑表内容应避免有偏差或诱导性的提问，诱导性的提问或强迫的回答会使试验结果存在偏差。

数据核查后产生的疑问均要填写数据质疑表（data query form, DQF），以电子或纸质文档形式发送给临床监查员或研究者。研究者对疑问作出回答后，数据管理员根据返回的质疑答复对数据进行修改，数据修改的历史将在数据库中留有痕迹。质疑表中未被解决的质疑将以新的质疑表形式再次发出，直至数据清理干净。

5. 医学编码　　医学编码是把从 CRF 上收集的不良事件、医学诊断、合并用药、既往用药、既往病史等的描述与标准字典中的术语进行匹配的过程。医学编码由数据管理部门承担，编码人员必须具备临床医学专业知识，并能熟练使用标准词典。医学编码必须在数据库锁定前完成。

目前常用于临床试验领域的编码词典有 MedDRA 和 WHO-DRUG 两种。MedDRA 是由 ICH 开发的国际医学标准术语词典，主要用于不良事件及既往病史等编码。WHO-DRUG 主要针对药物进行编码，该词典包括《世界卫生组织药物词典》（WHO-DD）、《世界卫生组织药物词典增强版》（WHO-DDE）、《世界卫生组织草药词典》（WHO-HD）和综合词典。

6. 数据盲态审核　　无论临床试验过程是开放或盲法操作，在临床试验数据库锁定前，应由申办方、研究者、数据管理人员和统计分析师在盲态下共同最终审核数据中未解决的问题，并按照临床试验方案进行统计分析人群划分、核查严重不良事件报告与处理情况记录等。如双盲临床试验还需检查紧急揭盲信件和临床试验总盲底是否密封完好，如有紧急揭盲情况发生，需有紧急揭盲理由及处理报告。

7. 数据库锁定、解锁及再锁定

（1）数据库锁定：是数据管理过程中的重要环节，是为防止对数据库文档进行无意或未授权的更改，而取消的数据库编辑权限。对于盲法临床试验，数据库锁定后才可以揭盲。数据库锁定标志着数据库的数据质量已经达到要求，可以提交用于统计分析报告。数据库锁定时，应制定锁库的工作程序，通知试验相关人员，包括数据管理员、生物统计师、临床监查员、研究者等，并获得所有相关人员批准，数据管理员应制定数据库锁定清单。在取得数据库锁定批准后开始锁库，数据管理员应将数据编辑权限在定义好的时间点之前收回。

（2）数据库解锁及再锁定：一般认为，锁定后的数据是准确可靠、没有错误的。但有时在数据库锁定后，依然会发现一些问题或错误。如果这些错误严重地影响了药物的有效性和安全性分析以及研究结论，需要被纠正，因此需要数据库被解锁。数据库锁定后重新解锁的过程必须谨慎控制、详细记录。解锁应提交申请，清晰定义拟更改的数据错误、更改原因及更改日期，通知项目团队，并由主要研究者、医学负责人、数据管理员和生物统计师等人员共同签署。数据库的再次锁定应遵循首次锁定一样的通知、批准过程。

8. 数据和数据管理文件的存档　试验数据及录入、导入数据库的时间、录入者、数据稽查轨迹及数据管理过程形成的文档都需要完整保存，数据及数据管理文件应按法规要求存档。

四、数据质量的保障与评估

临床试验数据的质量直接影响试验结果的客观性和可靠性，建立和实施数据质量的保障和评估措施对于保证整个临床试验的质量至关重要。

临床试验数据的质量控制适用于数据处理的每一个方面，如临床研究机构、数据监查、计算机系统生命周期过程和数据的管理过程。在数据管理中，数据管理员可采用过程质量控制（in-process QC）和实时在线质量控制（on-line QC）两种质量控制方式。对于设计工作的质量控制，如 CRF 设计、数据库设计及逻辑检验的建立等，一般多采用过程质控的方法，过程质控可以保证设计过程中每个阶段的质量都是可靠的。例如，逻辑检验的质量控制就是通过录入不同的测试数据来检查该逻辑检验的程序能否正确地捕捉到"问题"数据。如果不能，则该逻辑检验需要修改并再次测试，直到正确为止。临床试验进行阶段的质量控制一般多采用实时在线质控，实时在线质控是计算某一时间点数据的错误率来评估数据的质量。例如，实时在线质控报告显示有 3 个受试者已经按计划完成了整个试验，但这些受试者的某一访视的实验室检查数据仍未录入。此时的质控就要求数据管理员及时发现这一问题并适时启动质疑机制。

质量保证应贯穿于数据管理的每一个环节，作为最基本的要求，数据管理的每一环节必须制定相应的标准操作规程并严格遵循，保证不同研究人员或统一研究人员在不同时间操作上的一致性，减少出现偶然误差的可能性。标准操作规程具有一定的强制性，一经制定，所有临床数据管理员必须严格遵守。

临床试验中的数据错误必须尽可能少。对临床试验数据在转录、转移和处理中的错误及其对临床试验结果正确性的影响进行定量评估是必要的。定量评估数据质量最常用的方法是计算错误数据的发生率，即错误率（错误率 = 查出的错误数 / 所检查的数据项总和 × 100%）。对于临床试验中的关键指标，应进行 100% 的核查，并确保发现的错误被全部更正。对于非关键性指标，如果总病例数大于100，将随机抽取 10% 的病例进行核查；如果小于 100 例,则抽取例数为总病例数的平方根进行核查。《临床试验数据管理工作技术指南》中规定,将数据库与 CRF 及疑问表进行核对,可接受的错误率为:数值变量不超过 0.2%;文本变量不超过 0.5%。如错误率超过此标准,将进行 100% 重新核对。

第四节　常用统计方法的选择

在新药研究与评价中,统计分析方法的选择可按以下步骤进行:第一,判断要分析的资料属于哪种类型,是计量资料、计数资料、等级资料还是生存资料;第二,判断资料所属的设计方式,是完全随机设计、配对设计还是随机区组设计等;第三,判断资料是否符合拟采用的统计分析方法的应用条件;第四,判断是否需要使用多因素分析方法等。

一、资料类型

1. 计量资料(measurement data)　又称数值变量资料,是用仪器、工具或其他定量方法获得的结果,一般带有度量衡单位,如血压(mmHg)、心率(次/min)、体重(kg)等均属于计量资料。计量资料内涵的信息较为丰富,是药效统计分析中最常用的资料类型。

2. 计数资料(count data)　又称无序分类变量资料,或质反应资料,是将观察单位按某种属性或类别分组计数,分组汇总各组观察单位后而得到的资料。可分为二项分类变量和多项分类变量资料。二项分类如观察某药的疗效时,其结果可归纳为有效和无效两类。两类间相互对立、互不相容。多分类如某人群的血型分布,其结果一般可分为 A、B、AB、O 四种。

3. 等级资料(ranked data)　又称有序分类变量资料,是将观察单位按某种属性的不同程度分成等级后分组计数,分类汇总各组观察单位数后而获得的资料,是半定量的结果。例如,临床检验中常以 -、±、+、++、+++ 等表示若干等级;观察某药疗效,结果常分为治愈、有效、无效、恶化 4 个等级。

4. 生存资料(survival data)　以存活时间作为观察指标而构成的资料。该类资料有些研究对象由于失访、死于其他疾病、观察终止时研究对象尚存活等原因,仅知道至少存活的时间,到底能活多长时间是一未知数,存活时间信息是不完整的,即存活时间出现截尾(censorship)。

二、常用统计分析方法

统计分析包括统计描述、统计推断。

1. 统计描述　统计描述是统计推断的基础,它的作用是通过绘制统计图表和计算数据分布特征的基本统计量来了解样本观察值的分布特征,为进一步的统计推断打下基础。

(1)计量资料的统计描述:包括集中趋势和离散程度的描述。描述集中趋势的主要统计指标有算数均数、几何均数、中位数、百分位数等。描述离散趋势的主要统计指标包括全距、标准差、方差、变异系数等。

(2)计数资料的统计描述:常用各类别的例数、所占比例或者率进行描述。

(3)等级资料的统计描述:常用各等级的例数、构成比或率进行描述。如临床疗效可表示为治愈率、好转率等。腹痛根据程度分为无、轻、中、重,可计算各程度的例数和构成比。即用各种程度患者数除以总例数,各构成比之和应为 100%。

（4）生存资料的统计描述：常用一定时间点上生存率、中位生存时间等进行描述。生存率的计算一般用 Kaplan-Meier 法。

2. 统计推断　是根据统计量的分布和概率理论，由样本统计量来推断总体的参数，包括统计假设检验和参数估计两部分内容。其中，统计假设检验又称显著性检验，是根据某种实际需要，对未知的或不完全知道的总体参数给出无效假设和备择假设，然后根据样本的实际结果和统计量的分布规律，通过一定的计算，作出在一定概率意义下是否拒绝无效假设的方法。假设检验的方法很多，常用的有 t 检验、方差分析、χ^2 检验、秩和检验等。

（1）计量资料的假设检验：可分为"参数统计"和"非参数统计"两大类。参数统计常需要有一个总体分布的前提，一般是要求数据资料的分布情况符合"正态分布"，即数据虽然有大有小，但中等居多，集中分布在均数附近，特别大或特别小的数据很少。数据的分布可形成一个高峰位于中央（均数所在处）、两侧均匀对称的钟形曲线，称正态曲线。多数情况下，计量数据的分布符合正态规律，因而参数统计方法是常规的分析方法。但在新药评价中也会遇到一些数据资料不符合正态分布，或有时分布情况不能确定，在这种情况下，可通过数据转换的方法转为正态分布然后采用相应的分析方法，但如果转换达不到正态分布，则只能采用非参数统计方法。一般而言，符合正态分布及方差齐性的计量资料的假设检验可采用 t 检验、方差分析等参数统计，而不符合的则可采用非参数统计如秩和检验。

1）t 检验与方差分析：对于分组呈正态分布的计量资料，如果是两组比较，可用 t 检验。t 检验有两种方法，取决于资料是成组比较还是配对比较。新药研究中对每一患者治疗前后的比较，如应用利胆药物后胆红素水平前后的比较，或应用保肝药物后白蛋白水平的前后比较多属于配对比较。有许多研究无法进行配对，如新药与对照药物的比较，通常都是治疗组与对照组进行成组比较。在选用 t 检验时，这两种 t 检验的方法是不同的，配对资料的比较可选用配对 t 检验，而成组比较则采用两样本均数 t 检验。

对两组以上资料比较，采用方差分析，方差分析也有两种方法，取决于研究设计。例如，研究血液放置时间对血糖测定值的影响，对 8 名健康人抽血后将每一个体的血液分成 4 份，分别放置 0 分钟、45 分钟、90 分钟、135 分钟后测定血糖浓度，这种设计每 4 份血糖测定值均来自同一个体，可看成一个区组，需要用随机区组方差分析。同样，如果我们的目的是比较三种不同降血糖药的治疗效果，采用随机化方法将患者分为三组，每种药物应用于一组患者，三组患者最终的血糖比较则用完全随机设计方差分析。

在进行方差分析时，例如对 A、B、C 三种药物的疗效进行比较时，无效假设为三组疗效相同，即 H_0: A=B=C，差异有统计意义而拒绝此无效假设时，其备择假设 H_1 为三种药物的疗效全不相同或不全相同，这时并不能区分是哪两种药物疗效相同，哪两种不同。比较合理的做法是在方差分析后作多重比较，即两两比较，两两比较的方法很多，常用的有 SNK-q 检验、LSD-t 检验、Dunnett-t 检验等，可根据具体情况选用。

注意，对于 t 检验与方差分析，除了要求比较的各组资料服从正态分布外，还要满足各组间方差齐性的条件，如果各组资料服从正态分布，但方差不齐，则需要采用校正的方法。资料是否服从正态分布、组间是否方差齐同，也有专门的假设检验方法。

2）数据转换：如果数据属于某种特殊分布或数据具有一定特征，经过一定转换后可转换成正态，并达到方差齐性，则分析效果更好。如水中细菌数、单位时间放射性计数等符合泊松分布,数据可通过平方根转换;非传染病患病率、白细胞百分数、淋巴细胞转换率等符合二项分布,数据可通过平方根反正弦函数转换;滴度资料等可进行对数转换。

　　3)非参数统计:当 t 检验或方差分析的前提条件不能满足而对数据的总体分布不能确定或没有适当的转换方法时,可以用非参数统计方法。非参数统计方法很多,其中秩转换的非参数检验,也称秩和检验,在非参数统计中占有重要的地位。

　　秩转换的非参数检验是首先将定量数据从小到大,等级数据从弱到强转换成秩后,再求秩和,计算检验统计量——秩统计量,作出统计推断。相应于参数检验中配对比较的设计,非参数统计采用符号秩检验(Wilcoxon 法);两组比较采用两样本秩和检验(Mann and Whitney 法)或中位数检验;配伍组或区组设计比较采用 M 检验(Friedman 法);多组比较采用 H 检验(Kruskal and Wallis 法)。表 12-2 中列出了计量资料比较时参数检验与非参数统计的选择。

表 12-2　计量资料比较时参数统计与非参数统计的选择

设计方法	参数统计[*]	非参数统计[**]
配对比较	配对 t 检验	符号检验,符号秩检验(Wilcoxon 法)
两组比较	成组比较 t 检验	两样本秩和检验(Mann and Whitney 法)
配伍组比较	随机区组方差分析	M 检验(Friedman 法)
多组比较	完全随机设计方差分析	H 检验(Kruskal and Wallis 法)

注:[*]应用条件是数据呈正态分布、方差齐同;[**]应用范围是偏态资料且数据无法转换为正态,等级资料分组比较。

　　(2)计数资料的假设检验:研究两组或几组资料的性质是定性的还是分类的,通常用率或构成比描述各组的特征。比较组间率或构成情况间的差异是否有统计学意义可以用 χ^2 检验,必要时需用 Fisher 确切检验法。

　　1)四格表资料的 χ^2 检验:当比较两组定性或计数资料且资料的属性只有两种时,通常采用 χ^2 检验,如研究幽门螺杆菌(Hp)感染与胃癌关系时,胃癌病例组 100 例,Hp 感染 80 例(感染比例 80.0%),慢性胃炎对照组 100 例,Hp 感染 60 例(感染比例 60%),是否胃癌病例组 Hp 感染率高于慢性胃炎组,即 Hp 感染与胃癌有关是否真实存在而不是由于抽样误差引起,统计学检验时即可采用四格表卡方检验,计算 χ^2 值,进行统计推断。四格表中如果数据较少,理论值(根据无效假设计算得到的每格应有的数值)< 5,特别是总观察数 < 40 时,或有理论数 < 1 时,需要用 Fisher 确切检验法。

　　2)行 × 列表 χ^2 检验:如果要比较两组以上的计数资料,可将四格表扩大为行 × 列表,分析时先将各观察值列表,再进行分析。通常仍计算 χ^2 值,检验的结果表示两变量之间是否存在联系。例如,用惊厥法测定某药抗小鼠电休克的疗效,使用了口服、皮下、腹腔三种给药方法,欲比较给药方法与抗电休克疗效间有无关系,可用行 × 列表资料的 χ^2 检验。

　　如果行变量为名义变量(定性),而列变量为等级变量时,可以采用非参数检验、趋势 χ^2 或用行平均得分差进行检验。单纯 χ^2 检验往往不能说明问题。

　　对组内分组资料或内部构成不同的两个率差异的统计意义检验,可采用分层加权 χ^2 检验或 CMH χ^2 检验。而如果需要分层的因素很多或者影响结果的因素很多,而分层太多样本量又无法满足时,则要采用 Logistic 回归分析的方法。

（3）等级资料的假设检验：等级资料的假设检验方法也应采用非参数检验，如果是两组等级资料的比较，可采用两组等级资料的秩和检验，而多组等级资料的比较则可采用完全随机设计的或随机区组设计的秩和检验。

两组比较时采用秩和检验（Mann and Whitney 法）或中位数检验。如比较两种胃肠促动药治疗功能性消化不良的疗效，疗效评价按显效、有效、好转、无效分为四个等级，两组比较可采用 Mann and Whitney 法。完全随机设计的多组比较时采用 H 检验，随机区组设计者可采用 M 检验。如果想进一步了解每两组间有无差异，可作样本间的两两比较，如 Nemenyi 检验等。

（4）对生存率资料的比较：常采用不同时间点的生存率并绘制生存曲线加以描述，除了可计算生存率并进行 χ^2 检验外，还可直接对生存曲线进行总的比较，通常采用 log-rank 检验。

在新药研究中，尤其是新药临床试验中，经常面对众多的分析因素，有时则需要采用多因素的统计分析方法。无疑，这需要结合具体情况进行甄别选用。

第五节　常用统计分析软件

随着计算机技术的飞速发展，统计软件已成为统计学分析的必备工具。近年来，国内一些专家对统计软件的开发及国外著名统计软件的引进，为临床试验结果的统计分析提供了极大的方便。在新药研究过程中，常用到的统计软件有 SAS、SPSS、Stata、R、GraphPad Prism、JMP 等，下面将简单介绍这些软件的功能和特点。

一、SAS 统计软件

SAS（statistics analysis system）统计分析软件是国际上最为流行的一种大型统计分析软件系统。SAS 最早由美国北卡罗来纳州州立大学开发，1976 年 SAS 软件研究所（SAS Institute Inc.）成立，开始进行 SAS 的开发、维护、销售和培训工作。SAS 自诞生以来，已由最初的统计分析系统演变为大型的集成应用软件系统，具有完备的数据访问、管理、分析和呈现功能，在国际上被誉为数据分析的标准软件。

SAS 系统是一个模块组合式软件系统，共有三十多个功能模块。SAS 系统具有比较灵活的功能扩展接口和强大的功能模块，在 BASE SAS 的基础上，可以通过增加不同的模块而增加功能，例如统计分析模块（SAS/STAT）、绘图模块（SAS/GRAPH）、质量控制模块（SAS/QC）、经济计量学和时间序列分析模块（SA/ETS）、运筹学模块（SAS/OR）、交互式矩阵程序设计语言模块（SAS/IML）、快速数据处理的交互式菜单系统模块（SAS/FSP）、交互式全屏幕软件应用系统模块（SAS/AF），等。SAS 提供的绘图系统可以绘制各种统计图，甚至能绘出地图。SAS 提供了大量的统计过程，每个过程均含有极其丰富的灵活选项。用户还可以通过对数据集的一连串加工，实现更为复杂的统计分析。此外，SAS 还提供了各类概率分析函数、分位数函数、样本统计函数和随机数生成函数，使用户能方便地实现特殊统计要求。

SAS 的技术先进，功能强大，但使用 SAS 通常需要编写程序，比较适合统计专业人员使用，对于非统计专业人员有一定困难。

二、SPSS 统计软件

SPSS（Statistical Product and Service Solutions），即统计产品与服务解决方案软件包，由美国 SPSS 公司于 20 世纪 80 年代初开发，是世界著名的统计分析软件之一。最初软件全称为"社会科学统计软件包"（Statistical Package for Social Science），但是随着 SPSS 产品服务领域的扩大，SPSS 公司于 2000 年更改了软件的英文全称。SPSS 的功能十分强大，其核心部分是统计功能，可以完成各种数理统计分析任务，提供了从简单的单变量分析到复杂的多变量分析的多种方法。SPSS 还可以直接生成数十种风格的表格（OLAP cubes），伴随其他分析过程又可生成一般表、多响应表和频数表等表格。利用专门的编辑窗口或结果查看窗口，能编辑所生成的表格。另外，SPSS 拥有强大的图形功能，能生成数十种基本图和交互图，并可以进行编辑。目前最新版本为 SPSS V26。SPSS 最突出的特点是菜单和对话框操作方式，绝大多数操作过程仅需点击鼠标便可完成，为非统计专业人员提供了极大的方便，深受统计分析大众用户欢迎。

三、Stata 统计软件

Stata 是一个功能强大又小巧玲珑的用于分析和管理数据的实用型统计分析软件，由美国计算机源中心（Computer Resource Center）研制。Stata 是较为流行的统计分析软件，与 SAS、SPSS 一起被并称为三大权威统计软件。Stata 采用窗口编辑和程序操作的双操作方式，其操作既可以通过点击菜单选项完成，也可以通过输入命令完成。Stata 软件数据分析功能强大，各类统计与计量分析方法较为齐全。此外，Stata 也具有强大的图形制作功能，绘出的图形精美，用户还可以根据自身需要对图形进行修改，图形也可直接被图形处理软件和文字处理软件直接调用。Stata 也具有不足之处，如其数据兼容性差，实际上只能读入文本格式的数据文件，所占内存空间也较大，数据管理功能有待加强。

四、R 统计软件

R 是一款免费的软件包，提供了将统计数据进行分析、处理、计算、绘图的平台和环境，也是一种计算机编程语言。其前身是 S 语言，很多用 S 语言编写的程序代码可以直接在 R 环境中运行。R 语言最先是由新西兰奥克兰大学统计系的 Robert Gentleman 和 RossIhaka 合作创建的能执行 S 语言的软件，其源代码于 1995 年全部公布于众。R 提供了丰富多样的统计技术，如经典统计检验、线性和非线性建模、时间序列分析、聚类等，并且 R 拥有高度的延展性，用户可根据自身需求编制新的程序。R 还具有优秀的制图能力，图形可以多种格式进行保存。由于 R 是一个计算机编程语言，操作需要输入命令，对于一般非统计学工作者来说需要花费较多时间才能掌握。R 由"综合 R 档案馆网站"（ComprehensiveR Archive Network，CRNA）发布，下载网址为 http://cran.r-project.org/mirrors.html。

五、GraphPad Prism 统计软件

GraphPad Prism 是由一款集数据分析和科技作图于一体的数据处理软件，尤其适合生物医学类科研人员。该软件操作简便，不需要输入程序语言，只需输入原始数据，即可进行生物统计。它汇集了各种常用的统计分析方法，虽然在数据统计分析方面的功能不如 SAS、SPSS、Stata 强大，但其所具有的功能均非常实用和精炼。该软件的绘图功能极具特

色,只要输入数据,图表即可自动生成,且随数据改变可及时更新。其图形美观、规范,而且用户可以自定义图形的背景、标题、轴线、字体、颜色等,图形内容可复制导出,为广大科技人员发表论文的图形制作提供了便利。该软件自带学习资料,还附带了数据集,用户可通过浏览学习,了解如何进行统计分析和制作各种图表类型。

六、JMP 统计软件

JMP 统计软件于 1989 年推出,目前发展为一套主要用于实现统计分析的系列软件统称,包含 JMP、JMP Pro、JMP Clinical 和 JMP Genomics 四种产品,其显著特征是交互式、可视化和无须编码实现高级统计发现功能。JMP 有数据访问和管理、探索性数据分析、实验设计、多元统计、质量管理、可靠性和生存分析、数据挖掘和脚本开发等功能。其可视化功能产生的丰富图形展示,有助于探索和揭示数据中潜在的模式和关系。它也可以作为数据整理工具来有效提升数据准备工作效率。JMP 和 JMP Pro 可帮助研发人员和工艺技术人员通过 DOE 优化工艺参数设计空间,识别过程变异根因,实施统计过程控制,分析药品稳定性,还可用于生物测定和其他统计估计。JMP Clinical 于 2010 年推出,起初是用于药物研发 Ⅳ 期临床试验研究的特定工具,该软件自动产生各种安全性,功效和数据完整性审查交互性的报告,以及不良事件叙述和患者概况。JMP Clinical 可与 JMP、SAS 相结合,为临床试验研究人员提供更大空间。JMP Genomics 是一个统计发现软件包,用于分析微阵列、下一代测序组学数据和单细胞测序数据,其基因数据统计分析功能强大,与 JMP Pro、SAS 相结合,可高度精准化分析处理基因组数据。

(刘玉秀　李　欣　任惠文　陈文松)

参 考 文 献

[1] 国家食品药品监督管理总局. 总局关于发布药物临床试验的生物统计学指导原则的通告. [2021-8-19]. https://www. nmpa. gov. cn/directory/web/nmpa/xxgk/ggtg/qtggtg/20160603161201857. html.

[2] 国家食品药品监督管理总局. 总局关于发布药物临床试验数据管理与统计分析的计划和报告指导原则的通告. [2021-8-19]. https://www. nmpa. gov. cn/yaopin/ypggtg/ypqtgg/20160729184001935. html.

[3] 国家药品监督管理局,国家卫生健康委员会. 国家药监局国家卫生健康委关于发布药物临床试验质量管理规范的公告. [2021-8-19]. https://www. nmpa. gov. cn/zhuanti/ypzhcglbf/ypzhcglbfzhcwj/20200426162401243. html.

[4] 国家药品监督管理局药品审评中心. 指导原则专栏. [2021-12-2]. https://www. cde. org. cn/zdyz/listpage/9cd8db3b7530c6fa0c86485e563f93c7? isHomePage=true.

[5] 国家药品监督管理局. 国家药监局关于适用《E9(R1):临床试验中的估计目标与敏感性分析》国际人用药品注册技术协调会指导原则的公告(2021 年第 16 号). [2021-12-2]. https://www. nmpa. gov. cn/xxgk/ggtg/qtggtg/20210125153350133. html.

[6] 刘玉秀,洪立基. 新药临床研究设计与统计分析. 南京:南京大学出版社,1999.

[7] 陆守曾,陈峰. 医学统计学. 北京:中国统计出版社,2016.

[8] 陈峰,夏结来. 临床试验统计学. 北京:人民卫生出版社,2018.

[9] 夏结来,黄钦. 临床试验数据管理学. 北京:人民卫生出版社,2020.

[10] 姚晨,黄钦,杨志敏. 我国临床试验生物统计学指导原则与国际 ICH E9 比较研究. 中国卫生统计, 2012, 29(4): 529-534.

[11] 王骏,曾新,潘建红,等. 我国药品监管中的生物统计学技术审评. 中国新药杂志, 2016, 25(18): 2099-2102.

[12] 刘玉秀. 没有分配隐蔽则没有随机化. 医学研究生学报, 2016, 29(6): 561-565.

第十三章

新药研究中的伦理学

　　新药研发在解除病患、造福人类、推动社会进步的同时，也引发了一系列的伦理道德困惑与难题，科学与伦理学之间的冲突愈发引人注目。一方面，新药研究中的动物和人体试验饱受公众和社会学者争议；另一方面，部分新药研究者和企业又认为过于严苛的伦理要求已经成为科学发展中的障碍。因此，正确理解新药研究中的伦理学及相关法规要求十分重要。

　　新药研究与评价的根本目的是保障人们的健康需求，其过程必须遵循一定的伦理学规则。解决临床前研究、临床试验所面临的伦理学问题，应该从科学技术、伦理道德、立法三个方面寻求对策。科学技术重点关注在新药开发及应用中可能出现的负面影响并及时采取必要技术措施，从而达到趋利避害的目的；伦理道德方面不仅要求研究者必须遵循科研道德，还包括提高或转变公众的科学伦理道德观念；而相关政策法规的制定是规范科学家和公众伦理道德行为、保证新药研究健康发展和正确应用的强制手段。本章从新药临床前研究和临床试验两个阶段，对保护实验动物和临床受试者的权益，保证新药研究符合科学和伦理道德的基本要求，以及相关法律法规等基本原则进行重点介绍。

第一节　临床前研究中的伦理学

　　自19世纪中期以动物实验为主要内容的实验医学问世之后，生物医学有了突飞猛进的发展。在新药研发，尤其是临床前药效学、药动学以及毒理学评价方面，实验动物是主要的受试对象，其中小鼠和大鼠是使用最为广泛和使用数量最多的动物。而非人灵长类动物，例如猴子、猩猩、狒狒等等，与人类同源性高，在新药研究中具有特殊的应用价值。用动物进行实验可以大大减少人类自身的痛苦和牺牲，降低研究风险。但是，动物研究如同人类所有的实践活动一样，必须遵守相应的伦理道德约束。

一、动物保护运动的兴起与发展

　　随着实验医学的发展和实验动物使用数量的逐步增加，动物保护主义（也称动物权利运动）开始出现并迅速发展起来。马丁（Richard Martin）是动物保护主义的创立和倡导者，1824年6月由他发起成立了英国皇家防止虐待动物学会（Society for the Prevention of Cruelty to Animals，SPCA），这是世界上第一个防止虐待动物的组织，是人类动物保护史上的一座里程碑。该委员会于1840年得到维多利亚女王的肯定，并于1934年开始设立海外基金，现有68个国家、200多个机构与之合作。比利时、芬兰等国家于1986年在法国的斯特拉斯堡通过了《用于实验和其他科学目的的脊椎动物保护欧洲公约》，该公约于1991年生效,并于 1998 年 6 月进行了修订。目前,修订议定书的成员国包括大多数欧洲国家。此外,欧盟各成员国还根据欧洲公约、欧盟实验动物福利保护的指令、决定等法律文件的要求颁布了一些专门的实验动物福利保护法律和法令。在美国,1866 年成立了防虐待动物组织,1877 年成立善待动物组织,1883 年成立抗活体解剖组织,1899 年成立善待动物教育团体,1952 和 1954 年又分别成立了动物福利组织、美国人道主义团体。到目前为止,美国动物保护组织已发展到数千个。法国、德国、加拿大、日本等国也建立了自己的动物保护组织。

美国《联邦动物福利法》规定,动物是指任何活的或死的狗、猫、猴(非人灵长类哺乳动物)、豚鼠、地鼠、兔或者其他温血动物,但不包括非研究用途的马和其他农场动物。德国《动物福利法》规定,享受动物福利的动物包括脊椎动物和部分冷血动物。英国的《动物福利法》将动物限定为脊椎动物。我国台湾地区的《动物保护法》规定动物指犬、猫及其他人为饲养或管领的脊椎动物。我国香港特别行政区的《防止残酷对待动物条例》规定动物包括野生或驯养的任何哺乳动物、雀鸟、爬虫、两栖动物、鱼类或其他脊椎动物或无脊椎动物。因此,目前受法律保护享有动物福利的动物并非指所有自然界存在的动物。

二、动物福利和动物福利法

1. 动物福利　所谓动物福利,即人类应该合理、人道地利用动物,尽量保证那些为人类作出贡献的动物享有最基本的权利。实施动物福利的目的是避免动物受到虐待和身体的损伤,避免动物遭受折磨和痛苦,最终有利于生态文明的发展。动物福利通常被定义为一种康乐状态,在此状态下,动物的基本需要得到满足,而痛苦被减至最小。满足动物的需求是动物福利法的首要原则。动物的需求包括维持生命需要、维持健康需要及维持舒适需要,这三个方面决定了动物的生活质量。20 世纪 70 年代,英国布兰贝尔委员会从动物饲养基本规律出发,根据动物的基本需要,提出了农场动物基本享有"五种自由"的权利,即①享有不受饥渴的自由:为动物提供适当的清洁饮水和保持健康及精力所需要的食物,使动物不受饥渴之苦;②享有生活舒适的自由:为动物提供适当的房舍或栖息场所,能够舒适的休息和睡眠,使动物不受困顿不适之苦;③享有不受痛苦伤害和疾病的自由:为动物做好防疫工作,预防疾病和给患病动物及时诊治,使动物不受疼痛、伤病之苦;④享有生活无恐惧和悲伤感的自由:保证动物拥有良好的条件和处置(包括宰杀过程),使动物不受恐惧和精神上的痛苦;⑤享有表达天性的自由:为动物提供足够的空间、适当的设施以及与同类动物伙伴在一起,使动物能够自由表达正常的习性。

2. 动物福利法　动物保护主义一直在寻找通过制定法律保护动物福利的途径。早在 1822 年,英国就通过了第一部禁止虐待动物的《马丁法案》(Martin Act);1876 年,英国国会通过了《防止虐待动物法》,这是世界上第一部动物保护法规,延续使用到 1986 年通过《科学实验动物法》。在美国,《动物福利法》是在 1966 年由国会参议院通过的。美国《动物福利法》文本厚达 110 页,其内容包罗万象,对各种科学实验用的动物的饲养、运输、管理、操作、关养条件、饲料和饮水、兽医的任务、年检制度、申请手续等均有详细的规定。该法案分别于 1970 年、1976 年、1985 年、1990 年、1998 年进行了修订。1970 年的修正案中增加了减轻温血动物疼痛的内容;1985 年修正案要求对动物进行实验处理,使用的每个研究室必须建立动物管理与使用委员会,要求实验室具有让犬活动的场所,要求确保灵长类动物的心理健康福利。现在,动物福利制度已在世界范围内迅速发展起来。自 1980 年以来,欧盟及美国、加拿大、澳大利亚等国先后都进行了动物福利方面的立法。动物福利组织也在世界范围内迅速发展起来,当前世界上大概 100 多个国家和地区制定了比较完善的动物福利法规。WTO 的国际贸易规则中也写入了有关动物福利的条款。

三、实验动物福利现状

(一)国外实验动物福利现状

在发达国家,实验动物福利已备受关注,关于动物福利保护的各项法规政策也日趋完善。在美国,使用实验动物必须经过实验动物福利与伦理委员会的审批,只有各项内容均达到委员会的要求后方可允许使用实验动物进行实验。在亚洲,日本、韩国等国家也有动物福利法。在日本,每个研究机构在进行动物实验时,都要遵循环境省 2006 年以告示方式颁布的《实验动物饲养保管及苦痛减轻的基准》,在运输、饲养和进行实验时注意动物保护动物福祉。欧盟经过 10 年修订,从 2013 年开始实施新的《欧洲议会和欧洲委员会关于保护用于科学目的的动物的指令 2010/63/EU》,对动物福利的许多条款进行了完善和补充,强调“3R”原则 [即 reduction(减少)、replacement(替代)和 refinement(优化)] 和动物伦理审核制度,在更高标准上统一了成员国的立场。巴西宪法中明确规定禁止虐待动物,于 2009 年 6 月建立了国家委员会来管理动物实验,其议会更于 2015 年专门通过法案拨出巨额转款支持动物实验替代法研究。

(二)国内实验动物福利现状

不同国家、地域之间文化和观念的差异,导致在这一问题上所采取的人文主义态度的不同。如中国有“老鼠过街,人人喊打”的说法,而西方人却创造出米老鼠的美好形象。在我国,实验动物科学带来的伦理问题主要表现为:相应法律法规仍不够完善,对虐杀实验动物的现象没有相应的约束和处罚规定,违背实验动物伦理的技术操作现象依然存在,实验动物饲养者和使用者之间感情上的矛盾等等。

一千多年前,孙思邈在《大医精诚》中写道:“自古名贤治病,多用生命以济危急,虽曰贱畜贵人,至于爱命,人畜一也。损彼益己,物情同患,况于人乎! 夫杀生求生,去生更远。”其意思是说,人和动物的生命是平等的,牺牲动物的生命来给人治病,来保全人的生命,是损人利己的行为,是生物之情共同憎恶的,只会离医学之“生”的道义越来越远。这是我国的医务工作者最原始的保护动物的理念。

1982 年,国家科委主持召开了第一次全国实验动物工作会议,标志着我国实验动物由政府参与规范化管理工作的开始。1988 年,《实验动物管理条例》颁布实施,经过不断的探索和实践,我国的实验动物科学和实验动物产业有了长足的发展,基本上保证了动物实验结果的准确性和可重复性。2001 年发布的《科研条件建设“十五”发展纲要》中,明确提出与国际接轨的动物福利保障制度,并把这项工作当作“全面推行实验动物法制化管理”的重要内容之一。同年 11 月,《实验动物管理条例》修订工作启动,动物福利首次被写入国家法规。修订后的标准由原来的 47 项增加到 92 项,条例中增加了生物安全和动物福利两个章节,说明人们对实验动物的态度由过去重视科研成果向关注动物福利转变。2006 年 9 月,《关于善待实验动物的指导性意见》发布,在推动我国动物福利立法方面迈出了可喜的一步。2009 年 9 月,《中华人民共和国动物保护法(专家建议稿)》项目组负责人向国内外公开征求完善意见，建议稿第六章《实验动物的法律保护》中着重强调了"动物福利"。2010年1月，我国首家专业从事动物实验体外技术研发和技术服务的公司成立，标志着我国实验动物福利事业从理念走向现实。可以预计，我国建立实验动物的福利标准只是时间的问题。2015年，中国首次召开动物实验伦理问题的学术讨论会，就实验动物的福利和动物实验的规范及管理方面展开深入的讨论。

近些年来，与发达国家相比，我国虽然没有"3R"研究的专门机构，但3R的研究工作在我国已经有了起步，有关实验动物科学的专业杂志、论著开辟了3R研究专栏，以宣传、交流、介绍国外3R研究的发展及我国开展3R研究的动态。国家已将3R研究作为一项长期基础性工作，纳入科研工作管理体系，并作为生命科学研究中的一个新的增长点。结合国外成功立法经验和国内的立法实践，我国实验动物福利法律保护制度体系建设正在逐步完善，并把相应制度落实在实验动物的养殖、运输和实验利用方面。

四、"3R"原则

1959年，英国动物学家拉塞尔（William Russell）和微生物学家伯奇（Rex Burch）首次在《人道试验技术的原则》一书中提出"3R"原则，即reduction（减少）、replacement（替代）和refinement（优化），随后逐渐在全世界范围内得到广泛认同和采用，被公认为指导动物实验的基本准则。减少、替代、优化是彼此独立而又相互联系的，是使人们更好地利用和合理保护动物的一种科学方法和学科。

1. 减少（reduction）原则　是指在科学研究中尽可能减少实验动物的使用量，提高实验动物的利用率，即使用尽可能少的动物获取同样多的实验数据，或使用一定数量的动物能获得更多的实验数据的方法。因此，动物的使用量应该是能达到实验目的的最少数量，以减少动物所承受的痛苦总量。不能以节省时间或为了个人的方便以及其他理由，使用超过能获得有意义的实验结果所需要的最少的动物的数量。减少的目的不仅仅是降低成本，也是在用最少的动物达到所需的目的，同时也是对动物的一种保护。

目前，减少动物使用量常用的几种方法：①充分利用已有的数据（包括以前已获得的实验结果及其他信息资源等）；②实验方案的合理设计和实验数据的统计分析；③替代方法的使用；④动物的重复使用（根据实验要求和动物质量、寿命来决定）；⑤从遗传的角度考虑动物的选择，根据疾病特点和实验需要，选择使用近交系、突变系、封闭群、杂交系及转基因动物去进行实验；⑥严格操作，提高实验的成功率；⑦使用高质量的实验动物。

2. 替代（replacement）原则　是指使用其他方法替代活体动物进行实验。或者说，是使用没有知觉的实验材料代替以往使用神志清醒的脊椎动物进行实验的一种科学方法。实验动物的替代物包括范围很广，所有能代替整体实验动物进行实验的化学物质、生物材料、动植物细胞、组织、器官、计算机模拟程序等都属于替代物；还包括低等动物植物（如细菌、蠕虫、昆虫等）或小动物替代大动物（如转基因小鼠替代猴，进行脊髓灰质炎减毒活疫苗的生物活性检测等）；同时也包括方法和技术的替代，例如用分子生物学方法代替动物实验来鉴定致癌物遗传毒性的遗传毒理学体外实验方法等。

替代根据是否使用动物或动物组织，可分为相对替代和绝对替代。相对替代是用无痛方法处死动物，使用其细胞、组织或器官，进行体外实验研究，或利用低等动物替代高等动物的实验方法。而绝对替代则是在实验中完全不使用动物。根据替代动物的不同，替代可分为直接替代（如志愿者或人类组织等）和间接替代（如试剂替代家兔做致热原检查等）。根据替代的程度，又分为部分替代（如利用替代方法代替整个实验研究计划中的一部分或某一步骤等）和全部替代（如用新的替代方法取代原有的动物实验方法等）。

3. 优化（refinement）原则　是指在必须使用动物进行有关实验时，要尽量减少非人道程序对动物的影响范围和程度，可通过改进和完善实验程序，避免或减轻给动物造成的疼痛和不安，或为动物提供适宜的生活条件，以保证动物的健康和康乐，保证动物实验结果可靠性和提高实验动物福利。其主要内容包括：①实验方案设计和实验指标选定的优化，如选用合适的实验动物种类及品系、年龄、性别、规格、质量标准，采用适当的分组方法，选择科学、可靠的检测技术指标等；②实验技术和实验条件的优化，如麻醉技术的采用，实验操作技术的掌握和熟练，实验环境的适宜等。

五、人道终点

人道终点（humane endpoint）是指根据实验要求和人道对待动物的要求，合理确定终止动物实验的时机和标准，又称之为仁慈终点。在实验过程中，如果动物所遭受的疼痛、痛苦和持续性困扰超出了合理的范围，或这些痛苦可能会影响实验结果的时候，应该尽可能避免将死亡作为实验终点，及早采用一些人道的终点进行替代，尽可能减轻实验动物遭受痛苦的程度，缩短持续时间。

（一）采用人道终点的考虑因素

1. 道德和伦理因素　实验动物所遭受的疼痛和痛苦超出了合理的限度，已经无法维持基本的行为和活动。

2. 科学因素　当实验目的已经达到，或者已经明确无法获得理想的实验结果时，应该及时终止实验。继续进行下去，一方面对动物造成更多的痛苦，另一方面也不可能获得更多实验价值，甚至会影响结果，例如，受试动物在笼子中死亡，可能导致组织自溶，影响病理检查结果，或者会被其他动物吃掉，致使数据丢失。

3. 法律因素　许多国家都制定了实验动物人道终点的相关法规，新药临床前研究中的动物实验必须遵守这些规定。

（二）确定人道终点的原则

1. 权衡性原则　根据研究目的和价值、实验可能对动物造成的伤害进行权衡，选择不影响实验结果或对结果影响比较小，同时对动物伤害较小的终点指标。

2. 伤害最小化原则　根据实验方案预估对动物造成疼痛和痛苦的程度，最大限度地避免以动物的濒死、死亡以及严重的疼痛和痛苦作为实验终点，确保伤害最小化。

3. 持续优化原则　在实现研究目的的前提下，应不断探索，寻求更为人道的实验动物终点。例如，使用生物发光等非侵入性测量技术，标记跟踪病原体或者细胞，以便在相关临床症状出现之前获得结果，终止实验。在致癌性评价中，可以通过测定肿瘤生长相关基因的上调或下调评估罹患肿瘤的风险，而不必等待肿瘤形成之后才终止实验。

（三）人道终点指标选择

人道终点指标包括适用于一般动物实验的通用性指标和适用于特殊实验的特定性指标。在新药临床前研究中，可根据具体实验项目选择有代表性的几项指标进行组合，确定人道终点。

1. 通用性指标　主要用于评价动物的行为和状态，包括：

（1）体重变化：体重快速下降或成长期动物长久持续无增重；体重虽无明显下降但呈现恶病质及持续性肌肉消耗；也可表现为摄食量显著减少或完全不摄食。

（2）外表表现：全身性脱毛或被毛蓬松；无法治疗的长期腹泻；持续性倦怠蜷缩、弓背、目光呆滞、精神萎靡、持续躺卧或嗜睡等。

（3）生理生化指标：反映机体功能和代谢状态发生改变。例如心率变慢、呼吸急促或减慢、体温升高或下降超过 24 小时、血液指标异常、酮尿、腹泻、便血、脱水、呼吸困难、鼻分泌物、黄疸、贫血或出血等。

（4）异常行为：活动减少、警觉性下降、刻板行为、离群、烦躁不安、尖叫、自残等。

2. 特定性指标　指针对特定目的需要特别观察的指标。例如，在抗肿瘤药物研究中，肿瘤重量超过动物体重的 10%，肿瘤严重影响动物正常活动与功能，肿瘤出现溃疡或感染，动物出现持续性自残行为等；在抗感染药物研究中，动物体温降低超过限度（超过 4～6℃），体重减轻 10%～20% 等。

六、减轻动物疼痛

制备疾病动物模型过程中所施加的因素，例如手术等常常导致动物疼痛。疼痛一方面造成动物的痛苦感觉，另一方面会诱发应激反应，影响动物的生理病理状态，减低胃肠动力，引起尿潴留，影响进食和行为，进而影响实验结果。在不干扰实验目的的前提下，减少或消除动物的疼痛是所有参与人员的道德和法律义务。

减轻动物疼痛和痛苦的方法有非药物措施，包括改善居住环境、调整饮食、改进外科手术操作技术、脱敏和适应策略等，以及药物干预或安乐死。镇痛药物可以局部使用，也可全身应用，一般而言，术前使用效果优于术后使用。常用的镇痛药包括局部麻醉剂、阿片类药物（丁丙诺啡、吗啡、哌替啶等）和非甾体抗炎药（美洛昔康、卡洛芬、氟尼辛、对乙酰氨基酚等）。联合使用两种或两种以上镇痛药能加强镇痛，并减少使用剂量。使用镇痛药物应考虑不同品系和不同动物之间的个体差异，以及麻醉、手术、应激反应和药物之间的相互作用，选择适当剂量，控制使用时间，减少镇痛药物对实验结果的影响。

七、实验动物安死术

安乐死是动物实验中处死实验动物的一种手段，这是从人道主义和动物保护角度，在不影响实验结果的同时，尽快让动物无痛苦死去的方法。安死术（euthanasia）是指公众认可的、以人道主义的方法处死实验动物的过程，即达到没有惊恐或焦虑而安静地、无痛苦地死亡。实验动物安乐死，有的是因为中断实验而淘汰动物的需要，有的是因为实验结束后做进一步检查的需要，有的是因为保护健康动物而处理患病动物的需要。

实验动物安乐死一般应遵循以下原则：①尽量减少实验动物的痛苦，尽量避免实验动物产生惊恐、挣扎、喊叫以及其他不适表现；②注意实验人员的安全，特别是在使用挥发性麻醉剂（如乙醚、安氟醚、三氟乙烷）时，一定要远离火源；③容易操作，可靠且能重复，不可逆；④作用快，尽可能地缩短致死时间，并与动物的年龄、品系、健康状况和数量相适应；⑤不能影响动物实验的结果，包括不引起组织的化学变化，不增加组织的化学负荷，不引起会干涉其后研究工作的组织病理学变化；⑥对环境无污染或无有害影响。

判定动物是否安乐死，不仅要看实验动物呼吸是否停止，还要看神经反射、肌肉松弛等状况。实验动物安乐死常用方法有颈椎脱臼法、断头法、药物法、空气栓塞法、放血法等。

1. **颈椎脱臼法安乐死**　颈椎脱臼就是用外力将动物颈椎脱臼,使脊髓与脑髓断开,致使实验动物无痛苦死亡。由于具有使实验动物很快丧失意识、减少痛苦、容易操作、动物内脏未受损害等优点,这种方法被认为是很好的实验动物安乐死方式。颈椎脱臼法常用于小鼠、大鼠、沙鼠、豚鼠、家兔等小型实验动物。

2. **断头法安乐死**　断头法虽然残酷,但由于其过程是一瞬间的,且脏器含血量少,故也被列于实验动物安乐死的一种。断头时通常使用断头器快速切断延髓,使头颅与身体迅速分离。主要用于哺乳纲啮齿目、兔形目、两栖纲、鸟纲、鱼纲等实验动物的安乐死。

3. **药物法安乐死**

（1）吸入法安乐死:一般使用二氧化碳处死箱,将待处死动物放入箱中,释放二氧化碳使其窒息死亡。也可采用简易处死箱,将实验动物投入盛有乙醚、氟烷挥发性气体的干燥器或玻璃缸中,使实验动物过量接触麻醉剂而死亡。注意液态麻醉剂不应与实验动物身体接触。此法较常用于哺乳纲啮齿目、兔形目、两栖纲、鸟纲、鱼纲等实验动物的安乐死。

（2）注射法安乐死:实验动物注射法安乐死的主要化学物有巴比妥钠类、乌拉坦类、甲磺酸三卡因等化学物。常见化学药物安乐死主要有戊巴比妥钠注射法等。对于小动物,如小鼠、大鼠、豚鼠等,可腹腔注射戊巴比妥钠 150~200mg/kg;大动物,如家兔、犬、猪等,静脉注射戊巴比妥钠 100mg/kg。

4. **空气栓塞法安乐死**　该种安乐死方法常见于家兔。5~50ml/kg 的空气可导致家兔迅速死亡,但伴有抽搐、角弓反张、瞳孔扩大、嘶叫等现象。

选择哪种安乐死方法,要根据动物的品种或品系、实验目的、对脏器和组织细胞各阶段生理生化反应有无影响来确定,确保时间短、无痛苦,而不是根据实验研究人员和操作者的主观感觉随意选择。处死动物时不宜有其他动物在场。在不影响实验结果判定的情况下,应选择"仁慈终点",避免延长动物承受痛苦的时间。在确保其死亡后,将其尸体送至焚烧炉焚化处理。

灵长类实验动物的使用仅限于非用灵长类动物不可的实验。除非因伤病不能治愈而备受煎熬者,猿类灵长类动物原则上不予处死,实验结束后单独饲养,直至自然死亡。

第二节　临床研究中的伦理学

新药临床研究通过入选患者和健康志愿者进行新药系统性的临床评价,属于人体生物医学研究的范畴。通过掌握人体对新药的耐受程度、新药的药动学指标以及药物的安全性、有效性研究数据,以几十至几百例临床研究样本信息推论群体状况的临床研究过程,为药品上市提供临床相关依据,是新药研究开发中不可缺少而又极其重要的阶段。

一、新药临床试验进行伦理审查的必要性

20 世纪 30—60 年代,发生了纳粹的人体试验暴行,其他一些医学研究滥用人体做试验的事件也相继出现,例如美国 Tuskegee 梅毒研究事件、Willowbrook 肝炎病毒事件等,由于没有告知受试者,带来了不良后果,受到公众的谴责。作为对第二次世界大战中纳粹医师进行非道德的人体试验的反应,1947 年第一个有关人体研究的伦理学指南的国际性文

件《纽伦堡宣言》颁布，它把"自愿同意"作为一个临床研究的基本要求。1964 年在芬兰赫尔辛基召开的第十八届世界医学大会上，世界医学协会通过了《世界医学协会赫尔辛基宣言》，将其作为医师在进行有关生物医学研究时的伦理学的考量，随后又多次进行了修订。2013 年 10 月，在巴西福塔莱萨召开的第 64 届世界医学协会联合大会通过了最近一次修订，即第九次修订。修正案扩展了宣言的适用对象，重申并进一步澄清了基本原则和内容，加强了对受试者的权利保护，同时还增加了临床试验数据注册和使用人体组织时的同意等新内容。

1974 年，美国国会签署了《国家研究法》(The National Research Act)，并创立了保护生物医学与行为研究之人体对象委员会(Commission for the Protection of Human Subjects of Biomedical and Behavioral Research)。这个委员会为涉及人体的生物医学研究确立基本的伦理原则，并对保护人体对象的规定提出改进建议。经过 4 年的工作，该组织于 1979 年发布了《贝尔蒙特报告：保护人体研究对象的伦理学原则和指南》(The Belmont Report: Ethical Principles and Guidelines for the Protection of Human Subjects of Research)。这个报告提出三项原则，包括①尊重人：尊重人的自主和尊严，保护那些丧失了自主能力(即没有自主决定的能力)的人，如儿童、老人和残疾人等。②行善：通过把危险降到最低，把益处最大化来保护受试者免受伤害。③公正：公平合理地分配益处和负担。1982 年，医学科学国际组织理事会通过《人体生物医学研究国际指南》，并得到世界卫生组织全球咨询委员会批准。1993 年，世界卫生组织和医学科学国际组织理事会对此指南作了修订，并联合发表了《伦理学与人体研究国际指南》和《人体研究国际伦理学指南》。1991 年 8 月，美国联邦政府发布了《保护人体对象的联邦政策》(Federal Policy for the Protection of Human Subject)。这一政策是在美国健康与人类服务部有关政策的基础上修订而成的。尽管它是美国的一部法规性文件，但它对国际上人体研究的行为规范具有重要影响。

目前，我国药物临床试验的质量大幅度提高，越来越多的国际多中心临床试验在中国开展，更多的跨国公司直接将临床试验中心设在中国。国外的医药企业纷纷瞄准中国作为其新药临床试验的基地，这就要求加大药物进入临床试验的伦理审核力度，以保证受试者的安全。我国 1998 年颁布了《药品临床试验管理规范》；2004 年，国家食品药品监督管理局和卫生部共同制定并公布了《药物临床试验机构资格认定办法(试行)》，加强药物临床试验的监督管理，实施药物临床试验机构的资格认定，并确保药物临床试验在具有药物临床试验资格的机构中进行；2007 年发布《涉及人的生物医学研究伦理审查办法(试行)》(由国家卫生和计划生育委员会于 2016 年 10 月 12 日正式发布，自 2016 年 12 月 1 日起施行)，2009 年发布《伦理委员会药物临床试验伦理审查工作指导原则(征求意见稿)》，在此基础上，2010 年新颁布《药物临床试验伦理审查工作指导原则》。自 2017 年加入 ICH 后，国家药监局又组织了多次针对《药物临床试验质量管理规范》(GCP)的修订工作。经过多次反复讨论，新版《药物临床试验质量管理规范》于 2020 年 4 月底发布，并于 2020 年 7 月 1 日开始实施，其中第三章为"伦理委员会"。至此，规范临床试验和维护受试者安全与权益的一系列法规和措施在我国逐步建立和完善，伦理审查成为药物临床试验质量管理中一个必不可少的程序。

二、新药临床试验中的伦理审查

(一)伦理审查的职责

伦理审查贯彻于临床试验的全过程,其宗旨是审查药物临床试验项目的科学性、伦理的合理性,以保证药物受试者的尊严、权利和安全。伦理审查的所有原则和内容都是为了使临床试验能够确保受试者的权益得到充分保障和确保试验的科学性和有效性两个目的,权衡两者应以前者为重。在临床试验开始前,从保障受试者权益的角度严格审议试验方案,审核项目包括研究者的资格、研究目的、试验设计的科学性、受试者可能遭受的风险和知情同意书内容等。试验开始后,要审查整个试验进程,以确定临床试验是否合理,是否符合伦理道德原则。

1. 研究方案的科学设计与实施 世界卫生组织(World Health Organization,WHO)与国际医学科学组织理事会(Council for International Organizations of Medical Sciences,CIOMS)合作制定的《涉及人类受试者生物医学研究的国际伦理准则》(2002 年)第一条准则便是"伦理学论证和科学性"。其中明确写道:"科学上不可靠的研究必然也是不符合伦理的,因为它使研究受试者暴露在风险面前,同时并无可能的利益。研究者和资助者必须确保所进行的涉及人类受试者的研究符合普遍接受的科学原则,而且是建立在对有关科学文献充分通晓的基础上"。试验方案是否科学、是否考虑了伦理原则、是否充分考虑了受试者可能承担的风险,这些均是伦理审查的关键,机构办公室和专业负责人在新项目启动前一定要认真研究试验方案和相关材料,确保新药试验启动后不会侵犯受试者的合法权益。对于在试验过程中方案提出的修订必须经伦理委员会审查是否可接受。

2. 研究者的资格与经验 研究者是否有充分的时间参加临床试验,人员配备及设备条件等是否符合试验要求,这些都是决定临床试验能否顺利完成的关键因素,因此要求有一支专业水平较高的研究者队伍,所有参加药物临床试验工作的研究者必须经过 GCP 培训,主要研究者一般由科室负责人担任,并指定一名负责人具体负责日常工作。

3. 知情同意书 临床试验中保证受试者权益的主要措施之一就是知情同意。在整个临床试验中,"知情同意"是受试者应享有的最基本的权力,也是试验成功与否的重要环节。知情同意书是每位受试者表示自愿参加某一临床试验的文件证明,也是伦理委员会应重点审查的内容之一。在药物开展临床研究之前,必须保证受试者认真阅读、充分知悉"知情同意书"内容,工作人员对于关键问题要逐条详细解释,让每个受试者清楚地知道将要服用药物的疗效和可能的不良反应,可能获得的益处和承担的风险,自己的责任及发生与试验相关的损害时可能获得的治疗和保险赔偿等。研究者在制定知情同意书时,必须按照 GCP 和指南的伦理原则进行,并提供给受试者能充分获取临床试验有关信息的资料,具体包括以下信息:

(1)研究目的及新药背景(试验药物与现行药物的比较)。

(2)研究内容及过程:观察目的、检查操作、标本留取量及测定用药量、方式、时间及观察内容等。

(3)益处和风险:必须涉及某种疾病目前的其他治疗方式的利弊(安慰剂应注明有无风险),以及尚未知道的风险。

(4)分组:应告知随机原则,对照药或安慰剂对疾病的影响(注明受试者可能被随机分配至安慰剂组或治疗组中)。

（5）自愿原则：受试者无须任何理由可拒绝参加或中途退出，并不会影响和研究者的关系，更不会受到歧视或报复。

（6）补偿机制：如因参加临床研究而受到损害，受试者可获取及时适当的治疗，和／或相应的补偿（或保险赔付）。

（7）保密原则：受试者参加研究及研究资料属个人隐私，所有个人资料除对药品监督部门、伦理委员会、申办者以外，都是保密的；其全名不出现在所有记录中。

（8）信息补充：发生新的不良反应、严重不良反应、疗效明显低于预计等，必须及时告知。

（9）知情同意书语言和文字的要求：必须是受试者的母语，语言深入浅出、通俗易懂，尽量少用专业术语。研究者还应将上述内容详尽地告知受试者或其家属；在解释时要实事求是。知情同意书必须是在受试者对研究内容充分了解后，自主同意并亲笔签名认可。坚决杜绝任何研究者或受试者家属因为利益，诱导和强迫受试者签署知情同意书的行为。

4. 受试者的权利　在临床试验中要进一步明确受试者的权益，其内容主要包括：

（1）自愿参与权：包括受试者自由决定参与试验的权利和随时退出试验的权利。

（2）知悉权：即知情同意的权利，是受试者享有了解关于临床试验中与自身利益密切关系的信息资料的权利。该项权利是保护受试者安全的基本保证，也是受试者自我保护的主要手段。

（3）隐私权：受试者要求保密与临床试验有关个人隐私的权利。研究者只可引用受试者的试验代号，而非真实姓名。

（4）安全权：不因参与临床试验而遭受不必要损害的权利。

（5）及时救治权：受试者参与临床试验期间出现严重不良反应事件时，要求得到及时治疗的权利。

（6）补偿权：除非法律有其他规定，参加临床试验或由于参加临床试验而出现不良反应的受试者享有得到申办者和研究者给予适当补偿的权利。

（二）多中心临床研究的伦理审查

我国药品监督管理局《药物临床试验质量管理规范》第五十六条明确要求：申办者应当向各中心提供相同的试验方案；各中心按照方案遵守相同的临床和实验室数据的统一评价标准和病例报告表的填写指导说明。多中心试验的益处是能有更多的参与者，在不同的地区进行，具有纳入更广泛的人群的可能性，并且能够比较各中心的结果，所有这些都提高了研究结果的普遍性意义。随着多中心合作研究的迅猛发展，伦理问题越来越受到人们的关注，成为多中心合作研究能否健康顺利发展的一个重要因素。多中心临床试验的伦理审查应以审查的一致性和及时性为基本原则。"一致性"指的是参加试验的各机构的伦理审查应遵循相同的伦理规范，努力达成一致的意见。伦理审查的过程就是平衡和协调各方利益的过程。应该努力满足各方正当的、合理的利益。但必须强调，平衡和协调各方利益归根到底是为了更好地保护受试者的权益，更好地为公众造福。利益协调决不是利益"共谋"，任何时候、任何情况下都不能借口某一方的利益来损害受试者的利益。申办者应当确认每位受试者均以书面形式同意监查员、稽查员、伦理委员会的审查者及药品监督管理部门的检查人员直接查阅其与临床试验有关的原始医学记录。

近年来，药物研发日益趋于全球化，为了提高药物研发效率，节约时间与资金投入，用于药品注册的国际多中心药物临床试验越来越多。药物全球同步研发,可以减少不必要的重复临床试验,缩短区域或国家间药品上市延迟,提高患者获得新药的可及性。美国 FDA 批准上市的药品有 80% 来自国外临床试验的数据。中国的国际多中心临床试验起始于 20 世纪 90 年代,截至 2021 年 12 月,累积已有 5 万余项多中心临床试验登记展开。国际多中心药物临床试验要遵守国际通行的 GCP 原则及伦理要求,申办者应保证临床试验结果真实可靠,研究者应具备承担该项临床试验的资质与能力,伦理委员会应对试验进行审查及跟踪审查,保护受试者的权益、福利并保障其安全。

(三)儿童与未成年人临床试验的伦理审查

研究儿童期疾病和儿童特别易感的状态,以及既用于儿童又用于成人的药品的临床试验,儿童的参与是绝对必要的。许多新药虽然也用于发生在儿童期的疾病,但试验目标人群不是儿童,从而造成人们对其儿童用药的有效性或安全性知之甚少,导致儿童并不能使用或受益于这些新药。因此,任何可能适用于儿童的新的治疗、诊断或预防产品在上市前,申办者必须评价其对儿童的安全性和有效性。为保护儿童和未成年人的利益,使得他们免受伤害,对于涉及儿童和未成年人临床试验的伦理审查,需要考虑一些不同于成人的特殊问题。

1. 批准研究的标准 在批准涉及儿童和未成年人的临床试验前,伦理委员会应该明确以下问题:研究的目的是获得有关儿童健康需要的知识;仅以成人为受试对象进行研究难以达到目的;每位儿童的父母或法定代理人已同意;已获得每位儿童在其能力范围内的赞同;儿童拒绝参加或拒绝继续参加研究的意见将得到尊重。

2. 研究方案 涉及儿童和未成年人的临床试验方案和研究方法并不是成人试验方案的简单重复,应由具有儿童和未成年人工作经验的研究者特别设计,将研究引起的不适、痛苦和风险减少到最小。儿童和未成年人参加药物试验的正确设计通常是先在动物、成人、年长儿童身上试验,最后才在年幼儿童身上进行。下列情况可以在没有年长群体研究数据的情况下直接进行儿童研究:取自年长群体的数据不能简单推之于儿童,而且研究是针对威胁儿童生命的情况;有些儿童特发性疾病,如影响婴儿的神经母细胞瘤,患儿无法活到年长儿童期。

3. 潜在风险、不适以及预期受益的分析 伦理委员会对于儿童和未成年人参加的临床试验,必须权衡受试者在试验状态下研究措施(过程)固有的风险程度,以及该研究对受试者或受试群体的潜在受益来考虑其参加研究的正当理由。

(1)评估潜在风险和不适:患病儿童和未成年人的潜在风险不同于健康儿童和成年人,并且还会随着疾病状况的差异而有不同。针对具体的患病儿童和未成年人,何谓最小风险需要具体问题具体分析,对儿童和未成年人风险尚不明确的新药临床试验肯定超过了最小风险。此外,伦理委员会还应该考虑产生心理压力的某些行为干预也可能超过最小风险。

(2)评估预期受益:在评估涉及儿童和未成年人参加临床试验的预期受益时,伦理委员会应该考虑受试者健康状况的差异,还应考虑如不进行研究干预,疾病进展为严重状态的可能性。

4. 知情同意 儿童和未成年人参加临床试验应该获得其父母或法定代理人的知情同意。虽然儿童和未成年人不具有法律上的参加临床试验的知情同意权,但是他们(特别是 10 岁以上的年长儿)依然有能力表示同意或反对参与研究,因此应获得他们本人的赞同。必要时,知情同意书应该同时要求儿童和未成年人及其父母或法定代理人的双份签名。

5. 公共福利机构的儿童和未成年人　关于招募公共福利机构的儿童和未成年人进行研究的合理性,研究者应提供独立的、为公共机构儿童辩护的专家的意见。涉及大于最小风险,并且不提供受试者直接受益前景的研究,只有以下 2 种情况才可以招募公共福利机构儿童和未成年人:第一,研究与他们作为被监护人的状况有关;第二,研究是在学校、医院、研究机构或其他公共机构进行的,并且参加研究的大部分儿童和未成年人都不是公共福利机构的儿童和未成年人。

（四）老年人临床试验的伦理审查

老年人的一般生理特点包括:吸收功能降低;体内水含量减少,心输出量减少,影响药物的分布;由于肝脏功能减退,药物在肝脏的代谢减少;肾脏是药物排泄的主要途径,肾功减退导致药物排出减少。此外,老年人常因多种疾病吃多种药物,药物之间会相互干扰,产生药效的增强或减弱,不良反应增多。上述原因引起老年人个体差异的变化,想要排除药物之外的影响因素非常困难,受试者的安全是医学伦理委员会必须综合考虑的问题。

（五）临床研究不良事件的伦理审查

为保护受试者,临床研究过程中发生的不良事件应及时向伦理委员会报告,进行及时和实质性的审查。美国人类研究保护办公室（Office for Human Research Protections, OHRP）2007 年发布的《危及受试者或研究人员之非预期事件和不良事件评价报告指南》提出对不良事件的伦理审查应侧重关注非预期事件（unanticipated problem）。另外可对内部不良事件（internal adverse event）和外部不良事件（external adverse event）区别对待处理。

1. 不良事件与非预期事件　不良事件（adverse event）是指患者或临床试验受试者接受一种药品后出现的不良医学事件,但并不一定与治疗有因果关系。严重不良事件（serious adverse event）是指临床试验过程中发生需住院治疗、延长住院时间、伤残、影响工作能力、危及生命或死亡、导致先天畸形等事件。非预期事件是指临床试验过程中发生的同时符合以下 3 条标准的事件:①性质、严重程度或发生率的非预期性;②与参加研究有关或可能有关;③让受试者或他人面临更大的风险。临床研究中发生的不良事件并不全是非预期事件。判断不良事件是否属于非预期事件,应考虑 3 个问题:①不良事件是否非预期;②不良事件与参加研究是否有关或可能有关;③不良事件是否提示研究会让受试者或他人面临更大的风险。

根据 OHRP 上述指南,非预期事件一般需要考虑对研究方案、知情同意过程或文件进行实质性修改,或采取其他纠正措施,以保护研究受试者和其他人的安全和权益;而不属于非预期事件的不良事件则无须特别关注。另外,根据我国 GCP 和国家卫生健康委员会发布的《涉及人的生物医学研究伦理审查办法》,不属于不良事件的非预期事件并没有规定要报告,但是需要引起关注。建议临床研究人员和伦理委员会对不良事件以外的非预期事件加以关注。

2. 区别对待内部不良事件与外部不良事件　内部不良事件是指发生在研究机构内部的不良事件。对于多中心临床研究的伦理审查主要在于保护参加本机构临床研究的受试者。同时将审查意见提交申办者、研究主管部门、其他机构,使其他机构的受试者也能得到相应的保护。外部不良事件是指多中心临床研究中发生在其他研究机构的不良事件。外部不良事件报告通常缺乏充分的信息，因此，一般而言，并不要求研究者和伦理委员会评估外部个案不良事件的意义。对于多中心临床研究，特别是涉及风险较大，最好能成立数据安全监管部门负责接收各个中心发生的不良事件信息，进行总体的分析，以便作出更为客观科学的判断。

三、伦理委员会

从 2020 年 7 月 1 日起开始实施的新版《药物临床试验质量管理规范》中明确规定：药物临床试验应当符合《世界医学协会赫尔辛基宣言》原则及相关伦理要求，受试者的权益和安全是考虑的首要因素，优先于对科学和社会的获益。伦理审查与知情同意是保障受试者权益的重要措施。所有临床研究项目在开展之前须经伦理委员会对其科学价值和伦理学上可辩护性进行审查，获得伦理委员会批准后方可实施。伦理委员会在临床研究实施过程中，可进一步对项目跟踪审查，监督研究过程。

伦理委员会是由医学、药学及其他背景人员组成的一个独立机构，其职责是通过独立地审查、同意、跟踪审查试验方案及相关文件、获得和记录受试者知情同意所用的方法和材料等，确保受试者的权益、安全受到保护。

（一）伦理委员会的组建

国家卫生健康委员会在《涉及人的临床研究伦理审查委员会建设指南（2020 版）》中明确规定：伦理委员会应由多学科专业背景的委员组成，可以包括医学、药学和研究方法学、伦理学、法学等领域的专家学者。应该有一名不属于本机构且与项目研究人员并无密切关系的委员（同一委员可同时符合这两项要求），人数不少于 7 名。必要时可聘请特殊领域专家作为独立顾问。委员每届任期不超过 5 年，可连任，最长任期无限制。人员组成及更新情况需提交至机构或者授权监管伦理委员会的部门备案，并按照规定完成国家卫生健康委员会和国家药品监督管理局（NMPA）所要求的备案程序。所有委员均应接受相关培训，按照制度和标准操作规程履行工作职责。伦理委员会的组建由所在机构 / 部门负责，组建伦理委员会的机构 / 部门应当向伦理委员会提供必要的行政和财政支持。

（二）伦理委员会的宗旨与原则

伦理委员会必须确保独立性，不受政治的、机构的、专业的及市场的影响，同时对研究者、受试者、社群的全部利益负责。其宗旨是保护研究受试者的权利和福祉，对临床试验在科学、伦理和规范方面是否符合国际和国内相关规范和指南发挥监督作用。需要遵循的原则包括：尊重和保障预期的研究受试者是否同意参加研究的自主决定权，严格履行知情同意程序，允许研究受试者在研究的任何阶段退出的自由；力求使研究受试者最大程度受益和尽可能避免大于最低风险；免除受试者在受试过程的经济负担；尊重和保护研究受试者的隐私信息；确保受试者受到与参与研究直接相关的损伤时得到及时免费的治疗和相应的补偿或赔偿；对于丧失或者缺乏维护自身权益能力的受试者予以特别保护。

（三）伦理委员会审查的内容

1. 审查的文件包括试验方案、知情同意书、招募受试者的方式和信息、提供给受试者的其他书面资料、研究者手册、现有的安全性资料、包含受试者补偿信息的文件、研究者资格的证明文件、伦理委员会履行其职责所需要的其他文件。

2. 研究方案是否符合科学性和伦理原则的要求

3. 研究者的资格、经验是否符合临床研究的要求。

4. 受试者是否因强迫、利诱等不正当的影响而参加临床试验。知情同意书中不能采用使受试者或者其监护人放弃其合法权益的内容，也不能含有为研究者和临床试验机构、申办者及其代理机构免除其应当负责任的内容。

5. 对受试者的信息和资料是否采取了保密措施。

（四）伦理委员会的审议程序

研究者提出书面报告申请。审议采取多数通过的方式，审议时，申请人需回避。审议后应明确回答同意、修改或不同意。不同意时应写明理由，并允许申辩。在研究进程中，研究人员应定期书面报告，至少每年一次。当有重大问题或变动计划时（例如出现未预料的不适）应随时报告。遇到未能预料的伤害，或者研究人员未遵守伦理委员会的规定时，终止及推迟研究。合作研究需合作单位的伦理委员会各自进行审议，也可以联合审议。

（五）伦理委员会的文件管理

伦理委员会应当建立以下书面文件：伦理委员会的组成、组建和备案的规定；会议日程安排、会议通知和会议审查的程序；初始审查和跟踪审查的程序；对试验方案较小修正采用快速审查的程序；向研究者及时通知审查意见的程序；不同意见的复审程序。伦理委员会应当保留伦理审查的全部记录，包括伦理审查的书面记录、委员信息、递交的文件、会议记录和相关往来记录等。所有记录应当至少保存至临床试验结束后 5 年。

（刘　雅　张海港）

参 考 文 献

[1] ARNASON G. The emergence and development of animal research ethics：a review with a focus on nonhuman primates. Sci Eng Ethics, 2020, 26（4）：2277-2293.

[2] FERDOWSIAN H R, GLUCK J P. The ethical challenges of animal research. Camb Q Healthc Ethics, 2015, 24（4）：391-406.

[3] National Research Council. Guide for the Care and Use of Laboratory Animals：8th Edition. Washington, DC：The National Academies Press, 2011.

[4] BORYSOWSKI J, EHNI H J, GÓRSKI A. Ethics codes and use of new and innovative drugs. Br J Clin Pharmacol, 2019, 85（3）：501-507.

[5] ROSS M W, IGUCHI M Y, PANICKER S. Ethical aspects of data sharing and research participant protections. Am Psychol, 2018, 73（2）：138-145.

[6] 陶凌云, 周洁, 倪丽菊, 等. 典型发达国家实验动物人道终点的选择. 实验动物与比较医学, 2016, 36（6）：451-454.

[7] 史光华, 李麟辉, 吕龙宝, 等. 实验动物仁慈终点及安乐死的法规现状与思考. 实验动物科学, 2019, 36（02）：76-79.

[8] 中国国家认证认可监督管理委员会. 动物实验人道终点评审指南（RB/T 173-2018）. [2021-04-05]. https：//www. lac. pku. edu. cn/docs/2021-01/20210111190813451009. pdf.

[9] 周运翔, 田晓花, 李俊南, 等. 新药Ⅰ期临床试验伦理跟踪审查存在的问题及解决措施. 中国医学伦理学, 2020, 33（3）：349-354.

[10] 赵文静,郭瑞臣,陈晓阳. 儿童药物临床试验的伦理思考和建议. 中国医学伦理学, 2014, 27(1): 88-91.

[11] 谢小萍,何晓波,高雅洁,等. 涉及健康医疗大数据研究的伦理审查问题思考. 中国医学伦理学, 2021, 34(3): 309-313.

[12] 国家卫生健康委医学伦理专家委员会办公室,中国医院协会. 涉及人的临床研究伦理审查委员会建设指南(2020版). [2021-04-05]. http://www.cssdsyy.com/uploadfile/2021/0204/20210204094716653.pdf.

第十四章

新药申报与注册

第一节 药品的注册管理

一、药品注册的含义

药品,是指用于预防、治疗、诊断人的疾病,有目的地调节人的生理机能并规定有适应证或者功能主治、用法和用量的物质,包括中药、化学药和生物制品等。由于药品特定的属性,对药品实行注册申请管理是世界各国政府为保证人体用药安全有效所采取的监督管理措施。

药品注册是指药品注册申请人(以下简称申请人)依照法定程序和相关要求提出药物临床试验、药品上市许可、再注册等申请以及补充申请,药品监督管理部门基于法律法规和现有科学认知进行安全性、有效性和质量可控性等审查,决定是否同意其申请的活动。申请人取得药品注册证书后,为药品上市许可持有人(以下简称持有人)。

从事药物研制和药品注册活动,应当遵守有关法律、法规、规章、标准和规范,应当保证全过程信息真实、准确、完整和可追溯。药品的研发和注册应参照相关技术指导原则,采用其他评价方法和技术的,应当证明其科学性、适用性。申请药品注册,应当提供真实、充分、可靠的数据、资料和样品,证明药品的安全性、有效性和质量可控性。

申请人在申请药品上市注册前,应当完成药学、药理毒理学和药物临床试验等相关研究工作。药物非临床安全性评价研究应当在经过药物非临床研究质量管理规范认证的机构开展,并遵守《药物非临床研究质量管理规范》(GLP)。药物临床试验应当经批准,其中生物等效性试验应当备案;药物临床试验应当在符合相关规定的药物临床试验机构开展,并遵守《药物临床试验质量管理规范》(GCP)。

二、药品注册申请类别

药品注册按照中药、化学药和生物制品等进行分类注册管理。

中药注册按照中药创新药、中药改良型新药、古代经典名方中药复方制剂、同名同方药等进行分类。

化学药注册按照化学药创新药、化学药改良型新药、仿制药等进行分类。

生物制品注册按照生物制品创新药、生物制品改良型新药、已上市生物制品(含生物类似药)等进行分类。

（一）中药注册分类

中药是指在我国中医药理论指导下使用的药用物质及其制剂。

1类为创新药；2类为改良型新药；3类为古代经典名方中药复方制剂；4类为同名同方药（见表14-1）。

表14-1　中药注册分类、定义及包含的情形

分类	定义	包含的情形
1类：创新药	指处方未在国家药品标准、药品注册标准及国家中医药主管部门发布的《古代经典名方目录》中收载，具有临床价值，且未在境外上市的中药新处方制剂	1.1 中药复方制剂，系指由多味饮片、提取物等在中医药理论指导下组方而成的制剂 1.2 从单一植物、动物、矿物等物质中提取得到的提取物及其制剂 1.3 新药材及其制剂，即未被国家药品标准、药品注册标准以及省、自治区、直辖市药材标准收载的药材及其制剂，以及具有上述标准药材的原动、植物新的药用部位及其制剂
2类：改良型新药	指改变已上市中药的给药途径、剂型，且具有临床应用优势和特点，或增加功能主治等的制剂	2.1 改变已上市中药给药途径的制剂，即不同给药途径或不同吸收部位之间相互改变的制剂 2.2 改变已上市中药剂型的制剂，即在给药途径不变的情况下改变剂型的制剂 2.3 中药增加功能主治 2.4 已上市中药生产工艺或辅料等改变引起药用物质基础或药物吸收、利用明显改变的
3类：古代经典名方中药复方制剂	指来源于古代经典名方的中药复方制剂	3.1 按古代经典名方目录管理的中药复方制剂 3.2 其他来源于古代经典名方的中药复方制剂。包括未按古代经典名方目录管理的古代经典名方中药复方制剂和基于古代经典名方加减化裁的中药复方制剂
4类：同名同方药	指通用名称、处方、剂型、功能主治、用法及日用饮片量与已上市中药相同，且在安全性、有效性、质量可控性方面不低于该已上市中药的制剂	

（二）化学药品注册分类

如表14-2所示，化学药品注册分类分为创新药、改良型新药、仿制药（包括境外已上市境内未上市的仿制药以及境内已上市的仿制药两种情况）、境外已上市境内未上市化学药品5个类别。

表14-2　化学药品注册分类、说明及包含的情形

分类	定义	包含的情形
1类	境内外均未上市的创新药	创新药是指含有新的结构明确的、具有药理作用的化合物，且具有临床价值的药品。含有新的结构明确的、具有药理作用的化合物的新复方制剂，应按照化学药品1类申报

续表

分类	定义	包含的情形
2类	境内外均未上市的改良型新药，指在已知活性成分的基础上，对其结构、剂型、处方工艺、给药途径、适应证等进行优化，且具有明显临床优势的药品	2.1 含有用拆分或者合成等方法制得的已知活性成分的光学异构体，或者对已知活性成分成酯，或者对已知活性成分成盐（包括含有氢键或配位键的盐），或者改变已知盐类活性成分的酸根、碱基或金属元素，或者形成其他非共价键衍生物（如络合物、螯合物或包合物），且具有明显临床优势的药品
		2.2 含有已知活性成分的新剂型（包括新的给药系统）、新处方工艺、新给药途径，且具有明显临床优势的药品
		2.3 含有已知活性成分的新复方制剂，且具有明显临床优势
		2.4 含有已知活性成分的新适应证的药品
3类	境内申请人仿制境外上市但境内未上市原研药品的药品	该类药品应与参比制剂的质量和疗效一致
		如果有充分研究数据证明合理性的情况下，规格和用法用量可以与参比制剂不一致
4类	境内申请人仿制境内已上市原研药品的药品	该类药品具有与参比制剂相同的活性成分、剂型、规格、适应证、给药途径和用法用量，并证明质量和疗效与参比制剂一致
5类	境外上市的药品申请在境内上市	5.1 境外上市的原研药品和改良型药品申请在境内上市。改良型药品应具有明显临床优势
		5.2 境外上市的仿制药申请在境内上市

注：1. 原研药品指境内外首个获准上市，且具有完整和充分的安全性、有效性数据作为上市依据的药品。

2. 参比制剂指经国家药品监督管理部门评估确认的仿制药研制使用的对照药品。

3. 改良型新药指在已知活性成分基础上进行优化的品种，应比改良前具有明显临床优势。已知活性成分指境内或境外已上市药品的活性成分。该类药品同时符合多个情形要求的，须在申报时一并予以说明。

4. 已上市药品增加境外已批准境内未批准的适应证按照药物临床试验和上市许可申请通道进行申报。

5. 药品上市申请审评审批期间，药品注册分类和技术要求不因相同活性成分的制剂在境内外获准上市而发生变化。药品注册分类在提出上市申请时确定。

（三）生物制品注册分类

生物制品是指以微生物、细胞、动物或人源组织和体液等为起始原材料，用生物学技术制成，用于预防、治疗和诊断人类疾病的制剂。为规范生物制品注册申报和管理，将生物制品分为预防用生物制品、治疗用生物制品和按生物制品管理的体外诊断试剂。

预防用生物制品（表14-3）是指用于预防、控制疾病的发生、流行，用于人体免疫接种的疫苗类生物制品，包括免疫规划疫苗和非免疫规划疫苗。治疗用生物制品（表14-4）是指用于人类疾病治疗的生物制品，如采用不同表达系统的工程细胞（如细菌细胞、酵母细胞、昆虫细胞、植物细胞和哺乳动物细胞）所制备的蛋白质、多肽及其衍生物；细胞治疗和基因治疗产品；变态反应原制品；微生态制品；人或者动物组织或者体液提取或者通过发酵制备的具有生物活性的制品等。生物制品类体内诊断试剂按照治疗用生物制品管理。按照生物制品管理的体外诊断试剂（表14-5）包括用于血源筛查的体外诊断试剂、采用放射性核素标记的体外诊断试剂等。

药品注册分类在提出上市申请时确定，审评过程中不因其他药品在境内外上市而变更。

表 14-3　预防用生物制品(疫苗)注册分类及包含的情形

分类	分类说明	包含的情形
1 类: 创新型疫苗	境内外均未上市的疫苗	1.1　无有效预防手段疾病的疫苗。
		1.2　在已上市疫苗基础上开发的新抗原形式,如新基因重组疫苗、新核酸疫苗、已上市多糖疫苗基础上制备的新的结合疫苗等。
		1.3　含新佐剂或新佐剂系统的疫苗。
		1.4　含新抗原或新抗原形式的多联 / 多价疫苗
2 类: 改良型疫苗	对境内或境外已上市疫苗产品进行改良,使新产品的安全性、有效性、质量可控性有改进,且具有明显优势的疫苗。	2.1　在境内或境外已上市产品基础上改变抗原谱或型别,且具有明显临床优势的疫苗。
		2.2　具有重大技术改进的疫苗,包括对疫苗菌毒种 / 细胞基质 / 生产工艺 / 剂型等的改进。(如更换为其他表达体系或细胞基质的疫苗;更换菌毒株或对已上市菌毒株进行改造;对已上市细胞基质或目的基因进行改造;非纯化疫苗改进为纯化疫苗;全细胞疫苗改进为组份疫苗等)。
		2.3　已有同类产品上市的疫苗组成的新的多联 / 多价疫苗。
		2.4　改变给药途径,具有明显临床优势的疫苗。
		2.5　改变免疫剂量或免疫程序,且新免疫剂量或免疫程序具有明显临床优势的疫苗。
		2.6　改变适用人群的疫苗
3 类	境内或境外已上市的疫苗	3.1　境外生产的境外已上市、境内未上市的疫苗申报上市。
		3.2　境外已上市、境内未上市的疫苗申报在境内生产上市。
		3.3　境内已上市疫苗

表 14-4　治疗用生物制品注册分类及包含的情形

分类	分类说明	包含的情形
1 类: 创新型生物制品	境内外均未上市的治疗用生物制品。	
2 类: 改良型生物制品	对境内或境外已上市制品进行改良,使新产品的安全性、有效性、质量可控性有改进,具有明显优势的治疗用生物制品。	2.1　在已上市制品基础上,对其剂型、给药途径等进行优化,且具有明显临床优势的生物制品。
		2.2　增加境内外均未获批的新适应证和 / 或改变用药人群。
		2.3　已有同类制品上市的生物制品组成新的复方制品。
		2.4　在已上市制品基础上,具有重大技术改进的生物制品,如重组技术替代生物组织提取技术;较已上市制品改变氨基酸位点或表达系统、宿主细胞后具有明显临床优势等
3 类	境内或境外已上市生物制品	3.1　境外生产的境外已上市、境内未上市的生物制品申报上市。
		3.2　境外已上市、境内未上市的生物制品申报在境内生产上市。
		3.3　生物类似药。
		3.4　其他生物制品

表 14-5　按生物制品管理的体外诊断试剂注册分类

分类	分类说明
1类	创新型体外诊断试剂
2类	境内外已上市的体外诊断试剂

三、人用药品技术要求国际协调理事会简介

ICH 是欧盟、日本和美国在 1990 年共同成立的人用药品技术要求国际协调理事会（International council for Harmonisation of Technical Requirements for Pharmaceuticals for Human Use, ICH）。ICH 的使命是让患者获得安全、有效和高质量的药品，其主要工作任务是协调各国药品注册的技术要求，对新药研发过程的相互认可、临床实践与试验的可靠性以及新药的安全性、有效性等方面进行研讨，制定出一系列有关药品质量、安全性和有效性研究的技术指导原则。ICH 以最新的医药科学为理论基础，制订技术指导原则，协调统一药品上市标准。ICH 成立的原因是精简和规范新药申请的技术要求，其目标是让新药申报技术要求趋向合理化、一致化，减少不必要的重复试验，提高研发效率，从而加快新药的上市速度，更好地惠及患者。

2017 年 6 月，国家食品药品监督管理总局（CFDA）成为 ICH 成员，标志着我国的药品注册在国际合作领域迈出了重要的一步。中国加入 ICH 之后，可以参与 ICH 指导原则的制订，同时也需要逐步在国内实施 ICH 指导原则，这意味着中国的药品研发和注册已经进入全球化时代。加入 ICH 有利于推动中国药品研发和注册与国际规则逐步接轨，进而全面提升中国制药企业的创新能力和国际竞争力。

ICH 搭建了一个监管机构与工业界共同讨论药品注册科学和技术问题的国际平台，其发布的技术指导原则已成为代表国际先进水平的通用药品注册技术要求。ICH 促进了国际合作，成功地规范和提升了世界各地的药物研发事务。ICH 自成立以来，通过对话协商，在药品注册技术要求的许多方面取得了共识，制定出一系列质量、安全性和有效性的技术文件以及多学科文件。ICH 技术指导原则分为质量（Quality, Q）、安全性（Safety, S）、有效性（Efficacy, E）和多学科（Multidisciplinary, M）四大类，均可以在 ICH 网站（www.ich.org）免费下载。在国家药品监督管理局药品审评中心（CDE）的网站（www.cde.org.cn）有 ICH 指导原则专栏，可以下载中文译本。

已发布的 ICH 指导原则包括：

（一）质量部分（Quality, Q）

Q1：稳定性（Stability）

Q2：分析方法验证（Analytical Validation）

Q3：杂质（Impurities）

Q4：药典（Pharmacopoeias）

Q5：生物技术产品质量（Quality of Biotechnological Products）

Q6：质量标准（Specifications）

Q7：药品生产质量规范（Good Manufacturing Practice, GMP）

Q8：药物开发（Pharmaceutical Development）

Q9：质量风险管理（Quality Risk Management）

Q10：药物质量体系（Pharmaceutical Quality System）

Q11：化学原料药的研发和生产（Development and Manufacture of Drug Substances）

Q12：生命周期管理（Lifecycle Management）

Q13：原料药和制剂的持续生产（Continuous Manufacturing of Drug Substances and Drug Products）

Q14：分析方法的开发（Analytical Procedure Development）

（二）安全性部分（Safety，S）

S1：致癌性研究（Carcinogenicity Studies）

S2：基因毒性研究（Genotoxicity Studies）

S3：毒代动力学和药代动力学（Toxicokinetics and Pharmacokinetics）

S4：毒性实验（Toxicity Testing）

S5：生殖毒性（Reproductive Toxicology）

S6：生物技术产品（Biotechnological Products）

S7：药理学研究（Pharmacology Studies）

S8：免疫毒理学研究（Immunotoxicology Studies）

S9：抗癌药物的非临床评价（Nonclinical Evaluation for Anticancer Pharmaceuticals）

S10：光安全性评价（Photosafety Evaluation）

S11：儿科用药的非临床安全性（Non-clinical Pediatric Safety）

S12：基因治疗产品非临床生物分布研究考虑（Non-clinical Biodistribution Considerations for Gene Therapy Products）

（三）有效性部分（Efficacy，E）

E1：长期使用的药物的临床安全性（Clinical Safety for Drugs used in Long-Term Treatment）

E2：药物警戒（Pharmacovigilance）

E3：临床研究报告（Clinical Study Reports）

E4：剂量反应研究（Dose-Response Studies）

E5：种族因素（Ethnic Factors）

E6：药物临床试验管理规范（GCP）

E7：老年人群的临床试验（Clinical Trials in Geriatric Population）

E8：临床试验的一般性考虑（General Considerations for Clinical Trials）

E9：临床试验的统计原则（Statistical Principles for Clinical Trials）

E10：试验中对照组的选择（Choice of Control Group in Clinical Trials）

E11：儿童人群临床研究（Clinical Trials in Pediatric Population）

E12：根据治疗类别进行临床评价（Clinical Evaluation by Therapeutic Category）

E14：QT 临床评价（Clinical Evaluation of QT）

E15：药物基因组学以及遗传药理学相关定义（Definitions in Pharmacogenetics/Pharmacogenomics）

E16：基因组生物标志物的合格条件（Qualification of Genomic Biomarkers）

E17：多地区临床试验（Multi-Regional Clinical Trials）

E18：基因组取样（Genomic Sampling）

E19：安全性数据收集（Safety Data Collection）

E20：适应性临床试验（Adaptive Clinical Trials）

（四）多学科部分（Multidisciplinary）

M1：监管活动医学词典（MedDRA Terminology）

M2：电子标准（Electronic Standards）

M3：非临床研究（Nonclinical Safety Studies）

M4：通用技术文件（The Common Technical Document）

M5：药物词典的数据要素和标准（Data Elements and Standards for Drug Dictionaries）

M6：基因治疗（Gene Therapy）

M7：遗传毒性杂质（Genotoxic Impurities）

M8：电子通用技术文件（Electronic Common Technical Document，eCTD）

M9：基于生物药剂学分类系统的生物豁免（Biopharmaceutics Classification System-based Biowaivers）

M10：生物样品分析的方法验证（Bioanalytical Method Validation）

M11：临床电子结构化协调协议（Clinical Electronic Structured Harmonised Protocol，CeSHarP）

M12：药物相互作用研究（Drug Interaction Studies）

M13：速释固体口服制剂的生物等效性（Bioequivalence for Immediate-Release Solid Oral Dosage Forms）

M14：药物流行病学研究中真实世界数据的使用（Use of Real-world Data in Pharmacoepidemiological Studies）

四、注册管理的相关说明

药品注册管理是一个动态发展和不断完善的过程，现将有关中国现行的药品注册管理法规作以下基本介绍：

1. 申请人的资格　申请人应当为能够承担相应法律责任的企业或者药品研制机构等。境外申请人应当指定中国境内的企业法人办理相关药品注册事项。

2. 药物非临床研究的总体要求　开展药物非临床研究，应当符合国家有关规定，有与研究项目相适应的人员、场地、设备、仪器和管理制度，保证有关数据、资料和样品的真实性。

3. 进行药物临床试验的前提条件

（1）审批和备案：药物临床试验是指以药品上市注册为目的，为确定药物安全性与有效性在人体开展的药物研究。开展药物临床试验，应当按照国务院药品监督管理部门的规定如实报送研制方法、质量指标、药理及毒理试验结果等有关数据、资料和样品，经国务院药品监督管理部门批准。其中生物等效性试验应当按照要求在药品审评中心网站的 BE 试验备案信息平台进行备案。

（2）伦理要求：开展药物临床试验，应当符合伦理原则，制定临床试验方案，经伦理委员会审查同意。伦理委员会应当建立伦理审查工作制度，保证伦理审查过程独立、客观、公正，监督规范开展药物临床试验，保障受试者合法权益，维护社会公共利益。

（3）知情同意：实施药物临床试验，应当向受试者或者其监护人如实说明和解释临床试验的目的和风险等详细情况，取得受试者或者其监护人自愿签署的知情同意书，并采取有效措施保护受试者合法权益。

（4）临床试验用药物的制备：应当遵循《药品生产质量管理规范》的通用原则，并根据临床试验期间药物的研究特点，以最大限度降低生产环节引入的风险，确保临床试验用药物质量，保障受试者的安全。

（5）临床试验信息登记：申办者应当在开展药物临床试验前在药物临床试验登记与信息公示平台登记药物临床试验方案等信息。

4. 药物临床试验应当在批准后三年内实施。药物临床试验申请自获准之日起，三年内未有受试者签署知情同意书的，该药物临床试验许可自行失效；仍需实施药物临床试验的，应当重新申请。BE备案后两年内未在国家药品监督管理局药物临床试验登记与信息公示平台提交受试者入组试验信息的，所获得备案号自行失效。

5. 药物临床试验应当在具备相应条件并按规定进行备案的药物临床试验机构进行。其中，疫苗临床试验应当由符合国家药品监督管理局和国家卫生健康委员会规定条件的三级医疗机构或者省级以上疾病预防控制机构实施或者组织实施。

6. 原辅包的关联审评审批　指化学原料药、辅料及直接接触药品的包装材料和容器关联审评审批制度。在审批药品制剂时，对化学原料药、相关辅料、直接接触药品的包装材料和容器一并审评。其中仿制境内已上市药品所用的化学原料药，可进行单独审评审批。原辅包登记人应在药品审评中心的登记平台上进行相关信息的登记。

7. 药品注册证书的内容　药品批准上市，国家药品监督管理局发给药品注册证书。药品注册证书载明药品批准文号、持有人、生产企业等信息。经核准的药品生产工艺、质量标准、说明书和标签作为药品注册证书的附件一并发给申请人，必要时还应当附药品上市后研究要求。上述信息纳入药品品种档案，并根据上市后变更情况及时更新。

化学原料药经审批后发给批准通知书，化学原料药批准通知书中载明登记号，同时附上核准后的生产工艺、质量标准和标签。

8. 药品注册标准　经国家药品监督管理局核准的药品质量标准，为药品注册标准。药品注册标准应当符合《中国药典》通用技术要求，不得低于《中华人民共和国药典》的规定。申报注册品种的检测项目或者指标不适用《中国药典》的，申请人应当提供充分的支持性数据。

9. 药品注册检验　包括标准复核和样品检验。标准复核，是指对申请人申报药品标准中设定项目的科学性、检验方法的可行性、质控指标的合理性等进行的实验室评估。样品检验，是指按照申请人申报或者药品审评中心核定的药品质量标准对样品进行的实验室检验。

10. 药品注册核查　是指为核实申报资料的真实性、一致性以及药品上市商业化生产条件，检查药品研制的合规性、数据可靠性等，对研制现场和生产现场开展的核查活动，以及必要时对药品注册申请所涉及的化学原料药、辅料及直接接触药品的包装材料和容器生产企业、供应商或者其他受托机构开展的延伸检查活动。

11. 药品通用名称核准　申报药品拟使用的药品通用名称，未列入国家药品标准或者药品注册标准的，申请人应当在提出药品上市许可申请时同时提出通用名称核准申请。药品上市许可申请受理后，通用名称核准相关资料转药典委，由药典委核准后反馈给药品审评中心。

12. 药品上市后的变更管理　药品上市后的变更，按照其对药品安全性、有效性和质量可控性的风险和产生影响的程度,实行分类管理,分为审批类变更、备案类变更和报告类变更。持有人应当按照相关规定,参照相关技术指导原则,全面评估、验证变更事项对药品安全性、有效性和质量可控性的影响,进行相应的研究工作。

13. **药品的再注册** 药品注册证书的有效期为五年。持有人应当在药品注册证书有效期届满前六个月申请再注册。境内生产药品再注册由持有人向其所在地省、自治区、直辖市药品监督管理部门提出,境外生产药品再注册由持有人向药品审评中心提出。

14. **药品批准文号的格式** 境内生产药品批准文号格式为:国药准字 H(Z、S)+ 四位年号 + 四位顺序号。中国香港、澳门和台湾地区生产药品批准文号格式为:国药准字 H(Z、S)C+ 四位年号 + 四位顺序号。境外生产药品批准文号格式为:国药准字 H(Z、S)J+ 四位年号 + 四位顺序号。其中 H 代表化学药品,Z 代表中药,S 代表生物制品。

15. **优先审评审批的药品** 药品上市许可申请时,以下具有明显临床价值的药品,可以申请适用优先审评审批程序:

(1)临床急需的短缺药品、防治重大传染病和罕见病等疾病的创新药和改良型新药。

(2)符合儿童生理特征的儿童用药品新品种、剂型和规格。

(3)疾病预防、控制急需的疫苗和创新疫苗。

(4)纳入突破性治疗药物程序的药品。

(5)符合附条件批准的药品。

(6)国家药品监督管理局规定其他优先审评审批的情形。

16. **境外研究数据用于注册申请的要求** 对于使用境外研究资料和数据支持的药品注册申请,其来源、研究机构或者实验室条件、质量体系要求及其他管理条件等应当符合 ICH 通行原则,并符合我国药品注册管理的相关要求。

17. **各级监管部门的职责**

(1)国家药品监督管理局主管全国药品注册管理工作,负责建立药品注册管理工作体系和制度,制定管理规范,组织药品注册审评审批以及监督管理工作。

(2)国家药品监督管理局药品审评中心负责药物临床试验申请、药品上市许可申请、补充申请和境外生产药品再注册申请等的审评。

(3)中国食品药品检定研究院、国家药典委员会、国家药品监督管理局食品药品审核查验中心、国家药品监督管理局药品评价中心、国家药品监督管理局行政事项受理服务和投诉举报中心、国家药品监督管理局信息中心等药品专业技术机构,承担依法实施药品注册管理所需的药品注册检验、通用名称核准、核查、监测与评价、制证送达以及相应的信息化建设与管理等相关工作。

(4)省、自治区、直辖市药品监督管理部门负责本行政区域内以下药品注册相关管理工作:境内生产药品再注册申请的受理、审查和审批;药品上市后变更的备案、报告事项管理;组织对药物非临床安全性评价研究机构、药物临床试验机构的日常监管及违法行为的查处;参与国家药品监督管理局组织的药品注册核查、检验等工作;国家药品监督管理局委托实施的药品注册相关事项。省、自治区、直辖市药品监督管理部门设置或者指定的药品专业技术机构,承担依法实施药品监督管理所需的审评、检验、核查、监测与评价等工作。

18. **药品上市许可的转让** 经国务院药品监督管理部门批准,药品上市许可持有人可以转让药品上市许可。受让方应当具备保障药品安全性、有效性和质量可控性的质量管理、风险防控和责任赔偿等能力,履行药品上市许可持有人义务。

第二节　新药的申报程序

一、新药申报流程

（一）新药临床试验申请（Investigational new drug application，IND）

1. 申请人完成支持药物临床试验的药学、药理毒理学等研究后，向国家药品监督管理局药品审评中心（CDE）提出药物临床试验申请，按照申报资料要求提交相关研究资料。

2. 药品审评中心对申报资料进行形式审查，符合要求的，出具《受理通知书》；不符合要求的，出具《不予受理通知书》或者《申请材料补正通知书》，并说明理由。

3. 药品审评中心组织药学、医学和其他技术人员对已受理的药物临床试验申请进行审评，自受理之日起60个工作日内决定是否同意开展药物临床试验，符合要求的发给《药物临床试验批准通知书》，不符合要求的发给《药物临床试验不予批准通知书》，并通过CDE网站通知申请人审批结果；逾期未通知的，视为同意，申请人可以按照提交的方案开展药物临床试验。

具体流程如下（图14-1）：

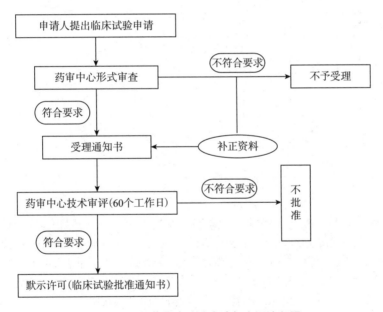

图14-1　新药临床试验申请与审评流程图

（二）新药生产上市申请（New drug application，NDA）

1. 申请人在完成支持药品上市注册的药学、药理毒理学和药物临床试验等研究，确定质量标准，完成商业规模生产工艺验证，并做好接受药品注册核查检验的准备后，向药品审评中心提出药品上市许可申请，按照申报资料要求提交相关研究资料。

2. 药品审评中心对申报资料进行形式审查，符合要求的，出具《受理通知书》；不符合要求的，出具《不予受理通知书》或者《申请材料补正通知书》，并说明理由。

3. 药品审评中心组织药学、医学和其他技术人员，在规定时限内对已受理的药品上市许可申请进行审评。

4. 审评过程中基于风险启动药品注册核查、检验,相关技术机构应当在规定时限内完成核查、检验工作。

5. 药品审评中心根据药品注册申报资料、核查结果、检验结果等,对药品的安全性、有效性和质量可控性等进行审查,综合审评结论通过的,批准药品上市,发给药品注册证书。综合审评结论不通过的,不予批准,发给《药品上市许可不予批准通知书》。

具体流程如下(图14-2):

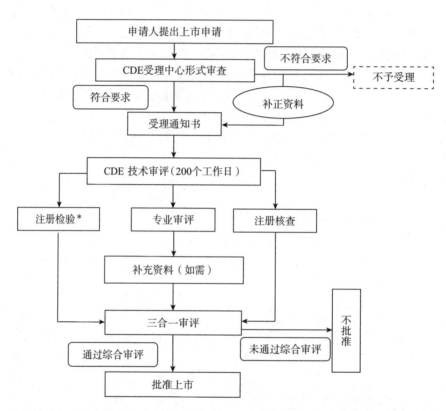

* 注册检验也可以在药品注册申请受理前进行(即申请人完成支持药品上市的药学相关研究,确定质量标准,并完成商业规模生产工艺验证后,可以在药品注册申请受理前向中国食品药品检定研究院或者省、自治区、直辖市药品监督管理部门提出药品注册检验);申请人未在药品注册申请受理前提出药品注册检验的,在药品注册申请受理后四十日内由药品审评中心启动药品注册检验。

图14-2　新药生产上市申请与审批流程图

二、药品注册检验

药品检验机构开展的药品注册检验,包括为支撑中药、化学药、生物制品和按药品管理的体外诊断试剂上市许可申请审评审批的样品检验和标准复核,以及制剂审评需要的化学原料药、药用辅料、直接接触药品的包装材料和容器的检验。

申请人完成支持药品上市的药学相关研究,确定质量标准,并完成商业规模生产工艺验证后,可以在药品注册申请受理前向中国食品药品检定研究院或者省、自治区、直辖市药品监督管理部门提出药品注册检验;申请人未在药品注册申请受理前提出药品注册检验的,在药品注册申请受理后四十日内由药品审评中心启动药品注册检验。原则上申请人在药品注册申请受理前只能提出一次药品注册检验,不得同时向多个药品检验机构提出药品注册检验。

申报注册检验的药品质量标准应当符合《中国药典》通用技术要求,不得低于《中国药典》的规定,同时应当符合 CDE 发布的药品质量标准通用格式及撰写指南要求。申报品种的注册检测项目或指标不适用《中国药典》的,申请人应当提供充分的支持性数据。

申请人提交的药品注册检验资料应当与药品注册申报资料的相应内容一致,不得在药品注册检验过程中变更药品检验机构、样品和资料等。

中国食品药品检定研究院或者经国家药品监督管理局指定的药品检验机构承担以下药品注册检验:创新药;改良型新药(中药除外);生物制品、放射性药品和按照药品管理的体外诊断试剂;国家药品监督管理局规定的其他药品。境外生产药品的药品注册检验由中国食品药品检定研究院组织口岸药品检验机构实施。其他药品的注册检验,由申请人或者生产企业所在地省级药品检验机构承担。

药品注册检验基本技术要求如下:

(一)资料审核

药品检验机构应当按照注册检验及药品审评中心的要求,对申报药品质量标准相关的药学研究资料进行审核,包括:药品质量标准及其起草说明、方法学验证资料(包括无菌及微生物限度检查的验证资料)、产品检验报告、生产工艺、质量控制、稳定性研究、标准物质等,确定方法学确认和/或转移的检验项目、检验方法及标准复核的关键点。

(二)样品检验和标准复核

1. 样品检验　药品检验机构对接收的样品,对照申请人申报的药品质量标准,按照药品检验机构质量管理体系的要求,进行实验室检验,出具样品检验报告书。

2. 标准复核　药品检验机构参照《中国药典》等国内同品种药品质量标准,WHO、ICH等国际机构的有关技术要求和技术指南等,参考国外药典标准,结合药学研究数据及样品检验结果,对申请人申报的药品质量标准中检验项目及其标准设置的科学性及合理性、检验方法的适用性和可行性进行评估。

(三)注册检验用标准物质

注册检验用标准物质包含国家药品标准物质和非国家药品标准物质。国家药品标准物质系指由中检院依法研制、标定和供应的药品标准物质。

1. 在申请药品注册检验时,申请人应声明质量标准研究所使用的标准物质来源。如有国家标准物质且适用的,药品检验机构应当使用国家药品标准物质进行注册检验。如使用非国家药品标准物质的,申请人应当在申请注册检验时提供相应标准物质及研究资料,所提供的标准物质的数量应能满足检验需求。

2. 对于使用非国家药品标准物质进行质量研究的,申请人应在上市申请批准前向中国食品药品检定研究院报备该标准物质的原料及有关研究资料。

三、药品注册核查

药品注册核查是由国家药品监督管理局药品审评中心启动,为核实药品注册申报资料的真实性、一致性以及药品上市商业化生产条件,检查药品研制的合规性、数据可靠性等,围绕相关注册申请事项申报资料中涉及的研制和生产情况,对研制现场和生产现场开展的核查活动,以及必要时对药品注册申请所涉及的化学原料药、中药材、中药饮片和提取物、辅料及直接接触药品的包装材料和容器生产企业、供应商或者其他受托机构开展的延伸检查活动。

药品注册核查分为药品注册研制现场核查和药品注册生产现场核查。

(一)研制现场核查

研制现场核查是通过对药品研制合规性、数据可靠性进行检查,对药品注册申请的研制情况进行核实,对原始记录和数据进行审查,确认申报资料真实性、一致性的过程。研制现场核查包括药学研制现场核查、药理毒理学研究现场核查和药物临床试验现场核查等。

1. 药学研制现场核查要点

(1)质量管理:有与研究内容相适应的管理机构,配备管理和研究人员,保证研究的合规性和试验数据的真实可靠性;具有与研究内容相适应的场地、设施、设备、仪器和管理制度或标准操作规程;建立文件和记录管理的制度或标准操作规程,药物研究开发全过程应有相应记录;至少在药物进入临床阶段后就应建立变更和偏差管理;委托研究应签订委托合同或其他有效证明,委托方应当对数据可靠性负责,受托方应保证研究及样品制备过程规范、数据真实可靠、研制过程可追溯。

(2)处方工艺:处方组成、工艺流程图、工艺描述、关键工艺参数和范围,应当与申报资料一致;处方工艺研究确定的试验数据、时间,应当与申报资料一致。

(3)样品试制:研制样品试制记录,尤其是关键批次样品的试制记录应当完整保存;关键批次样品的处方和生产工艺、过程控制、试制场地和生产线、使用的主要生产设备型号、技术参数及原始记录等应与申报资料一致;样品试制量、剩余量与使用量之间应当能够对应。应保留试制样品实物。

(4)原辅料与直接接触药品的包装材料和容器:原辅料、直接接触药品的包装材料和容器等具有合法来源(如供货协议、发票等),菌毒种、细胞株、血浆来源应合法、清晰、可追溯,药材及中药饮片基源和产地应明确,并与申报资料一致;原辅料、药材和提取物、直接接触药品的包装材料和容器等的使用时间和使用量应与样品研制情况相匹配,各级菌毒种种子批、细胞库的建立、检验、放行等符合申报资料要求;关键批次样品试制用的原辅料及直接接触药品的包装材料和容器应有检验报告书,其相应研究过程应与申报资料一致。

(5)质量控制:关键批次研究使用的仪器设备应有使用记录、维护记录和检定校验记录,与研究时间对应一致,记录内容与申报资料一致;用于质量研究的样品批次、研究时间与样品试制时间应当能够对应;质量研究各项目的原始记录、实验图谱数据应当完整可靠。

(6)技术转移:从药品研制到生产阶段的技术转移是一个系统工程,其目的是将在研制过程中所获取的产品知识和经验转移给生产企业。应当完成技术文件的转移,并有相应关键文件和记录;对技术转移过程涉及的人员、设备、工艺、物料等因素进行技术评估,并在技术转移过程中采取相应措施,降低风险;验证数据应能支持商业化批量生产的关键工艺参数;分析方法的转移应经过确认,并有记录和报告。

(7)对照品和参比制剂:对照品/标准品及参比制剂具有合法来源证明,应有接收、发放、使用记录或凭证;有参比制剂的包装标签、说明书、剩余样品等;对照品/参比制剂应按其规定的贮藏条件保存,并与申报资料一致。

（8）稳定性研究：有稳定性研究方案；稳定性研究的批次、样品使用的直接接触药品的包装材料和容器应与申报资料一致；样品放置条件以及研究过程中各时间点原始检验记录数据应与申报资料一致；稳定性研究所涉及的数据完整可靠。

（9）数据可靠性：申报资料中的数据均应真实、准确，能够溯源，相关的原始记录、原始图谱、原始数据等均应与申报资料一致；研制单位应采取有效措施防止数据的修改、删除、覆盖等，以确保数据可靠。其中，方法学验证及之后影响产品质量和稳定性数据评价的研究数据尤为重要。

2. 药理毒理学研究现场核查要点

（1）研究机构和人员：机构名称、研究场所地址及所开展的研究内容应与申报资料相符；药物非临床安全性评价研究的机构应通过 GLP 认证；有与研究相适应的标准操作规程（SOP）；研究人员具备所需专业知识和资格、工作经验和培训经历，应完整保留主要研究人员档案。

（2）设施：具备研究所需的设施且布局合理、运行正常；动物研究应具备符合研究要求的动物设施，具有相应的实验动物使用许可证明；应完整保存研究期间动物设施环境控制数据及异常情况处理等记录；受试物/对照品及其配制制剂、生物样本、研究档案和标本等储存保管条件应符合试验方案及机构 SOP 要求；应完整保存研究开展期间相应环境控制数据以及异常情况处理等记录。

（3）仪器设备：具备研究所需的仪器设备且性能满足研究需求；完整保留研究期间所使用仪器设备的使用、清洁、保养、测试、校准、确认或验证、维修、异常情况处理、报废等记录；仪器设备使用记录的时间及内容应与研究对应一致；用于研究数据采集、传输、储存、处理、归档等的计算机系统应经过验证，并保留相应的验证计划、记录和报告；电子数据应保有完整的稽查轨迹和电子签名，保证电子数据真实、可溯源。

（4）受试物/对照品：受试物/对照品的接收、保存、分发、配制、使用、留样、返还或废弃等应有完整记录且数量吻合，符合物料平衡。

（5）实验系统：实验动物供应商有相应资质；应完整保留实验动物合格证；实验动物种、系、数量、年龄、性别、体重范围、等级等信息应与申报资料相符；实验动物应有合适的个体标识，保证动物个体在研究期间的可追溯性；实验动物接收、检疫、使用、处理等应保存完整记录；实验动物饲料、垫料和饮用水等的名称、来源、批号、有效期以及主要控制指标应与申报资料相符，并且与原始记录中的检测结果一致；实验动物以外的其他实验系统来源合规，应完整保存实验系统购入（转入）、质量鉴定等相关证明性文件；实验系统的保存、取用、传代等应保存完整记录，且记录的时间、数量等信息应与申报资料相符。

（6）生物样本：完整保存生物样本采集、标识、运输、保存、交接、处理、分析检测等相关记录，且具有可追溯性。

（7）原始记录：申报资料与实验方案、原始数据、总结报告的一致性；原始记录应真实、及时、准确、完整、可追溯，数据修改不得覆盖原有数据痕迹，并标注修改人、修改日期和修改理由；数据重测应遵循数据重测 SOP，并记录重测的原因，保留每次测定的结果以及选择结果纳入试验报告的理由；现场抽查实验各类型原始数据，核查与申报资料的一致性。

3. 临床研究现场核查要点　临床研究现场核查是对注册申请资料中的临床试验情况进行现场核查，包括对生物等效性研究和Ⅰ/Ⅱ/Ⅲ期临床试验的注册核查，主要对研究者履行职责情况，包括受试者保护、执行试验方案、数据记录和结果报告等方面进行核查。必要时,可对申办者、合同研究组织或临床试验用药品制备条件和情况进行现场核查,对临床试验用药品进行抽查检验。

(1)临床试验部分:对临床试验条件和合规性进行实地核查,包括试验前应获得临床试验许可或备案,伦理审查和知情同意符合相关法规的要求;临床试验的实施应符合GCP的相关要求,对受试者的选择与退出,临床试验药品的管理,临床试验过程的执行与记录,临床试验数据的记录和报告,生物样本的管理,安全性指标的处置、记录与报告等进行现场核查,核实申报资料与原始记录一致性。

(2)生物样品分析部分:分析检测单位应具备承担生物样品分析项目的条件,有相应的技术人员及适应的实验场地和设施设备;分析测试单位应建立相应的管理制度和SOP,质量体系文件的内容应符合法律、法规和指导原则等的要求,能覆盖实验室管理及分析项目的主要流程。生物样品分析实验的实施涉及对照标准物质的管理、试验样品和空白基质的管理、方法学验证的实施和试验样品的分析测试、记录的管理等。

(二)生产现场核查

生产现场核查是对药品注册申请的商业规模生产工艺验证、样品生产过程等进行核实,对其是否与申报的或者核定的原辅料及包装材料来源、处方、生产工艺、检验方法和质量标准、稳定性研究等相符合,相关商业规模生产过程的数据可靠性以及是否具备商业化生产条件进行确认的过程。

药品注册生产现场核查要点:

(1)质量管理:药品生产企业应具备涵盖影响药品质量所有因素的质量体系,具有与药品生产相适应的组织机构,并建立质量保证系统以保证质量体系的有效运行。

(2)厂房与设施、设备:企业的厂房、设施、关键生产设备应当与注册申报资料一致,并与商业化批量生产匹配,药品生产过程中防止污染与交叉污染的措施应当有效。

(3)物料:涉及相关物料的采购、接收、贮存、检验、放行、发放、使用、退库、销毁全过程,应当确保物料在上述过程不发生污染、交叉污染、混淆和差错。

(4)批量生产:以商业规模生产工艺验证为起始,确认企业生产工艺与注册资料的一致性,以及持续稳定生产出符合注册要求产品的能力。

(5)质量控制:质量控制实验室的人员、设施、设备应当与产品质量控制相适应,应当配备《中国药典》、标准图谱等必要的工具书,以及相应的标准品或对照品等相关标准物质。企业应当建立相应质量控制制度,按药品生产质量管理规范要求进行取样、检验,并得出真实可靠的检验结果。

(6)数据可靠性:企业应当采取有效措施防止数据的修改、删除、覆盖等,以确保数据可靠。申报资料中的数据均应真实、准确,能够溯源,相关的原始记录、原始图谱、原始数据等均应与申报资料一致。其中,工艺验证及其稳定性试验等生产、检验数据尤为重要。

第三节　申报资料的要求

药品注册的通用技术文件(common technical document,CTD)是ICH为协调统一注册申报资料的格式而起草的一种标准格式。CTD将申报药品的质量、安全性和有效性等内容与标准格式有机地结合起来,为药品申报文件准备以及审批的标准化和程序化开辟了道路。

ICH 将药品注册申报需要提交的文件分为 5 个模块,模块 1(Module 1)是地区性行政管理信息,模块 2(Module 2)是总结与综述,模块 3(Module 3)是质量部分,模块 4(Module 4)是非临床试验报告,模块 5(Module 5)是临床试验报告。

ICH M4 提出了通用技术文件(CTD)的具体要求,适用于化学药品和生物制品。ICH M4 中对生物制品的要求主要针对基因工程重组产品。申报资料具体内容除应符合现行版 CTD 格式要求外,还应符合不断更新的相关法规及技术指导原则的要求。

一、化学药品和生物制品注册申报资料要求

中国加入 ICH 后,申报资料的格式和内容要求逐步与国际接轨,目前国家药品监督管理局已发布《M4 模块 1 行政文件和药品信息》及 CTD 中文版的通告要求,药品申报资料除了地区性行政管理信息(模块 1)外,其他内容与 ICH 的要求一致,包括《M4(R4):人用药物注册申请通用技术文档》《M4Q(R1):人用药物注册通用技术文档:药学部分》《M4S(R2):人用药物注册通用技术文档:安全性部分》和《M4E(R2):人用药物注册通用技术文档:有效性部分》。

(一)化学药品申报资料要求

1. 申请人提出药物临床试验、药品上市注册及化学原料药申请,应按照国家药品监管部门公布的相关技术指导原则的有关要求开展研究,并按照现行版《M4:人用药物注册申请通用技术文档(CTD)》(以下简称 CTD)格式编号及项目顺序整理并提交申报资料。不适用的项目可合理缺项,但应标明不适用并说明理由。

2. 申请人在完成临床试验提出药品上市注册申请时,应在 CTD 基础上以光盘形式提交临床试验数据库。数据库格式以及相关文件等具体要求见临床试验数据递交相关指导原则。

3. 国家药品监督管理局药品审评中心将根据药品审评工作需要,结合 ICH 技术指导原则修订情况,及时更新 CTD 文件并在中心网站发布。

(二)治疗用生物制品申报资料要求

对于治疗用生物制品临床试验申请及上市注册申请,申请人应当按照《M4:人用药物注册申请通用技术文档》撰写申报资料。

由于生物制品不断发展创新以及申报的阶段性,以下几点需要申请人考虑:①申报资料具体内容除应符合 CTD 格式要求外,还应符合不断更新的相关法规及技术指导原则的要求。②根据药品的研发规律,在申报的不同阶段,药学研究,包括工艺和质控是逐步递进和完善的过程。不同生物制品也各有其药学特点。如果认为不必提交申报资料要求的某项或某些研究,需提出支持的充分依据。③对于生物类似药,质量相似性评价部分的内容可在"3.2.R 其他文件"中提交。④对于抗体药物偶联物或修饰类制品,小分子药物药学研究资料可按照 CTD 格式和内容的要求单独提交整套研究资料,也可在"3.2.S.2.3 物料控制"中提交所有的药学研究资料。⑤对于复方制品或多组分产品,建议每个组分分别提供一个完整的原液和/或制剂章节。⑥对于细胞和基因治疗产品,可根据产品特点,在原液和/或制剂相应项下提供药学研究资料,对于不适用的项目,可注明"不适用"。

(三)CTD 资料的具体内容

CTD 模块 1:行政文件和药品信息

1.0 说明函:对于本次申请关键信息的概括与说明。

1.1　目录：按照不同模块分别提交申报资料目录。

1.2　申请表：主要包括产品名称、剂型、规格及申请事项等产品基本信息。

1.3　产品信息相关材料

　1.3.1　说明书

　　1.3.1.1　研究药物说明书及修订说明（适用于临床试验申请）

　　1.3.1.2　上市药品说明书及修订说明（适用于上市及上市后变更申请）

　1.3.2　包装标签

　　1.3.2.1　研究药物包装标签（适用于临床试验申请）

　　1.3.2.2　上市药品包装标签（适用于上市及上市后变更申请）

　1.3.3　产品质量标准和生产工艺/制造及检定规程：化学药品提交生产工艺信息表和质量标准，生物制品提交制造及检定规程和质量标准。

　1.3.4　临床试验相关资料（适用于临床试验申请）

　　1.3.4.1　临床试验计划和方案

　　1.3.4.2　知情同意书样稿

　　1.3.4.3　研究者手册

　1.3.5　药品通用名称核定申请材料（可在提交上市注册申请时提交）

　1.3.6　检查相关信息（适用于上市申请和涉及检查检验的补充申请）

　1.3.7　疫苗生物安全及环境影响评价

　1.3.8　产品相关证明性文件（如适用）

　　1.3.8.1　原料药、药用辅料及药包材证明文件：原料药、药用辅料及药包材合法来源证明文件，包括供货协议、发票等（适用于制剂未选用已登记原辅包情形）；原料药、药用辅料及药包材的使用授权书（适用于制剂选用已登记原辅包情形）。

　　1.3.8.2　专利信息及证明文件：申请的药物或者使用的处方、工艺、用途等专利情况及其权属状态说明，以及对他人的专利不构成侵权的声明。

　　1.3.8.3　特殊药品研制立项批准文件：麻醉药品和精神药品需提供研制立项批复文件复印件。

　　1.3.8.4　商标信息及证明文件

　　1.3.8.5　对照药来源证明文件

　　1.3.8.6　药物临床试验相关证明文件（适用于上市申请）：《药物临床试验批件》/临床试验批准通知书、临床试验用药质量标准及临床试验登记号/生物等效性试验备案登记号。

　　1.3.8.7　研究机构资质证明文件：非临床研究安全性评价机构应提供药品监督管理部门出具的符合《药物非临床研究质量管理规范》（简称 GLP）的批准证明或检查报告等证明性文件。临床试验机构应提供备案证明。

　　1.3.8.8　药械组合产品相关证明性文件：如属于药品或以药品为主的药械组合产品，应提交药械组合产品的属性界定结果通知书。

　　1.3.8.9　允许药品上市销售证明文件（适用于境外已上市的药品）：境外药品管理机构出具的允许该药品上市销售证明文件、公证认证文书及中文译文。

1.3.8.10　允许药品变更的证明文件：境外药品管理机构出具的允许药品变更的证明文件、公证认证文书及其中文译文。

1.3.9　其他产品信息相关材料

1.4　申请状态（如适用）

1.4.1　既往批准情况：提供该品种相关的历次申请情况说明及批准／未批准证明文件

1.4.2　申请调整临床试验方案、暂停或者终止临床试验

1.4.3　暂停后申请恢复临床试验

1.4.4　终止后重新申请临床试验

1.4.5　申请撤回尚未批准的药物临床试验申请、上市注册许可申请、补充申请或再注册申请

1.4.6　申请上市注册审评期间变更仅包括申请人更名、变更注册地址名称等不涉及技术审评内容的变更

1.4.7　申请注销药品注册证书

1.5　加快上市注册程序申请（如适用）

1.5.1　加快上市注册程序申请：包括突破性治疗药物程序、附条件批准程序、优先审评审批程序及特别审批程序

1.5.2　加快上市注册程序终止申请

1.5.3　其他加快注册程序申请

1.6　沟通交流会议（如适用）

1.6.1　会议申请

1.6.2　会议背景资料

1.6.3　会议相关信函、会议纪要以及答复

1.7　临床试验过程管理信息（如适用）

1.7.1　临床试验期间增加适应证

1.7.2　临床试验方案变更、非临床或者药学的变化或者新发现等可能增加受试者安全性风险的

1.7.3　要求申办者调整临床试验方案、暂停或终止药物临床试验

1.8　药物警戒与风险管理（如适用）

1.8.1　研发期间安全性更新报告

1.8.1.1　研发期间安全性更新报告

1.8.1.2　严重不良反应（SAR）累计汇总表

1.8.1.3　报告周期内境内死亡受试者列表

1.8.1.4　报告周期内境内因任何不良事件而退出临床试验的受试者列表

1.8.1.5　报告周期内发生的药物临床试验方案变更或者临床方面的新发现、非临床或者药学的变化或者新发现总结表

1.8.1.6　下一报告周期内总体研究计划概要

1.8.2　其他潜在的严重安全性风险信息

1.8.3　风险管理计划（RMP）：包括药物警戒活动计划和风险最小化措施等

1.9　上市后研究（如适用）：包括Ⅳ期和有特定研究目的的研究等。

1.10　上市后变更（如适用）

1.10.1　审批类变更

1.10.2　备案类变更

1.10.3　报告类变更

1.11　申请人/生产企业证明性文件

1.11.1　境内生产药品申请人/生产企业资质证明文件

申请人/生产企业机构合法登记证明文件（营业执照等）。申请药品上市许可时，申请人和生产企业应当已取得相应的《药品生产许可证》。

申请临床试验的，应提供其临床试验用药物在符合药品生产质量管理规范的条件下制备的情况说明。

1.11.2　境外生产药品申请人/生产企业资质证明文件

生产厂和包装厂符合药品生产质量管理规范的证明文件、公证认证文书及中文译文。申请临床试验的，应提供其临床试验用药物在符合药品生产质量管理规范的条件下制备的情况说明。

1.11.3　注册代理机构证明文件

境外申请人指定中国境内的企业法人办理相关药品注册事项的，应当提供委托文书、公证文书及其中文译本，以及注册代理机构的营业执照复印件。

1.12　小微企业证明文件（如适用）

CTD 模块2：通用技术文档总结

CTD 总结的格式和内容详见 ICH M4，其中《2.3 质量综述（QOS）》的撰写参考 M4Q，《2.4 非临床综述》及《2.6 非临床文字总结和列表总结》的撰写参考 M4S，《2.5 临床综述》和《2.7 临床总结》的撰写参考 M4E。模块 2 的内容包括：

2.1　CTD 目录（模块 2-5）

2.2　CTD 引言

2.3　质量综述（QOS）

2.4　非临床综述

2.5　临床综述

2.6　非临床文字总结和列表总结

药理学

药代动力学

毒理学

（如有研究结果在主流专业刊物发表的论文更好，一并附上）

2.7　临床总结

生物药剂学研究及相关分析方法

临床药理学研究

临床有效性

临床安全性

参考文献

单项研究摘要

CTD 模块 3：质量部分

质量部分的资料要求参考 M4Q，内容包括：

3.1　模块 3 的目录

3.2　主体数据

　3.2.S　原料药

　　3.2.S.1　基本信息

　　3.2.S.2　生产

　　3.2.S.3　特性鉴定

　　3.2.S.4　原料药的质量控制

　　3.2.S.5　对照品 / 标准品

　　3.2.S.6　包装系统

　　3.2.S.7　稳定性

　3.2.P　制剂

　　3.2.P.1　剂型及产品组成

　　3.2.P.2　产品开发

　　3.2.P.3　生产

　　3.2.P.4　辅料的控制

　　3.2.P.5　制剂的质量控制

　　3.2.P.6　对照品 / 标准品

　　3.2.P.7　包装系统

　　3.2.P.8　稳定性

　3.2.A　附录

　3.2.R　区域性信息

注：生物制品的区域性信息要求如下：3.2.R.1 工艺验证：提供工艺验证方案和报告。3.2.R.2 批记录：临床试验申请时，提供代表临床试验用样品工艺的批生产、检验记录；上市申请时，提供关键临床批和至少连续三批拟上市规模验证批的批生产、检验记录和检验报告。3.2.R.3 分析方法验证报告：提供分析方法验证报告，包含典型图谱。3.2.R.4 稳定性图谱：提供稳定性研究的典型图谱。3.2.R.5 可比性方案（如适用）。3.2.R.6 其他

3.3　参考文献

CTD 模块 4：非临床试验报告

非临床试验报告的要求参考 M4S，内容包括：

4.1 模块 4 的目录

4.2 试验报告

（如有研究结果在主流专业刊物发表的论文更好，一并附上）

4.3 参考文献

CTD 模块 5：临床试验报告

临床试验报告的要求参考 M4E，内容包括：

5.1　模块 5 的目录

5.2　所有临床研究列表

5.3　临床研究报告

5.4　参考文献

二、中药注册申报资料要求

（一）基本要求

申请人需要基于不同注册分类、不同申报阶段以及中药注册受理审查指南的要求提供相应资料。申报资料应按照项目编号提供，对应项目无相关信息或研究资料，项目编号和名称也应保留，可在项下注明"无相关研究内容"或"不适用"。如果申请人要求减免资料，应当充分说明理由。申报资料的撰写还应参考相关法规、技术要求及技术指导原则的相关规定。

天然药物制剂申报资料项目按照中药要求，技术要求按照天然药物研究技术要求。天然药物的用途以适应证表述。

境外已上市境内未上市的中药、天然药物制剂参照中药创新药提供相关研究资料。

（二）中药申报资料要求

1. 行政文件和药品信息

1.0　说明函

1.1　目录

1.2　申请表

1.3　产品信息相关材料

　1.3.1　说明书

　1.3.2　包装标签

　1.3.3　产品质量标准和生产工艺

　1.3.4　古代经典名方关键信息：古代经典名方中药复方制剂应提供古代经典名方的处方、药材基原、药用部位、炮制方法、剂量、用法用量、功能主治等关键信息。

　1.3.5　药品通用名称核准申请材料

　1.3.6　检查相关信息（适用于上市许可申请）

　1.3.7　产品相关证明性文件

　　1.3.7.1　药材/饮片、提取物等处方药味，药用辅料及药包材证明文件

　　1.3.7.2　专利信息及证明文件

　　1.3.7.3　特殊药品研制立项批准文件

　　1.3.7.4　对照药来源证明文件

　　1.3.7.5　药物临床试验相关证明文件（适用于上市许可申请）

　　1.3.7.6　研究机构资质证明文件

　　1.3.7.7　允许药品上市销售证明文件（适用于境外已上市药品）

　1.3.8　其他产品信息相关材料

1.4　申请状态（如适用）

1.5　加快上市注册程序申请（如适用）

1.6　沟通交流会议（如适用）

1.7　临床试验过程管理信息（如适用）

1.8　药物警戒与风险管理（如适用）

1.9　上市后研究（如适用）

1.10　申请人/生产企业证明性文件

1.11　小微企业证明文件（如适用）

2. 概要

2.1　品种概况

简述药品名称和注册分类,申请阶段。

简述处方、辅料、制成总量、规格、申请的功能主治,拟定用法用量、人日用量。

简述立题依据、处方来源、人用经验等。

2.2　药学研究资料总结报告

药学研究资料总结报告是申请人对所进行的药学研究结果的总结、分析与评价,各项内容和数据应与相应的药学研究资料保持一致,并基于不同申报阶段撰写相应的药学研究资料总结报告。

2.2.1　药学主要研究结果总结

简述临床研究期间补充完善的药学研究情况及结果(适用于上市许可申请)

处方药味及药材资源评估

饮片炮制

生产工艺

质量标准

稳定性研究

2.2.2　药学研究结果分析与评价

对处方药味研究、药材资源评估、剂型选择、工艺研究、质量控制研究、稳定性考察的结果进行总结,综合分析、评价产品质量控制情况。申请临床试验时,应结合临床应用背景、药理毒理学研究结果及相关文献等,分析药学研究结果与药品的安全性、有效性之间的相关性,评价工艺合理性、质量可控性,初步判断稳定性。申请上市许可时,应结合临床研究结果等,分析药学研究结果与药品的安全性、有效性之间的相关性,评价工艺可行性、质量可控性和药品稳定性。

按古代经典名方目录管理的中药复方制剂应说明药材、饮片、按照国家发布的古代经典名方关键信息及古籍记载制备的样品、中间体、制剂之间质量的相关性。

2.2.3　参考文献

2.3　药理毒理学研究资料总结报告

药理毒理学研究资料总结报告是对药理学、药代动力学、毒理学研究的综合性和关键性评价。应对药理毒理学实验策略进行讨论并说明理由。应说明所提交试验的 GLP 依从性。

对于申请临床试验的药物,需综合现有药理毒理学研究资料,分析说明是否支持所申请进行的临床试验。在临床试验过程中,若为支持相应临床试验阶段或开发进程进行了药理毒理学研究,需及时更新药理毒理学研究资料,提供相关研究试验报告。临床试验期间若进行了变更(如工艺变更),需根据变更情况确定所需要进行的药理毒理学研究,并提供相关试验报告。对于申请上市许可的药物,需说明临床试验期间补充进行的药理毒理学研究,并综合分析现有药理毒理学研究资料是否支持本品上市申请。

撰写总结报告时按照以下顺序:药理毒理学实验策略概述、药理学研究总结、药代动力学研究总结、毒理学研究总结、综合评估和结论、参考文献。

2.3.1　药理毒理学实验策略概述

结合申请类别、处方来源或人用经验资料、所申请的功能主治等，介绍药理毒理学实验的研究思路及策略。

2.3.2　药理学研究总结

简要概括药理学研究内容。按以下顺序进行撰写：概要、主要药效学、次要药效学、安全药理学、药效学药物相互作用、讨论和结论，并附列表总结。

应对主要药效学实验进行总结和评价。如果进行了次要药效学研究，应按照器官系统/实验类型进行总结并评价。应对安全药理学实验进行总结和评价。如果进行了药效学药物相互作用研究，则在此部分进行简要总结。

2.3.3　非临床药代动力学研究总结

简要概括非临床药代动力学研究的主要内容，按以下顺序撰写：概要、分析方法、吸收、分布、代谢、排泄、药代动力学药物相互作用、其他药代动力学试验、讨论和结论，并附列表总结。

2.3.4　毒理学研究总结

简要概括毒理学实验结果，并说明实验的 GLP 依从性，说明毒理学实验受试物情况。

按以下顺序进行撰写：概要、单次给药毒性实验、重复给药毒性实验、遗传毒性实验、生殖毒性实验、致癌性实验、制剂安全性实验（刺激性、溶血性、过敏性实验等）、其他毒性实验、讨论和结论，并附列表总结。

2.3.5　综合分析与评价

对药理学、药代动力学、毒理学研究进行综合分析与评价。

分析主要药效学试验的量效关系（如起效剂量、有效剂量范围等）及时效关系（如起效时间、药效持续时间或最佳作用时间等），并对药理作用特点及其与拟定功能主治的相关性和支持程度进行综合评价。

安全药理学实验属于非临床安全性评价的一部分，可结合毒理学部分的毒理学实验结果进行综合评价。

综合各项药代动力学实验，分析其吸收、分布、代谢、排泄、药物相互作用特征。包括受试物和/或其活性代谢物的药代动力学特征，如吸收程度和速率、动力学参数、分布的主要组织、与血浆蛋白的结合程度、代谢产物和可能的代谢途径、排泄途径和程度等。需关注药代研究结果是否支持毒理学实验动物种属的选择。分析各项毒理学实验结果，综合分析及评价各项实验结果之间的相关性，种属和性别之间的差异性等。

分析药理学、药代动力学与毒理学结果之间的相关性。

结合药学、临床资料进行综合分析与评价。

2.3.6　参考文献

2.4　临床研究资料总结报告

2.4.1　中医药理论或研究背景

根据注册分类提供相应的简要中医药理论或研究背景。如为古代经典名方中药复方制剂的,还应简要说明处方来源、功能主治、用法用量等关键信息及其依据等。

2.4.2 人用经验

如有人用经验的,需提供简要人用经验概述,并分析说明人用经验对于拟定功能主治或后续所需开展临床试验的支持情况。

2.4.3 临床试验资料综述

可参照《中药、天然药物综述资料撰写的格式和内容的技术指导原则——临床试验资料综述》的相关要求撰写。

2.4.4 临床价值评估

2.4.5 参考文献

2.5 综合分析与评价

根据研究结果,结合立题依据,对安全性、有效性、质量可控性及研究工作的科学性、规范性和完整性进行综合分析与评价。

申请临床试验时,应根据研究结果评估申报品种对拟选适应证的有效性和临床应用的安全性,综合分析研究结果之间的相互关联,权衡临床研究的风险/受益情况,为是否或如何进行临床研究提供支持和依据。

申请上市许可时,应在完整地了解药品研究结果的基础上,对所选适用人群的获益情况及临床应用后可能存在的问题或风险作出综合评估。

3. 药学研究资料

申请人应基于不同申报阶段的要求提供相应药学研究资料。相应技术要求见相关中药药学技术指导原则。

3.1 处方药味及药材资源评估

3.2 饮片炮制

3.3 制备工艺

3.4 制剂质量与质量标准研究

3.5 稳定性

4. 药理毒理学研究资料

申请人应基于不同申报阶段的要求提供相应药理毒理学研究资料。相应要求详见相关技术指导原则。非临床安全性评价研究应当在经过 GLP 认证的机构开展。天然药物的药理毒理学研究参考相应研究技术要求进行。

4.1 药理学研究资料

药理学研究是通过动物或体外、离体实验来获得非临床有效性信息,包括药效学作用及其特点、药物作用机制等。药理学申报资料应列出实验设计思路、实验实施过程、实验结果及评价。

4.2 药代动力学研究资料

非临床药代动力学研究是通过体外和动物体内的研究方法,揭示药物在体内的动态变化规律,获得药物的基本药代动力学参数,阐明药物的吸收、分布、代谢和排泄的过程和特征。

4.3 毒理学研究资料

毒理学研究包括:单次给药毒性实验,重复给药毒性实验,遗传毒性实验,生殖毒性实验,致癌性实验,依赖性实验,刺激性、过敏性、溶血性等与局部、全身给药相关的制剂安全性实验,其他毒性实验等。

5. 临床研究资料

5.1 中药创新药

5.1.1 处方组成符合中医药理论、具有人用经验的创新药

5.1.1.1 中医药理论

5.1.1.2 人用经验

5.1.1.3 临床试验

5.1.1.3.1 临床试验计划与方案及其附件

5.1.1.3.2 临床试验报告及其附件(完成临床试验后提交)

申请人在完成临床试验提出药品上市许可申请时,应以光盘形式提交临床试验数据库。数据库格式以及相关文件等具体要求见临床试验数据递交相关技术指导原则。

5.1.1.3.3 参考文献

提供有关的参考文献全文,外文文献还应同时提供摘要和引用部分的中文译文。

5.1.1.4 临床价值评估

基于风险获益评估,结合中医药理论、人用经验和临床试验,评估本品的临床价值及申报资料对于拟定功能主治的支持情况。

5.1.2 其他来源的创新药

5.1.2.1 研究背景

5.1.2.2 临床试验

应按照"5.1.1.3 临床试验"项下的相关要求提交资料。

5.1.2.3 临床价值评估

基于风险获益评估,结合研究背景和临床试验,评估本品的临床价值及申报资料对于拟定功能主治的支持情况。

5.2 中药改良型新药

5.2.1 研究背景

应说明改变的目的和依据。

5.2.2 临床试验

应按照"5.1.1.3 临床试验"项下的相关要求提交资料。

5.2.3 临床价值评估

结合改变的目的和临床试验,评估本品的临床价值及申报资料对于拟定改变的支持情况。

5.3 古代经典名方中药复方制剂

5.3.1 按古代经典名方目录管理的中药复方制剂

提供药品说明书起草说明及依据,说明药品说明书中临床相关项草拟的内容及其依据。

5.3.2 其他来源于古代经典名方的中药复方制剂

5.3.2.1 古代经典名方的处方来源及历史沿革、处方组成、功能主治、用法用量、

中医药理论论述

5.3.2.2 基于古代经典名方加减化裁的中药复方制剂,还应提供加减化裁的理由及依据、处方合理性评价、处方安全性分析。

5.3.2.3 人用经验

5.3.2.4 临床价值评估

基于风险获益评估,结合中医药理论、处方来源及其加减化裁、人用经验,评估本品的临床价值及申报资料对于拟定功能主治的支持情况。

5.3.2.5 药品说明书起草说明及依据

说明药品说明书中临床相关项草拟的内容及其依据。

中医药理论、人用经验部分以及药品说明书的具体撰写要求,可参考相关技术要求、技术指导原则。

5.4 同名同方药

5.4.1 研究背景

提供对照同名同方药选择的合理性依据。

5.4.2 临床试验

需开展临床试验的,应按照"5.1.1.3 临床试验"项下的相关要求提交资料。

特别说明:药品注册管理法规是一动态发展和完善的过程。本章基于现行的药品注册法规进行相关内容介绍,包括 2020 年发布的化学药品、生物制品、中药的注册分类和资料要求以及 2021 年 12 月发布的《药品注册核查工作程序(试行)》和核查要点等。本章内容若有调整或修改以最新的药品注册管理法规为准。随着科学技术的发展,ICH 系列的技术指导原则也会不断更新。

(廖泽敏)

参 考 文 献

[1] 全国人民代表大会. 中华人民共和国药品管理法. [2021-04-05]. http://www.npc.gov.cn/npc/c30834/201908/26a6b28dd83546d79d17f90c62e59461. shtml.

[2] 国家市场监督管理总局. 药品注册管理办法. [2021-04-05]. http://gkml.samr.gov.cn/nsjg/fgs/202003/t20200330_313670. html.

第十五章

药品上市后再评价

药物具有调节生理功能、防治和诊断疾病的作用和用途,它与生活水平、生命质量以及社会发展密切相关。然而,药物对机体具有有益和风险双重性。在发挥药物有益性的同时,也不可避免地承受它所带来的安全性困扰。近百年来,全球曾发生过多起严重药害事件,特别是20世纪60年代初欧洲发生的"反应停事件"导致了成千上万的新生儿海豹肢畸形,震惊了整个世界。这些药害事件使医药界和公众清醒地认识到,药物并不是绝对安全的。因此有必要从药学、药理学、临床医学、药物流行病学、药物经济学及药物政策等主要方面,对已批准上市的药品在社会人群中的疗效、药品不良反应(adverse drug reaction, ADR)、用药方案、稳定性及费用等是否符合安全、有效、经济等合理用药原则作出科学评估,即药品上市后再评价。现行《中华人民共和国药品管理法》第八十三条明确规定:药品上市许可持有人应当对已上市药品的安全性、有效性和质量可控性定期开展上市后评价。必要时,国务院药品监督管理部门可以责令药品上市许可持有人开展上市后评价或者直接组织开展上市后评价。

第一节　药品上市后再评价及其意义

药品上市后再评价(post-marketing drug assessment)是通过药品不良反应监测、药物流行病学调查和临床试验等方法,对药品上市后在使用过程中的疗效、不良反应、药物相互作用、特殊人群的用药情况及药物风险/效益比等进行监测和评价。药品上市后再评价的主要内容包括:药品不良反应研究(安全性评价)、药品有效性研究(有效性评价)、药物经济学研究(经济性评价)及药物质量可控性评价。药品上市后再评价研究是为药品监督管理部门制定政策提供依据,提高药品监督管理水平,指导和促进临床合理规范用药,加强药品市场管理,进而淘汰某些药品品种,同时为新药研究开发提供选题依据。研究的方法包括对照研究、开放性研究、循证医学研究等。

一、药品上市后再评价的必要性

尽管药品在上市前经过了临床前研究和Ⅰ、Ⅱ、Ⅲ期临床研究,并获得了国家药品监督管理部门的批准,但药品研发者在药品上市前收集到的可能存在的药品有效性和不良反应方面的信息是不完整的,存在药品上市前研究的局限性。另外,在实际临床用药过程中不合理用药现象的严重性也决定必须进行上市后的再评价工作。

(一)药品上市前临床研究的局限性
药品在上市前临床研究过程中受许多因素的限制而表现出局限性:

1. 病例少　根据国际医学科学组织委员会(CIOMS)制定的标准,不良反应的发生率包括十分常见(≥10%)、常见(1%~10%)、偶见(0.1%~1%)、罕见(0.01%~0.1%)、十分罕见(<0.01%)。2020年版《药品注册管理办法》定义药物临床试验是指以药品上市注册为目的,为确定药物安全性与有效性在人体开展的药物研究,其第二十一条指明药物临床试验分为Ⅰ期临床试验、Ⅱ期临床试验、Ⅲ期临床试验、Ⅳ期临床试验以及生物等效性试验。根据药物特点和研究目的,研究内容包括临床药理学研究、探索性临床试验、确证性临床试验和上市后研究。实际上,在Ⅰ~Ⅲ期的临床试验中,接受试验药物治疗的病例一般不超过500例就可通过审批,获得新药证书与生产批号。500例甚至无法发现2%发生率的不良反应。在临床上检测一项不良反应的95%可能性(概率)时,所需病例数需增加3倍。如要在临床试验中观察某药物是否具有罕见不良反应,需要30 000左右病例,这在上市前临床试验中几乎是不可能的。

2. 研究时间短　一般临床试验不超过2年,用药时间相对较短,在有限的时间内难以发现发生率较低的不良反应和迟发不良反应。

3. 试验对象年龄范围窄　上市前药品不具备在特殊患者人群(如老年、儿童患者)中使用的实际经验。

4. 用药条件控制较严　为减少混杂偏倚,有效说明试验药物的有效性,对研究对象有严格的要求,如严格的入选标准和排除标准、限制研究期间的合并用药等。有心、肝、肾功能异常的患者和妊娠、精神异常、造血系统异常的患者不参与试验。

5. 目的单纯　药品上市前研究主要考察疗效,临床试验的观察指标只限于试验所规定内容,未列入试验内容的一般不予评价。一些发生频率低于1%的不良反应和一些需要较长时间应用才能发现或迟发的不良反应未能发现。药品在不良反应的发现与管理上存在时滞现象。

(二)临床用药过程中不合理用药现象的存在必须进行上市后的再评价

合理使用药品是以当代的系统化综合医药学、管理学知识指导用药,使药物治疗符合安全、有效、经济的基本要求。临床不合理用药主要表现在用药指征不明确、违反禁忌证、疗程过短或过长、给药途径不适宜、合并用药过多、大处方、重复用药等。不合理用药品种主要涉及解热镇痛药、抗生素、肾上腺皮质激素类药等药品。因药品不良反应致使机体某(几)个器官或局部组织产生功能性和/或器质性损害而出现的一系列临床症状与体征,称为药源性疾病(drug-induced disease)。药源性疾病是药品不良反应在一定条件下产生的后果。在临床死亡的患者中,有部分不是死于病症本身,而是与不合理用药所致的药源性危害有关。世界各国都存在着大量的不合理用药现象。我国《国家药品不良反应监测年度报告(2020年)》指出:2020年全国药品不良反应监测网络收到严重药品不良反应/事件报告16.7万份,严重药品不良反应/事件报告占同期报告总数的10.0%。

由于药品上市前研究局限性和上市后临床应用的不合理性,决定了每种药品的批准生产上市并不意味着对其评价的结束,而是需要对其进行更深入的研究,对其进行再评价。

二、药品上市后再评价的主要内容

药品上市后再评价的主要内容包括:药品不良反应研究(安全性评价)、药品有效性研究(有效性评价)、药物经济学研究(经济学评价)及药物质量可控性评价。

（一）药品安全性评价

新药研发是一个长期的过程，由于上市前研究的局限性，各国都要求对新上市的药物进行再研究和再评价，主要的方法和手段是在更大的范围内进行Ⅳ期临床研究或不良反应监测，以得到该药的全面信息。随着科技进步，新药上市后由于疗效不可靠、有以前未知的或比已知更严重的 ADR 发生时或其使用该药的风险大于利益时，药品就面临修改说明书、退市再评价或被撤消批准文号等风险。在美国，FDA 对 ADR 的反应采用了一套五级筛选模式。据统计，由于种种原因，70% 新药上市后安全性评价没有开展，而且这些品种上市后临床验证可能要花数年的时间才能完成，因此可能延误对 ADR 信号的及时发现和预防。

用于治疗关节炎和急性疼痛的选择性环氧合酶抑制药罗非昔布（万络），1999 年 5月 20 日在美国获准上市后，随后临床使用再评价证实长期服用高剂量该药有增加严重心血管系统不良反应发生的可能性，2004 年 9 月 30 日默克（Merck）公司宣布在全球范围内撤回，其损失达 20 多亿美元。2000 年 11 月 16 日，中美天津史克制药有限公司生产的复方盐酸伪麻黄碱缓释胶囊（"康泰克"），由于可能增加"出血性脑卒中"的危险，被国家药品监督管理局（SFDA）强行退市，直接经济损失达 6 亿多元人民币。

药物再研究和再评价与药品销售同时进行，如何对评价结果作出正确反应，从而降低项目给企业带来的风险是一个值得重视的问题。在这方面，企业的主动重视被认为是一种很好的危机公关行为，可避免被美国 FDA 强行退市引起的被动连锁反应。例如，2006 年，百时美施贵宝公司了解到其产品加替沙星对心电图 Q-T 间期延长的高危因素患者、电解质紊乱患者和使用明显有 Q-T 间期延长作用药物（如三环类抗抑郁药等）的患者存在潜在风险，主动宣布了"关于加替沙星的退市声明"，为企业树立了良好的正面形象。随着人们对药品不良反应认识的提高，一些国家相继成立新的独立机构来负责药物安全性监督。总之，加强药品上市后的安全性监测，有利于及时发现各种类型的不良反应，特别是严重的罕见的不良反应及其发生频率。而对药品上市前潜在的、没有被人们发现的不良反应，特殊人群的用药评价和药品远期疗效的评价，都必须通过药品上市后再评价来完成。

（二）药品有效性评价

药品上市后在公众中使用的有效率、长期效应、发现新适应证，以及影响药品临床疗效的各种因素（治疗方案、患者年龄、生理状况、合并用药、食物等）的研究是上市后再评价的重要内容。药品上市前研究作为药品有效作用资料仍存在不充分的问题，需要在更大人群中对药品的有效率、长期效应、新适应证，以及在临床实践中存在的可影响疗效的多种因素进行进一步研究，并与同类药品比较。上市前的用药方案有时并非最佳方案，以致出现上市后不合理用药情况，必须通过广大医药人员在长期实践中，从大量的使用经验中才能确定最佳用药方案。上市后药品再评价也是发现新疗效，提高药品使用有效性的必要手段。如：2008 年美国心脏病学会（AHA）公布的小剂量阿司匹林一级预防 2 型糖尿病患者动脉粥样硬化事件研究结果显示，小剂量阿司匹林在一级预防中的应用可以显著降低 2 型糖尿病患者心脑血管事件死亡率，而并不增加出血性风险。来自日本 163 个医学中心的 2 539 例30 到 85 岁的 2 型糖尿病患者参与该研究并进行了 4 年的随访。结果显示，阿司匹林显著降低 2 型糖尿病患者首次致死性冠心病和缺血性脑卒中的风险，对于 65 岁及以上患者效果更显著。药品有效性评价是判断药品上市后有效性能否导致获益变化，引发利益 / 风险比变化对于药物目标适应证的有效性评价，主要基于其临床研究结果。药物对疾病的有效性与患者的临床受益既相互关联又有所区别，患者的临床受益需要有效性作为基础，但这种狭义的有效却不一定使患者受益,这样的例子在临床研究和评价中比比皆是。例如,针对恶性肿瘤的化疗药物,有些可以使肿瘤缩小,针对这一指标,该药是有效的,但对于患者的生存期这一临床终点指标,化疗药却未必可以使患者生存得更长一些。因此,针对药物评价所进行的利益/风险评估,更看重的是药物对于终点指标的影响及是否使患者真正受益。

(三)药物经济学评价

药物经济学评价目的就是研究如何合理地选择和利用药物,以高效、安全又经济节省地提供医疗保健服务,使患者得到最佳的疗效和最小的经济负担,从而最大限度地合理利用现有药物资源,因此,药物经济学评价也是药品再评价的重要内容之一。药物经济学评价将药物的成本研究与临床疗效研究联系起来,不仅仅研究药物的经济性,还利用流行病学、决策学、统计学、循证医学等多学科的方法来评估药品的治疗价值。此外,药品不良反应所招致的额外医学负担也在药物经济中予以考虑,属于药物流行病学的研究范畴。我国药物经济学评价主要应用于以下 3 种情况:①药品上市前及上市后Ⅳ期临床试验;②制定基本药物目录或医疗保险药品报销目录;③药品单独定价时提供药物成本效果的依据。药品上市前应用的药物经济学评价内容包括 4 个方面,即最小成本分析、成本效果分析、成本效用分析和成本效益分析,而药品上市后的经济学评价除了成本效果、成本效用和成本效益分析外,还有效益风险分析(benefit-risk,BRA),因为上市后药物经济学分析关键是比较药物的效益(benefit)和风险(risk)。所有新药上市前都要证明其有效性和安全性。但可以说没有一个药品是绝对安全的,总可能会有一些不良反应。当一种药物的效益远远高于风险,药品监督部门才会考虑该药是安全的。以治疗艾滋病的齐多夫定(AZT)为例,Zidovudine,花了整整 8 年时间,耗资 60 亿美元进行评价,通过大型临床对照试验证明 AZT 安全后,AZT 才于 1987 年被美国 FDA 批准上市。

(四)药物质量可控性评价

质量可控性评价是药品上市后评价的另一重要方面,新药上市后因各种原因都可能对生产工艺、设备、人员、环境等进行变更,即使对一些表面上未作任何改变的药物生产过程,在仔细分析后,其中也可能存在潜在变化。这些看似显著或微小的变更,对于药物质量的影响程度到底有多大,是否能够对变更有良好的控制,甚至是否对药物安全性和有效性产生影响,都需要定期进行相应验证,并通过上市后评价来作出判断。

一般来说,药品上市后工艺验证的目的是考察该药物在生产过程中工艺的粗放度及重现性。粗放度是观察验证时所采用的工艺,在规定的工艺操作范围内的变动,是否仍能生产出合格的产品。通常分三个批次进行,其中一批是在已确定好的最佳参数点上生产;另两批分别在所确定的参数范围上下限进行。重现性则是考察该工艺是否能持续稳定地生产出符合要求的产品。通常是按照最佳参数进行生产,验证批次根据工艺的复杂程度而定。鉴于工艺验证在保证药品质量可控性方面的重要作用,药品生产企业应在药品上市后,定期开展全面的验证工作,如果生产工艺出现较大变化,还应对变更后的工艺及时验证。良好的工艺验证工作是药品上市后质量可控性评价的核心。

三、我国药品上市后再评价的意义

我国药物的研究和生产发展迅速,产业的国际化步伐正在加快,许多新研发的药物投入使用,为疾病的防治提供了有利条件,且目前已成为全球第三大医药市场。药品上市后进行安全性、有效性、经济性和质量可控性评价具有重要的意义。

（一）为药品监督管理部门制定政策提供依据，提高药品监督管理水平

目前，临床使用的药品存在以下 4 种情况：安全有效；有效但毒性大；无效且毒性大；安全无效。国内外对药品再评价的处理方式大同小异。国外：发出临床治疗警告；修改药品说明书，对新的警告信息用黑框标明警示；对存在较严重安全性隐患，但临床急需或没有更好的替代治疗的药品，采取限制使用措施；发布临床用药指南，特别标明严重的用药风险并告知患者应采取的避免措施；药品被召回、暂停药品生产或销售；药品被撤销上市权。国内：采取重点监测，责令修改药品说明书，限制其使用范围、暂停生产、销售和使用的措施，将非处方转换为处方药或撤销该药品批准证明文件等措施。再评价机构要依靠广大专家按照再评价的有关法规标准通过对大量的药品临床使用资料的分析、评估，为我国的《国家基本药物目录》《非处方药目录》《淘汰品种目录》和《新药试生产期转正》等药物政策的实施提供依据，为其他药品监督管理政策的制定提供依据。

（二）为最佳药物疗法提供咨询，指导和促进临床合理规范用药

合理用药涉及广大群众的切身利益，而科学技术与管理水平决定着合理用药的水平。除了在临床上要大力推行"国家基本药物"的使用外，也要用新的科学技术通过再评价的方式对一个药品应用的有效性、安全性、经济学进行调研与分析评价，使得该药在临床上得以准确的应用，使人们在治病中以最小的经济支出获得最大的治疗效果。

（三）为加强药品市场管理提供依据，进而淘汰某些药品品种

从用药安全、有效的原则出发，当前使用的药品品种要经常进行整顿。药品上市后还可能出现一些以前未预料到的严重不良反应，一经发现，都应重新评价，并依据再评价的结果对某些药品品种进行整顿：①通过修订药品标准对药品品种进行整顿、复查，重新进行审核，符合使用要求的给予注册登记，对不符合使用要求的药品品种在整顿中给予淘汰。②自然淘汰，即医师或群众认为某药品有不安全因素，或认为疗效不佳，或有更好药品可以代替，造成这些药品不能适应药品市场需要，销售日渐萎缩，企业因为经济原因停止该种药品的生产。按我国法律法规有关规定，当一个药品超过 2 年以上未生产，国务院药品监督管理部门即可以宣布该药品的生产批准文号废止，这种药品淘汰称为自然淘汰。③某一企业生产的某一制剂品种的淘汰。根据新修订的《中华人民共和国药品管理法》第八十三条的规定：对疗效不确切、不良反应大或者其他原因危害人体健康的药品，应当注销药品注册证书。这种淘汰导致的后果是某一个特定企业市场的该品种在市场上消失，而其他企业生产的该品种继续在市场上销售。药品淘汰品种处理办法包括：①从国务院药品监督管理部门下达撤销批准文号的通知之日起，予以淘汰的品种一律停止生产；②根据规定要求办理撤销被淘汰品种的药品标准手续；③对现存被撤销批准文号药品按通知规定进行处理：通知规定之日起停止继续使用，对现存药品就地销毁，不得再销售、使用；通知规定可以使用一段时间，到规定停止使用之日，剩余存货就地销毁，不得再销售、使用；现存药品，用完为止；如果继续生产、销售、使用淘汰药品，将按照《中华人民共和国药品管理法》规定，按假药处理，追究其法律责任。

（四）为新药研发提供选题依据

好的选题很大程度上决定了新药研究与开发（Research and development，R&D）的科研任务能否顺利实施。如何从国内外广泛的医药信息资源中寻找到好的选题已经成为国内众多研发机构的焦点问题。新药研发选题、立项是新药研究人员的基础性工作，更是医药情报专业人员的工作重点。药品监督管理统计报告（2021 年第二季度）国家局共批准 3 类中

药天然药物新上市申请3件；批准1类化学药品新上市申请23件，2类化学药品新上市申请31件，3类化学药品新上市申请93件，4类化学药品新上市申请421件，5类化学药品新上市申请65件。市场情报能回答项目的必要性问题。国内医药专业信息网站的建设已经具备了一定规模，可以提供大量的上市后临床用药的统计数据。此外，可以委托专业的信息调查机构进行相关调研。而药物上市后再评价的结果为其他相关新药研究是否开发立项提供了参考依据，避免不必要的重复、浪费。

第二节　安全性监测方法

药品上市后的安全性监测是在药品上市后对ADR进行监测，为药品的安全性再评价提供科学依据，旨在发现ADR的信号，寻找ADR的诱发因素，进行药品的利弊分析，反馈ADR监测的信息，为政府管理部门决策提供依据。其最终目标是提高临床合理用药水平，努力控制、减少药源性疾病和严重ADR的发生，避免重大药害事件的发生，确保患者用药安全有效。从ADR监测目的看，要想得到很好的药品安全监测数据，关键在于发现ADR的信号，即ADR监测中心能够及时地收集到这些数据。一个特定时间内能监测出非预期ADR的理想系统，应该是每年收到的病例报告数不低于200～400份/百万人口；其中严重病例不少于30%；来源于医生的报告病例超过10%。国际上常用的不良反应监测方法包括自发呈报、医院集中监测、处方事件监测、流行病学方法分析、大型数据库和记录连接系统分析。药物警戒是药物安全性（不良反应）监测发展的趋势。

一、世界各国药物安全监测发展简史

1968年WHO制定了一项有10个国家参加的国际药物监测合作试验计划，在美国弗吉尼亚州的亚历山大城设立了WHO协作组，1970年世界卫生组织决定在日内瓦设立一个永久性的组织名为WHO药物监测中心。1997年WHO国际药物监测合作中心更名为乌普沙拉监测中心（UMC）。近年来，国际药物安全性监测工作的队伍日益壮大，一些制药企业和药学研究工作者也参与了ADR监测工作，并通过药物流行病学调查等研究对ADR信号进行深入的分析和评估。ADR监测的范围已扩大至传统草药的安全性、药物毒理学以及对药物安全性进行持续观察。此外，UMC正在按照《埃利斯宣言》（*The Erice Declaration*）关于促进药物安全信息交流的精神，进一步拓展药物安全信息工作。ADR报告制度是世界各国进行药物安全性监测的重要方法。

1983年，我国卫生部起草了《药品毒副反应报告制度》，后改名为《药品不良反应监测报告制度》。1984年国家颁布了《中华人民共和国药品管理法》，该法规定药品生产、经营、使用单位要经常考察并组织调查药品的质量、疗效和不良反应。这为我国依法进行药品不良反应监测工作提供了依据。1998年我国参加WHO国际药物监测合作计划，成为该计划的正式成员国。此外，原卫生部还组织起草了《药品不良反应监测管理办法》，1999年11月，该法由卫生部和国家药品监督管理局（SFDA）共同发布。1999年1月26日，SFDA和卫生部颁布实施了《药品不良反应监测管理办法（试行）》。该办法规定省、自治区、直辖市药监局应设立本地区ADR监测机构并报国家局备案，在业务上接受国家ADR监测专业机构的指导。ADR监测专业机构的人员应由医学、药学及有关专业的技术人员组成。药品生产经营企业和医疗预防保健机构应根据本办法建立相应的管理制度，设置机构或配备

人员,负责本单位生产经营使用的 ADR 情况收集、报告和管理工作。2001 年 7 月 16 日,国家药品不良反应监测信息网络系统正式开通,它将现代信息技术和通讯手段引入 ADR 监测管理,使我国的 ADR 报告监测及管理更规范、更快捷、更统一。除了在各地建立监测中心外,在大的药品研制单位、生产单位、销售单位和医疗机构建立监测站,一旦发现 ADR 及时上报,并收集相关情况,以健全预警机制,尽快掌握发生的程度和影响面,控制和减少危害。药品生产、经营企业和医疗卫生机构发现可能与用药有关的 ADR 后,填写《药品不良反应 / 事件报告表》,每季度集中向所在地的省、自治区、直辖市药品 ADR 监测中心报告。个人发现药品引起的新的或严重的不良反应,可直接向所在地的省、自治区、直辖市药品 ADR 监测中心或药品监督管理局报告。医疗机构和药品生产企业直接收集到的是我国目前监测体系最基本的第一手资料,这些资料直接影响到整个 ADR 体系发展。2011 年 7 月 1 日《药品不良反应报告和监测管理办法》正式实施。但是与大多数国家一样,我国药品不良反应报告是通过自发报告系统收集并录入到数据库中的,存在自发报告系统的局限性,如漏报、填写不规范、信息不完善、无法计算不良反应发生率等。每种药品不良反应 / 事件报告的数量受到该药品的使用量和不良反应发生率等诸多因素的影响,故药品不良反应 / 事件数量的多少不直接代表药品不良反应发生率的高低或者严重程度。

二、药品不良反应监测的概念

药物安全性监测涉及 ADR 的发现、报告、评价和控制过程。ADR 监测是对合格药品在正常用法用量下出现的与用药目的无关的或意外的有害反应进行的监测,是药品再评价工作的一部分,主要是监测药品上市后的 ADR 事件,并及时作出评价和制定控制措施,保障公众用药的安全合理。ADR 报告制度对上市药品的安全性管理具有十分重要的意义。

ADR 报告主要来源于医院和门诊医师、制药企业、药师、护士和消费者。多数国家对新药进行安全性监测时,要求报告所有 ADR,对老药则仅要求报告严重的、新的以及发生率增加的 ADR。为此,一些国家明确列出需要密切监测的新药品种。例如,英国将需要密切监测的产品在国家处方集中标以黑三角,同时建议生产企业在药品说明书和广告中申明。新西兰和爱尔兰则选择一些品种列入重点报告计划中。

ADR 报告分为快速报告和定期汇总报告:①快速报告。一些国家规定,严重的、新的 ADR 必须在指定时间内报告,但限定时间各国家 / 地区不同。例如,瑞士、法国、德国、芬兰、奥地利、韩国规定发现后要立即报告;英国规定要立刻报告;瑞典、挪威规定要迅速报告;南非规定为不许耽误;澳大利亚规定为 72 小时;美国、中国、日本、加拿大、意大利、巴基斯坦规定为 15 天。②定期汇总报告。对于程度不严重的和已知的 ADR,制药企业定期进行汇总报告,但各国的规定不完全相同。例如,法国规定上市后 2 年内每半年报告 1 次,以后 2 年每年 1 次,再之后每 5 年报告 1 次;澳大利亚规定新药上市后头 3 年必须每年汇总上报 1 次;美国规定上市后 3 年内每季度 1 次,以后每年 1 次;德国规定上市后 2 年、5 年各汇总报告 1 次,此后每 5 年 1 次。我国规定对新药监测期内的药品,每年汇总报告一次;对新药监测期已满的药品,每 5 年汇总报告 1 次,但若该药品批准证明文件未满有效期的,应在有效期届满当年汇总报告 1 次。

三、常用的安全性（不良反应）监测方法

（一）自发呈报

自发呈报有正式自发呈报和非正式自发呈报两种形式。正式自发呈报指国家或地区设有专门的 ADR 登记处，有 ADR 的专门委员会或监测中心，以收集、整理、分析自发呈报的 ADR 资料，并负责反馈正式自发呈报监测。正式自发呈报监测在一些发达国家开展较好，由药物安全委员会负责成立不良反应登记处，印发统一表格给医生，如发现可疑的 ADR 就填写呈报。正式自发呈报系统的优点是监测范围广，时间长，药品上市后就自然而然地加入被监测行列，且没有时间限制，可以及早使 ADR 得到早期警告。缺点是资料漏报。美国、瑞典、新西兰等国家 ADR 监测工作都开展较早。澳大利亚采取蓝卡制度，为医疗卫生人员上报临床不良反应报告提供了一种固定格式，此格式以"蓝卡"表格形式体现，并且在分发到医疗卫生人员手中之前，已先行支付邮费。"蓝卡"报告表可以直接从药品不良反应处获得，上报人既可复印使用，也可依据此报告表为模板自行设计表格，填写并向澳大利亚医疗产品管理局上报。澳大利亚除了紧急报告，所有报告均应通过邮寄而不使用传真上报。英国采取黄卡制度，ADR 报告卡为黄色，故称为黄卡。黄卡发至全国议员及开业医师，以此作为药品上市后监测的一种手段。患者黄卡报告表可以是患者自己填写，也可以是患者的子女、配偶或伙伴等填写。黄卡可以通过多种途径，如电子邮件、电话、网站等直接呈交给主管不良反应监测的英国药品和保健品管理局。而美国消费者对本人或家人所使用的药品所产生的严重 ADR，可通过电话直接向美国 FDA 反映或上网下载针对消费者的药品 ADR 报告表，用以填报所发生的不良反应。美国医生、药剂师、护士等医务人员对于所使用处方或分发的药品所发生的严重不良事件或产品质量问题，可以采取电话形式向美国 FDA 报告，也可以在网上索取美国 FDA 编制的《不良事件与产品问题上报指南》，作出评价后在规定时间内向美国 FDA 上报。

非正式自发呈报无正式登记处，也不设监测中心等组织，多由医生发现可疑的 ADR 后向医药商或医学期刊投稿，也称为非正式自发呈报监测。我国过去对 ADR 的监测以非正式自发呈报为主，有关 ADR 的资料主要是通过医、药学期刊的报道。临床医生将临床实践中的现象加以分析、整理通过杂志进行报道，这种方法基本上能排除其他原因，得出的结论较可靠，但是此种方法得到的信息较为零散，加之杂志发表周期长，因而信息呈报延续时间较长。

（二）医院集中监测

医院集中监测是指在一定的时间（数月或数年）、一定的范围内对某一医院或某一地区内所发生的 ADR 及药物应用作详细记录，以探讨 ADR 的发生规律。根据监测对象不同可分为住院和门诊患者监测。根据研究的目的又可分为患者源性和药物源性监测。其中患者源性以患者为线索，对某一种或几种药物的不良反应进行监测。通过对资料的收集、整理，可以对 ADR 全貌有所了解，如 ADR 出现的缓急、轻重程度、出现部位、持续时间、是否因不良反应而停药、是否延长住院期限、各种药物引起的不良反应发生率以及转归等。最成功的医院集中监测是波士顿药物监测合作计划（BCDSP）。此计划开始于 1966 年，协作范围扩大到 6 个国家的 19 家医院，该计划确定了住院患者中 ADR 发生率。以 BCDSP 资料为基础，通过回顾性病例对照研究发现，依地尼酸的使用和胃肠出血有明显的相关性。通过监测发现肝素在妇女特别是成年妇女更易引起出血等。医院集中监测的优点是记录可靠、病

例数多、随访方便、可以计算发生率以及进行流行病学研究，缺点是费用高，由于是在一定的时间一定的范围内进行，所以代表性不强。

(三)处方事件监测

处方事件监测于 1982 年正式开始，主要在英国实施。由英国统计学家 David Finney 于 1965 年首先提出，强调对药物不良事件而非药品不良反应的报道。"处方事件监测"中的"事件"是指凡确认为不良反应的症状以及怀疑为不良反应的症状或因发现症状而到医院就诊等都包含在"事件"之列，例如医生在病历上记载的"发疹""贫血倾向"等均属"事件"。"事件监测"都是按照医生的主观判断而作出的报告，然后在患者病历里抽出客观的"事件"，就可对其用药的相关性进行审查。

在选定一个研究药物后，处方事件监测通过处方计价局可从全英人群中识别出开过此药的处方，由药物安全研究小组把这些处方资料贮存起来。如果在 ADR 报告方面发现某种药物问题值得深入调查时，就向开过该药处方的医生发出调查表(即绿卡)，询问暴露于该药后患者的结果。处方事件监测的优点：迅速从所有开过监测药物的医生处获得报告，对医生处方习惯、处方药物无任何影响；基于人群资料，无外源性选择偏倚；可探测潜伏期较长的 ADR；相对于前瞻性队列研究费用较少。缺点：研究的可信性取决于医生的绿卡回收率。

(四)流行病学方法

1. 队列研究　是将样本分为两组，一组为暴露于某一药物的患者，另一组为不暴露于该药物的患者，进行观察，验证其结果的差异，即不良事件的发生率或疗效。一般分为前瞻性和回顾性队列调查，前者在药品不良反应监测中较常用。前瞻性调查是从现在时点起，对固定人群的观察，优点在于：可收集到所有的资料；患者的随访可持续进行；相对和绝对危险度可以估价；假设可产生，就可得到检验。缺点主要有：受到的干扰因素较多，得到的资料仍可能有偏倚；容易漏查；假若不良反应发生率低，为了得到可靠的结果常常要增加研究对象或延长观察时间，实施难度大；研究费用较高。

2. 病例对照研究　病例对照研究是将患有某种疾病的病例与未患有某疾病的对照组进行比较的研究，其目的是找出两组对先前药物暴露的差异。即在人群中患有拟研究的疾病，患者组同未患人群相比较，研究前者是否拥有假说因素的比例更高。在药品不良反应监测中，拟研究的疾病为怀疑药物引起的不良反应，假说因素则是可疑药物。可疑药物是将病例组的暴露率与对照组比较，如果两者在统计学上有意义说明它们相关。

(五)大型数据库和记录连接系统

随着 ADR 研究的进一步深入，一些潜在的发生率较低的 ADR 已难以从小样本人群观察到，故药物与 ADR 的因果假设检验常借助于大型记录数据库。用于药物流行病学研究的数据库分三种：通过记录连接方法建立的大型自动记录数据库；收集潜在药源性疾病信息的数据库，如出生缺陷、恶性肿瘤、毒物中心的数据库；记载用药史的数据库，如在荷兰由药房储存的患者用药史数据库。国际上比较成熟的大型数据库和记录连接系统，如：Puget Sound 团体健康合作组织数据库、Kaiser Pesmante 数据库、Saskatchewan 卫生计划数据库等，以及自发性收集药品不良反应报告系统，如：美国食品药品管理局药品不良反应报告系统(FAERS)、加拿大药品不良反应监测系统(CADRMP)、世卫组织不良反应数据库、中国国家药品不良反应报告数据库。

尽管多个来源的大量卫生保健数据和日益强大的分析工具的可用性为优化药物安全信号管理提供了机会,但是,大数据需要使用稳健的方法进行分析,使用大数据产生的结果需要专家给出详细的临床解释和批判性的判断。没有专家的评估,大数据下的药品安全信号检测、强化和验证过程是不可能完全自动化的。

四、药物警戒是药物安全性(不良反应)监测发展的趋势

与 ADR 监测概念相关的另一个重要概念就是药物警戒,它是药物安全性(不良反应)监测发展的趋势。药物警戒是相关药物不良作用的检出、评估、掌握、防范以及其他任何药物相关问题的科学与活动,涵盖从药物研发直到上市使用的整个过程,而 ADR 监测仅仅是药品上市后的监测。药物警戒的提出,扩展了 ADR 监测工作的内涵。

药物警戒的目标之一就是发现与新药相关的不良反应以及早期信号,从用药者安全出发,发现、评估、预防 ADR。药物警戒的主要工作包括:早期发现至今为止未知的 ADR,发现已知的 ADR 上升的问题,确认 ADR 危险因素与可能机制,定量测算用药效益风险比并加以分析,发布改善药品处方及监管的必要信息。ADR 监测是药物警戒体系的重要组成部分,从长期的发展趋势来看,我国对药品安全性的监测应不仅仅止步于 ADR 的监测,而是应该进一步对 ADR 进行分析评价并提出预警,指导公众用药,最大限度地减少 ADR 的发生。从宏观上来说,药物警戒对我国药品监管法律法规体制的完善具有重要的意义,不仅可以节约资源,而且能挽救生命。

鉴于药品上市前临床评价存在固有的局限性,药品生产上市并不意味着药品临床评价的结束,而是在临床实际应用条件下,在大样本人群应用中接受社会性考察的开始。

第三节　药品不良反应分析与评价

根据 WHO 统计,全球每年在住院患者中有 10%～20% 发生 ADR,其中 5% 因严重 ADR 而死亡。在美国,药源性损害致死占社会人口死亡的第 4～6 位,约占社会人口的 1/2 200。在 5 000 万～8 000 万的残疾人中有 1/3 为听力残疾,其中 60%～70% 是因药品不良反应致聋。药品上市后不良反应再评价可采取定期系统性评价和不定期的专题评价相结合的模式。定期系统评价是根据市场现有药品的使用情况调查,按药品评价指导原则有计划、按系统地组织分析评价不良反应。不定期专题评价是根据国家基本药物和非处方药遴选提出的需要,以及不良反应事件因果分析等的需要进行的评价。

一、药品不良反应概念

WHO 对药品不良反应的定义是:人类预防、诊断或治疗疾病,或为了改变生理功能而正常使用药物时发生由药物所引起的有害的和不期望产生的反应。药品不良反应涵盖合格药品在正常用法用量下出现的与用药目的无关的或意外的有害反应及药品说明书中未载明的不良反应。药品严重不良反应指因使用药品引起死亡、致癌、致畸、致出生缺陷、对生命有危险并能够导致人体永久的或显著的伤残、对器官功能产生永久损伤和导致住院或住院时间延长等。药品不良反应的定义排除了意料性和意外超剂量用药与用药不当所致的不良后果,即不包括误用、滥用药品、给药剂量不当、患者不依从等情况而引起的反应,也不同于医疗事故以及因药品质量问题(假药、劣药)而引起的有害反应。而药品不良事件涵盖意义

更广,包括了药品不良反应、用药错误和超剂量用药引起的作用,以及因药品质量问题而引起的有害反应等。药源性疾病又称药物诱发性疾病或药源性病症,是一类药物作为感染原,引起人体功能的异常或组织结构的损害并且有相应临床经过的疾病。

ADR 包括副作用、毒性反应、变态反应(过敏反应)、继发反应、致畸作用、致癌作用、致突变反应、依赖性、特异质反应等。

1. 副作用(side reaction)　是治疗剂量的药物所产生的某些与防治目的无关的作用。如阿托品通常被用于解除肠胃痉挛而引起口干、心率加快、视力模糊、心悸等。这种作用是在治疗剂量下同时出现的,所以其副作用常常是难以避免的。

2. 毒性反应(toxic reaction)　毒性反应主要是由使用者的年龄、体质状况而造成相对药物剂量过大或用药时间过长引起的,对人体造成某种功能性或器质性损害的反应。这类反应对人体危害较大,有的停药后可逐渐恢复,但也常造成一些不可逆的损害,终身不愈。临床常见的毒性反应有:①中枢神经系统反应,如头痛、失眠、眩晕、耳鸣、耳聋等;②造血系统反应,如再生障碍性贫血、粒细胞减少等;③肝肾损害,如肝肿大、肝痛、肝肾功能减退、血尿、黄疸、蛋白尿等;④心血管系统反应,如血压下降或升高、心律失常、心动过速或过缓等。

3. 变态反应(allergic reaction)　即过敏反应,只有特异质的患者才能出现,与药物剂量无关,是外来的抗原性物质与体内抗体间所发生的非正常的免疫反应,引起不同程度的组织损伤或功能障碍。临床常见的过敏反应分为皮肤反应和全身性反应,皮肤反应轻者不适,严重的可能出现表皮脱落。全身反应主要表现为呼吸道反应——变应性鼻炎、过敏性休克、支气管痉挛引起的哮喘等症状。变态反应症状单独出现的较少,常常是同时存在多种症状,最常见的症状有皮疹、瘙痒、喷嚏、哮喘、淋巴结肿大、发热等。

4. 继发反应　这种反应不是药物本身的效应,而是药物作用所诱发的反应。如广谱抗生素可破坏菌群之间平衡的共生状态而导致二重感染等。

5. 致畸作用　某些药物可以引起胎儿畸形,如雄性激素、汞制剂、叶酸拮抗剂等。孕妇用药必须严加注意,尤其是妊娠初期 3 个月最易受药物的影响。

6. 致癌作用　目前已确定具有致癌作用的药物有砷化合物、己烯雌酚等。

7. 药物依赖性　某些药物经较长时间应用,停药后易产生心理上的渴求或生理上的依赖。具有生理依赖性的药物长期应用可成瘾,停药后发生戒断综合征,轻者不适,重者出现惊厥,甚至死亡,如阿片、吗啡制剂等极易成瘾。

二、药品不良反应与药源性疾病

药源性疾病又称药物诱发性疾病,是一类药物导致人体功能的异常或组织结构的损害并且有相应临床经过的疾病。药源性疾病是医源性疾病的主要组成部分,是药品不良反应在一定条件下产生的后果。药源性疾病的发生与化学药物日益增多密切相关。

影响药源性疾病的因素很多,除与药物本身的特性和用药不当有关外,机体的易感因素也是重要条件。

1. 性别　药品不良反应的发生率,一般女性高于男性,《国家药品不良反应监测年度报告(2020 年)》中,男女性别比为 0.87∶1。在女性,保泰松和氯霉素引起的粒细胞减少症为男性的 3 倍,氯霉素引起的再生障碍性贫血是男性的 2 倍,药源性红斑狼疮样反应也较男性多见。

2. 年龄　药品不良反应和药源性疾病发生率与患者的年龄有很大的关系。老年人机体存在许多生理和生化功能改变，因而老年人的药品不良反应和药源性疾病的发生率较青壮年显著升高。如老年人应用地高辛、哌替啶后血浆药物浓度较高，半衰期较长；使用肝素过程中容易引起出血；应用硝西泮易致脑功能紊乱；用利尿药后易失钾；用抗高血压药和吩噻嗪类药物易致直立性低血压；用抗胆碱药和抗震麻痹药易致尿潴留；用镇静药和催眠药易致自发性体温过低。新生儿特别是早产儿，由于几种与药物代谢和消除有关的酶尚未成熟，因而对某些药物的不良反应发生率明显增加。如氯霉素可以引起灰婴综合征；碘胺类、新生霉素和维生素 K 等可引起或加重黄疸；巴比妥类、吗啡和其他麻醉药可能引起严重的呼吸抑制等。此外，其他易发因素尚有心、肝、肾疾病和患者的免疫状态等。

3. 遗传多态性　目前已经发现几个重要的遗传多态性可以解释药源性疾病易感性的个体差异。氧化代谢差异使某些药物在不同人体内代谢速度相差很大。如异喹胍（胍乙啶的类似物）在氧化代谢慢的个体，由于首过效应很弱，血浆药物浓度很高，表现出的降压作用很强，易导致直立性低血压；相反，氧化代谢迅速的个体则需要相当高的剂量才能产生标准的降压作用。这种代谢上的差异是由常染色体隐性遗传造成的。乙酰化多态性是遗传多态性的另一种表现，易受到影响的药物有普鲁卡因胺、异烟肼或肼屈嗪等。这种差异由常染色体上等位基因 R 和 r 控制，在不同人种中快慢乙酰化型的分布有很大差异。慢乙酰化型者使用异烟肼易发生周围神经炎，使用普鲁卡因胺、异烟肼或肼屈嗪可能发生红斑狼疮样反应；快乙酰化型者易使异烟肼转化为乙酰肼，长期使用容易引起肝损害。此外，体内葡糖 -6- 磷酸脱氢酶活性低下者对伯氨喹、氯喹、奎宁、磺胺药等敏感。

三、药品不良反应分类

1. A 型药品不良反应（量变型异常）　是药物固有作用的增强和持续发展的结果，由药品本身和 / 或其代谢物引起，是药物已知药理作用的表现，常与剂量或合并用药有关。其特点是呈剂量依赖性，多数能够预测，发生率较高，死亡率较低。药物的副作用与毒性反应均属此类。例如，β 受体拮抗药引起心动过缓，抗凝血药引起的出血，苯二氮䓬类药物引起的嗜睡等。

2. B 型药品不良反应（质变型异常）　与药物固有作用无关的异常反应，主要与人体的特异体质有关，其特点是与用药剂量无关。B 型药品不良反应难预测，用常规的药理学和毒理学筛选难以发现，发生率低但死亡率高。临床上常见的药物变态反应属此类。

3. C 型药品不良反应（迟发型不良反应）　此类药品不良反应发生率较高，具有非特异性，机制复杂，潜伏期较长，临床上常见的主要有致畸、致癌、致突变作用等。

四、药品不良反应因果关系的分析评价及处理原则

（一）药品不良反应因果关系的分析评价

目前国际上对药品不良反应因果关系判断的常用方法有病史诊断、试验诊断、统计学分析方法和问卷评分综合判断方法。

1. 病史诊断　药源性疾病是由于使用药物引起的，发生于用药后，因此用药种类、用药时间和发病时间的关系对于诊断有重要意义。患者的病史和用药史、临床表现、生化检验及病理学检查等资料都是诊断的依据。药源性疾病的潜伏期长短不一，A 型药品不良反应的潜伏期主要取决于致病药物的药动学和药效学特点，一般来说比较有规律。B 型药品

不良反应的潜伏期,若属于变态反应,取决于该药变态反应特点;若与遗传因素有关,应根据该药的药物遗传学判断其潜伏期。患者的用药史以及药品不良反应史对药源性疾病的诊断有重要的参考价值。在诊断中要考虑排除药物以外的其他因素造成的假象,诸如原有疾病的发展,或原先手术或诊断操作的后果引起的可能性。

2. 试验诊断 药源性疾病的诊断应从患者所用的多种用药中找出致病药物,特别是在症状和体征较严重时。若患者同时使用 2 种以上可疑药物,而无法确定哪一种药物是致病药物时,即可征得患者同意后,进行"再激发试验",如果再用药又发生不良反应或疾病又复发,即可确定致病药物和由此引起的药源性疾病。但该方法可能给患者带来危险,应慎用。近年来采用多种体外激发实验,如抗体检测、淋巴细胞转化实验、巨噬细胞移行抑制实验、嗜碱性粒细胞脱颗粒实验等,可用于检测药物变态反应。

3. 应用统计学分析方法进行不良反应原因分析 包括贝叶斯法、泊松分布判断法、利用死亡率统计调查不良反应发生的原因。我国国家药品不良反应监测中心制定药品不良反应关联性分析方法以及澳大利亚、瑞典、新西兰等国的评价方法都是在 Karch 和 Lasagna 方法的基础上发展而来。

4. 问卷评分综合判断方法 如 Karch 和 Lasagna 评价方法、计分推算法等。

(二)处理原则

原则上若怀疑出现的病症是由药物引起,而又不确定为何种药物时,如果治疗允许的话,首先是停止应用可疑药物甚至所有药物,这样不但可能及时终止致病物继续损害机体,而且有助于诊断。停药后,临床症状减轻或缓解可以提示疾病的药源性。以后根据病情采取治疗对策,症状严重时须进行对症治疗。如致病药物已明确,可选用特异性拮抗剂。若是药物变态反应,应将致病药物告知患者,防止日后再度发生。

第四节 循证医学在药品上市后再评价中的应用

循证医学是遵循证据的学科,已被应用于临床实践及新药的评价,可作为传统药物再评价的有益补充。

一、循证医学概念

循证医学(evidence based medicine, EBM)是近年国际上在临床医学领域兴起的一门学科,其核心思想是医疗决策(即医生处置患者、专家制定治疗指南、政府制定医疗卫生政策等)均应在现有最可靠的临床研究基础上作出。该定义包含了三层意思:①求证——在实践的基础上极力寻找证据,获取新知识、新成果。②客观——通过大规模的双盲试验并结合临床病例作长期观察和科学分析,这也是循证医学开展的重要保证。③总结——以患者的利益为至高目标,不断完善,作出最佳治疗方案并将资料进行系统分析,使研究结果更有说服力。与传统医学相比较,循证医学的证据来源更准确,对疗效指标的评价更客观,是一种全新的医学模式。

循证医学要求以临床经验为基础,并从当今迅速发展的前沿学科中捕捉相关信息,将其有机结合形成新的体系,从而为疾病的预防、诊断和治疗提供强有力的证据。证据是循证医学的精髓和灵魂,通过寻找最有效证据来进行临床实践是进行研究的重要环节。而证据来源具有多样化,根据其可靠程度可分为六个级别,其中医药学文献的二次评价,即荟萃分析(Meta分析)是最可靠的证据,其余依次为设计良好的随机对照试验、对照试验、队列研究、系列病例观察及专家经验等。这种体系促进了循证医学应用的良性循环,也使得一些曾经看似无效,而验证后值得推广的治疗措施脱颖而出,一些在经验的指导下长期应用,但实际上弊大于利的治疗措施将被淘汰,对新药的推广起到了举足轻重的作用。目前,新药准入多由药事管理委员会依据生产厂家提供的资料及权威人士的经验讨论决定,受多方条件限制,难免会出现一些不精确甚至错误的信息,而循证医学以其完整的收集、筛选、分析资料和系统评价的科学方法,为医疗机构引进新药,提高医疗水平提供了一种客观、科学的方法。

二、循证医学与传统医学的关联性

传统医学模式在我国的医学发展中一直起主导地位,社会进步及国外新技术、新资源的引进对传统医学有着巨大的冲击作用,促使传统医学模式的变革,其由单纯的治疗模式向预防、保健、治疗、康复相结合模式发展。随着医学统计学、流行病学、计算机科学的迅速发展,传统医学模式的弊端也渐呈现。个人经验性过强,收集证据不足是其进一步发展的主要障碍,循证医学的诞生弥补了传统医学的缺陷,被应用于评价某治疗方案与药物的防治效果,是临床医学研究和临床实践的巨大变革。

在药物的应用领域,循证医学比传统医学更常见。由于存在试验对象个体差异、地域及时间跨度、临床经验等多方面因素的影响,通过传统医学来检测一种新药的疗效往往出现偏差,而循证医学在药物的再评价、协定处方的制定、不良反应的监测、新药的研究等方面极具优势。如硝苯地平经临床观察能有效降低血压,又无明显的肝、肾毒性,大多数患者能耐受,曾被认为是一种安全有效的抗高血压药,被广泛用于临床,甚至被用于治疗不稳定型心绞痛和急性心肌梗死等。但是,经循证医学对照研究和分析表明,尽管硝苯地平能有效降压,达到满意效果,但它可能增加心肌梗死和死亡的危险,而且用药剂量越大,此危险也越大。一种广泛应用了20年的药物,最终被发现其安全性存在问题。

当今是以人为本的时代,循证医学无疑为人类医学事业的发展带来了福音,医生可以在进行诊疗过程中有理可循,患者也能获得最佳的预防治疗方案,生存质量得到提高。国内的中医药循证医学研究者已按系统评价的方法,对中草药治疗慢性乙型肝炎,中草药治疗脂肪肝,中药治疗慢性支气管炎,中药治疗绝经后骨质疏松症,中药治疗慢性肾小球肾炎,三七制剂治疗缺血性脑卒中急性期等疗效进行了评价,为临床医生及时掌握最新学术动态提供了循证医学证据。循证医学方法可用于中医证候诊断的客观化研究、中药和中医疗法的疗效、安全性和成本费用的评价,以及评价指标体系的建立,能够以客观的证据取得国际上的认同,从而在更大范围上发展中医药学。在现存的以西医学体系为基本点的大环境中,若能探寻中医特色,将循证医学与中医药治疗有机结合,凸显各方优势,定能让我国博大精深的中医学进一步传承和发展。

国外循证医学方法已广泛应用于临床治疗,其经验和成果值得我们学习和借鉴,由于传统医学根深蒂固,部分医生不能随时追踪最新、最有效的证据对患者进行治疗,当遇到问题时,更希望求助于经验和非权威资料。而循证医学要求医生必须清楚地认识到患者的自身情况,有的放矢,根据循证医学的理念、思路和方法为临床诊疗提供有效方案,使资源得以合理配置。

三、循证医学应用于药品上市后再评价

前述药品上市前存在研究时间短、研究对象覆盖面窄、用药条件控制较严等诸多缺陷，必须通过各种途径进行上市后再评价，而循证医学注重证据的收集，无疑可提供药品上市后再评价指标。

（一）循证医学应用于药品上市后安全性评价

药物安全性评价主要通过评价药物应用带来的不良反应及其发生率和严重程度（安全性数据 Meta 分析）而得出。药物临床试验的Ⅰ、Ⅱ、Ⅲ期试验对药物不良反应研究尚不充分。药品说明书是新药上市后临床医生所获取的第一手资料，当药品投入市场后出现未曾预料的不良反应时，就面临着修改说明书、退市或承担法律责任等情况。采用循证医学对已上市药物进行临床再研究和再评价，开展临床疗效观测、多中心不良反应监测等项目的研究，能够进一步提供药物的有效性和安全性等科学证据，指导临床合理用药，减少不良反应发生。

（二）循证医学应用于药品上市后有效性评价

由于人们生活水平的提高，高血压和糖尿病等一些慢性疾病的发病率、病死率逐年递增，针对慢性病的治疗，药物的疗效成为至关重要的问题。心血管疾病的一、二级预防目前主要着眼于控制血脂的异常，联合用药由于其互补和协同作用优于单一的降脂药物，但临床上并未能达到预期效果，所以应充分考虑各种降脂药物的利与弊，在用药安全的情况下使药效达到最优化。药品有效性评价是判断药品上市后有效性能否导致获益变化，引发利益/风险比变化对于药物目标适应证的有效性评价，主要基于其临床研究结果。药物有效性评价是一个相当长的过程，需要大量的资料和对照分析，循证医学为药物有效性评价提供了良好平台，其研究多为大规模、前瞻性研究、对多家医院患者进行跟踪调查，其时间长达 5 年或者更长时间。通过循证医学的确凿证据、合理、系统全面地分析及上市前已知信息，再结合临床医生的病例资料，通过上市后开展再评价，最终确认该药物的实际临床应用效果。

（三）循证医学应用于药品上市后经济学评价

我国医疗体制改革尚处初级阶段，社会医疗保险体制不够健全，"看病难，看病贵"的现象与药物价格有着千丝万缕的联系，大处方、高价药已构成了医疗消费的主体部分。如何合理应用药物，做好药物经济学评价已刻不容缓，我国现有的经济学评价方法主要有药品上市前的临床试验，其结果用于制定基本医疗保险药物报销目录和药物成本的依据。药物经济学是近年来新兴的一门药学分科，它把用药的经济性与安全性、有效性处于等同位置，其目的不仅能节约卫生资源，而且更有利于合理用药、减少药品不良反应和药源性疾病。最小成本分析是（CMA）在效果（效用，效益）相同的基础上，对不同药物的费用（成本）进行比较，即对效果（效用，效益）相同或者相近的两个或多个备选药物的成本进行比较，从而选择成本最小的药物的分析方法。现今我国进行药物经济学方面的研究以回顾性分析为主。应将药物经济学研究与循证医学结合起来，从试验设计开始，增加可信成本信息量，使药物经济性与其安全性、有效性、形成一体化。

（四）循证医学应用于药品上市后质量可控性评价

由于受到生产条件、人员、地域环境等因素的影响，一些药品成分及加工流程虽未作任何改变，但药物疗效却不能达到完全一致，工艺验证是药物合格考察的一项重要指标。严

格的审批制度是药品能否流入市场的无形监督者,主要分三步进行,其中一步是在已确定好的最佳参数点上生产;另两步分别在所确定的参数范围上下限进行。依照循证药物评价标准可以遏制药物生产过程中的非合理现象,在药品上市后的使用过程中,依然要定期开展全面的验证工作;收集药品上市后的疗效及销量,并将所获信息综合分析,以循证医学为指导,将结果反馈给生产商,以便其对工艺及时验证及变更,实现药品审评高效和质量的统一。这是针对药厂如何应用循证医学去谋求发展评价自身投资回报率,决定药物投入长线生产的可靠指标。

四、循证医学的应用前景

随着电子计算机技术的发展,许多医院现已开展电子服务系统,为患者的检查和诊疗带来极大的便利,循证医学应运而生,以其用证据说话的独特优势为人们所重视,向医生和药师提供最佳的循证用药证据,促进了临床用药的合理性。其核心思想是任何医疗决策的确定都应取证于客观的临床科学研究,这些证据必须是临床医生的专业技能与当前系统研究所获得的最佳结果有机结合,以患者为对象查找证据,严格评价、综合分析,将最好的证据应用于临床实践。循证医学通过提出问题、寻找证据、评价证据、使用证据,为临床治疗及药物评价提供正确向导。

循证医学是联系临床证据、患者情况及医治疗效的一条纽带,贯穿始终,使其达到最佳组合。它是科学方法也是思维模式,在现有的条件下将其合理应用,与我国传统医学相结合,建立起科学、合理、健全的体系,在临床和药物评价甚至更多的领域发挥作用,为人类伟大的医疗事业作出卓越的贡献。

(杨丹莉　石京山)

参 考 文 献

[1] 张琪,颜建周,马旭锋,等. 美国药品上市后再评价法律制度实施的研究及其对我国的启示. 中国药房, 2019, 30(15): 2017-2022.

[2] DOWNING N S, SHAH N D, AMINAWUNG J A, et al. Postmarket safety events among novel therapeutics approved by the US Food and Drug Administration between 2001 and 2010. JAMA, 2017, 317(18): 1854-1863.

[3] 孙鑫,谭婧,唐立,等. 基于真实世界证据的上市后药品评价技术框架体系:思考与建议. 中国循证医学杂志. 2018, 18(4): 277-283.

[4] 刘芳,翟所迪. 中国药品综合评价指南参考大纲(第二版)第二章　药品有效性评价指南. 药品评价, 2015, 12(8): 8-11.

[5] 孔彩,付希婧,孙茂,等. 国外药物经济学研究质量评估的经验及对我国的启示. 中国卫生经济, 2014, 33(9): 62-65.

[6] 郭剑非,雷静,岳晓萌. 如何利用观察性医药数据库进行药物流行病学的安全风险管理研究. 药物流行病学杂志. 2015, 24(2): 83-92.

[7] SULTANA J, TRIFIRÒ G. The potential role of big data in the detection of adverse drug reactions. Expert Rev Clin Phar, 2020, 13(3): 201-204.

[8] BENJAMIN D, GORDON H G. Progress in evidence-based medicine: a quarter century on. Lancet, 2017, 390(10092): 415-423.

[9] ZHANG J H, ONAKPOYA I J, POSADZKI P, et al. The safety of herbal medicine: from prejudice to evidence. Evid-Based Compl Alt, 2015, 2015: 316706.

[10] ZHOU X, LI C G, CHANG D, et al. Current status and major challenges to the safety and efficacy presented by chinese herbal medicine. Medicines(Basel), 2019, 6(1): 14-24.

[11] SHI Z F, SONG T B, XIE J, et al. The Traditional Chinese Medicine and relevant treatment for the efficacy and safety of atopic dermatitis: a systematic review and meta-analysis of randomized controlled trials. Evid-Based Compl Alt, 2017, 6026434.

[12] JACQUES S B, DANIEL L. Reconciling evidence-based medicine and precision medicine in the era of big data: challenges and opportunities. Genome Med, 2016, 8(1): 134-145.

[13] 全国人民代表大会常务委员会, 中华人民共和国药品管理法. [2021-4-5]. http://www. gov. cn/xinwen/2019-08/26/content_5424780. html.

[14] 国家市场监督管理总局. 药品注册管理办法. [2021-4-5]. https://www. nmpa. gov. cn/zhuanti/ypzhcglbf/ypzhcglbfzhcwj/20200330180501220. html.

[15] 国家药品不良反应监测中心组织, 国家药品不良反应监测年度报告(2020 年). [2021-4-5]. https://www. nmpa. gov. cn/xxgk/fgwj/gzwj/gzwjyp/20210325170127199. html.